U0216429

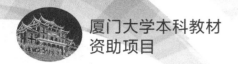厦门大学本科教材
资助项目

环境卫生监测

与评价实训

范　春　王翠玲　程义斌　赵　苒◎主编

厦门大学出版社　国家一级出版社
XIAMEN UNIVERSITY PRESS　全国百佳图书出版单位

图书在版编目（CIP）数据

环境卫生监测与评价实训 / 范春等主编. -- 厦门：
厦门大学出版社，2022.10
ISBN 978-7-5615-8736-2

Ⅰ．①环… Ⅱ．①范… Ⅲ．①环境卫生－卫生监测－
高等学校－教材 Ⅳ．①R12

中国版本图书馆CIP数据核字(2022)第161323号

出 版 人	郑文礼
责任编辑	眭 蔚

出版发行 厦门大学出版社

社　　址	厦门市软件园二期望海路 39 号
邮政编码	361008
总　　机	0592-2181111　0592-2181406(传真)
营销中心	0592-2184458　0592-2181365
网　　址	http://www.xmupress.com
邮　　箱	xmup@xmupress.com
印　　刷	厦门金凯龙包装科技有限公司

开本	787 mm×1 092 mm　1/16
印张	21.75
字数	543 千字
版次	2022 年 10 月第 1 版
印次	2022 年 10 月第 1 次印刷
定价	60.00 元

本书如有印装质量问题请直接寄承印厂调换

厦门大学出版社
微信二维码

厦门大学出版社
微博二维码

内容简介

本书分为六章，主要内容包括环境质量监测基本理论、环境样品的采集与保存、环境质量监测基本操作技能、环境质量监测与评价技术、室内空气质量的监测与评价、生活饮用水质量的监测与评价，重点培养学生发现和处理常见环境卫生问题的能力与素质。

本书主要供公共卫生与预防医学学科相关专业本科生使用，也可作为公共卫生执业医师考试用书和环境卫生学工作者的重要参考资料。

"环境卫生学实验"是预防医学专业的专业核心课程,同时也是预防医学专业的实践与实训课程,其教学目的是使学生获得环境卫生学基础知识和技能,重点培训学生发现和处理常见环境卫生问题的能力与素质,对培养全面发展的应用型预防医学人才至关重要。

　　长期以来,国内公共卫生学院同类课程在教学内容和课程体系方面尚存在一些问题亟待解决。在教学内容方面,"环境卫生学实验"一直将验证性实验作为教学重心,过分强调利用给定的检验方法进行实验操作,由教师讲授实验原理、方法和注意事项,学生"照方找药",完成整个环境卫生学实验过程。这种"验证性实验"的教学内容与教学方式使学生为了做实验而做实验,忽略了实验课程的最终目标是要解决环境卫生学的实际问题。在配套教材方面,目前国内所采用的教材主要有《环境卫生学实习指导》《预防医学实验教程》和《预防医学综合实验》。这些教材所列的实验项目主要是根据预防医学专业本科生培养目标,结合环境卫生工作实际而选定的代表性内容,包括物理因素检测、化学污染物分析、微生物检验、生物学效应检测、流行病学调查资料分析、环境质量评价、预防性卫生监督和综合实验等。受实验课时的限制,各院校也只是选择了部分实验项目作为"环境卫生学实验"教学内容。

　　由于"环境卫生学实验"是一门实践性和社会性很强的应用型课程,教学必须以培养学生解决环境卫生实际问题能力为主要目的,因此亟待在教学内容和课程体系上进行必要的改革和创新。与此同时,2018年举办的"首届全国大学生公共卫生综合技能大赛"以及国家公共卫生执业医师资格考试有关"公共卫生基本操作技能"考核的内容和方式,已经为环境卫生学实验教学改革指明了方向。

　　本书以厦门大学预防医学专业"环境卫生学实验"课程为基础,充分体现培养学生综合运用知识解决实际环境卫生问题能力的课程改革思想,更新环境卫生学实验内容,目的是要重建环境卫生学实验与实践课程体系,重在培养学生的实际工作能力和创新意识,提高学生的实验操作技能以及发现问题、分析问题和解决问题的能力,使培养的毕业生能够尽快适应公共卫生与预防医学实际工作的需要。

　　为了充分体现培养学生综合运用知识解决实际环境卫生问题能力的课程改革思想,并融入以问题为导向等先进教学方法,通过借鉴公共卫生执业医师实践技能、公共卫生综合技能大赛的要求,在总结实验教学经验的基础上,我们提出了以解决问题为导向的环境卫生学实验课程教学模式的改革与创新思路:①提高环境卫生监测基本理论和基本知识水平;②重视环境卫生质量监测基本操作技能的实训;③淡化与解决问题脱节的验证性实验操作环节;④强化以问题为导向的环境卫生质量监测与评价;⑤培养运用知识解决实际环境卫生问题的能力。为配合课程体系改革,将实验课程作为最重要和最直接的育人载体,厦门大学公共卫生学院几位任课教师联合国内兄弟院校、疾病预防控制机构专业人员共同编写了《环境卫生监测与评价实训》作为"环境卫生学实验"课程教材。

《环境卫生监测与评价实训》内容包括六个部分:环境质量监测基本理论、环境样品的采集与保存、环境质量监测基本操作技能、环境质量监测与评价技术、室内空气质量的监测与评价、生活饮用水质量的监测与评价。本书以解决环境卫生问题为导向,在学生具备了环境质量监测基本理论和监测基本操作技能的基础上,教师提供监测现场和环境卫生问题的背景资料,学生按照下述步骤,开展环境卫生质量监测与评价,并撰写实验报告:①制定采样监测计划;②采样设备/容器的选择/洗涤/校准;③有代表性的环境样品采集与保存;④选择标准检验方法开展实验室检测;⑤规范报告实验结果;⑥对标判定环境卫生质量做出综合评价;⑦提出潜在的健康风险和防范策略与措施。

厦门大学公共卫生学院硕士研究生李佳瑶、安秋颖、徐浩、郑晗盈、兰慧、张薇、徐予洽、谢巧玲、游婉婷、朱梅珍在书稿录入过程中付出了辛勤的劳动,在此深表感谢。在编写过程中,本书参考和引用了相关书籍的部分资料,一并致谢!

本书将为国内高等院校同类型课程改革提供有益参考,具有一定的推广和实践价值。由于作者水平有限,书中难免存在疏漏和不足,恳请公共卫生学界同仁提出宝贵意见。

范 春
2020 年 11 月

CONTENTS 目 录

第一章　环境质量监测基本理论

第一节　环境质量监测概论

一、环境质量监测的历史、现状与趋势

环境质量监测(environmental quality monitoring)是环境卫生学的主要内容,是实施环境卫生监督、开展环境流行病学调查和研制环境卫生标准的重要手段,是了解、掌握、评估、预测环境质量状况的基本手段。环境质量监测的主要内容包括背景调查、方案确定、布点优化、现场采样、样品运送、实验分析、数据收集、分析综合等,是计划—采样—分析—综合的信息获得全过程。

通过环境质量监测,可以提供代表环境质量现状的真实数据,确定污染物的时间和空间分布现状,追溯污染物的污染途径,预测污染的发展趋势;可以评价环境污染防治对策和治理措施的效果。环境质量监测结果,还可以为制定切实可行的环境卫生标准提供依据。通过大量环境质量监测数据,可以建立环境污染模式,科学地预测环境污染的发展趋势。

(一)环境质量监测的发展阶段

20世纪50年代初期,我国一些政府部门和行业就开始对环境中某些污染物质进行分析,如卫生部门对大气、饮用水和劳动作业现场进行调查和污染物检测。

1953年1月,政务院第167次政务会议批准在全国范围内建立卫生防疫站。在劳动环境监测方面,建立了环境监测制度,如《防止矽尘危害工作管理办法(草案)》(1963年)第十四条规定:企业单位应该建立定期测尘制度,指定一定的人员负责测尘工作。

始建于1951年、竣工于1954年的官厅水库,是新中国成立后建设的第一座大型水库。1971年,水库遭遇了一次环境危机,水库死了很多鱼。当时的中科院地理所、北京市卫生防疫站等单位进行了实地调查,发现与张家口宣化上游的工厂排污有关。1972年6月,在国务院批转的《国家计委、国家建委关于官厅水库污染情况和解决意见的报告》中,第一次提出由卫生部负责提出建立全国"三废"监测检验系统的规划,拟定必要的监测检验制度;工厂建设和"三废"利用工程要满足"同时设计、同时施工、同时投产"的"三同时"要求。

1973年8月5日至20日,我国第一次环境保护会议在北京举行。第一次环境保护会议确立了环境保护工作方针,制定了《关于保护和改善环境的若干规定(试行草案)》,就"认真开展环境监测工作"做出了专门规定,要求"以现有卫生系统的卫生防疫单位为基础"担负起

环境监测的任务,并规定了环境监测机构的职责。《环境保护规划要点和主要措施》则提出了"形成健全的环境监测系统"的目标。第一次全国环境保护会议之后,从中央到各地区、各有关部门,都相继建立起环境保护机构,并制定各种规章制度,加强了对环境的管理。

1978 年 12 月,中共中央批转了国务院环境保护领导小组第四次会议通过的《环境保护工作汇报要点》,对"加强环境监测工作"提出了一系列重要措施,要求国务院环境保护部门设立全国环境监测总站,并加强同卫生、水利、农林、水产、气象、地质、海洋、交通、商业、工业等部门的协作,合理分工,密切配合,组成全国的环境监测网络。

1979 年 9 月,全国人大常委会颁布《中华人民共和国环境保护法(试行)》,将"统一组织环境监测,调查和掌握全国环境状况和发展趋势,提出改善措施"作为国务院设立的环境保护机构的一项主要职责。

1983 年 7 月,城乡建设环境保护部颁发了《全国环境监测管理条例》(2019 年已废止)。该条例提出:环境监测的任务是对环境中各项要素进行经常性监测,掌握和评价环境质量状况及发展趋势;对各有关单位排放污染物的情况进行监视性检测;为政府部门执行各项环境法规、标准提供准确、可靠的监测数据和资料;开展环境测试技术研究,促进环境监测技术的发展。

进入 21 世纪之后,国家有关部门相继制定了《环境污染治理设施运营资质许可管理办法》(2004 年)、《污染源自动监控管理办法》(2005 年)、《环境监测管理办法》(2007 年)、《污染源自动监控设施运行管理办法》(2008 年)、《近岸海域环境监测规范》(HJ 442—2008)、《污染源自动监控设施现场监督检查办法》(2012 年)、《环境污染治理设施运营资质许可管理办法》(2012 年)等规章、标准和政策文件。

我国环境质量监测的历史,大致经历了三个发展阶段:

(1)被动监测阶段。20 世纪 50 年代,早期的环境监测主要采用分析化学的方法对污染物进行分析。属于典型污染事故调查监测发展阶段。

(2)目的监测阶段。20 世纪 60 年代,开始重视环境介质的化学性、物理性和生物性污染物的监测。属于污染源监督性监测发展阶段。

(3)自动监测阶段。从 20 世纪 70 年代开始,相继建立全国性的自动化监测网络。属于以环境质量监测为主的发展阶段。

(二)环境质量监测的实施机构

1. 政府事业部门

全国环境保护系统设置四级环境监测站:

(1)一级站:中国环境监测总站;

(2)二级站:各省、自治区、直辖市设置省级环境监测中心站;

(3)三级站:各省辖市设置市环境监测站(或中心站);

(4)四级站:各县、旗、县级市、大城市的区设置环境监测站。

2. 军区环境保护部门

涉及国家军事机密的环境监测由军区的环境监测站实施,例如广州军区环境监测站。

3. 学校科研单位

通过国家认证的环境监测实验室的主要任务是教学科研,也接受一些委托性质的环境监测业务。

4. 民营环境类监测机构

专业从事环境监测的,需按照《检验检测机构资质认定管理办法》的规定,检验检测机构应当取得资质认定,资质认定包括检验检测机构计量认证。《中华人民共和国计量法实施细则》(2018年修订版)规定,为社会提供公证数据的产品质量检验机构,必须经省级以上人民政府计量行政部门计量认证。

在我国加入WTO之前,环境质量监测任务一直由环保局下辖的环境监测站实施。加入WTO之后,环境监测任务逐步放开,一些民营机构实验室纷纷成立,并有偿开展环境质量监测业务。

第一个民营环境监测机构是2002年创立的谱尼测试集团,它是由国家科研院所改制而成的大型综合性检验检测认证集团,提供全方位、一站式的检验检测、认证、监测、校准等服务,业务涵盖食品、药品、环境、水质、汽车、消费品、电子电器、货运、建筑等各行业领域。随着环境监测机构特别是民营机构的增加,国家生态环境主管部门对所有环境监测机构进行统一管理。

(三)环境质量监测存在的问题

1. 条块分割造成的利益冲突

由于环境污染防治和环境保护涉及众多部门,条块分割体制容易造成各部门出现利益冲突,国家利益和地方利益产生矛盾。

在中央政府层级上,生态环境、水利、海洋、农业、交通、城建、卫生健康等政府主管部门都设立了环境监测站(或点),往往出现监测任务重复或不均、监测数据或信息相互矛盾、监测资源浪费、各部门监测机构形成不了合力等问题。

在地方政府层级上,各省、市和县都设立了环境监测站(点),人员、经费、设备、监测任务和监测数据均归所在地政府配置和管辖,这为一些地方政府干预环境监测,地方主义、本位主义滋生提供了条件。例如,人为干扰采样装置,随意窜改监测数据;擅自修改自动监测设备设置,干扰自动监测设备正常运行;个别地方政府受考核评比等行政干扰对监测数据进行造假;党政领导干部指使窜改、伪造监测数据。

2. 投入不足造成的水平低下

长期以来,各级政府在环境监测方面的投入主要用于发放监测站人员的工资,没有充足的资金来运行、维护监测设备和进行环境监测技术改造,这阻碍了环境监测的服务能力、规模和竞争能力的进一步提高。由于资金紧张,一些环境监测机构为了从污染源企业获得好处,不惜利用自己手中的权力提供虚假监测数据,为本部门牟取利益。环境质量监测成本过高、数据准确率低、效率低、创新能力低和规模化程度低,是亟须解决的问题。

3. 既得利益造成的改革受阻

随着环境监测市场的不断扩大,传统的环境监测站已经不能完全满足社会的环境监测需求,国家逐步开放了环境监测领域,一些民营机构实验室相继成立。政府有关部门陆续出台了一些进行环境监测社会化试点、鼓励非政府环境监测机构开展环境监测活动的政策。但是,由于历史的、现实的各种原因,特别是环境监测领域既得利益者的干扰,某些已经开始的包括环境监测社会化、市场化在内的改革也呈现步履维艰的状态,难以取得重大突破。

(四)环境质量监测的发展趋势

2015年7月26日,国务院办公厅印发《生态环境监测网络建设方案》,对今后一个时期我国生态环境监测网络建设做出全面规划和部署。按此方案,生态环境部将适度回收生态环境质量监测事权,建立全国统一的实时在线环境监控系统。按照该方案的要求,到2020年,全国生态环境监测网络基本实现环境质量、重点污染源和生态状况监测的全覆盖,各级各类监测数据系统的互联共享。这将为保障监测数据质量、实现监测与监管执法联动提供重要支撑。

1. 环境质量监测信息生产模式的多元化

环境质量监测信息的生产模式,将采取以政府为主导、政府和市场共同运作、政府和社会共同生产环境监测信息的模式。一些企事业单位已经拥有相当强的环境监测技术、设备、队伍和机构,某些大中型企业的环境监测能力甚至已经超过了某些县(区)级环境监测站。如果不允许、不充分利用和发动非政府的环境监测机构参与环境质量监测,实际上是浪费了企事业单位的环境监测资源。

2. 环境质量监测体制和运行机制的社会化

2008年,原环境保护部制定的《污染源自动监控设施运行管理办法》明确了污染源自动监测方面的社会化运行机制,但在环境质量监测的社会化运行方面还没有明确。环境监测体制和运行机制的改革涉及许多深层次的体制问题,遇到很大的阻力。环境监测运行机制改革,应该更好地服务于环境监测的目的和任务,应该根据实际情况采用有效可行的运行模式。

3. 环境质量监测社会化、市场化的法治建设

将建立禁止环境监测机构对环境监测市场进行垄断的制度;鼓励非政府环境监测机构积极参加环境监测。环境质量监测不得涉及中华人民共和国的国家秘密,不得危害国家利益。对有争议的环境监测数据的鉴定、认定和处理将做出法律规定。公民、法人和其他组织有权对取得土地使用权的地域进行环境质量监测,其监测数据主要供自己使用。

4. 环境质量监测手段的发展趋势

未来的环境质量监测,将由经典的化学分析向仪器分析发展;由手工操作向连续自动化迈进;由微量分析向痕量、超痕量分析发展;由污染物成分分析向化学形态分析发展;联合使用监测仪器,推广卫星环境遥感监测与应用。

二、环境质量监测、检测与检验问题

(一)检验、检测与监测的区别与联系

1. 检验

检验是指用工具、仪器或其他分析方法检查各种原材料、半成品、成品是否符合特定的技术标准、规格的工作过程。"检验"不仅提供数据,还需与规定要求进行比较后,做出合格与否的判定。通常把对物理特性的检验称为物理检验,对化学性质或组成的检验称为化学检验或简称化验。

2. 检测

检测是用指定的方法检验测试某种物体(气体、液体、固体)指定的技术性能指标。在实际工作中,检验包含了大量的测试工作,因此常把检验和测试总称为检测。"检测"仅是一项技术操作,它只需要按规定程序操作,提供所测结果,在没有明确要求时,不需要给出检测数据合格与否的判定。

3. 监测

监,监视、监听、监督;测,测试、测量、测验。监测即监视检测。监测是长时间地对同一物体进行实时监视而掌握它的变化,偏重于观察;而检测的任务是对同一物体某些技术性能指标的检验、测试,偏重于检验。

环境监测是指通过对影响环境质量因素的代表值的测定,确定环境质量(或污染程度)及其变化趋势。环境监测可分为化学监测、物理监测、生物监测以及生态监测。

(二)环境质量监测的流程与质量控制

环境质量监测主要监测环境介质中污染物的分布和浓度,以确定环境质量状况,通过对照环境卫生标准,可以对环境卫生质量加以评定。定时、定点的环境质量监测历史数据,可以为环境质量评价、环境影响评价、环境健康风险评价提供依据,为污染物迁移转化规律的研究提供基础数据。

1. 环境介质与生物材料样品的采集与保存

包括样品采集的一般原则、方法,样品保存、管理和运输等。

2. 样品的前处理方法

应根据被测物质的性质,选用适当的方法,将被测物质从复杂的样品中分离出来,以满足分析测定的需要。样品前处理的手段包括试样的溶解、消化、分离与富集、提取、浓缩、消除干扰物等。

3. 分析方法的选择与评价

理想的分析方法应该能直接从试样中检出或测定待测组分,具有高度的专一性。凡有国家标准检测方法的检测项目,应使用国家标准方法进行检验。在无相应的国家标准检测方法的情况下,可使用其他来源的检测方法,或选择国际公认的标准检验方法,但使用前应进行方法的确认或验证。应根据实验室具备的条件选择适当的分析方法。

4. 分析方法的不确定度

应重视评价监测分析方法的不确定度(使用标准物质或质量控制样品)。评价分析方法准确度的方法:用标准物质进行评价,测定样品加标回收率,与标准方法对照评价准确度。评价分析方法的精密度:通过比较待测试样与标准溶液测定结果的标准偏差,或用分析质量控制中的"精密度控制图"来判断。

5. 数据处理与分析质量控制

包括分析误差及其表示方法、控制和消除误差的方法、有效数字及其修约规则和运算规则、有效数字位数的确定、检验结果的表示方法、被测物质含量的表示方法、检验结果中可疑数据的取舍、数据的显著性检验,以及分析质量保证与分析质量控制。

(1)监测数据的数值修约规则:在监测数据运算过程中以及监测结果报告时,应采用《数值修约规则与极限数值的表示和判定》(GB/T 8170—2008)中规定的数值修约规则进行数值修约。为便于记忆,也可总结为:四舍六入五考虑,五后非零则进一,五后皆零视奇偶,五前为奇则进一,五前非奇应舍去。

(2)低于检测限结果的报告:对于低于测定方法最低检测质量浓度的测定结果,应以所用分析方法的最低检测质量浓度报告测定结果,例如<0.005 mg/L;也可以用"未检出"表述分析结果,但应注明检出限的数值。此外,也有专家建议,以检出限的二分之一来报告结果。

(3)可疑监测数据的取舍问题:在卫生监测过程中,检测数据会有一定的离散性,与正常数据不是来自同一分布总体,这是由随机误差所引起的,属于正常现象。这种明显歪曲试验结果的测量数据被称为"离群数据",必须剔除以使测定结果更符合客观实际。

有些监测数据可能会歪曲试验结果,但尚未经检验断定其是离群数据的称为"可疑数据"。正常数据总有一定分散性,如果人为地删去一些误差较大但并非离群的测量数据,由此得到精密度很高的测量结果并不符合客观实际,因此对可疑数据的取舍必须遵循一定的原则。测量中发现明显的系统误差和过失误差,由此而产生的数据应剔除。而可疑数据的取舍应采用统计方法判别,即离群数据的统计检验。可按照狄克松检验法(Dixon test method)、格鲁布斯检验法(Grubbs test method)来判别可疑数据的取舍问题。

(4)实验室分析质量控制问题:分析质量控制(analytical quality control,AQC)利用现代科学管理技术和数理统计方法来控制分析实验室的质量,采取一系列措施把分析误差控制在允许限度内,保证分析结果有一定的精密度和准确度,使分析数据在给定的置信水平内,有把握达到所要求的质量。

分析质量控制的目的是将分析工作中的误差减小到一定的限度,以获得准确可靠的测试结果。分析质量控制是发现和控制分析过程中产生误差的来源,用以控制和减小误差的措施。通过对有证标准物质(或控制样品)检验结果的偏差,来评价分析工作的准确度;通过对有证标准物质(或控制样品)重复测定结果间的偏差,来评价分析工作的精密度。

实验室质量控制是分析质量控制的重要环节,主要包括实验室内部质量控制和实验室间质量控制。分析质量控制一般要使用统一的标准方法,在每批待测样品分析时都带入一个控制样品,在相同的条件下进行测定,由分析质量控制图进行实验室的内部质量控制;实验室每年还要进行1~2次未知浓度参比样品的分析,以进行实验室之间的分析质量控制。

(三)环境化学污染物的监测与检测

1. 环境污染物的化学成分分析

检测分析环境污染物的化学成分是一项复杂的工作,阐明污染物的化学成分,对于研究和揭示污染物暴露与人体健康之间的关系至关重要。例如,空气中$PM_{2.5}$与人体健康的关系非常复杂,原因在于$PM_{2.5}$所吸附的化学成分千差万别。如果弄不清$PM_{2.5}$的化学成分,就难以解释它与人体健康效应的关系问题。再如,水中的有机污染物种类非常庞杂,搞不清其成分,就难以判定其综合暴露的健康效应问题。

(1)无机污染物的化学成分分析:电感耦合等离子体发射光谱(ICP-OES)、电感耦合等离子体质谱(ICP-MS)、X射线荧光光谱(XRF)是目前应用最广泛的元素分析技术。与ICP-OES的光谱图相比,ICP-MS的质谱图要简单得多,且容易识别。XRF更适合分析原子序数较大的元素。

(2)有机污染物的化学成分分析:需要经过预处理、提取、清除、预浓缩以及分离检测等步骤。环境介质中的无机成分可以利用高效液相色谱(HPLC)、气相色谱-质谱(GC-MS)联用等进行分析。

2. 环境污染物的化学形态分析

化学形态分析是指对金属和与生命有关元素的价态和络合态的分析。环境污染物的化学形态分析是利用一定的物理、化学方法和检测仪器测定环境污染物中元素的各种价态、络合态及其在样品中的含量或组分的形态分布,从而对污染物的毒性及健康效应做出判定。环境污染物的化学形态决定了其生物活性,进而影响人体健康。污染物的形态分析是环境监测学科的研究热点之一,也是生命科学对分析化学的一个挑战,更是相关工作者面临的最棘手的技术性问题。

环境污染物化学形态分析工作,对于深入了解污染物的环境行为、周密设计污染物监测分析方案、准确评价其健康效应、寻求最佳治理方法,都有着非常重要的现实意义。例如,Cr(Ⅵ)和 Cr(Ⅲ)、As(Ⅲ)和 As(Ⅴ),不同价态化合物间的毒性有很大差别,其中,高价态的铬、低价态的砷具有更大的毒性。化学形态分析则可对污染物中各元素的价态、形态做出测定。

依据被测污染物的理化特性,如挥发性、电荷、极性、质量及分子的空间结构等,利用色谱学分离技术,如气相色谱(GC)、高效液相色谱(HPLC)、超临界流体色谱(SFC)、毛细管电泳(CE)等,对被测物质进行分离,利用原子吸收光谱(AAS)、原子荧光光谱(AFS)、微波诱导等离子体原子发射光谱(MIP-AES)、电感耦合等离子体质谱(ICP-MS)、电感耦合等离子体原子发射光谱(ICP-AES)等高灵敏度、高选择性的检测技术进行测定。

3. 环境污染物的在线自动监测

环境污染物自动监测系统是一套以在线自动分析仪器为核心,运用现代传感器技术、自动测量技术、自动控制技术、计算机技术,由相关的专用分析软件和通信网络组成的综合性的在线自动监测体系,可尽早发现环境质量的异常变化,迅速做出预警预报,并及时追踪污染源,进而为环境管理决策服务。

近年来,多层次的空气环境质量自动监测系统、水环境质量自动监测系统、重点污染源在线监测系统等在线自动监测技术得到了很大的发展。

4. 环境监测中的遥感技术应用

遥感技术是 20 世纪 60 年代发展起来的对地观测综合性技术,是一种利用物体反射或辐射电磁波的固有特性,远距离不直接接触物体而识别、测量并分析目标物性质的技术,可在全球层面揭示地球表面各要素的空间分布特征与时空变化规律。主要分为微波遥感技术、热红外遥感技术和可见光-反射红外遥感技术。

遥感技术让大面积的同步观测成为现实,可以在短时间内对同一地区进行重复监测,其数据具有很强的综合性、可比性和经济性。遥感技术具有监测范围广、速度快、成本低、便于进行长期动态监测等优点;可以对污染源进行快速定位,核定污染范围以及对污染物在大气、水体中的分布和扩散进行监控;可以对突发环境污染事故进行跟踪和监测,以便及时制定处理措施,减少污染造成的损失。

相比传统的环境监测技术和监测台站,遥感技术具有无可比拟的优越性,正被广泛应用于大气污染监测、水质污染监测、固体废弃物污染监测等各个方面。

不确定性遥感信息模型与人工智能决策支持系统的开发与综合应用,将环境污染遥感监测技术(RS)与地理信息系统(GIS)、北斗卫星导航系统(BDS)、全球定位系统(GPS)、专家系统(ES)技术进行集成,利用环境污染遥感监测集成系统,可以大大提高环境监测的科学性、合理性及智能化程度,从而大大扩展环境监测的应用范围。开发集 BDS、GPS、RS、GIS、ES 于一体、适合环境保护领域应用的综合多功能型的遥感信息技术,将是今后环境遥感技术的发展趋势。

三、环境质量监测在疾病预防控制中的作用

(一)环境危害因素的卫生监测

2001 年发布的《全国疾病预防控制机构工作规范》明确了疾病预防控制机构开展环境危害因素卫生监测的详细内容。

1. 生活饮用水危害因素的卫生监测

包括城镇集中式供水以及影响水质的危害因素的卫生监测。

(1)城镇集中式供水的卫生监测:通过监测,掌握集中式供水系统水质情况,发现可能影响人群健康的因素,并积极采取相应措施,为提高水质、控制介水传染病等服务。根据卫生监测结果,对管网末梢水、出厂水、二次供水、自备式供水监测覆盖率、监测合格率等指标进行评价。

(2)影响水质的危害因素的卫生监测:掌握辖区内出现的水质受影响的情况,寻找危害因素可能的作用方式,对危险因素进行评估,制定相应的干预与控制措施,指导涉水产品的生产和使用。根据卫生监测结果,评价影响水质的危害因素的监测情况。

2. 医院污水处理的卫生监测

对医疗单位排放的污水进行监测,及时发现问题,为采取相应的整改措施提供依据。通过卫生监测,掌握辖区内各类医院,特别是传染病医院污水和直接排入地面水体污水的排放情况(排放量、水质、排入水体及消毒处理设施等)、处理方法及无害化程度。

根据卫生监测结果,评价医院污水处理设施的普及率及处理率,医院污水监测覆盖率、处理合格率。

3. 垃圾、粪便无害化处理的卫生监测

掌握辖区内生活垃圾、粪便的产生和无害化处理情况,对其环境污染和健康影响的危险性进行评估,为进一步提高垃圾无害化程度提出建议。

通过卫生监测,掌握本辖区城镇生活垃圾、粪便产生量;对本辖区城镇生活垃圾、粪便收集的主要单位和无害化处理厂(场、站)建立基础档案。

根据卫生监测结果,评价无害化处理的单位数及建立基础档案数,粪便垃圾无害化处理率、监测覆盖率及无害化处理合格率等。

4. 化妆品及其不良反应危害因素的卫生监测

掌握辖区内化妆品生产、销售、使用及其不良反应发生的情况,寻找危害因素可能的作用方式,对危险因素进行评估,为制定相应的干预与控制措施、指导化妆品的生产和使用提供依据。

通过建立化妆品不良反应监测系统,开展化妆品不良反应调查及危险因素监测,鉴别化妆品皮肤病类型,确定使用的化妆品种类,研究危险因素存在的可能性。

根据卫生监测结果,评价化妆品皮肤不良反应监测点数及建立基础档案数,掌握化妆品

皮肤不良反应发生数量及类型,掌握化妆品生产、使用监测情况。

5. 公共场所危害因素的卫生监测

掌握辖区内公共场所危害因素情况,寻找危害因素可能的作用方式,对危险因素进行评估,采用相应的干预控制措施,提高公共场所活动安全性。

公共场所危害因素卫生监测的内容包括:针对容易造成公众健康危害的重点场所(车站、码头、机场、旅店、公共浴室、理发美容店、游泳池及其他公共场所),制定危害因素监测方案,开展监测并根据监测结果提出预防控制措施的建议。

根据卫生监测结果,评价公共场所类型、数量及建立基础档案数,掌握辖区内公共场所监测情况,制定公共场所干预措施。

6. 室内环境危害因素的卫生监测

掌握辖区内室内环境危害因素情况,寻找危害因素可能的作用方式,对危险因素进行评估,为进一步提高室内环境安全性提出建议,并为卫生行政部门决策提供依据。

通过卫生监测,掌握本辖区内室内环境危害因素及其产生的健康危害类型、数量。对本辖区内室内环境危害因素建立基础档案,内容包括:

(1)室内环境类型:新型全装修房(使用板材、大理石等较多)、新型简装修房(使用板材、大理石等较少)、旧式楼房、旧式平房等。

(2)人群活动方式:使用空调、通风习惯、室内停留时间等。

(3)健康危害因素来源:染料、装饰材料、空调系统、家用电器、家具、照明等。

根据卫生监测结果,评价室内环境危害因素类型及建立基础档案数,掌握健康危害类型和发生数量,掌握室内环境危害因素及其健康危害监测情况。

7. 其他环境危害因素的卫生监测

根据环境卫生工作需要,通过对环境危害因素的抽样检测,确定环境危害因素对人群健康的影响,并对其致病危险性进行评估,为进一步采取措施、提高相关的环境卫生质量提供依据。

其他环境危害因素主要包括保健用品、日用化学品、污灌区土壤、无公害农产品的土壤、城镇生活污水、危险固体废弃物、医院固体废弃物等。

(二)对疾病预防控制的促进作用

1. 提前采取预防疾病的措施

环境质量监测为环境与健康的研究提供了基础数据。环境的改变是一个相对缓慢的过程,当环境监测中发现有威胁人体健康的因素存在时,就可以提前采取环境卫生干预措施,实现对疾病的预防。通过环境质量监测,可以及时发现环境中存在的有毒有害物质/因素,并依据其危害程度,预判可能发生的突发性环境污染事件,对有毒有害物质/因素进行有效的监控,进而起到预防疾病的作用。

2. 有利于慢性非传染性疾病的防控

研究表明,空气和饮用水的卫生质量与慢性非传染性疾病的发生有一定的关联。通过空气质量监测、水体(包括饮用水)质量监测,及时发现空气或水污染问题,并采取有效措施治理污染,提高环境质量,可实现对慢性非传染性疾病的有效控制。

第二节　环境样品的前处理技术

从各类环境介质中采集的样品,除少数空气样品、水样可不经处理直接进行测定外,多数样品都因其成分复杂而不能直接用于测定,需要进行不同程度的样品前处理。检验时应根据被测物质的性质,选用适当的方法,将被测物质从复杂的样品中分离出来,以满足后续分析测定的需要。当样品的提取液经过分离纯化后,待测组分的浓度仍低于仪器检出限时,需要对其进行浓缩。常用的浓缩方法有蒸馏法或减压蒸馏法、K-D浓缩法、蒸发法等。其中,减压蒸馏法和K-D浓缩法适用于热不稳定组分。

样品前处理的目的一是使样品便于分析,二是除去对测定有干扰的物质。样品前处理的手段包括试样的溶解、消化、分离与富集、提取、浓缩、消除干扰物等。

一、溶解法

(一)水溶法

用去离子水或蒸馏水将样品中的被测组分溶出。如植物样品中的水溶性色素、无机盐等都可用水溶法制备成溶液,以供检测分析用。

(二)水溶液浸出法

1. 酸性水溶液浸出法

用弱酸或强酸溶液浸泡样品,提取样品中的被测组分。例如,可用0.5 mol/L盐酸浸提油脂中的镍,可用4%醋酸浸提食品包装容器中的金属元素等。

2. 碱性水溶液浸出法

用弱碱或强碱溶液浸泡样品,提取样品中的被测组分。例如,用碱性水溶液可提取样品中的酚类物质等。

(三)有机溶剂浸出(提取)法

根据待测物的性质和存在形式,利用"相似相溶"原理,选用不同的有机溶剂浸泡,提取被测组分。提取效率的高低直接影响测定结果的准确度。可根据被提取成分的极性强弱选择提取剂,对极性较强的成分(如黄曲霉毒素)可用极性大的溶剂(如甲醇和水的混合液)提取,对极性较弱的成分(如有机氯农药)可用极性小的溶剂(如正己烷、石油醚)提取。应选择沸点适当的有机溶剂,沸点太低易挥发,太高则不易浓缩。为提高浸提效率,在浸泡过程中可进行加热和回流。常用的有机溶剂有乙醚、石油醚、丙酮、氯仿、正己烷、二氯甲烷等。

常用的提取方法有组织捣碎提取法、振荡浸提法、索氏提取法、球磨法、微波萃取法和超声波提取法等。

1. 组织捣碎提取法

组织捣碎提取法是环境样品分析中最常用的一种提取方法。将切碎的样品与溶剂一起放入组织捣碎机中捣碎后离心、过滤,使被测成分分离出来。本法提取速度快,回收率高。

2. 振荡浸提法

将样品切碎,加入适当的溶剂进行浸泡、振荡,提取一定时间后(不同物质的具体提取时间有所不同,具体请参见相应国家标准),被测组分溶解在溶剂中;通过过滤或离心即可使被测成分与杂质分离。滤渣再用溶剂洗涤提取,合并提取液后定容或浓缩、净化。此法简便易行,但回收率低。

3. 索氏提取法

索氏提取法又名连续提取法,主要是利用溶剂回流和虹吸原理提取被测成分。将一定量样品放入索氏提取器(见图1.1)中,加入溶剂加热回流,经过一定时间,将被测成分提取出来。此法溶剂用量少,回收率高,但操作复杂、费时。采用索氏提取法时,应充分考虑待测组分的热稳定性。

4. 球磨法

利用球磨的转动或振动,使硬球对原材料进行强烈的撞击、研磨和搅拌,把粉末粉碎为纳米级微粒。直接球磨法制成的颗粒粒径分布范围较宽,可通过添加助磨剂(水、乙醇等)来获得粒径分布更加均一的胶体粒径细颗粒。

5. 微波萃取法

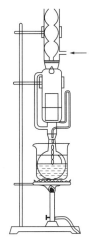

图1.1　索氏提取器示意图

利用电磁场的作用使固体或半固体物质中的某些有机物成分与基体有效分离,并能保持分析对象的原本化合物状态。微波萃取法具有试剂用量少、节能、污染小、加热均匀、热效率较高、选择性较好、处理批量较大、萃取效率高等特点,常被誉为"绿色提取工艺"。

6. 超声波提取法

采用超声波辅助溶剂进行提取,声波产生高速、强烈的空化效应,发挥搅拌作用,破坏环境样品的细胞,使溶剂渗透到细胞中,缩短提取时间,提高提取率。

二、消化处理

当测定样品中的无机元素时,样品所含的有机物会造成干扰,需对样品进行消化处理,破坏有机物,将各种形态的待测元素氧化成单一高价态或转变成易于分离的无机化合物。消化处理又称样品的无机化、样品的分解或样品的消解,主要包括干法灰化、湿法消化、微波消解和紫外光消解等。

(一)干法灰化

多用于固态环境样品如水体沉积物、底泥、土壤样品和生物样品等的消解。其中,对生物样品干法灰化可不用或少用化学试剂,可处理较大量的样品,有利于提高微量元素分析的准确度。干法灰化可分为高温灰化和低温灰化。

1. 高温灰化法

高温灰化法又称马弗炉分解法,是利用高温破坏样品中的有机物。将样品置于陶瓷、石英或金属坩埚中,经干燥炭化后移入马弗炉中分解。炉温一般控制在 500 ℃ 以内,保持一定时间,使有机物完全氧化,生成的 CO_2、SO_2、NO、H_2O 挥发,剩余的无机物残渣用水或酸溶解供测定。为防止待测组分的损失和样品结块,可加入一定量的灰化辅助剂(助灰剂)增强氧化作用和疏松作用。

本法的优点是设备简单、操作方便、试剂用量少,适用于采样量多的批量样品的处理。缺点是灰化时间长,且可能造成有些金属元素的损失。

2. 低温灰化法

将等离子体低温灰化炉抽真空,再通入 O_2,以电磁辐射作为能源,利用高频等离子体技术,在灰化过程中不断产生强氧化性的氧等离子体,通过电子的能量产生游离基和中性原子,与样品不断作用,使有机物在低温下完全分解。

整个分解过程在密闭真空的环境下进行,炉温不超过 200 ℃,一般在 70 ℃ 左右即可将样品灰化。本方法适用于样品中易挥发元素(如砷、汞、硒、锑等)的测定。

本法的优点是不会对样品产生污染和损失,空白值低,不受灰分酸碱性的影响,适用于批量大的样品前处理。缺点是设备昂贵、费时。

(二)湿法消化

在加热的条件下,用强氧化剂氧化样品中的有机物,使样品中的待测组分呈离子状态存在于液体中,故称湿法消化或湿法消解。广泛采用的是酸消化,常用的酸和氧化剂有硝酸、硫酸、高氯酸、磷酸、高锰酸钾、过氧化氢等。碱消化常用氢氧化钠、氨水和过氧化氢溶液。湿法消化适用于易挥发组分的测定,常用于水样、土壤和生物样品等的消解。

本法的优点是简便、快速、效果好,缺点是消化过程中会产生大量的酸雾和氮、硫的氧化物等具有强烈刺激性和腐蚀性的气体。消化时要求有良好的通风设备,试剂的纯度要求较高,否则空白值将增大。

1. 硝酸消化法

浓硝酸具有强氧化性,可以溶解除金、铂以外的大部分金属。本法的缺点是硝酸的沸点较低,很难将有机物完全分解。此法适用于较清洁水样的消解。

2. 硝酸-高氯酸消化法

硝酸和高氯酸都是强氧化性酸,二者混合使用既有强氧化性又有脱水能力,可以加速消化和提高消化效果,一般用于含有难氧化有机物样品的消解。高氯酸能与含羟基有机物剧烈反应生成不稳定的高氯酸酯,有发生爆炸的危险,操作时应特别小心。对含有机物的样品,应先加硝酸预处理,稍冷却后(50~60 ℃)再加入高氯酸,切忌在高温下加入。

3. 硝酸-硫酸消化法或硝酸-硫酸-高氯酸(或过氧化氢)混合酸消化法

硫酸是一种高沸点酸,与硝酸混合使用,可以大大提高消解温度(沸点可高达 338 ℃),增强消解效果,适用于多种类型样品的消解,尤其对破坏脂肪、糖类的效果明显,是最常用的消解组合。该体系不适用于处理含有容易生成难溶性硫酸盐组分(如铅、钡)的样品,处理此类样品可以改用硝酸-盐酸体系。

4. 硫酸-磷酸消化法

硫酸氧化性较强,磷酸能与一些金属离子如 Fe^{3+} 等络合,故二者结合有利于消除 Fe^{3+} 等的干扰。

5. 硫酸-高锰酸钾消化法

常用于消解测定含汞的样品(冷原子吸收法)。高锰酸钾是强氧化剂,在中性、碱性和酸性条件下都可以氧化有机物。高锰酸钾的颜色可能干扰后续测定,消化结束后还需滴加盐酸羟胺溶液以反应掉过量的高锰酸钾。

6. 多元消化方法

为增强消化效果,在某些情况下需要采用三元以上的酸或氧化剂消解体系。例如,在处理检测总铬(Cr)的水样时,可用硫酸-磷酸-高锰酸钾的多元消解体系;进行背景值调查需进行全元素分析时,采用硝酸-盐酸-氢氟酸消解体系效果较好。

7. 压力密闭罐消化法

密闭罐的外壳为不锈钢材料,内衬为聚乙烯。在放有待测样品的密闭罐中分别加入适量的氧化性酸、氢氟酸或过氧化氢,加盖密闭。在加压条件下,于 $130\sim150$ ℃ 烘箱中保温约 2 h,即可完全消解。分解后应充分冷却后才可开盖。

本法的优点是试剂用量少,可避免挥发性元素的损失。缺点是速度较慢,因为紧固不锈钢外套、升温和降温都需要一定的时间。由于热量是由容器的外部向里传递,恒温一定时间后,仍需要在恒温箱中慢慢降温,完成一个样品的消解需要 $6\sim8$ h。如果容器密闭不严,消解过程中逸出的酸蒸气会腐蚀不锈钢外套并可能造成较大的误差。

8. 碱分解法

当使用酸消解法导致易挥发组分损失时,可用碱分解法。常用的消解体系有氢氧化钠-过氧化氢、氨水-过氧化氢和氢氧化钠-高锰酸钾溶液。

(三)微波消解

微波消解是将微波的快速加热能力与密闭消化的高温高压特点相结合,加快样品的消化和试样的制备。微波消解的优点有:

(1)加热快速均匀,无滞后效应。

(2)在密封容器中,温度可达 350 ℃,压力可达 20 MPa,因此可确保难消解的物质消解完全。

(3)微波密封消解,空白值低,且显著降低了成本。

(4)避免了热传导、热对流、热辐射中能量的损失,提高了能量的使用效率。

(5)微波密封消解可避免空气尘埃和气溶胶带来的污染,同时使砷、硼、铬、汞、锑、硒、铅、锡等易挥发元素保留在溶液中,提高了分析的准确度。

(6)避免了有毒有害及腐蚀性气体排放对环境造成的污染和对人体的危害,改善了工作环境。

一般来讲,传统的酸消解体系均可直接用于微波消解,只是在确定微波消解的具体程序方法时,应对微波消解条件进行优化。

（四）紫外光消解

紫外光消解是一种将紫外光辐射和氧化剂结合使用的方法。在紫外光的激发下，氧化剂经光分解可产生氧化能力更强的游离基（如羟基自由基），从而可氧化许多单用氧化剂无法分解的难降解有机污染物。紫外光和氧化剂的共同作用，使氧化能力和反应速率都远远超过单独使用紫外辐射或氧化剂。

本法的优点是在常温常压下即可进行，不产生二次污染，能使多数不能或难以降解的有机污染物完全消解，且省时、节能、设备简单。

三、样品的分离与富集

样品的组成一般较为复杂，共存组分往往对待测组分产生干扰，使结果偏高或偏低，因此在测定前就必须采取分离或掩蔽措施消除干扰。如果共存组分的干扰较小，可以通过加掩蔽剂予以消除。但多数情况下，单用掩蔽剂不能完全解决干扰问题，而需要将被测组分与干扰物质分离。常用的方法有萃取法、吸附法、蒸馏法、离子交换法和冷冻浓缩法等。

当样品中待测组分的含量低于分析方法的检出限时，就必须对样品进行富集。

（一）萃取法

1. 溶剂萃取法（solvent extraction，SE）

溶剂萃取法也称为液-液萃取法（liquid-liquid extraction，LLE）。该方法是在试液（水相）中加入与水不相溶的有机溶剂，经反复振摇，使待测组分进入有机相，而另一些不溶于有机溶剂的组分则留在水相中，以达到分离的目的。溶剂萃取主要用于低含量元素的分离富集，也用于组分的去除、有机物的纯化和净化。

该方法的优点是设备简单，易操作，分离效果好。缺点是有机溶剂易挥发，批量样品分析测定时工作量较大。

2. 固相萃取法（solid phase extraction，SPE）

固相萃取法也称液-固萃取。该方法是用固态吸附剂以类似萃取的方法浓集液态样品中的微量组分。将固定相（极性吸附剂、键合型吸附剂、离子交换剂、葡聚糖凝胶等）充填于小型塑料柱管内，构成一次性小型色谱柱。将适量液态样品注入固相萃取柱内，样品通过填充疏水性固相的萃取柱，对固相有高亲和性的物质便被吸附，从而得到萃取，再用溶剂洗脱，干扰物则留在柱上。有时也可选用适当溶剂将干扰成分洗脱下来，再换用适当的洗脱剂将待测物质洗脱下来。固相萃取柱见图1.2。

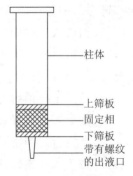

柱体
上筛板
固定相
下筛板
带有螺纹
的出液口

图 1.2　固相萃取柱示意图

与溶剂萃取相比，固相萃取更有效，容易达到定量萃取，且快速，容易实现自动化。常用的固相萃取剂有 C_{18}、硅胶、氧化铝、硅酸镁、高分子聚合物、离子交换树脂、排阻色谱吸附剂等。萃取过程包括柱预处理、加样、洗去干扰物和回收分析物4个步骤。利用固相萃取技术，可以方便地在野外萃取水样，将萃取后的介质送往实验室,极大地减小了样品的体积,而且方便运输,污染物吸附于固相介质更为稳定。如烃类物质在固相介质上可保存 100 d,而在水样中只能稳定几天。

3. 固相微萃取技术(solid-phase microextraction,SPME)

固相微萃取技术是 20 世纪 90 年代兴起的一项样品前处理与富集技术,属于非溶剂型选择性萃取法。其装置类似于一支气相色谱的微量进样器,在一根石英纤维上涂上固相微萃取涂层,外套细不锈钢管以保护石英纤维不被折断,纤维头可在钢管内伸缩。将纤维头浸入样品溶液中或顶空气体中一段时间,同时搅拌溶液以加快两相达到平衡,待平衡后将纤维头取出插入气相色谱汽化室,热解吸涂层上吸附的物质。被萃取物在汽化室内解吸后,靠流动相将其导入色谱柱,完成提取、分离、浓缩的全过程。固相微萃取技术可以用于气体、液体、生物、固体等样品中各类挥发性或半挥发性物质的分析。固相微萃取技术有三种基本的萃取模式:直接萃取(direct extraction extraction)、顶空萃取(headspace extraction)和膜保护萃取(membrane-protected extraction)。固相微萃取装置见图 1.3。

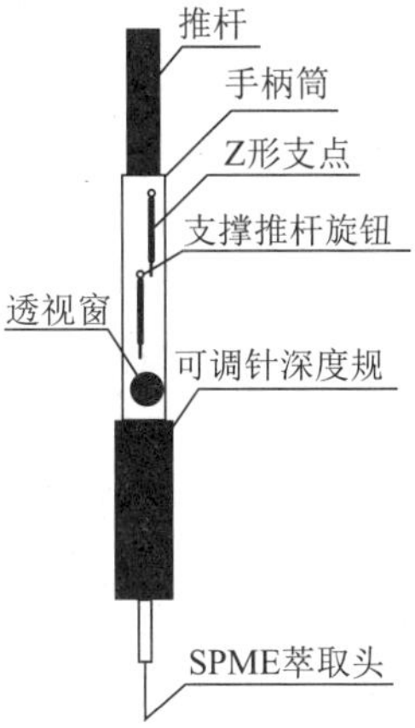

4. 超临界流体萃取法(supercritical fluid extraction,SFE)

超临界流体(supercritical fluid,SF)是指某种气体(液体)或气体(液体)混合物在操作压力和温度均高于临界点时密度接近液体,而其扩散系数和黏度均接近气体,性质介于气体和液体之间的流体。超临界流体萃取法就是以超临界流体为溶剂,从固体或液体中萃取出某些有效组分,并进行分离的一种技术。

超临界流体萃取法的特点在于:充分利用超临界流体兼有气、液两重性的特点,在临界点附近,超临界流体对组分的溶解能力随体系的压力和温度发生连续变化,从而可方便地调节组分的溶解度和溶剂的选择性。超临界流体萃取法因具有萃取和分离的双重作用,物料无相变过程,因而节能明显,工艺流程简单,萃取效率高,无有机溶剂残留,产品质量好,无环境污染。

可作为超临界流体的气体很多,如二氧化碳、乙烯、氨、氧化亚氮、二氯二氟甲烷等,通常使用二氧化碳作为超临界萃取剂。应用二氧化碳超临界流体作为溶剂,具有临界温度与临界压力低、化学惰性等特点,适合于提取分离挥发性物质及含热敏性组分的物质。但是,超临界流体萃取法也有其局限性:二氧化碳超临界流体萃取法较适合于亲脂性、相对分子量较小物质的萃取;超临界流体萃取法设备属高压设备,投资较大。

改变超临界流体的温度、压力或在超临界流体中加入某些极性有机溶剂,可以改变萃取的选择性和萃取效率。例如,对多环芳烃化合物(polycyclic aromatic hydrocarbon,PAH)的萃取,在 7.5 MPa 时不能萃取;在 10 MPa 时,可萃取具 2~3 环的 PAH;压力提高到 20 MPa,则可以萃取得到具 5~6 环的 PAH。在超临界流体中加入少量(不超过 10%)极性有机溶剂(如甲醇、异丙醇等),可以改变对溶质的溶解能力,使萃取范围扩大到极性较大的化合物。但是,极性有机溶剂的加入可能削弱萃取系统的捕获能力,增加共萃取物,干扰检测等。

5. 微波萃取(microwave extraction,ME)

微波萃取亦称微波辅助萃取(microwave-assisted extraction,MAE),是利用微波能来提高萃取率的一种最新发展起来的技术。它的原理是:在微波场中,吸收微波能力的差异使得

推杆
手柄筒
Z形支点
支撑推杆旋钮
透视窗
可调针深度规
SPME萃取头

图 1.3 固相微萃取装置示意图

基体物质的某些区域或萃取体系中的某些组分被选择性加热,从而使得被萃取物质从基体或体系中分离,进入介电常数较小、微波吸收能力相对差的萃取剂中。也就是说,微波萃取利用微波能的特性来对目标成分进行选择性萃取,从而使试样中的某些有机成分达到与基体物质有效分离的目的。

微波萃取具有设备简单、适用范围广、萃取效率高、重现性好、节省时间、节省试剂、污染小等特点。微波萃取时间短,萃取效率高,可实现对温度、压力、时间的有效控制。微波萃取能对体系中的不同组分进行选择性加热,使目标成分直接与基体分离,因而具有很好的选择性。

6. 超声波辅助萃取(ultrasound-assisted extraction,UAE)

超声波辅助萃取利用超声波辐射压强产生的强烈空化效应、机械振动、骚动效应、高的加速度、乳化、扩散、击碎和搅拌等多级效应,增大物质分子运动频率和速度,增加溶剂穿透力,从而加速目标成分进入溶剂,促进提取的进行。超声波辅助萃取的优点是快速、价廉、高效。影响目标成分萃取率的重要因素包括样品的类型、超声波强度、超声波频率及提取时间等。

(二)吸附法

吸附法是用多孔性的固体吸附剂处理流体混合物,使其中所含的一种或数种组分被吸附于固定表面上以达到分离的目的。按照吸附机理,可分为物理吸附(范德华力)和化学吸附。

常用活性炭、多孔性聚合物树脂等具有大的比表面和吸附能力的物质吸附富集痕量污染物,然后用有机溶剂或加热解吸后测定。常用的固体吸附剂包括活性炭、多孔高分子聚合物(如 Porapak 系列树脂、TenaxGC、XAD 树脂)和巯基棉等。

吸附法富集倍数大,一般可达 $10^5 \sim 10^6$,适合低浓度有机污染物的富集;溶剂用量较少;可处理大量的水样;操作较简单。固相吸附装置见图1.4。

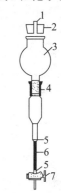

1—气源入口;2—容器盖;
3—容器;4—标准接口;
5—硅烷化玻璃面;
6—树脂填充物;
7—聚四氟乙烯旋塞

图 1.4　固相吸附装置
示意图

(三)蒸馏法

如果样品中的被测物质和干扰组分具有显著的挥发性差异或经处理后能转变为挥发性物质,经加热蒸馏,可使待测组分蒸发吸收于水溶液或有机溶剂中,达到分离浓缩的目的。这种方法既可以除去干扰物质,也可以用来测定待测组分。

常用的蒸馏法有常压蒸馏、减压蒸馏和水蒸气蒸馏等。目前,已经有用微机控制的自动蒸馏系统问世,可根据测定的需要设置加热温度和速度,从而提高蒸馏效率。

1. 常压蒸馏法

用普通蒸馏装置,根据物质的沸点不同进行分离。常压蒸馏装置见图1.5。

2. 水蒸气蒸馏法

水蒸气蒸馏法是分离某些挥发性有机物的常用方法。水蒸气蒸馏装置见图1.6。将水蒸气通入含有不溶或微溶于水但有一定挥发性的有机物的混合物中,并使之加热沸腾,使待提纯的有机物在低于 100 ℃ 的情况下随水蒸气一起被蒸馏出来,从而达到分离提纯的目的。例如,溴苯与水不相混溶,当将此混合物加热到 95.5 ℃ 时,水的蒸气压为 86 kPa,溴苯的蒸气压为 15 kPa;当总蒸气压为 101 kPa 时,液体开始沸腾,混合气体中各气体分压之比等于它们的物质的量之比,由此可求出溴苯所占的比例。

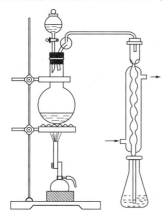

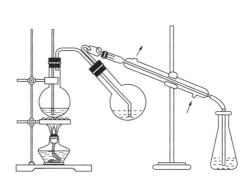

图 1.5 常压蒸馏装置图   图 1.6 水蒸气蒸馏装置图

用水蒸气蒸馏时,被蒸馏的组分在 10 ℃ 时的蒸气压必须在 1.33 kPa 以上,否则该组分在馏出液中的含量太低,达不到与其他组分分离的目的。

3. 减压蒸馏法

将蒸馏系统的压力降低到低于大气压进行蒸馏,使样品的沸点降低。本法适用于在正常温度下即发生分解的物质,或沸点太高难以达到的物质。减压时挥发性相对增加,能将溶剂以较快的速度除去,有利于浓缩沸点高的微量有机物。减压蒸馏装置见图 1.7。本法在用于待测组分不稳定或易挥发的样品净化液的浓缩时,通常用 K-D 浓缩器(见图 1.8)。浓缩时,水浴加热并抽气减压。此法浓缩温度低,速度快,被测组分损失少,特别适用于农药残留样品净化液的浓缩。

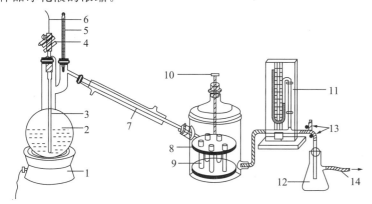

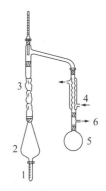

1—加热装置;2—克莱森瓶;3—毛细管;4—螺旋止水夹;5—温度计;
6—细铜丝;7—冷凝管;8—接收瓶;9—接收管;10—转动把;11—压力计;
12—安全瓶;13—三通阀门;14—接抽气机

1—离心管;2—三角瓶;
3—三球分馏管;4—冷凝管;
5—接收瓶;6—接抽气泵

图 1.7 减压蒸馏装置图   图 1.8 K-D 浓缩器示意图

(四)离子交换法

离子交换法(ion exchange,IE)是利用离子交换剂与样品溶液中的阳离子或阴离子发生交换反应来达到分离目的的方法。离子交换法几乎可用于分离所有的无机离子,也可用于许多结构复杂、性质相似的有机化合物的分离。例如,在水样前处理中常用作超微量组分的分离和浓集。

目前广泛应用的是有机离子交换剂,即离子交换树脂,包括阳离子交换树脂、阴离子交换树脂和整合型离子交换树脂。离子交换在富集和分离微量或痕量元素方面应用较广。例如,测定天然水中 K^+、Na^+、Ca^{2+}、Mg^{2+}、SO_4^{2-}、Cl^- 等组分,可取数升水样,分别流过阳、阴离子交换柱,再用稀盐酸溶液洗脱阳离子,用稀氨液洗脱阴离子,这些组分的浓度能增加数十倍至上百倍。本法的缺点是工作周期较长。

(五)冷冻浓缩法

冷冻浓缩法是取已除去悬浮物的液态样品(通常为水样),使其缓慢冻结,随之析出相对纯净和透明的冰晶,样品中的溶质保留在剩余的液体部分当中,待测物质在残留的溶液中逐渐浓缩,液体中待测物的浓度相应增加。其主要优点是对于由挥发或化学反应及某些沾污所引起的误差可降到最低水平,不会导致明显的生物、化学或物理变化。采用这种技术可将几十毫升到几升的溶液浓缩至 $1/100\sim1/10$。理想的冷冻速度为 4 h 左右使 1 L 样品浓缩至 5 ~6 mL。冷冻完成后,浓缩的液态样品用注射器吸出,如将样品完全回收,可采用水洗法洗涤冰穴表面,这样可使回收率提高 3%;采用热风吹洗,可使回收率提高 5%。

(六)其他方法

1. 沉淀法

利用沉淀反应,在试液中加入适当的沉淀剂,使被测组分沉淀出来,或将干扰组分沉淀分离。该方法是分离金属元素的经典方法,但由于许多金属离子出现共沉淀,因而对单种金属元素的分离效果不理想。沉淀法还是去除蛋白质的主要方法之一,方法是在试样溶液中加入一定量的试剂,使蛋白质沉淀析出。通常采用盐析法、有机溶剂沉淀法、酸类沉淀法、重金属盐沉淀法等。其中,盐析法是向溶液中加入适当的盐类,使待测组分的溶解度降低从而析出的方法。例如,向蛋白质溶液中加入氢氧化铜可将蛋白质析出,过滤后在一定的条件下消解,即可用于测定样品中蛋白质的含量。

2. 色谱分离法

色谱分离的方法很多,按流动相的状态可分为气相色谱(gas chromatography,GC)和液相色谱(liquid chromatography,LC),流动相为超临界流体的称为超临界流体色谱(supercritical fluid chromatography,SFC);按固定相状态分为气-固色谱(gas-solid chromatography,GSC)、气-液色谱(gas-liquid chromatography,GLC)、液-固色谱(liquid-solid chromatography,LSC)和液-液色谱(liquid-liquid chromatography,LLC);按固定相使用的外形和性质可分为柱色谱(column chromatography,CC)、纸色谱(paper chromatography,PC)和薄层色谱(thin-layer chromatography,TLC)。

利用固体固定相表面对样品中各组分吸附能力强弱的差异而进行分离分析的色谱法称为吸附色谱;根据各组分在固定相和流动相间分配系数的不同进行分离分析的色谱法称为分配色谱;利用离子交换剂(固定相)对各组分的亲和力的不同而进行分离的色谱法称为离子交换色谱;利用某些凝胶(固定相)对分子大小、形状所产生阻滞作用的不同而进行分离的色谱分析法称为凝胶色谱或尺寸排阻色谱。

3. 挥发法

利用被测组分在常温下具有挥发性使其与非挥发性的杂质进行分离。例如,在汞的测定中,试样中的 Hg^{2+} 被氯化亚锡还原成汞蒸气,与不挥发的杂质分离后导入测汞仪进行测定;在测定砷时,将不挥发的砷与锌、硫酸作用,使其转化为易挥发的砷(AsH_3)逸出而进行显色反应。

4. 配位掩蔽法

利用配位反应,向试液中加入适当的配位剂消除干扰物质对待测组分的干扰,这种方法不需分离,直接在试液中进行,操作简单,方便易行。

在样品的分析过程中,往往会遇到某些物质对判定反应表现出可察觉的干扰影响。加入某种化学试剂与干扰成分作用,消除干扰因素,这个过程称为掩蔽,加入的化学试剂称为掩蔽剂。此方法可不经过分离过程即可消除其干扰作用。例如,用双硫腙比色法测定铅时,通过加入氰化钾、柠檬酸铵等掩蔽剂来消除 Cu^{2+}、Fe^{3+} 的干扰。

5. 皂化法

利用碱处理样品提取液,以除去脂肪等干扰杂质,达到净化目的。此法只适用于对碱稳定的含农药样品的处理。

6. 磺化法

利用浓硫酸处理对强酸稳定的被测组分的提取液,以除去脂肪、色素等物质的干扰。浓硫酸能使脂肪磺化,并与脂肪、色素中的不饱和键发生加成反应,形成可溶于硫酸和水的强极性化合物,不再被弱极性的有机溶剂溶解,从而达到分离、纯化的目的。此处理方法简单,快速,效果好,但只适用于对酸稳定的含农药样品的处理。

第三节　分析方法的选择与评价

一、分析方法的选择

分析方法的选择,主要取决于测定的目的、要求和具体分析方法的特点。理想的分析方法应该能直接从试样中检出或测定待测组分,具有高度的专一性。但是,几乎每一种分析方法都可能存在某些不足,如果所选分析方法在一定的条件下干扰因素较多且很难排除,其分析结果的可靠性就较差。每种分析方法都有其一定的检出限,如果试样中待测组分的含量极低,低于所选分析方法的检出限,就难以产生显著的检测信号。

(一)选择分析方法的原则

(1)凡有国家标准检测方法的检测项目,应使用国家标准方法进行检验,或选择国际公认的标准检验方法。

（2）在国家标准测定方法中，同一检验项目如有两种或两种以上检验方法时，可根据所具备的条件选择使用，但应以第一法为仲裁方法。

（3）标准方法中根据适用范围设几种并列方法时，要依据适用范围选择适宜的方法，此时不存在仲裁方法的问题。由于方法的适用范围不同，第一法与其他方法属并列关系。此外，未指明第一法的标准方法，与其他方法也属并列关系。

（4）在无相应的国家标准检测方法的情况下，可使用其他来源的检测方法（如行业标准、地方标准、企业标准规定的方法，专业杂志和书籍中的方法，以及实验室自行建立的方法等），但使用前应进行方法的确认或验证。

（二）选择分析方法时应考虑的因素

1. 分析要求的准确度和精密度

不同分析方法的灵敏度、选择性、准确度、精密度各不相同，应根据实验结果所要求的准确度和精密度来选择适当的分析方法。

2. 分析方法的繁简程度和速度

不同分析方法操作步骤的繁简程度、耗时耗力程度各不相同。根据待测样品的数目和对获得实验结果的时间要求选择适当的分析方法，测定同一样品中的几种成分时，应尽可能选用同一份样品前处理液同时测定几种成分。

3. 样品的特性

各类样品中待测成分的形态和含量不同，可能存在的干扰物质及其含量不同，样品的溶解、消解和提取待测成分的难易程度也不相同。如果待测组分是质量分数大于1％的常量物质，则选用标准的化学分析方法；如果是质量分数小于1％的微、痕量组分，则采用比较灵敏的仪器分析方法。了解待测组分的性质有利于分析方法的选择。例如，过渡金属离子均可形成配合物，可用配位滴定法测定；金属元素又都能发射或吸收特征光谱线，含量较低时可用原子发射光谱法、原子吸收光谱法或电感耦合等离子体质谱法（ICP-MS）测定，也可以在一定的条件下用吸光光度法或极谱法分析。为保证测定方法具有较高的准确度，共存组分的干扰必须采用方便可行的方法排除或分离出共存组分，再尽量选择具有较高选择性和灵敏度的分析方法。

4. 现有工作条件

根据实验室具备的条件选择适当的分析方法。

二、标准分析方法与分析方法的标准化

（一）标准分析方法

在公共卫生监测中，对同一项目往往有多种方法可供选择，各种方法的原理、灵敏度、检出限不同，操作程序和干扰也不同，故各分析方法间存在一定的系统误差。为使不同时间、不同实验室及不同分析人员之间的监测结果具有可比性，有必要对监测方法进行标准化。

标准分析方法又称分析方法标准，是权威机构对某项分析测定所做的统一规定的技术

准则和技术依据,它是技术标准中的一种。标准分析方法必须满足以下条件:①按照规定的程序编制;②按照规定的格式编写;③方法的成熟性得到公认,通过协作试验确定了方法的误差范围;④由权威机构审批和发布。

编制和推行标准分析方法的目的是保证测定结果的重复性和准确性。不但要求同一实验室不同分析人员分析同一样品的结果要一致,而且要求不同实验室的分析人员分析同一样品的结果也要一致。

在标准分析方法的文件中,应使用规范的术语和准确的文字对分析程序的各个环节进行规定和描述,对实验条件、测定结果的计算方法及表达方式(包括单位)进行明确的规定。

标准分析方法大致可分为五级:①国际级,如国际标准化组织(International Organization for Standardization,ISO)颁布的标准;②国家级,如中国标准(GB)、美国标准(ANSI)、英国标准(BS);③行业(专业)或协会级,如我国部颁标准;④公司(企业)或地方级;⑤个别或特殊级。目前,各国在标准划分和制定方面存在差异和不平衡。我国的分析方法标准分为国家标准、行业(部)标准和企业标准三级。

(二)分析方法的标准化

标准是标准化活动的结果。标准化工作是一项具有高度政策性、经济性、技术性、严密性和连续性的工作,因此,开展此项工作必须建立严格的组织机构。标准化工作的一般程序为:

(1)由一个专家委员会根据需要选择方法,确定准确度、精密度和检出限指标。

(2)专家委员会指定一个任务组。任务组负责设计实验方案,编写详细的实验程序,制备和分发实验样品和标准物质。

(3)任务组负责组织 6~10 个实验室,各实验室按任务组提供的实验步骤、样品和要求进行测定,并将测定结果写出报告,交给任务组。

(4)任务组收到各实验室报告后,如各项指标达到设计要求,上报权威机关公布;如达不到预定指标,则需修改实验方案,重新试验,直至达到预定目标为止。

三、标准物质及其作用

(一)标准物质及其特点

1. 标准物质(reference material,RM)

根据国际标准化组织《基准材料:选择术语和定义》(ISO Guide 30—2015)的定义,标准物质是具有一种或多种足够均匀和很好地确定了特性的量值,用以校准测量装置、评价测量方法或给材料赋值的一种材料或物质。在实际管理工作中,我国要求使用有证标准物质。

2. 有证标准物质(certified reference material,CRM)

有证标准物质是具有证书的标准物质,其一种或多种特性量值用建立了溯源性的程序确定,使之可溯源到准确复现的用于表示该特性值的计量单位,而且每一个标准值都附有给定置信水平的不确定度。

3. 标准物质的意义

作为计量监测过程中质量保证的物质基础,标准物质的意义首先在于使监测工作具有测量的溯源性,即把监测结果与国家标准或国家基准联系起来,使其具有上溯到国际单位制基本单位的准确可靠的量值。其次,标准物质使得监测结果具有可比性,保证在不同时间和不同空间获得的监测结果一致、相符。

4. 标准物质的特点

(1)良好的基体代表性:标准物质是直接用环境样品或模拟环境样品制得的混合物,其基体组成与环境样品的基体组成相似。

(2)高度的均匀性:这是标准物质成为测量标准的基本条件,也是传递准确度的必要条件。气态和液态的均匀性容易保证,但固态的均匀性则需经过采样、干燥、研磨、筛分、混匀、辐照消毒以及分装等一系列加工程序来保证。

(3)良好的稳定性和长期保存性:通常要求其稳定性维持一年以上。

(4)含量准确:标准物质中主要成分的含量,是用两种以上相互独立且准确度已知的可靠方法,两个以上的分析人员独立分析确定的。

(二)标准物质的分类与分级

各国研制出来的标准物质有上千种,在分类和分级问题上尚未做出统一的规定。

1. 标准物质的分类

(1)美国国家标准技术研究院(National Institute of Standards and Technology,NIST)的分类法:化学成分分析标准物质(冶金、环境分析、化工等标准物质)、物理性质与物理化学特性测量标准物质(光学、磁学、酸度、电导等标准物质)、工程技术特性测量标准物质(粒度、橡胶耐磨性、表面粗糙度等标准物质)。

(2)国际纯粹与应用化学联合会(International Union of Pure and Applied Chemistry,IUPAC)分类法:原子量标准的参比物质、基准物质、一级标准物质、工作标准物质、二级标准物质以及标准参考物质。

(3)按审批者的权限水平分类法:国际标准物质(由各国专家共同审定并在国际上通用的标准物质)、国家一级标准物质(由各国政府中的权威机构审定的标准物质)和地方标准物质(由某一地区、某一学会或某一科学团体制定的标准物质)。

2. 标准物质的分级

我国将标准物质分为两级,它们都符合"有证标准物质"的定义。

(1)一级标准物质:是由绝对测量法或其他准确可靠的方法确定物质特性量,准确度达到国内最高水平,均匀性在准确度范围之内,稳定性在一年以上,或达到国际上同类标准物质的先进水平,经中国计量测试学会标准物质专业委员会技术审查和国家市场监督管理总局计量司批准而颁布的,附有证书的标准物质。代号为 GBW ×××××。一级标准物质定值的不准确度为 $0.3\% \sim 1\%$。

(2)二级标准物质:其特性量值通过与一级标准物质直接对比或用其他准确可靠的分析方法测试而获得。准确度和均匀性能满足一般测量的需要,稳定性在半年以上,或能满足实际测量需要,经有关主管部门审查批准,报国家市场监督管理总局计量司直接备案。代号为 GBW(E) ××××。二级标准物质定值的不准确度为 $1\% \sim 3\%$。

我国环境标准物质的研制工作始于 20 世纪 70 年代末。目前已有标准水样、河流沉积物、煤灰、土壤、头发、米粉、贻贝、树叶以及环境大气测定用标准气体和汽车排气测定用标准气体等。全国标准物质管理委员会编制的《中华人民共和国标准物质目录》(2016)共收录一级标准物质 2 192 种,二级标准物质 7 009 种,按原国家质量监督检验检疫总局颁布的《一级标准物质编号办法》的规定,共分 13 大类,再按类编号。目录内容包括标准物质名称、编号、定值成分的标准值、标准偏差、不确定度等。

多数环境液体和气体很不稳定,通常由人工模拟组成配制而成。配制固体标准物质的环境样品有土壤,沉积物,植物的根、茎、叶、种子,动物内脏、肌肉、毛发、骨骼等。环境标准物质的定值采用多种分析方法由多个实验室协作完成。

(三)标准物质的作用

1. 校准各种测试仪器

仪器分析几乎都采用相对定量法,通常仅知道仪器的精密度,而不知其准确度。如果能得到合适的标准物质,就可以用来校准仪器,发展新的监测技术。

2. 评价测量方法和测量结果的准确度

进行实际样品分析时,测定样品的同时测定标准物质,如标准物质的分析结果与所给证书上的保证值一致,则表示分析测量方法和结果准确可靠。因此,标准物质可用于评价监测分析方法的准确度和精密度,研究和验证标准方法,发展新的监测方法。

3. 用于分析质量控制

在分析测试中,质量控制的方法很多,但比较简便可靠的方法是在分析中使用标准物质。国际上明确规定,使用标准物质进行分析工作的实验室,可认为该实验室采用了分析质量控制技术,而且该实验室的分析结果会被国际上采用。通过标准物质的准确度传递系统和追溯系统,可以实现国际同行间、国内同行间以及实验室间数据的可比和时间上的一致。

4. 评价实验室的管理效能

在协作实验中用于评价实验室的管理效能和监测人员的技术水平,从而加强实验室提供准确、可靠数据的能力。

5. 控制二级标准物质的质量

以一级标准物质作为真值,控制二级标准物质和质量控制样品的制备和定值,也可以为新类型的标准物质的研制与生产提供保证。

6. 用于仲裁依据

作为相对真值,标准物质可以用作公共卫生监测的技术仲裁依据。

(四)选择标准物质的原则

在环境监测中应根据分析方法和被测样品的具体情况运用适当的标准物质。在选择标准物质时应考虑以下原则:

1. 对标准物质基体组成的选择

标准物质的基体组成与被测样品的组成越接近越好,这样可以消除方法基体效应引入的系统误差。

2. 标准物质准确度水平的选择

标准物质的准确度应比被测样品预期达到的准确度高 3～10 倍。

3. 标准物质浓度水平的选择

分析方法的精密度是被测样品浓度的函数,所以要选择浓度水平适当的标准物质。

4. 取样量的考虑

取样量不得小于标准物质证书中规定的最小取样量。

(五)质量控制样品

标准物质由于研制的周期长、难度高、工作量大,因而其价格昂贵。这给标准物质的研制、使用和推广带来一定的困难。此外,某些监测实验室试图依靠标准物质达到满意的准确度,然而收效并不大。这往往是因为该实验室的精密度没有经过测定,或者虽经测定,但精密度太低,致使监测实验室不能从使用标准物质上取得实质性的收益。因此,监测实验室应该在已经处于质量控制状态下再使用标准物质。使用质量控制样品是解决上述问题的有效办法。

质量控制样品的每个测量参数都应该有准确已知的浓度;样品可以是多参数的,能够进行多种项目的分析;样品具有一定的均匀性,稳定期应在 1 年以上;应防止样品从贮存容器中蒸发和泄漏。在设计质量控制样品时应考虑实际样品的浓度范围,如废水排放的高浓度和降水中的低浓度、方法的检出限、排放许可证或标准中规定的界限等。

质量控制样品对每个实验室的质量控制能够起到质量保证的作用。质量控制样品可以检查校准曲线、技术方法、仪器、分析人员等方面的工作。

质量控制样品多数是由人工合成的。它所具有的"真值"是经过准确计算得到的。这一点与合成标准物质的定值不同。合成标准物质的定值是根据实际测定的结果,由统计处理完成的。而质量控制样品在制备后要委托一些实验室检验样品制备的准确性,如果实测结果与制备值的允许误差范围不能吻合,必须舍弃这批样品,而不能采用测定值来修正真值的做法。检验真值所采取的方法与常规监测实际样品测定的方法是一致的。因此,在质量控制样品的使用说明中应指明该样品适用的方法,这一点也是与标准物质不同的。这就决定了质量控制样品主要是用于控制精密度的,而传递和控制监测准确度则应以标准物质为基准。

四、分析方法的评价

在进行检验分析时,常常遇到一种检测组分可以用多种方法进行测定,而一种分析方法也可以测定多种组分的情况。如果能够用一系列参数对不同的分析方法进行评价,可有效地比较不同的分析方法,从而选择最优的测定方法进行检测分析。

分析方法的评价就是在样品分析测试前,首先对分析方法进行检验和评价,及时发现分析方法中的问题并予以改正,以确保分析结果准确可靠,并依据分析方法的评价结果进行分析方法的筛选。

(一)空白值测定与检出限估算

1. 空白值的测定

空白值是指以实验用水代替样品,其他分析步骤及所加试液与样品测定完全相同的条件下所测得的值。空白值的大小及其重复性,对分析结果的精密度和分析方法的检出限影响很大。影响空白值的因素很多,如实验用水质量、试剂纯度、器皿洁净程度、计量仪器性能及环境条件、分析人员的操作水平和经验等。

空白值的测定方法是每批做平行双样测定,共测定5～6批,得到多个空白值数据。计算空白值的标准偏差,然后再按规定的方法计算出检出限。如果该值高于标准分析方法的规定值,应找出原因并予以纠正,然后重新测定,直到合格为止。

2. 检出限的估算

检出限是指某特定分析方法在给定的置信度(通常为95%)内可以从样品中检出待测物质的最小浓度。检出限受仪器的灵敏度和稳定性、全程序空白试验值及其波动性的影响。

(1)当空白测定次数$n \geqslant 20$时,按公式1.1计算检出限:

$$DL = 4.6\sigma_{wb} \tag{公式1.1}$$

式中:DL——检出限;

σ_{wb}——空白平行测定(批内)标准偏差($n \geqslant 20$时)。

(2)当空白测定次数$n < 20$时,按公式1.2计算检出限:

$$DL = 2\sqrt{2} t_f S_{wb} \tag{公式1.2}$$

式中:t_f——显著性水平为0.05(单侧)、自由度为f的t值;

S_{wb}——空白平行测定(批内)标准偏差($n < 20$时);

f——批内自由度,等于$p(n-1)$,p为批次,n为每批平行测定个数。

(3)对各种光化学分析方法,可测量的最小分析信号X_L按公式1.3计算确定:

$$X_L = \overline{X_L} + KS_b \tag{公式1.3}$$

式中:$\overline{X_L}$——空白多次测量平均值;

S_b——空白多次测量的标准偏差;

K——根据一定置信水平确定的系数,当置信水平约为90%时,$K=3$。

按公式1.4计算,与$X_L - \overline{X_L}$(即KS_b)相应的浓度或量即为检出限DL。

$$DL = (X_L - \overline{X_b})/S = 3S_b/S \tag{公式1.4}$$

式中:S——方法的灵敏度(即校准曲线的斜率)。

对于检出限,不同的分析方法的具体规定如下:

(1)某些分光光度法是以吸光度(扣除空白)为0.010相对应的浓度值为检出限。

(2)色谱法:检测器恰能产生与基线噪声相区别的响应信号时所需进入色谱柱的物质最小量为检出限,一般为基线噪声的3倍。

(3)离子选择电极法:当校准曲线的直线部分外延的延长线与通过空白电位且平行于浓度轴的直线相交时,其交点所对应的浓度值即为检出限。

(二)绘制校准曲线

校准曲线是描述待测物质浓度或量与检测仪器响应值或指示量之间的定量关系曲线,包括工作曲线和标准曲线。对工作曲线,绘制校准曲线的标准溶液的分析步骤与样品分析步骤完全相同;对标准曲线,绘制校准曲线的标准溶液的处理程序较样品有所省略,如样品预处理等。

1. 校准曲线的绘制

在测量范围内,配制的标准溶液系列已知浓度点不得小于6个(含空白浓度),根据浓度值与响应值绘制校准曲线。以待测物质的浓度(或量)为横坐标,以相应的信号值为纵坐标,绘制曲线,如图1.9所示。定量分析的工作曲线为直线。在相同的实验条件下测定样品,从工作曲线上即可求出样品中待测物质的浓度(或量)。

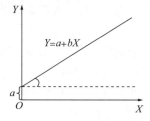

图1.9 工作曲线示意图

2. 线性方程

在直线方程 $Y=a+bX$ 中,X 为待测物质的浓度(或量);Y 为测定信号值,如吸光度、荧光强度、色谱峰高或峰面积值等;a 为曲线的截距,代表空白值;b 为曲线斜率,表示单位浓度(或量)的待测物质产生的信号值,称为灵敏度,b 值越大,测定方法的灵敏度越高。

在实际工作中,将各实验点的数据输入计算机,用相应软件进行数据处理,可以方便地得到回归直线方程中的 a、b 和相关系数 r。r 值越接近1,校准曲线的线性关系越好。一般校准曲线相关系数的绝对值大于0.999,则该校准曲线可判定为合格,否则应找出原因并加以校正,重新绘制新的校准曲线。

3. 线性范围

工作曲线的线性范围,是指待测物质的浓度(或量)与测定信号值呈线性关系的范围。线性范围越宽,样品测定越方便,不必稀释或浓缩,就可以直接测定。使用校准曲线时,应选用曲线的直线部分和最佳测量范围,不得任意外延。

4. 影响校准曲线线性关系的因素

如分析方法本身的精密度、分析仪器的稳定性、所用量器的准确度等。

(三)评价分析方法的精密度

精密度是指使用特定的分析程序,在受控条件下重复分析测定均一样品所获得测定值之间的一致性程度。

1. 精密度的检验方法

检验分析方法的精密度时,通常以空白溶液(实验用水)、标准溶液(浓度可选在校准曲线上限浓度值的0.1和0.9倍)、待测试样、待测试样加标样等几种分析样品,求得批内、批间标准偏差和总标准偏差。各类偏差值应等于或小于分析方法所规定的值。

2. 检验结果的评价

由空白平行实验批内标准偏差,估计分析方法的检出限。通过比较待测试样与标准溶液测定结果的标准偏差,判断待测试样中是否存在影响测定精度的干扰因素。通过比较加标样品的回收率,判断待测试样中是否存在改变分析准确度但可能不影响精密度的组分。

(四)评价分析方法的准确度

准确度是反映方法系统误差和随机误差的综合指标。检验分析方法的准确度可以采用下述方法：

1. 用标准物质进行评价

使用标准物质进行分析测定,比较测定值与标准值,其绝对误差或相对误差应符合方法规定的要求。评价的方法是将标准物质与样品在相同的条件下进行测定,计算均值和标准偏差,将分析结果与标准物质的含量进行比较(t 检验法进行显著性检验),判断分析方法的准确度。如果标准物质的测定结果与证书上的标准值一致,则表明分析方法、测定过程和样品分析结果的准确度可靠。

2. 测定样品加标回收率

测定已知浓度的加标样品的回收率,作为常规分析中的内容,可以及时发现基质对测试的影响程度。

在测定批量样品时,随机抽取 $10\%\sim20\%$ 的样品,加入一定量的待测组分的标准物质,与样品一起在相同条件下进行分析,并按公式 1.5 计算加标回收率：

$$P = \frac{c_2 - c_1}{c_3} \times 100\% \qquad \text{(公式 1.5)}$$

式中：P——加标回收率；

c_1——样品测定值；

c_2——加标样品测定值；

c_3——加标量。

一般要求被测定物质的回收率应达到 $85\%\sim110\%$。加标回收率越接近 100%,说明准确度越高。向测试样中加入标准物质,加标量一般为样品含量的 $0.5\sim2$ 倍,且加标后的总浓度不应超过方法的测定上限浓度值。

3. 与标准方法对照评价准确度

将待评价的方法与标准方法进行比对试验,即用两种方法测定相同的样品(高、中、低三种不同浓度),测定的结果经显著性检验,若两种方法测定的结果无显著差异,由于标准方法是可靠的,因此待评价的方法也是可靠的。

第四节　环境卫生监测数据处理与分析质量控制

一、环境卫生监测数据与误差

(一)总体、样本和平均数

1. 总体与样本

研究对象的全体称为总体,其中每个单位叫作个体。总体中的一部分称为样本,样本中含有个体的数叫作此样本的容量(样本量),记作 n。例如,测定某地区大气中某污染物的浓度,该地区内全部大气为总体,实际布设的有限个监测点为从总体中取出的样本,监测点的数量为样本的容量。

2. 平均数

平均数代表一组变量的平均水平或集中趋势,样本观测中大多数测量值近似平均数。计算指标包括单个项目单一监测点监测数据平均值、单个项目多个监测点监测数据平均值。平均数包括算术均数、几何均数、中位数等。

(二)环境卫生监测数据的误差和偏差

1. 真值

真值是一个变量本身所具有的真实值,是一个理想的概念。真值包括理论真值、约定真值和标准器的相对真值。

(1)理论真值:也称绝对真值,如三角形内角之和为 $180°$。是指在一定条件下,被测量客观存在的实际值。在环境质量监测领域,理论真值实际上是一个未知量。

(2)约定真值:是一个接近真值的值,它与真值之差可忽略不计。实际测量中以在没有系统误差的情况下足够多次的测量值的平均值作为约定真值。

(3)标准器(包括标准物质)的相对真值:高一级标准器的误差是低一级标准器或者普通仪器误差的 1/5 时,则可认为前者是后者的真值。

2. 误差及其分类

在监测分析过程中,测量值与真值不一致,这种矛盾在数值上的表现,即为误差。任何测量结果都有误差,并存在于测量的全过程中。误差可分为系统误差、随机误差、过失误差。

(1)系统误差:又称可测误差、恒定误差或偏倚。系统误差是指测量值的总体均值与真值之间的差别,是由测量过程中某些恒定因素造成的,在一定条件下具有重现性。系统误差是由方法、仪器、试剂、操作人员或环境所造成的。

(2)随机误差:又称偶然误差或者不可测误差。随机误差是由测量过程中各种随机因素共同的作用所造成的,随机误差呈正态分布。例如,分析测定过程中,温度、湿度、气压的微小变动以及仪器性能的微小改变等都会引起测定数据的波动,从而产生随机误差。

(3)过失误差:又称粗差。过失误差是由于测量过程犯了不应有的错误所造成的,它明显地歪曲了测量结果,应及时检查原因并予以纠正。过失误差属于过失所得到的数据或结果,应弃去。

3. 误差的表示方法

(1)绝对误差:是测量值(x,单一测量值或多次测量值的均值)与真值(x_t)之差,按公式1.6 计算。绝对误差有正负之分。

$$绝对误差 = x - x_t \qquad (公式 1.6)$$

(2)相对误差:是绝对误差占真值的百分比,按公式 1.7 计算。

$$相对误差 = \frac{x - x_t}{x_t} \times 100\% \qquad (公式 1.7)$$

3. 偏差

单个测量值(x_i)与多次测量均值$\bar{x}$之差叫偏差,分为绝对偏差、相对偏差、平均偏差、相对平均偏差和标准偏差。

(1)绝对偏差(d):是测定值(x_i)与均值$\bar{x}$之差,按公式1.8计算:

$$d = x_i - \bar{x} \qquad \text{(公式 1.8)}$$

(2)相对偏差:是绝对偏差(d)占均值$\bar{x}$的百分比,按公式1.9计算:

$$相对偏差 = \frac{d}{\bar{x}} \times 100\% \qquad \text{(公式 1.9)}$$

(3)平均偏差$\bar{d}$:是绝对偏差(d)绝对值之和的平均值,按公式1.10计算:

$$\bar{d} = \frac{1}{n}\sum_{i=1}^{n}|d_i| = \frac{1}{n}(|d_1| + |d_2| + |d_3| + \cdots + |d_n|) \qquad \text{(公式 1.10)}$$

(4)相对平均偏差:是平均偏差$\bar{d}$占均值$\bar{x}$的百分比,按公式1.11计算:

$$相对平均偏差 = \frac{\bar{d}}{\bar{x}} \times 100\% \qquad \text{(公式 1.11)}$$

(5)标准偏差和相对标准偏差:差方和、样本方差、样本标准偏差、样本相对标准偏差、总体方差和总体标准偏差、极差。

①差方和:亦称离差平方或平方和。是指绝对偏差(d)的平方之和,以S表示,按公式1.12计算。

$$S = \sum_{i=1}^{n}d_i^2 = \sum_{i=1}^{n}(x_i - \bar{x})^2 \qquad \text{(公式 1.12)}$$

②样本方差:用s^2或V表示,按公式1.13计算。

$$s^2 = \frac{1}{n-1}\sum_{i=1}^{n}(x_i - \bar{x})^2 = \frac{1}{n-1}S \qquad \text{(公式 1.13)}$$

③样本标准偏差:用s或S_D表示,按公式1.14计算。

$$s = \sqrt{\frac{1}{n-1}\sum_{i=1}^{n}(x_i - \bar{x})^2} = \sqrt{\frac{1}{n-1}S} = \sqrt{\frac{\sum\limits_{i=1}^{n}x_i^2 - \dfrac{\left(\sum\limits_{i=1}^{n}x_i\right)^2}{n}}{n-1}} \qquad \text{(公式 1.14)}$$

④样本相对标准偏差:又称变异系数,是样本标准偏差(s)在样本均值$\bar{x}$中所占的百分比,记为CV,按公式1.15计算。

$$CV = \frac{s}{\bar{x}} \times 100\% \qquad \text{(公式 1.15)}$$

⑤总体方差和总体标准偏差:分别以σ^2和σ表示,按公式1.16、公式1.17计算。

$$\sigma^2 = \frac{1}{n}\sum_{i=1}^{n}(x_i - \mu)^2 \qquad \text{(公式 1.16)}$$

$$\sigma = \sqrt{\sigma^2} = \sqrt{\frac{1}{n}\sum_{i=1}^{n}(x_i - \mu)^2} = \sqrt{\frac{\sum\limits_{i=1}^{n}x_i^2 - \dfrac{\left(\sum\limits_{i=1}^{n}x_i\right)^2}{n}}{n}} \qquad \text{(公式 1.17)}$$

⑥极差:一组测量值中最大值(x_{max})与最小值(x_{min})之差,以R表示,按公式1.18计算。

$$R = x_{max} - x_{min}$$ （公式 1.18）

4. 误差的表示方法

通过测定加标回收率表示准确度,用重复测定结果的标准偏差或相对标准偏差来表示精密度。

(三)环境卫生监测数据的准确度与精密度

准确度和精密度是定性概念,不宜定量表示,需要用量值表示的均用"不确定度"表示。目前,国内正处在推广采用不确定度的过渡阶段,因此本章仍然沿用准确度和精密度,其参数采用回收率、标准偏差和相对标准偏差等。

1. 准确度

准确度表示测定值与真实值符合的程度。可以用误差的大小来表示准确度的高低,尤其是用相对误差表示分析结果的准确度较用绝对误差更具有实际意义。误差越小,则表示分析结果的准确度越高。

2. 精密度

由于分析含量的真实值通常是未知的,因而无法求出分析结果的准确度。因此,在实际分析工作中,为得到可靠的分析结果,必须对试样重复多次测定,求得分析结果的算术平均值,多次测定值之间相符合的程度即为精密度。用重复测定结果的标准偏差或相对标准偏差来表述精密度。偏差越小,则表示分析结果的精密度越高。

3. 准确度与精密度的关系

在定量分析中,系统误差是主要的误差来源,它影响分析结果的准确度;而随机误差影响着分析结果的精密度。在分析和计算过程中,如果未能消除系统误差,则分析结果的精密度再好,也并不能说明准确度好,只有在消除了系统误差以后,精密度好,才可能有好的准确度。

4. 不确定度

不确定度是指由于测量误差的存在,对被测量值的不能肯定的程度,即表明该测量结果的可信赖程度。不确定度的值即为各项值距离平均值的最大距离。不确定度越小,测量结果与被测量的真值越接近,质量越高,水平越高,其使用价值越大;不确定度越大,测量结果的质量越低,水平越低,其使用价值也越小。

(四)控制和消除监测数据误差的方法

1. 正确选取样品量

样品量的多少与分析结果的准确度关系很大。例如,在常量分析中,滴定量或质量过多或过少都直接影响准确度;在比色分析中,含量与吸光度之间往往只在一定范围内呈线性关系,这就要求测定时读数在此范围内,以提高准确度。通过增减取样量或改变稀释倍数可以达到此目的。

2. 增加平行测定次数

测定次数越多,则平均值就越接近真实值,偶然误差就可抵消,其分析结果就越可靠。一般要求每个样品的测定次数不应少于两次,如要更精确的测定,分析次数应更多些。

3. 对照试验

对照试验是检查系统误差的有效方法,可以消除许多不明原因引起的误差。在进行对照试验时,常常用已知结果的试样与被测试样按完全相同的步骤操作,或由不同单位、不同人员进行测定,最后将结果进行比较。

4. 空白试验

在样品测定的同时,采用完全相同的操作方法和试剂,唯独不加被测定的物质(或样品),进行空白试验。在测定值中扣除空白值,就可以消除由试剂中的杂质干扰等因素造成的系统误差。

5. 校正仪器和标定溶液

各种计量测试仪器,如天平、分光光度计,以及移液管、滴定管、容量瓶等,在精确的分析中必须进行校准,并在计算时采用校正值。各种标准溶液(尤其是容易变化的试剂)应按规定定期标定,以保证标准溶液的浓度和质量。

6. 遵守操作规程

要严格遵守操作规程。

二、有效数字及其运算规则

(一)有效数字

有效数字是指数据中所有的准确数字和数据的最后一位可疑数字,它们都是直接从实验中测得的。也就是说,一个由有效数字构成的数值,只有末位数字是可疑的,其余各位数字都应是准确的。例如,用滴定管进行滴定操作,滴定管的最小刻度是 0.1 mL,如果滴定分析中用去的标准溶液的体积为 15.35 mL,前 3 位 15.3 是从滴定管的刻度上直接读出来的,而第 4 位 5 是在 15.3 mL 和 15.4 mL 刻度中间通过观察估算出来的。显然,前 3 位是准确数字,第 4 位不太准确,叫作可疑数字,但这 4 位都是有效数字,有效数字的位数是 4 位。

有效数字与通常数学上一般数字的概念是不同的。一般数字仅反映数值的大小,而有效数字既反映测量数值的大小,又反映对一个数值测量的准确程度。例如,用分析天平称得某试样的质量为 0.408 0 g,是 4 位有效数字,它不仅说明了试样的质量,也表明了最后一位 0 是可疑的,有 $\pm 0.000\ 1$ g 的误差。

对于数字"0",可以是有效数字,也可以不是有效数字,其含义与在有效数字中的位置有关。当它表示与准确度有关的数字时,是有效数字;当它只用于指示小数点的位置时,不是有效数字。

(1)第一个非零数字前的"0"不是有效数字,如 0.002 5,有 2 位有效数字;

(2)非零数字中的"0"是有效数字,如 1.002 5,有 5 位有效数字;

(3)小数最后一个非零数字后的"0"是有效数字,如 1.250,有 4 位有效数字;

(4)以零结尾的整数,有效数字的位数难以判断。如 12 500,可能是 3 位、4 位或 5 位有效数字。若写成 1.25×10^4,则为 3 位有效数字。

(二)有效数字的修约规则

在数据运算过程中,遇到测量值的有效数字位数不相同时,必须舍弃一些多余的数字,以便于运算,这种舍弃多余数字的过程称为"数字修约"。有效数字修约应遵守《数值修约规则与极限数值的表示和判定》(GB/T 8170—2008)的有关规定,总结为表 1.1。

表 1.1 有效数字修约规则

修约规则		举 例	修约前	修约后
【规则 1】在拟舍弃的数字中,若左边第一个数字小于 5(不包括 5)时,则舍去,即所拟保留的末位数字不变		将 14.243 2 修约到保留 1 位小数	14.2 43 2	14.2
【规则 2】在拟舍弃的数字中,若左边第一个数字大于 5(不包括 5)则进 1,即所拟保留的末位数字加 1		将 26.484 3 修约到只保留 1 位小数	26.4 84 3	26.5
【规则 3】在拟舍弃的数字中,若左边第一位数字等于 5:	【3.1】其右边的数字并非全部为 0 时,则进 1,即所拟保留的末位数字加 1	将 1.050 1 修约到只保留 1 位小数	1.05 0 1	1.1
	【3.2】其右边的数字皆为 0 时,所拟保留的末位数字若为奇数则进 1,若为偶数(包括 0),则不进	将数字修约到只保留 1 位小数	0.35 0 0 0.65 0 0 1.05 0 0	0.4 0.6 1.0
【规则 4】所拟舍弃的数字,若为 2 位以上数字时,不得连续进行多次修约,应根据所拟舍弃数字中左边第一个数字的大小,按上述规定一次修约出结果		将 15.454 6 修约成整数	15.454 6	15

(三)有效数字的运算规则

1. 加减法运算规则

加减法中,误差按绝对误差的方式传递,运算结果的误差应与各数中绝对误差最大者相对应。即几个数据相加减后的结果,其小数点后的位数应与各数据中小数点后位数最少的相同。运算时,先确认小数点后位数最少的,将其他数据修约到比小数点后位数最少的多留 1 位小数,进行加减,然后将运算结果按上述规则修约。

例如,1.234 5、2.35、0.255 4 三个数据相加。首先,确认小数点后位数最少的为 2.35(小数点后有 2 位),然后先将 1.234 5 修约为 1.234(小数点后保留 3 位),将 0.258 4 修约为 0.258(小数点后保留 3 位),然后相加,即 1.234 5+2.35+0.258 4=1.234+2.35+0.258=3.842,最后按小数点保留 2 位修约(因为数据中小数点后位数最少的为 2 位),得 3.84。

2. 乘除法运算规则

在乘除法中,有效数字的位数应与各数中相对误差最大的数相对应,即根据有效数字位数最少的数来进行修约,与小数点的位置无关。在运算时先多保留 1 位,最后修约。

例如,1.234 5、2.35、0.258 4 三个数据相乘,1.234 5×2.35×0.258 4=1.234×2.35×0.258=0.748 174 2,最后修约得 0.748。

3. 平均值运算规则

求 4 个或 4 个以上准确度接近的数值的平均值时,其有效数字可增加 1 位。例如,求有效数字均为 3 位的 3.77、3.70、3.79、3.80、3.72 五个数的平均值时,则均数的有效数字为 4 位,即 3.756。

(四)有效数字位数的确定

一个分析结果的有效数字的位数,主要取决于原始数据的正确记录和数值的正确计算。

1. 计量数据的有效数字位数

在记录测量值时,需要同时考虑计量器具的精密度和准确度,以及测量仪器本身的读数误差。对检定合格的计量器具,有效数字的位数可以记录到最小分度值,最多保留 1 位不确定数字(即估计值)。

(1)用天平(最小分度值为 0.1 mg)进行称量时,有效数字可以记录到小数点后面第 4 位,例如称取 1.043 5 g,其有效数字为 5 位;称取 0.964 3 g,其有效数字为 4 位。

(2)使用玻璃量器量取体积时,有效数字的位数是根据量器的容量允许差和读数误差来确定的。例如,单标线 A 级 50 mL 容量瓶,准确容积为 50.00 mL;单标线 A 级 10 mL 移液管,准确容积为 10.00 mL,有效数字均为 4 位;用分度移液管或滴定管,其读数的有效数字可以达到其最小分度后一位,保留 1 位不确定数字。

(3)分光光度计最小分度值为 0.005,其吸光度一般可以记录到小数点后第 3 位,因此有效数字的位数最多只有 3 位。

(4)带有计算机处理系统的分析仪器,其输出的数据是根据计算机自身的设定来显示的,可以有很多位数,但这并不意味着仪器的精度和可读的有效位数增加,其有效数字的位数应根据方法本身来确定。

(5)在使用多种计量仪器进行一系列操作时,有效数字以最少的一种计量仪器的位数表示。

2. 表示精密度的有效数字位数

根据分析方法和待测物的浓度不同,一般只取 1～2 位有效数字。

3. 有效数字位数的限制

分析结果有效数字所能达到的位数,不能超过分析方法最低检测质量浓度的有效位数所能达到的位数。例如,一种方法的最低检测质量浓度为 0.02 mg/L,如果分析结果表示为 0.088 mg/L 就不合理,应报 0.09 mg/L。

4. 校准曲线中相关系数、斜率和截距的有效数字位数

(1)相关系数:只舍不入,保留到小数点后出现非 9 的一位数,例如 0.999 89,则记录为 0.999 8,如果小数点后都是 9 时,最多保留小数点后 4 位。

(2)斜率(b):其有效数字位数应与自变量 x 的有效数字位数相等,或最多比自变量 x 多保留 1 位。

(3)截距(a):a 的最后一位数,应与因变量 y 数值的最后一位取齐,或最多比 y 多保留 1 位。

5. 数值计算中的有效数字位数

(1)在数值计算中,当有效数字位数确定后,其余数字则应按照修约规则舍去。

(2)在数值计算中,某些倍数、分数、不连续物理量的数值,以及不经测量而完全根据理论计算或定义得到的数值,其有效数字的位数不受限制。

三、检验结果的表示方法

(一)对检验结果的表述方式

对样品中某一指标的测定,其结果表述方式一般有以下几种:

1. 算术均数($\bar{x}$)

算术均数代表数据的集中位置。在测定过程中排除了系统误差和过失误差后,就只有随机误差,根据正态分布的原理,当测定次数无限多($n \to \infty$)时,总体均值 μ 与真值很接近。但是在实际监测中,不可能测定无限多次,只能是测定有限次数,因此,样本的算术均数只是代表集中趋势表示监测结果的常用方式。

2. 用算术均数和标准偏差表示测定结果的精密度($\bar{x} \pm s$)

算术均数代表集中趋势,标准偏差表示离散程度,算术均值代表性与标准偏差的大小有关,如果标准偏差较大,那么算术均数代表性就小;标准偏差较小,则算术均数代表性就大。

3. 用变异系数(CV)($\bar{x} \pm s$,CV)表示结果

标准偏差的大小还与所测均数的水平或测量单位有关。不同水平或单位的测定结果,其标准偏差是无法进行比较的,而变异系数(CV)是相对值,故可以在一定范围内用来比较不同水平或单位的测定结果之间的变异程度。

(二)检验结果报告的原则

(1)测定结果的计量单位应采用国家法定计量单位。

(2)测定值的运算和有效数字的修约应符合《数值修约规则与极限数值的表示和判定》(GB/T 8170—2008)、《测量误差及数据处理》(JJG 1027—91)的规定。

(3)平行双样测定结果在允许偏差范围之内时,则用其平均值表示测定结果,测定值的有效数字的位数应能满足卫生标准的要求。

(4)对于低于测定方法最低检测质量浓度的测定结果,应以所用分析方法的最低检测质量浓度报告测定结果,例如"<0.005 mg/L"等。可以用"未检出"表述分析结果,但应注明检出限数值。

(三)被测物质含量的一般表示

1. 固体试样

固体试样中被测组分的含量以质量分数表示,即每100克试样中所含被测物质的质量,符号为%。

如果被测组分含量很低,可用 mg/kg、μg/kg、μg/g、ng/g、pg/g 表示。

2. 液体试样

液体试样中被测组分的含量可用下面的方式表示:

(1)物质的量浓度:被测组分的物质的量除以试液的体积,常用单位为 mol/L。

(2)物质的质量浓度:即单位体积试液中某种物质的质量,常用单位为 mg/L、μg/L、mg/mL、ng/mL、pg/mL。

（3）物质的质量摩尔浓度：被测组分的物质的量除以试液的质量，常用单位为 mol/kg。

（4）质量分数：被测组分的质量除以试液的质量，可用％表示。

（5）体积分数：被测组分的体积除以试液的体积，可用％表示。

3. 气体试样

空气中污染物浓度有两种表示方法——质量浓度和体积分数，根据污染物存在状态选择使用。

（1）质量浓度：是指单位体积空气中所含污染物的质量，用符号 ρ 表示，常用单位为 mg/m^3 或 $\mu g/m^3$。这种表示方法对任何状态的污染物都适用。

（2）体积分数：一般常用 100 万体积空气中含污染气体或蒸气的体积，用符号 φ 表示，常用单位为 mL/m^3 和 $\mu L/m^3$。这种表示方法仅适用于气态或蒸气态物质，它不受空气温度和压力变化的影响。

两种浓度单位可按公式 1.19 进行换算：

$$\varphi = \frac{22.4}{M}\rho \qquad\text{（公式 1.19）}$$

式中：φ ——以 mL/m^3 为单位表示的气体体积分数；

ρ ——以 mg/m^3 为单位表示的气体质量浓度；

M ——气态污染物质的摩尔质量，g/mol；

22.4 ——标准状况下理想气体的摩尔体积，L/mol。

四、环境卫生监测数据的统计处理

在许多情况下，公共卫生监测数据是呈正态分布的，如在同一实验室相同条件下对一个稳定均匀的样品重复多次的平行测定结果等；有时，将监测数据进行变量的数学运算（如对数运算）后，数据分布也呈正态分布。

（一）可疑数据的取舍

在公共卫生监测过程中，测定的数据总有一定的离散性，这是由随机误差所引起的，属于正常现象。与正常数据不是来自同一分布总体，明显歪曲试验结果的测量数据叫"离群数据"。可能会歪曲试验结果，但尚未经检验断定其是离群数据的测量数据叫"可疑数据"。在数据处理时，必须剔除离群数据以使测定结果更符合客观实际。

正常数据总有一定分散性，如果人为地删去一些误差较大但并非离群的测量数据，由此得到精密度很高的测量结果并不符合客观实际，因此对可疑数据的取舍必须遵循一定的原则。测量中发现明显的系统误差和过失误差，由此而产生的数据应随时剔除。而可疑数据的取舍应采用统计方法判别，即离群数据的统计检验。以下介绍两种最常用的方法。

1. 狄克松检验法

狄克松检验法又称 Q 检验法，是国际标准化组织推荐的方法，适用于一组测量值的一致性检验及剔除离群值。本法中对最小可疑值和最大可疑值进行检验的公式因样本的容量（n）不同而异。

（1）确定最小可疑值和最大可疑值：将 n 个监测数据按递增的顺序排列，分别为 x_1，x_2，x_3，…，x_{n-1}，x_n，其中，x_1 和 x_n 分别为最小可疑值和最大可疑值。

（2）求 Q 值：根据样本量（n）的大小不同，选择下述公式计算 Q 值的大小。

①当 $n = 3 \sim 7$ 时：

$$Q_{最小可疑值} = \frac{x_2 - x_1}{x_n - x_1} \qquad (公式 1.20)$$

$$Q_{最大可疑值} = \frac{x_n - x_{n-1}}{x_n - x_1} \qquad (公式 1.21)$$

②当 $n = 8 \sim 10$ 时：

$$Q_{最小可疑值} = \frac{x_2 - x_1}{x_{n-1} - x_1} \qquad (公式 1.22)$$

$$Q_{最大可疑值} = \frac{x_n - x_{n-1}}{x_n - x_2} \qquad (公式 1.23)$$

③当 $n = 11 \sim 13$ 时：

$$Q_{最小可疑值} = \frac{x_3 - x_1}{x_{n-1} - x_1} \qquad (公式 1.24)$$

$$Q_{最大可疑值} = \frac{x_n - x_{n-2}}{x_n - x_2} \qquad (公式 1.25)$$

④当 $n = 14 \sim 25$ 时：

$$Q_{最小可疑值} = \frac{x_n - x_1}{x_{n-2} - x_1} \qquad (公式 1.26)$$

$$Q_{最大可疑值} = \frac{x_n - x_{n-2}}{x_n - x_3} \qquad (公式 1.27)$$

（3）查临界值（Q_a）：根据给定的显著水平（α）和样本量（n），从表 1.2 中查得临界值（Q_a）。

表 1.2　狄克松检验法临界值（Q_a）表

n	显著性水平（α）		n	显著性水平（α）	
	0.05	0.01		0.05	0.01
3	0.941	0.988	15	0.525	0.616
4	0.765	0.889	16	0.507	0.595
5	0.642	0.780	17	0.490	0.577
6	0.560	0.698	18	0.475	0.561
7	0.507	0.637	19	0.462	0.547
8	0.554	0.683	20	0.450	0.535
9	0.512	0.635	21	0.440	0.524
10	0.477	0.597	22	0.430	0.514
11	0.576	0.679	23	0.421	0.505
12	0.546	0.642	24	0.413	0.497
13	0.521	0.615	25	0.406	0.489
14	0.546	0.641			

（4）离群值的判定：如果 $Q \leqslant Q_{0.05}$，则可疑值为正常值，应保留；如果 $Q_{0.05} < Q \leqslant Q_{0.01}$，则可疑值为偏离值，应舍弃；如果 $Q > Q_{0.01}$，则可疑值为离群值，应舍弃。

【例 1.1】　同一水样的一组 COD 测定值（mg/L）从小到大的顺序为 45.2、46.7、46.8、46.9、47.0、47.1、47.2、47.4、47.5、47.8。请检验最小值 45.2 和最大值 47.8 是否为离群值。

（1）检验最小值：$x_1=45.2, x_2=46.7, x_{n-1}=47.5, n=10$

$$Q_{最小可疑值}=\frac{x_2-x_1}{x_{n-1}-x_1}=\frac{46.7-45.2}{47.5-45.2}=0.65$$

查表 1.2，当 $n=10$，给定显著性水平 $\alpha=0.01$ 时，$Q_{0.01}=0.597$。$Q_{最小可疑值}>Q_{0.01}$，故最小值 45.2 为离群值，应予以剔除。

（2）检验最大值：$x_n=47.8, x_{n-1}=47.5, x_2=46.7, n=10$

$$Q_{最大可疑值}=\frac{x_n-x_{n-1}}{x_n-x_2}=\frac{47.8-47.5}{47.8-46.7}=0.27$$

查表 1.2，当 $n=10$，给定显著性水平 $\alpha=0.05$ 时，$Q_{0.05}=0.477$。$Q_{最大可疑值}<Q_{0.05}$，故最大值 47.8 为正常值，不应舍弃。

2. 格鲁布斯检验法

格鲁布斯检验法比 Q 检验适用范围要宽，适用于检验一组测定值的一致性，舍弃其中的离群值，以及检验多组测定均值的一致性，舍弃其中的离群值。

（1）确定最小可疑值和最大可疑值：有 m 组测定值，每组 n 个测定值的均值分别为 $\bar{x}_1$、$\bar{x}_2, \cdots, \bar{x}_m$，其中，最大值标记为 $\bar{x}_{max}$，最小值标记为 $\bar{x}_{min}$。

（2）计算总均差和标准方差：由 m 个均值计算总均值 $\bar{x}_1$ 和标准偏差 s_x。

$$\bar{\bar{x}}=\frac{1}{m}\sum_{i=1}^{m}\bar{x}_i \qquad (公式1.28)$$

$$s_x=\sqrt{\frac{1}{m-1}\sum_{i=1}^{m}(\bar{x}_i-\bar{\bar{x}})^2} \qquad (公式1.29)$$

（3）求 T 值：可疑值为最大值 $\bar{x}_{max}$ 和最小值 $\bar{x}_{min}$ 时，分别按下式计算统计量 T_1、T_2。

$$T_1=\frac{\bar{x}_{max}-\bar{\bar{x}}}{s_x} \qquad (公式1.30)$$

$$T_2=\frac{\bar{\bar{x}}-\bar{x}_{min}}{s_x} \qquad (公式1.31)$$

（4）查临界值（T_α）：根据测定值的组数 m 和给定的显著性水平（α），从表 1.3 中查得临界值（T_α）。

表 1.3　格鲁布斯检验法临界值（T_α）表

n	显著性水平（α）		n	显著性水平（α）	
	0.05	0.01		0.05	0.01
3	1.153	1.155	15	2.409	2.705
4	1.463	1.492	16	2.443	2.747
5	1.672	1.749	17	2.475	2.785
6	1.822	1.944	18	2.504	2.821
7	1.938	2.097	19	2.532	2.854
8	2.032	2.221	20	2.557	2.884
9	2.110	2.322	21	2.580	2.912
10	2.176	2.410	22	2.603	2.939
11	2.234	2.485	23	2.624	2.963
12	2.285	2.050	24	2.644	2.987
13	2.331	2.607	25	2.663	3.009
14	2.371	2.695			

(5)离群值的判定:如果 $T \leqslant T_{0.05}$,则可疑值为正常均值,应保留;如果 $T_{0.05} < T \leqslant T_{0.01}$,则可疑值为偏离均值,应舍弃;如果 $T > T_{0.01}$,则可疑值为离群均值,应舍弃,即剔除含有该均值的一组数据。

【例1.2】 10个实验室分析同一含 F^- 水样。各实验室5次测定的平均值(mg/L)按从小到大顺序排列为0.52、0.55、0.58、0.62、0.63、0.65、0.68、0.69、0.70、0.71,检验最大均值0.71是否为离群均值?

在本例中,$m=10$,欲检验的是最大值 $\bar{x}_{max}=0.71$。先计算总均值 $\bar{x}$ 和标准偏差 s_x。

$$\bar{x} = \frac{1}{10}\sum_{i=1}^{10} \bar{x}_i = 0.633 \qquad s_x = \sqrt{\frac{1}{10-1}\sum_{i=1}^{10}(\bar{x}_i - \bar{x})^2} = 0.065$$

再计算统计量 T: $\qquad T_1 = \frac{\bar{x}_{max} - \bar{x}}{s_x} = \frac{0.71 - 0.633}{0.065} = 1.18$

当 $m=10$,在显著性水平 $\alpha=0.05$ 时,查表1.3得临界值 $T_{0.05(10)}=2.176$,因 $T_1 < T_{0.05}$,故判定0.71为正常均值,即均值为0.71的一组测定值为正常数据。

格鲁布斯检验法可用于多个可疑数据的检验,在检验出离群值后,下次检验应将这个数值剔除后再计算和检验。

注意,当可疑数据有两个或两个以上时:①如果可疑数据都在总均值的同一侧,例如 x_1、x_2、x_3 都是可疑数据,可用上述方法先检验最内侧的 x_3 是否应舍弃,这时用 $x_3 \sim x_n$ 计算 T 值,如果判断 x_3 应舍弃,则 x_1、x_2 也随之舍去;②如果可疑数据分配在总均值的两侧,可用上述方法暂时去掉 x_1,用 $x_2 \sim x_n$ 计算 T,检验 x_n 是否保留,再暂时除去 x_n,用 $x_1 \sim x_{n-1}$ 计算 T,检验 x_1 是否保留。依此类推。

(二)分析数据的显著性检验

在公共卫生监测中,经常需要对某些分析数据进行比较和判断。例如,一组测定数据的平均值与标准值的比较、不同测定方法测定相同样品时所得到的两组均值的比较、不同实验室或不同分析者对相同样品测定结果的比较等,都需要对分析数据进行检验,用统计学方法判定分析数据之间的差异是否具有统计学意义。如果分析数据之间的差值超过了随机误差所允许的范围,则数据间的差异有统计学意义;如果分析数据之间的差值落在统计学上所允许的合理误差范围内,则数据间的差异没有统计学意义。有关 F 检验、t 检验等检验方法详见"卫生统计学"相关内容。

五、分析质量保证与分析质量控制

在分析测试中,从样品采集到样品进入实验室,从样品的制备到分析的全过程直到计算结果,每个环节都有"质量"问题。质量保证与分析质量控制是贯穿于整个监测、检验和结果报告的全过程的,包括采样、样品处理、方法选择、测定过程、实验记录、数据检查、数据的统计分析,直到分析结果的表达。

进行实验室分析质量的控制是分析结果准确可靠的必要基础,能够使实验室之间的测定结果具有可比性。影响分析质量的因素很多,如分析方法、分析环境、分析人员的素质、所取样品情况、所用试剂、标准、溶剂、仪器以及实验室管理质量等,既涉及系统误差,又涉及偶然误差。因此,实验室必须建立良好的分析质量控制及分析质量保证体系。

（一）分析质量保证

分析质量保证（analytical quality assurance，AQA）是指分析检验实施过程中，为保证分析结果的质量和测定数据的可靠程度，将分析步骤的各种误差减少到最理想要求而采取的一系列技术培训、能力测试、分析质量控制和管理、监督、审核、检验、认证等措施的过程。

分析质量保证由一个系统组成，该系统能向政府部门、质量监督机构和有关业务单位委托人保证实验室工作所产生的分析数据达到了一定的质量。分析质量保证是一项管理工作，它能够证明分析过程已认认真真、实实在在地实施，实事求是地记录数据和测定过程，防止伪造实验数据的可能性，并保证测定数据的责任性和可追溯性。对分析过程的每个环节、每个步骤、每个报告结果都能很容易地查到分析者的姓名、分析日期、分析方法、原始数据记录、所用仪器及其工作条件以及分析过程中的质量控制等方面的情况。

分析质量保证文件的编制必须目的明确、内容具体、格式规范、有章可循，具有较强的可操作性，利于当事人工作。例如，使用分光光度计，必须记录下使用日期、使用人、工作内容、实验数据、仪器工作条件、校准情况和反常现象等。如果没有把情况如实记录下来，就等于什么工作也没有做过。

分析质量保证的内容很多，主要包括人员的考核及培训、仪器的维护和校正、分析测试时的环境、样品的采集与保存、分析方法的确定及实施、实验室安全及分析质量控制、原始数据记录归档及查询、标准物质的获得及使用、分析所用试剂、仪器及实验用水质量、检验报告的提出及审批以及分析结果的质量评估等。

分析质量保证系统将领导者、工作者、实验管理人员有机地融合为一体，将工作者的工作态度、解决问题的能力以及工作质量结合起来，形成了一个相互监督、制约，现场及时核查、及时记录、及时评价、及时发现和更正存在的问题，以及相互促进、相互提高、相互交流、在线互动的良性循环的质量保证体系。

（二）分析质量控制

分析质量控制（analytical quality control，AQC），是利用现代科学管理技术和数理统计方法来控制分析实验室质量，采取一系列措施把分析误差控制在允许限度内，保证分析结果有一定的精密度和准确度，使分析数据在给定的置信水平内，有把握达到所要求的质量。

分析质量控制的目的是将分析工作中的误差减小到一定的限度，以获得准确可靠的测试结果。分析质量控制是发现和控制分析过程中产生误差的来源，用以控制和减小误差。通过对有证标准物质（或控制样品）的检验结果的偏差，来评价分析工作的准确度；通过对有证标准物质（或控制样品）重复测定之间的偏差，来评价分析工作的精密度。

实验室质量控制是分析质量控制的重要环节，主要包括实验室内部质量控制和实验室间质量控制。分析质量控制一般要使用统一的标准方法，并在每批待测样品分析时都带入一个控制样，在相同的条件下进行测定，由分析质量控制图进行实验室的内部质量控制；实验室每年还要进行 $1\sim2$ 次未知浓度参比样品的分析，以进行实验室之间的分析质量控制。

1. 实验室内部质量控制

（1）质量控制图法：用均匀、稳定的"控制标准样"与样品一起进行分析，将获得的数据绘图以检验测量系统是否在统计控制之下。常用的质量控制图有均值-标准差控制图（$\bar{X}$-S

图)、均值-极差控制图($\bar{X}$-R 图)、加标回收控制图(p-控制图)和空白值控制图(X_b-S_b 图)等，其中均值-标准差控制图($\bar{X}$-S 图)应用最广泛。下面介绍 $\bar{X}$-S 图的绘制步骤和作用。

①$\bar{X}$-S 图绘制：在短期日常测定过程中，对"控制标准样"多次重复测定至少 20 次，计算统计值：平均值 $\bar{X}$、标准偏差 S、$\bar{X}\pm2S$、$\bar{X}\pm3S$。

在坐标纸上，以实验序号为横坐标，以实验测定结果为纵坐标，将中心线($\bar{X}$)、上下警戒限($\bar{X}\pm2S$)、上下控制限($\bar{X}\pm3S$)绘制在图上，见图 1.10 示意。当积累了新的 20 批数据后，应绘制新的质量控制图，作为下一阶段的控制依据。此图通常用来控制精密度，所以又称为精密度控制图。

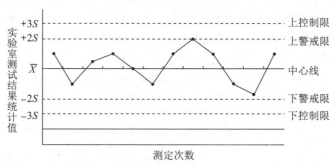

图 1.10　精密度控制图(示意)

落于上、下辅助线范围内的点数若小于 50%，则表明此图不可靠；连续 7 点落于中心线一侧，则表明存在系统误差；连续 7 点递升或递降，则表明质量异常。凡属上述情况之一者，应立即终止实验，查明原因，重新制作控制图。

②控制图的使用：在日常分析时，质量控制样品与被测样品同时进行分析，然后将质量控制样品测试结果标于控制图中，判断分析过程是否处于控制状态。

控制限(3S)：如果一个测量值超出控制限，立刻重新分析。如果重新测量的结果在控制限内，则可以继续分析工作；如果重新测量的结果仍超出控制限，则停止分析工作并查找问题予以纠正。

警戒限(2S)：如果 3 个连续点有 2 个超过警戒限，分析另一个样品。如果下一个点在警戒限内，则可以继续分析工作；如果下一个点超出警戒限，则需要评价潜在的偏差并查找问题予以纠正。

中心线：如果点的位置在中心线附近上下警戒限之间的区域内，则说明测定过程处于控制状态，样品的测定结果是可靠的。

总之，利用质量控制图可以对分析工作质量进行监视和评价，帮助发现和纠正问题，并根据"点"的分布特征，对分析工作产生误差的原因进行初步估计和判断。

(2)平行双样法：为反映测试过程中随机误差的大小，常需要增加对同一样品的测定次数。平行双样法就是从每批测试样品中随机抽取 $10\%\sim20\%$ 的样品进行测定，以获得可靠的分析结果，它反映了测试结果的精密度。如果样品数量较少时，应增加平行样测定的比例。

根据测试结果，计算相对偏差：

$$\eta = \frac{|x_1 - x_2|}{(x_1 + x_2)/2} \times 100\% \qquad\qquad (公式 1.32)$$

式中：η——相对偏差；

x_1、x_2——同一样品两次平行测定的结果。

不同浓度平行双样分析结果的相对偏差最大允许参考值见表 1.4。

表 1.4　平行双样分析相对偏差允许值

分析结果的质量浓度水平/(mg/L)	100	10	1	0.1	0.01	0.001	0.000 1
相对偏差最大允许值/%	1	2.5	5	10	20	30	50

(3)加标回收率试验:在测定样品时,于同一样品中加入一定量的标准物质进行测定,将测定结果扣除样品的测定值,计算回收率。加标回收分析,可以及时发现基质对测试的影响程度,在一定程度上能反映测试结果的准确度。

对每批相同基体类型的测试样品应随机抽取 10%~20% 的样品进行加标回收分析,计算公式如下:

$$P = \frac{\mu_a - \mu_b}{m} \times 100\% \qquad \text{(公式 1.33)}$$

式中:P ——回收率,%;

　　μ_a ——加标样品测定值,$\mu g/g$;

　　μ_b ——原样品测定值,$\mu g/g$;

　　m ——加入标准的质量,$\mu g/g$。

在试验时应注意:①加标量应与样品中含量水平接近,且在测定方法的线性范围内;②加入标准物的形态应与样品中待测物质的形态尽量一致,若不一致,会影响加标回收率的准确性;③样品中某些共存物对待测物质测定的干扰,有时不能在加标回收率试验中被发现。

(4)标准参考物(或质控样)对比分析:标准参考物(或质控样)是一种或多种经确定了高稳定度的物理、化学和计量学特性,并经正式批准使用,以便用来校准测量器具、评价分析方法或给材料赋值的物质或材料。

采用标准参考物(或质控样)与样品同步进行测试,将测试结果与标准样品的保证值进行比较,以评价其准确度及检查实验室(或工作人员)是否存在系统误差。

(5)标准分析方法校准:标准分析方法是经过实验确定了精密度和准确度,并由公认的权威机构颁布的方法。它用规范化的术语和准确的文字对分析程序的各个环节、实验条件、规定结果的计算方式和单位,以及结果质量的判断准则做出了明确的描述和规定。常规的、非标准分析方法可以通过与标准分析方法进行对照,及时发现误差并予以纠正。

2. 实验室间质量控制

实验室间质量控制是在实验室内部质量控制的基础上进行的,其目的是检查各实验室间是否存在明显的系统误差,以确定各实验室进行同项分析的测定结果是否具有可比性,进一步提高实验室分析检测水平。

实验室间质量控制是在中心实验室的指导下进行的。中心实验室将性能良好、均匀稳定的样品(预先不告知含量)分发给各参加质量控制的实验室,按照统一要求和项目进行分析测定。根据测定结果,考核和评价各实验室检测的质量水平,发现问题,及时查明原因并予以纠正。

(1)质量控制图法:基本原理和基本方法同上。

(2)用标准物质进行平行测定:中心实验室向各实验室分发均匀、稳定、已知准确浓度的标准溶液,要求各实验室按照统一的标准方法进行测定,将测定分析结果报告中心实验室。

中心实验室根据每个实验室测定标准物质的结果与"证书值"的相符程度,来判定各实验室分析未知样品结果的可靠程度。

(3)双样品法:中心实验室将两份基质与待测物质相同、浓度相差不大的类似样品 A 和 B 同时分发给各实验室,各实验室分别对样品进行单次测定,将检测数据上报中心实验室。中心实验室对数据进行处理、归纳列于表 1.5 中,然后进行误差分析。

表 1.5　双样品法测定数据整理

实验室序号	1	2	3	4	5	…	n	和	平均值
样品 A 测定值	X_1	X_2	X_3	X_4	X_5	…	X_n	$\sum X_i$	$\overline{X}$
样品 B 测定值	Y_1	Y_2	Y_3	Y_4	Y_5	…	Y_n	$\sum Y_i$	$\overline{Y}$
$X_i - Y_i$	D_1	D_2	D_3	D_4	D_5	…	D_n	$\sum D_i$	$\overline{D}$
$X_i + Y_i$	T_1	T_2	T_3	T_4	T_5	…	T_n	$\sum T_i$	$\overline{T}$

由于两份样品中待测物质的含量相差不大,而且采用的是同样的分析方法,可以认为测定时的系统误差是基本相同的,即 $X_i - Y_i = D_i$ 不存在系统误差,但可以包括测定的随机误差。按公式 1.34 计算各实验室间的随机标准偏差:

$$S_w = \left[\frac{\sum (D_1 - \overline{D})^2}{2(n-1)} \right]^{\frac{1}{2}} \qquad \text{(公式 1.34)}$$

而 $X_i + Y_i = T_i$ 包括两次测定的系统误差和随机误差。按公式 1.35 计算各实验室间的总标准偏差:

$$S_d = \left[\frac{\sum (T_1 - \overline{T})^2}{2(n-1)} \right]^{\frac{1}{2}} \qquad \text{(公式 1.35)}$$

①如果 $S_w = S_d$,总标准偏差只包括随机标准偏差,而不含有系统标准偏差,表明实验室间不存在系统误差。即造成的检测结果差异也是由随机误差引起的。

②如果 $S_w < S_d$,根据给定的显著性水平及估计的 S_w 和 S_d 自由度,应用 F 检验判断二者是否有显著性差异。如果有差异,则说明实验室间所存在的系统误差对分析结果的可比性有显著影响而不能忽视,应及时找出原因并采取相应的校正措施。

③绘制"双样品图":以各实验室对样品 A 和 B 测定结果 X 为横坐标,以 Y 为纵坐标,绘出 $\overline{X}$ 垂直线和 $\overline{Y}$ 水平线。坐标系被 $\overline{X}$ 垂直线和 $\overline{Y}$ 水平线分隔成四个象限,即 ＋＋、－－、＋－、－＋(大于均值的记为"＋",小于均值的记为"－")。将各实验室测定结果 (X,Y) 标在"双样品图"上,如图 1.11 所示。

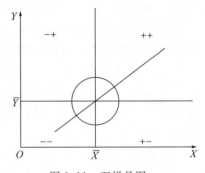

图 1.11　双样品图

若各实验室测定点随机分布在四个象限中,且大致落在以两均值线交点为圆心的圆形范围内,则表明各实验室间不存在系统误差;若各实验室的测定值在各象限中不均匀分布(主要分布在＋＋或－－),则要考虑系统误差的存在。

根据各实验室测定值的不均匀分布程度和方向,可以估计系统误差的大小。还可根据"双样品图"中各点的分散程度,来估计各实验室间的精密度和准确度。如果发现实验室间确实存在着影响分析结果可比性的系统误差,则应立即找出原因并采取相应的校正措施。

第二章　环境样品的采集与保存

第一节　环境样品采集的一般原则

从待测样品中抽取其中一部分来代表被测整体的方法称为采样。被研究对象的全体或被研究对象的某个数量指标所有可能取值的集合称为总体(或母体)。总体通常是特定区域内的环境介质,如一条河流或湖泊、局部地区的空气或土壤、一批原料或一批食品、某人群的生物材料等。从总体中经过一定的方法再随机抽取的一组有限个体的集合或测定值称为样本(或子样),样本中所包括的测定位的数量或个数称为样本容量(或样本大小)。样本测定的平均值仅仅是对总体测定平均值的评估,当然,只要采样技术和方法科学规范,样本测定的平均值就可能非常接近并反映总体的真实情况。

样品采集的一般原则包括代表性、目的性、适时性和普遍性。

一、代表性

所采集的样品必须能充分代表被采样品的总体。采样就是从同类被测环境介质总体中采集能充分反映这些被测环境介质的一小部分样品。如果总体分布均匀,随机抽取的个体可具有代表性。例如,容器内的样品,只要充分混匀后随机采样,就可以代表被检测样品的总体。如果总体分布是不均匀的,为保证所取的试样能够真实反映出总体的状况,就需要根据总体分布的基本特征,通过多点采样来实现样品的代表性。例如,对于江河的采样,由于水体的水质不是稳定均匀的,就要在水体的不同断面、不同位置、不同时间进行采样,才可能代表被检测水体的总体情况。

二、目的性

当不能用均匀的样品来代表总体时,采样时应针对检测的目的采集典型样品。例如,食物中毒发生后,为查明中毒原因(即采样的目的),应以中毒者吃剩的食物和呕吐物作为典型样品进行采集。

三、适时性

即要抓住采样的关键时机,进行适时采集样品。例如,发生食物中毒后要立即赴现场进行采样,否则就不容易获得引起中毒的食品。

四、普遍性

采集的样品应该能够反映正常"工况"条件下的真实情况,而不是在特殊情况下的状况。

例如,在出现意外事故时,所采集的样品就不具有普遍性,而针对这种情况应遵循"目的性"原则,阐明这种特殊情况下所表现出的特殊状态;又如,在地表水采样时,如果出现大量降雨,此时所采集的样品就不具有普遍性,而只反映了降雨过程中水体的水质变化情况。

第二节 水样品的采集与保存

采集的水样必须具有代表性和完整性,即在规定的采样时间、地点,用规定的采样方法,采集符合被测水体真实情况的样品。在样品采集时,必须选择合适的采样位置、采样时间和科学的采样技术。

采样前,应根据水质检验的目的和任务制定采样计划。内容包括采样目的、检验指标、采样时间、采样地点、采样方法、采样频率、采样数量、采样容器与清洗方式、采样体积、样品保存方法、样品标签、现场测定项目、采样质量控制措施、运输工具和条件要求等。

有关各检测项目所要求的采样容器、容器洗涤方法、采样量、水样保存等,请参见《地表水和污水监测技术规范》(HJ/T 91—2002)和《生活饮用水标准检验方法 水样的采集与保存》(GB/T 5750.2—2006)。

一、水样的类型

(一)瞬时水样

瞬时水样是指在某一时间和地点,从水体中随机采集的分散水样。适用于已知组成、流量在较长的时间和较大的范围内都相对稳定的水体。当水体流量和污染物浓度随时间和空间略有变化时,应隔时、多点采集瞬时水样,并分别进行分析,绘制浓度-时间或流量-时间的曲线,掌握水质的变化规律。通常情况下,对河流、湖库等天然水体可以采集瞬时水样。

(二)定时水样

定时水样是指在某一时段内,在同一采样点按特定时间间隔采集的独立水样,且每个样品单独测定。主要用于某污染源在某段时间内污染物排放情况的调查监测。

(三)混合水样

对于工业废水和生活污水,应采集混合水样。混合水样又分为平均混合水样、平均比例混合水样、流量比例混合水样等。

1. 平均混合水样

平均混合水样也称等时混合水样,是指在某一时段内,在同一采样点按特定时间间隔采集等体积的多个水样,于同一容器中混匀后得到的样品。适用于废水流量相对恒定但水质有变化的水样的采集。

2. 平均比例混合水样

平均比例混合水样也称等比例混合水样,是指在某一时段内,在同一采样点按等时间间隔,根据废水流量大小按比例采集多个水样,于同一容器中混匀后得到的样品。适用于水量和水质均有变化的水样的采集。

3. 流量比例混合水样

流量比例混合水样是一种依靠自动连续采样器采样的方法,采样过程中按废水流量变化设定程序,使采样器按比例连续采集混合的水样,适于水量和水质均不稳定的污染源样品的自动采集。根据废水混合不同又分为连续比例混合样和间隔比例混合样。前者是指在一定的时间段内,根据废水排放的流量,按一定比例连续采集的混合样;后者是根据一定的排放量间隔,分别采集与排放量成比例关系的混合水样。

(四)等时综合水样

等时综合水样是指在不同采样点、按照流量的大小同时采集的各个瞬时水样经混合后所得到的水样。适于多支流河流、多个排污口的污水样品的采集。

(五)单独水样

当水体中某些成分的分布很不均匀(如油类或悬浮固体),或某些成分在水样放置过程中易发生变化(如溶解氧或硫化物)时,必须采集单独水样(单项目水样),分别进行现场固定和后续分析。采集单独水样的指标包括 pH 值、溶解氧(DO)、硫化物、有机物、细菌学指标、余氯、化学需氧量、生化需氧量(BOD)、油脂类、悬浮物、放射性和其他可溶性气体等。

二、采样容器与洗涤

(一)采样容器的选择

一般情况下采样容器的材质应具有较强的化学稳定性,在贮存期内不与水样的各组分发生反应;容器壁不应吸附或吸收水样中的待测组分;选择的容器不应对水样造成污染,价廉易得,易清洗并可反复使用。采样容器应能适应环境温度的变化,抗震性能强。

容器盖或塞的材料应与容器材料一致。在特殊情况下需要使用软木塞或橡胶塞时,应用金属箔或聚乙烯薄膜包裹,最后封蜡。有机物和某些微生物检测用的水样容器不能使用橡胶塞;碱性的液体样品不能使用玻璃塞。

采集水样常用的容器材料有聚乙烯塑料(polyethylene plastic,P)、石英玻璃(quartz glass,G)、硼硅玻璃(borosilicate glass,BG)、聚四氟乙烯(poly tetra fluoroethylene,PTFE)等,其稳定性依次递减。一般来说,用于无机物、金属和放射性元素测定的水样,应使用有机材质的采样容器,如聚四氟乙烯、聚乙烯塑料容器等;用于有机物和微生物学指标测定的水样,应使用玻璃材质的采样容器。

用于特殊项目测定的水样,可选择其他化学惰性材料的容器,如热敏性物质(如抗生素、酵母粉、酶制剂等)应选用热吸收玻璃容器;温度高、压力大的样品或含痕量有机物的样品,应选用不锈钢容器;生物(含藻类)样品应选用不透明的非活性玻璃容器,并避光保存;光敏性物质(如沥青、焦油、化妆品、清洁剂、染料、食品添加剂、防腐剂等)应选用棕色或深色的容器。

(二)采样容器的洗涤

采样容器的洗涤方法,应按水样成分和监测项目来确定。

1. 测定一般理化指标的采样容器洗涤

将容器用水和洗涤剂清洗,除去灰尘、油垢后用自来水冲洗干净,再用质量分数10%的硝酸(或盐酸)浸泡8 h,取出沥干后用自来水冲洗3次,并用蒸馏水充分淋洗干净。

2. 测定有机物指标的采样容器洗涤

用重铬酸钾洗液浸泡24 h,然后用自来水冲洗干净,再用蒸馏水淋洗后置于180 ℃烘箱内烘4 h,冷却后再用纯化过的己烷、石油醚冲洗数次。

3. 测定微生物学指标的采样容器洗涤

将容器用自来水和洗涤剂洗涤,并用自来水彻底冲洗后用质量分数10%的盐酸溶液浸泡过夜,然后依次用自来水、蒸馏水洗净。容器经上述洗涤后,再对容器进行灭菌处理。热力灭菌是较为可靠的方法,包括干热和高压蒸汽灭菌。干热灭菌需在160 ℃下维持2 h;高压蒸汽灭菌要求121 ℃下维持15 min,高压灭菌后的容器如果不立即使用,应于60 ℃烘箱中将瓶内冷凝水烘干。灭菌后的容器应在2周内使用。

洗涤晾干后的水样容器应按类型和项目编号。标签要粘贴在不易磨损、碰撞的部位。禁止使用胶布或其他可能污染样品的物品做标签。

三、水体采样器

采样前,应选择适宜的采样器。塑料或玻璃材质的采样器以及用于采样的橡胶管和乳胶管,可按照测定一般理化指标时的容器洗涤方法清洗;金属材质的采样器,应先用洗涤剂清除油垢,再用自来水冲洗干净后晾干备用。特殊采样器的清洗方法可参照仪器说明书。

采集深层水时,可使用带重锤的采样器(图2.1)沉入水中采集。对于水流急的河段,宜采用激流采样器(图2.2)。采样前塞紧橡胶塞,然后垂直沉入要求水深处,打开上部橡胶管夹,水即沿长玻璃管流入采样瓶中,瓶内空气由短玻璃管沿橡胶管排出。采集的水样因与空气隔绝,也可用于水中溶解性气体的测定。双瓶采样器(图2.3)专用于测定溶解性气体(如DO)水样的采集。将采样器沉入要求水深处后,打开上部的橡胶管夹,水样进入小瓶(采样瓶)并将空气驱入大瓶,从连接大瓶短玻璃管的橡胶管排出,直到大瓶中充满水样,提出水面后迅速密封。

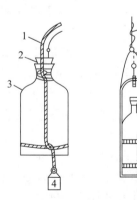

1—绳子;2—带有软绳的橡胶管;
3—采样瓶;4—铅锤;
5—铁框;6—挂钩
图 2.1 简单采样器

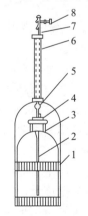

1—铁框;2—长玻璃管;3—采样瓶;
4—橡胶管;5—短玻璃管;6—钢管;
7—橡胶管;8—夹子
图 2.2 激流采样器

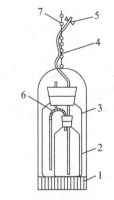

1—带重锤的铁框;2—小瓶;
3—大瓶;4—橡胶管;5—夹子;
6—塑料管;7—绳子
图 2.3 双瓶采样器

四、采样量

采样量取决于水质测定指标(项目)、测试方法、平行样检测所需的样品量,不同的测定项目对水样用量和保存条件有不同的要求,应根据测定项目的实际情况分别计算需用量,并增加 20%～30% 作为实际采样量。

除特殊检测项目(如 DO、BOD、有机物等)外,任何情况下都不应将采样容器注满,应留约 10% 容积的空隙,以防止在运输过程中样品溢出。

测定指标、测试方法不同,保存方法也不同。表 2.1 提供了生活饮用水中常规检验指标的采样量,可供参考。

表 2.1 生活饮用水中常规检验指标的采样量、保存方法和采样容器材质

指标分类	容器材质	保存方法	采样量/L	备 注
一般理化	聚乙烯	冷藏	3～5	
挥发性酚 氰化物	玻璃	加入氢氧化钠使 pH≥12,如果含有游离余氯,加亚砷酸钠去除	0.5～1	
金属	聚乙烯	加入硝酸使 pH≤2	0.5～1	
汞	聚乙烯	加入硝酸(1+9*,含重铬酸钾 50 g/L)使 pH≤2	0.2	用于冷原子吸收法测定
耗氧量	玻璃	每升水加入 0.8 mL 浓硫酸,冷藏	0.2	
有机物	玻璃	冷藏	0.2	水样应充满容器至溢流并密封保存
微生物	玻璃(灭菌)	每 125 mL 水样加入 0.1 mg 硫代硫酸钠去除残留余氯	0.5	请勿采满,采集 2/3
放射性	聚乙烯		3～5	

参见:《生活饮用水标准检验方法 水样的采集与保存》(GB/T 5750.2—2006)。

* "1+9"为体积比浓度,指两种液体分别以 V_1 与 V_2 体积混合,凡未注明溶剂名称时,V_2 均指纯水。

五、水样的保存

水样从采集到检测分析期间,由于环境条件的改变,微生物新陈代谢活动和物理、化学作用的影响,可能会引起水样物理参数和化学组分的变化。对不能现场测定或及时运输的样品,要采取适当的保存措施。

(一)冷藏

目的是抑制微生物活动,减缓物理作用和化学反应速率。常见的保存条件为 2～5 ℃冷藏。

(二)过滤和离心分离

水样浑浊不仅影响分析结果,还会加速水样的变化。在采样时或采样后不久,用滤纸、滤膜或砂芯漏斗、玻璃纤维等过滤样品,可除去样品中的悬浮物、沉淀物、藻类及其他微生物。在分析时,过滤的目的主要是区分过滤态和不可过滤态,在滤器的选择上要注意可能的吸附损失,如测定有机物项目时,一般选用砂芯漏斗和玻璃纤维过滤,而在测定无机物指标时常用孔径为 0.45 μm 的水系滤膜过滤。

(三)水样的保存

1. 调节 pH

控制水样的 pH,可有效抑制微生物的絮凝和沉降,防止重金属的水解和沉淀,减少容器表面的吸附,使一些不稳定态的待测组分变成稳定态。

如测定低价金属离子的水样,常用硝酸酸化至 pH≤2 保存,可防止重金属离子水解沉淀,避免器壁吸附;测定高价金属离子(如 Cr^{6+})的水样,应在中性或弱碱性条件下保存;测定氰化物和挥发酚的水样,可加入 NaOH 调 pH 值至 12,使其分别生成性质稳定的钠盐和酚盐。

2. 加入化学抑制剂

根据作用方式分为生物抑制剂、氧化或还原抑制剂等。

(1)生物抑制剂:主要是一些重金属盐。如在测定氨氮、硝酸盐氮、化学需氧量的水样中加入 $HgCl_2$,可抑制生物的氧化还原作用;对测定酚的水样,用 H_3PO_4 调 pH 值为 4 时,加入适量 $CuSO_4$,即可抑制苯酚菌的分解活动。

(2)氧化剂或还原剂抑制剂:如在测定汞的水样中加入 HNO_3(至 pH≤1)和 $K_2Cr_2O_7$(氧化剂),可以使汞保持高价态;在测定硫化物的水样中,加入抗坏血酸(还原剂),可防止硫被氧化。

总之,应根据测定指标选择适宜的保存方法。水样的保存期限主要取决于待测物的浓度、化学组成和物理化学性质。由于水样的组分、浓度和性质不同,同样的保存条件不能保证适用于所有类型的样品,在采样前应根据样品的性质、组成和环境条件来选择适宜的保存方法和保存剂。表 2.2 提供了水样保存的常用方法,供采样实践时参考。

表 2.2　采样容器、水样的保存方法和保存时间

检测项目	采样容器	保存方法	时间
浊度[a]	G,P	冷藏	12 h
色度[a]	G,P	冷藏	12 h
pH[a]	G,P	冷藏	12 h
电导[a]	G,P	—	12 h
碱度[b]	G,P	—	12 h
酸度[a]	G,P	—	30 d
COD	G	每升水样加入 0.8 mL 浓硫酸,冷藏	24 h
DO[a]	溶解氧瓶	加入硫酸锰、碱性碘化钾(KI)叠氮化钠溶液,现场固定	24 h
BOD_5[b]	溶解氧瓶	—	12 h
TOC	G	加硫酸使 pH≤2	7 d
F[b]	P	—	14 d
Cl[b]	G,P	—	28 d
Br[b]	G,P	—	14 h
I^-[b]	G	加入氢氧化钠使 pH=12	14 h
SO_4^{2-}[b]	G,P	—	28 d
PO_4^{3-}	G,P	加入氢氧化钠、硫酸调 pH=7,三氯甲烷 0.5%	7 d
氨氮[b]	G,P	每升水样加入 0.8 mL 浓硫酸	24 h

检测项目	采样容器	保存方法	时间
$NO_2^- $-N[b]	G,P	冷藏	尽快测定
$NO_3^- $-N[b]	G,P	每升水样加入 0.8 mL 浓硫酸	24 h
硫化物	G	每 100 mL 水样加入 4 滴乙酸锌溶液(220 g/L)和 1 mL 氢氧化钠溶液(40 g/L),暗处放置	7 d
氰化物、挥发酚类[b]	G	加入氢氧化钠使 pH≥12,如有游离余氯,加入亚砷酸钠除去	24 h
B	P	—	14 d
一般金属	P	加入硝酸使 pH≤2	14 d
Cr^{6+}	G,P(内壁无磨损)	加入氢氧化钠使 pH＝7～9	尽快测定
As	G,P	加入硫酸使 pH≤2	7 d
Ag	G,P(棕色)	加入硝酸使 pH≤2	14 d
Hg	G,P	加入硝酸(1+9,含重铬酸钾 50 g/L)至 pH≤2	30 d
卤代烃类[b]	G	现场处理后冷藏	4 h
苯并[a]芘[b]	G	—	尽快测定
油类	G(广口瓶)	加入盐酸使 pH≤2	7 d
农药类[b]	G(衬聚四氟乙烯盖)	加入抗坏血酸 0.01～0.02 g 除去残留余氯	24 h
除草剂类[b]	G	加入抗坏血酸 0.01～0.02 g 除去残留余氯	24 h
邻苯二甲酸酯类[b]	G	加入抗坏血酸 0.01～0.02 g 除去残留余氯	24 h
挥发性有机物[b]	G	用盐酸使 pH≤2,加入抗坏血酸 0.01～0.02 g 除去残留余氯	12 h
甲醛、乙醛、丙烯醛[b]	G	每升水样中加入 1 mL 浓硫酸	24 h
放射性物质	P	—	5 d
微生物[b]	G(灭菌)	每 125 mL 水样中加入 0.1 mg 硫代硫酸钠除去残留余氯	4 h
生物[b]	G,P	当不能现场测定时用甲醛固定	12 h

　　a 表示现场测定,b 表示应低温(0～4 ℃)避光保存;G 为硬质玻璃瓶,P 为聚乙烯瓶(桶)。

　　参见:《生活饮用水标准检验方法　水样的采集与保存》(GB/T 5750.2—2006)。

　　值得注意的是,保存剂不能干扰待测物的测定,且不能影响待测物的浓度。如果加入的保存剂是液体,还应校正体积的变化。保存剂的纯度和等级应达到分析的要求。保存剂可以预先加入采样容器中,也可以在采样后立即加入,但易变质的保存剂不能预先添加。

六、各类水体的水样采集

(一)水源水的采集

　　水源水是指集中式供水水源地的原水,包括地表水和地下水。水源水的采样点通常应选择在汲水处。

1. 地表水的采集

包括表层水和一定深度的水的采集。

(1)表层水:在河流、湖泊可以直接汲水的场合,可使用适当的容器(如水桶)采样。从桥上等地点采样时,可将系着绳子的桶或带有坠子的采样瓶投入水中汲水。注意不能混入漂浮于水面上的物质。采集表层水时,可用采样桶、采样瓶沉至水面下 0.3~0.5 m 处直接采取。

(2)一定深度的水:在湖泊、水库等地采集具有一定深度的水样时,可使用直立式采水器。这类装置是在其下沉过程中,使水从采样器中流过。当达到预定深度时,容器能自动闭合而汲取水样(一般是使瓶口位于水面下 20~50 cm,距水底 10~15 cm 处,打开瓶塞,让水进入瓶中)。在河流流动缓慢的情况下,使用上述方法时最好在采样器下系上适宜质量的坠子,当水深流急时要系上相应质量的铅鱼,并配备绞车。

2. 地下水的采集

包括泉水和井水的采集。

对于自喷的泉水,可在涌口处直接采样;对于不自喷的泉水,应将停滞在抽水管中的水汲出,新水更替后再进行采样。

从井水采集水样时,应在充分抽汲后进行,以保证水样的代表性。

(二)自来水的采集

采集自来水及具有抽水设备的井水时,应先放水数分钟,使积留在水管中的杂质流出后再采集样品。

1. 出厂水的采集

出厂水是指集中式供水单位水处理工艺过程完成的水。出厂水的采样点应设在出厂水进入输送管道以前处。

2. 末梢水的采集

末梢水是指出厂水经输水管网输送至终端(用户水龙头)处的水。在进行末梢水的采集时,应注意采样时间。夜间可能析出可沉渍于管道的附着物,取样时更应打开水龙头放水数分钟,排出沉积物;采集用于检验微生物学指标的样品前,应先对水龙头进行消毒。

3. 二次供水的采集

二次供水是指集中式供水在入户前经再度储存、加压和消毒或深度处理,通过管道或容器输送给用户的供水方式。二次供水的采集应包括水箱(或蓄水池)进水、出水及末梢水。

(三)分散式供水的采集

分散式供水是指用户直接从水源取水,未经任何设施或仅有简易设施的供水方式。对于分散式供水的采集,应根据实际使用情况确定。

(四)污水的采集

1. 浅水采样

从浅埋排水管、沟道中采样,用容器直接采样或用聚乙烯塑料长把勺采样。

2. 深水采样

适用于污水处理池中的水样采集。用专用深水采样器采样或用自制可沉聚乙烯塑料容器采样。

3. 自动采样

用自动采样器进行,包括时间比例采样和流量比例采样。当污水排放量较稳定时采用时间比例采样,否则必须采用流量比例采样。实际采样位置应在采样断面的中心。当水深大于 1 m 时,应在表层下 1/4 深度处采样;水深小于或等于 1 m 时,在水深的 1/2 处采样。

进行污水采样时,应除去水面杂物、垃圾等漂浮物,但是,随污水流动的悬浮物或固体微粒,应看成是污水的组成部分,不宜在测定前滤除。

(五)底质的采集

底质采样一般采用掘式采泥器。掘式和抓式采泥器适合于采集量较大的样品;锥式或钻式采泥器适合于采集较少的样品;管式采泥器适合于采集柱状样品。如水深小于 3 m,可将竹竿粗的一端削成尖头斜面,插入河底采样。底质采样一般与水质采样同时或紧接着进行,样品的运输及保存与水样相同。为了分析柱状样品各层的化学组成和形态,此时需制备各分层样品。

七、水样的管理和运输

(一)水样的管理

除用于现场测定的样品外,大部分水样都需要运回实验室进行检测分析。在水样的运输和实验室管理过程中,应保证其性质稳定、完整、不受污染,不损坏和丢失。

1. 现场测试的水样

应严格记录现场检测结果并妥善保管。

2. 实验室测试的水样

应认真填写采样记录和标签,标签应粘贴在采样容器上,注明水样编号、采样者、日期、时间、地点等相关信息。在采样时,还应记录所有野外调查及采样情况,包括采样目的、采样地点、样品种类、编号、数量以及样品保存方法、采样时的气候条件等。

(二)水样的运输

除用于现场测定的水样外,其他水样采集后应尽快送回实验室。根据采样点的地理位置和各检测项目的最长可保存期限,选用适当的运输方式。样品运输前,应与样品登记表、样品标签和采样记录进行核对,核对无误后分类装箱运输。塑料容器要塞进内塞,拧紧外盖,贴好密封带;玻璃瓶应塞紧磨口塞,并用细绳将瓶塞与瓶颈拴紧,或用封口胶、石蜡封口。需要冷藏的样品,应配备专门的隔热容器,并放入制冷剂。装箱时用泡沫塑料或瓦楞纸作衬里或隔板。运输过程中应避免日光照射,气温异常偏高或偏低时还应采取适当保温措施。

八、采集水样的注意事项

(1)同一水体、同一时间采集几类检测指标的水样时,应先采集供微生物学指标检测的水样。采样时应直接采集,不应用水样涮洗已灭菌的采样瓶,并避免手指和其他物品对采样瓶口的污染。

(2)对于理化指标的检验,采样前应首先用水样充分冲洗采样器2~3次。

(3)采集测定油类的水样时,应在水面至水面下300 mm采集柱状水样用于测定。不能用采集的水样冲洗采样器(瓶)。

(4)除测定总悬浮物、油类的水样外,如果水样中含有沉降性固体(如泥沙等),则应分离除去沉积物。分离方法为:将所采水样摇匀后倒入筒形玻璃容器(如1~2 L量筒),静置30 min;之后将已不含沉降性固体但含有悬浮性固体的水样移入采样容器并加入保存剂。当需要分别测定悬浮物和水中所含组分时,应在现场将水样经0.45 μm滤膜过滤后,分别加入固定剂保存。

(5)测定油类、BOD、DO、硫化物、余氯、悬浮物、微生物学指标、放射性指标要单独采样。

(6)对水温、pH、电导率、DO、余氯、氧化还原电位等应进行现场测定。完成现场测定的水样,不能带回实验室供其他指标测定使用。

(7)在采集测定DO、BOD和有机污染物的水样时,应使水样注满采样容器,上部不要留有空间,并采用水封。

(8)采集表层水样时,应注意不能混入漂浮于水面上的物质;在较浅的小河和靠近岸边的水体采样时,应注意避免搅动沉积物而使水样受到污染。此时,采样应从下游向上游方向进行。

(9)现场认真填写"水质采样记录表",内容包括采样日期、断面名称、采样位置(断面号、垂线号、点位号、水深)、现场测定记录(水温、pH、DO、氧化还原电位、透明度、电导率、浊度、水样感官指标)、水文参数(水位、流速、流量)、气象参数(气温、气压、风向、风速和相对湿度)、采样人姓名等。

第三节　空气样品的采集与保存

一、空气样品的采集方法

采集空气样品的方法可归纳为直接采样法和富集(浓缩)采样法两大类。

(一)直接采样法

当空气中的被测组分浓度较高,或者监测方法灵敏度高时,可直接采集少量气样。这种方法测得的结果是瞬时浓度或短时间内的平均浓度,能较快地获得结果。常用的采样容器有注射器、塑料袋、采样管、真空瓶(管)等。

1. 注射器采样

常用100 mL注射器(图2.4所示)。采样时,先用现场空气抽洗3~5次,然后抽取100 mL,用橡皮帽密封进气口,将注射器进气口朝下,垂直放置,使注射器内压力约大于大气

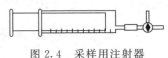

图2.4　采样用注射器

压。样品存放时间不宜过长,一般应在当天分析完。

2. 塑料袋采样

选择与气样中污染组分不发生化学反应、不吸附、不渗漏的塑料袋。常用的有聚四氟乙烯袋、聚乙烯袋及聚酯袋等。为减小对被测组分的吸附,可在袋的内壁衬银、铝等金属膜。采样时,先用二联球(见图2.5)打进现场气体冲洗3~5次,再充满气样,夹封进气口,带回实验室尽快分析。

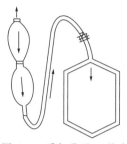 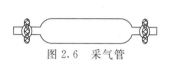

图2.5 采气袋及二联球 　　　　　图2.6 采气管

3. 采气管采样

采气管是两端具有旋塞的管式玻璃容器,其容积为100~500 mL(见图2.6)。采样时,打开两端旋塞,将二联球或抽气泵接在管的一端,迅速抽进比采气管容积大6~10倍的欲采气体,使采气管中原有气体被完全置换出,关上两端旋塞,采气体积即为采气管的容积。

4. 真空瓶采样

真空瓶是一种用耐压玻璃或不锈钢制成的采气瓶,容积为500~1 000 mL,见图2.7(a)。采样前,先用抽真空装置将采气瓶内抽至剩余压力小于133 Pa;如瓶内预先装入吸收液,可抽至溶液冒泡为止,关闭旋塞。采样时,打开旋塞,被采空气即充入瓶内;关闭旋塞,则采样体积为真空采气瓶的容积。由于真空瓶瓶塞磨口处易漏气,采气瓶也可做成如图2.7(b)所示的形状,抽真空后瓶口蜡封,现场采样时,从瓶口断痕线处折断,空气即充进瓶内,然后套上橡皮小帽,带回实验室分析。

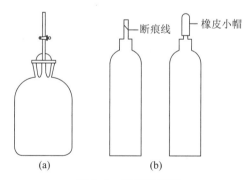

图2.7 真空采气瓶

(二)富集(浓缩)采样法

空气中的污染物浓度一般较低,直接采样法往往不能满足分析方法检出限的要求,故需要用富集(浓缩)采样法对空气中的污染物进行浓缩,气体的吸收过程见图2.8。富集采样时间较长,测得结果代表采样时段的平均浓度。这类采样方法包括有动力采样和无动力采样,前者包括溶液吸收法、固体阻留法、低温冷凝法等;后者包括扩散法、自然沉降法等。

1. 有动力采样法

(1)溶液吸收法:是采集空气中气态、蒸气态及某些气溶胶态污染物的常用方法。原理是由于浓度梯度的存在和气态分子的高速运动,气泡中的待测污染物能迅速扩散到气液界面而被吸收液吸收。采样时,用抽气装置将待测空气以一定流量抽入装有吸收液的吸收管(瓶)。采样结束后,倒出吸收液进行测定,根据测定结果及采样体积计算空气中污染物的浓度(图2.8)。

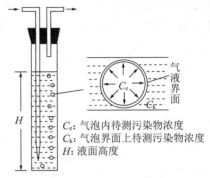

C_e:气泡内待测污染物浓度
C_k:气泡界面上待测污染物浓度
H:液面高度

图2.8 气体吸收过程

常用的吸收液有水、水溶液和有机溶剂等。选择吸收液时应考虑到以下几点:被测物质在吸收液中溶解度大,化学反应速度快;被测组分在吸收液中要有足够的稳定时间;选择吸收液要考虑下一步化学反应,应与以后的分析步骤紧密衔接起来;吸收液价廉易得。

(2)固体吸附剂阻留法:空气通过装有固体吸附剂的采样管时,被测组分被固体吸附剂吸附而被浓缩,送实验室后,经解吸作用后分析测定。

常用的吸附剂有颗粒状吸附剂和纤维状吸附剂。它们是由颗粒状或纤维状担体上涂以某种化学试剂而制成的。该法的主要特点是有较好的采样效率,且稳定时间较长,可长时间采样。

(3)滤纸和滤膜阻留法:该方法是将过滤材料(滤纸、滤膜等)放在采样夹上(见图2.9),用抽气装置抽气,则空气中的颗粒物被阻留在过滤材料上,称量过滤材料上富集的颗粒物质量,根据采样体积,即可计算出空气中颗粒物的浓度。

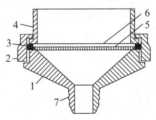

1—底座;2—紧固圈;3—密封圈;4—接座圈;5—支撑网;6—滤膜;7—抽气接口

图2.9 颗粒物采样夹

该方法主要用于采集尘粒状气溶胶。其动力装置使空气通过滤料,通过机械阻留、吸附等方式采集空气中的气溶胶。常用的滤料有玻璃纤维滤料、有机合成纤维滤料、微孔滤膜和浸渍试剂滤料等。

针对空气中被测组分选择合适的滤料是该方法的关键,通常应考虑下以几方面:①所选用的滤料和采样条件需保证采样效率;②滤料的种类,如分析空气中无机元素应选用有机滤料(因本底值低),而分析空气中有机成分时应选用无机玻璃纤维滤料;③滤料的阻力,较小阻力的滤料既可提高采样速度,又可解决动力问题;④滤料的机械强度、本身重量以及价格等因素。

(4)低温冷凝法:空气中某些沸点较低的气态污染物质,如烯烃类、醛类等,在常温下用固体填充剂等法富集效果不好,而低温冷凝法则可提高采集效率。

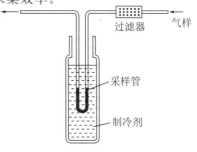

图 2.10　低温冷凝采样

低温冷凝采样法是将 U 形或蛇形采样管插入冷阱(见图 2.10)中,空气流经采样管时,被测组分因冷凝而凝结在采样管底部,达到分离与富集的目的。常用制冷剂有冰(0 ℃)、冰-盐水(−10 ℃)、干冰-丙酮(−78 ℃)、液氮(−190 ℃)等。

该法采样量大,组分稳定,效果好,但空气中的水蒸气、二氧化碳等也会同时冷凝。汽化时,这些组分增大了气体总体积,从而降低浓缩效果。为此,可在采样管的进气端装选择性过滤器(内装过氯酸镁、碱石棉、氯化钙等),但所用的干燥剂和净化剂不能与被测组分发生作用,以免引起被测组分损失。

(5)静电沉降法:空气样品通过 12 000～20 000 V 电场时,由电晕放电产生的离子附着在气溶胶颗粒上,使颗粒带电,并在电场作用下沉降到收集器上,然后将收集器表面的沉降物洗下,供分析用。该法收集效率高,无阻力,但不能用于易燃、易爆的场合,只适合气溶胶采样。

2. 无动力采样法

采样简单易行,采样时间长,测定结果能较好地反映空气污染情况。

(1)降尘试样采集:采集空气中降尘的方法分为湿法和干法两种,其中,湿法应用普遍。

湿法采样是在一定大小的圆筒形玻璃(或塑料、瓷、不锈钢)缸(集伞缸)中加入定量的水,放置在距地面 5～12 m 高、附近无高大建筑物及局部污染源的地方,采样口距基础面 1～1.5 m,以避免扬尘的影响。为防止冰冻和抑制微生物及藻类的生长、保持缸底湿润,需加入适量乙二醇。采样时间为 30 d±2 d,多雨季节要及时更换集尘缸,防止水满溢出,将各集尘缸采集的样品合并后测定。

(2)硫酸盐化速率试样的采集:常用的采样方法有二氧化铅法和碱片法。

①二氧化铅法:将涂有二氧化铅糊状物的纱布绕贴在素瓷管上,制成二氧化铅采样管。将其放置在采样点上,则空气中的二氧化硫、硫酸雾等与二氧化铅反应生成硫酸铅。

②碱片法:将用碳酸钾溶液浸渍过的玻璃纤维滤膜置于采样点上,则空气中的二氧化硫、硫酸雾等与碳酸盐反应生成硫酸盐而被采集。

(3)被动采样法:常用在个体采样器中,采集气态和蒸气态物质。其原理是利用被测物质分子自身扩散或渗透到达吸收层(吸收剂、吸附剂或反应性材料)被吸附或吸收。这种采样器体积小、轻便、可佩戴,可跟踪人的活动,可用于人体接触有害物质的定量监测。被动采样法对于目前普遍关注的室内空气污染和个体接触量的监测评价是最适合的。

二、空气采样器

直接采样法采样时,用注射器、塑料袋、采样管、真空瓶(管)即可。富集(浓缩)采样法需使用采样仪器。采样器主要由收集器、流量计和采样动力三部分组成。

(一)收集器

根据被测组分在空气中的存在状态,选择合适的收集器。

1. 液体吸收管

液体吸收管包括气泡吸收管、多孔玻板吸收管、冲击式吸收管。

(1)气泡吸收管:分普通型和直筒型两种(图2.11)。普通型吸收管内可装10 mL吸收液,采气流量为0.5~1.5 L/min;直筒型吸收管可装50 mL吸收液,采气流量0.2 L/min,用于24 h采样。

(2)多孔玻板吸收管:分普通型和大型两种(图2.12)。普通型装入10 mL吸收液,采气流量为0.1~1 L/min,用于短时间采样;大型装50 mL吸收液,采气流量为0.1~1 L/min,用于24 h采样。多孔玻板吸收管的优点是增加了气液接触界面,提高了吸收效率。

(3)冲击式吸收管:分小型和大型两种(图2.13)。小型管其进气中心管的出气口内径为1 mm,至底端的距离为5 mm,可装10 mL吸收液,采气流量为2.8 L/min;大型管其进气中心管的出气口内径为2.3 mm,至底端的距离为5 mm,可装50~100 mL吸收液,采气流量为28 L/min。适用于采集气溶胶状物质。采样效率主要取决于中心管嘴尖大小(决定气流冲击速度)及其与瓶底的距离。

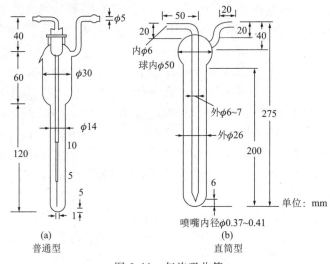

(a) 普通型   (b) 直筒型

图2.11 气泡吸收管

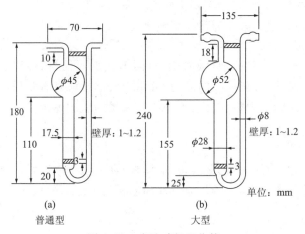

(a) 普通型   (b) 大型

图2.12 多孔玻板吸收管

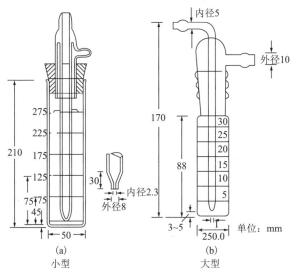

图 2.13　冲击式吸收管

2. 填充柱采样管

用一个内径 3～6 mm、长 60～150 mm 的玻璃管或内径 5 mm、长 178 mm、内壁抛光的不锈钢管,内装涂以某种化学吸附剂的颗粒状或纤维状担体(见图 2.14),采气流量 0.1～0.5 L/min,采用时间根据被测对象及吸附剂性质而定,对于不同被测组分的采集,吸附剂的选择是关键。

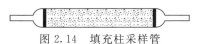

图 2.14　填充柱采样管

3. 低温冷凝浓缩采样瓶

在特制的低温瓶内,装入制冷剂,将装有吸附剂的 U 形采样管插入冷阱中(见图 2.10),采用的流量和时间根据被测组分、吸附剂性质等而定,主要用于低沸点气态物质的采集。

(二)流量计

流量计是测量气体流量的仪器,而流量是计算采气体积的参数。常用的流量计有皂膜流量计(图 2.15)、质量流量计(图 2.16)、孔口流量计(图 2.17)、转子流量计(图 2.18)、湿式流量计(图 2.19)等。

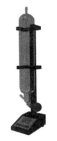

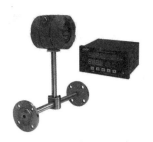

图 2.15　皂膜流量计　　图 2.16　质量流量计

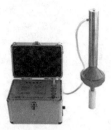 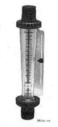 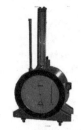

图 2.17　孔口流量计　　　　　图 2.18　转子流量计　　　　　图 2.19　湿式流量计

皂膜流量计常用于校正其他流量计,在一定流量范围内,误差皆小于 1%。常用的流量计为转子流量计,当空气湿度大时,需在进气口前连接一个干燥管,否则,转子吸附水分后影响测量结果。临界孔是一根长度一定的毛细管,当空气流通过毛细孔时,如果两端维持足够的压力差,则通过小孔的气流就能保持恒定,此时为临界状态流量,其大小取决于毛细管孔径大小。这种流量计使用方便,广泛用于空气采样器和自动监测仪器上控制流量。

(三)采样动力

采样动力为抽气装置,有电动抽气泵,如薄膜泵、电磁泵、刮板泵及真空泵等。薄膜泵的工作原理是:用微电机通过偏心轮带动夹持在泵体上的橡胶膜进行抽气。薄膜泵是一种轻便的抽气泵,广泛用于空气采样器和空气自动分析仪器上;电磁泵是一种将电磁能量直接转换成被输送流体能量的小型抽气泵,这种泵不用电机驱动,克服了电机电刷易磨损、线圈发热等缺点,提高了连续运行能力,广泛用于抽气阻力不大的采样器和自动分析仪器上;刮板泵和真空泵用功率较大的电机驱动,抽气速率大,常作为采集空气中颗粒物的动力。

(四)采样仪器

1. 小流量气体采样器

常用的小流量气体采样器的流量范围为 0.1～0.3 L/min,其体积小,便于携带至现场使用,能用于多种气态或气溶胶空气污染物采样。

2. 小流量可吸入颗粒采样器

采样流量范围 1～30 L/min。

3. 大流量颗粒物采样器

流量范围 1.1～1.7 m³/min。用于测定空气中总悬浮颗粒物。

4. 个体采样器

用于评价个体对污染物的接触量,按其工作原理,分为主动式与被动式两类。

主动式个体采样器由样品收集器、流量计、抽气泵与电源几部分组成,是一种随身携带的微型采样装置。被动式个体采样器无动力装置,污染物通过扩散或渗透作用与采样器中的吸收介质反应,以达到采样的目的,按作用原理分为扩散式个体采样器和渗透式个体采样器。这些采样器体积小、重量轻、结构简单、使用方便、价格低廉,是一类新型的采样工具,适用于气态污染物采样。

5. 现场监测仪

这类仪器可用于对现场某种被测组分直接测定,如 CO 监测仪、可吸入颗粒物计数仪等,这类快捷的监测方法是未来发展的方向。

三、空气采样的注意事项

(1)采样地点的确定,以使采集的样品具有代表性和能满足检测目的为原则;采样高度一般在人的呼吸带高度(约 1.5 m)采样,也可视具体需要而定。

(2)事先应详细检查仪器,采样时应在同一地点同时至少采集两个平行样品,两个平行样品测定值之差不应超过 20%。

(3)采样时做好详细记录。包括:①采样时间、地点、编号、采样方法等;②有害物质名称、采气量;③采样时的气温、气湿、气压、风速;④环境条件:通风装置、门窗关闭情况、风向及其他有关情况等;⑤生产过程或有关情况,注意与有害物质发生源有关的因素等。

(4)及时送检。

(5)气体体积换算。因为单位体积质量浓度受温度和压力变化的影响较大,为使计算出的浓度具有可比性,我国空气质量标准采用参比状态(0 ℃,101.325 kPa)时的体积(V_0)。非参比状态下的气体体积(V_t)可用气态方程式换算成标准状况下的体积:

$$V_0 = V_t \times \frac{273}{273+t} \times \frac{p}{101.325} \qquad \text{(公式 2.1)}$$

式中:V_0——标准状况下的采样体积,L 或 m^3;

$\quad\quad V_t$——实际采样体积,L 或 m^3;

$\quad\quad t$——采样时的大气温度,℃;

$\quad\quad p$——采样时的大气压,kPa;

$\quad\quad 273$——标准状况下的绝对温度,℃;

$\quad\quad 101.325$——参比状态下的大气压,kPa。

四、采样效率及其评价

采样方法或采样器的采样效率是指在规定的采样条件(如采样流量、污染物浓度范围、采样时间等)下所采集到的污染物量占其总量的百分数。一般认为,一个方法的采样效率应在 90% 以上,才适合实际应用。污染物的存在状态不同,评价方法也不同。

(一)评价气态和蒸气态采样效率的方法

1.绝对比较法

精确配制一个已知浓度为(C_0)的标准气体,用所选用的采样方法采集,测定被采集的污染物浓度(C_1),其采样效率(K)为:

$$K = \frac{C_1}{C_0} \times 100\% \qquad \text{(公式 2.2)}$$

用这种方法评价采样效率较理想,但因配制已知浓度的标准气有一定困难,往往在实际应用时受到限制。

2.相对比较法

配制一个恒定无须知道待测污染物准确浓度的气体样品,用 2~3 个装有相同体积吸收液的采样管串联起来,采集所配制的样品。采样结束后,分别测定各采样管中污染物的浓度(C_1、C_2、C_3)。计算第一管含量(C_1)占各管总量($C_1+C_2+C_3$)的百分比,即为采样效率(K):

$$K=\frac{C_1}{C_1+C_2+C_3}\times100\%$$　　　　（公式2.3）

一般要求 K 值应在 90％ 以上。采样效率过低时,应更换采样管吸收剂或采样方法。

(二)评价气溶胶采样效率的方法

对颗粒物的采集效率有两种评价方法:一种是颗粒采样效率,即所采集到的颗粒物粒数占总颗粒物粒数的百分数;另一种是质量采样效率,即所采集到的颗粒物质量占颗粒物总质量的百分数。只有全部颗粒物的大小相同时,这两种采样效率在数值上才相等,但这种情况实际上是不存在的。粒径几微米以下的小颗粒粒数总是占大部分,而按质量计算却只占很小部分,故质量采样效率总是大于颗粒数采样效率。在空气监测中,多用质量采样效率评价颗粒物的采样效率。

具体评价方法:采用某一公认的高效率采样方法,与所要评价的方法同时进行采样,然后计算效率。

第四节　生物材料样品的采集、保存与制备

一、植物样品的采集与保存

采集的植物样品需具有代表性、典型性和适时性。代表性是指采集到能代表一定范围污染情况和能反映研究目的的植株为样品;典型性指所采集的植株要进行严格分类,能充分反映通过监测所要了解的情况;适时性指依据植物的生长习性确定采样时间,以便能够反映研究需要了解的污染情况。

(一)布点方法

在划分好的采样小区内,常采用梅花形五点布点法或交叉间隔布点法(图 2.20),采集具有代表性的植株。

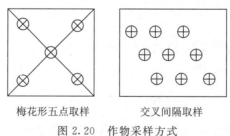

梅花形五点取样　　　　交叉间隔取样

图 2.20　作物采样方式

(二)采样方法

在每个采样点分别采集 5～10 处植株的根、茎、叶、果实等,混合组成一个代表样;或者整株采集,再进行分部位处理。样品的采集量,一般经制备后干重为 20～50 g,新鲜样品按含水量 80％～90％ 计算采集量。

（三）采样注意事项

（1）采集根部样品，应尽量保持根部的完整。对一般旱作物，在抖掉附着的泥土时，尽量不要损失根毛，如采集水稻根系，在抖掉泥土后，根系要反复洗净，但不能浸泡；若采集果树样品，要注意树龄、株型、生长势、载果数量和果实着生的部位及方向。

（2）如果要进行新鲜样品分析，则需要在采集样品后用清洁、潮湿的纱布包住或装入塑料袋，以免因水分蒸发而萎缩。

（3）对水生植物，如浮萍、藻类等，应采集全株。

（4）从污染严重的河、塘中捞取的植物样品，需用清水洗净，挑去其他水草、小螺等杂物。

（四）植物样品的保存

采集好的样品应装入布袋或聚乙烯塑料袋，贴好标签，注明编号、采样点、植物种类、分析项目，并填写采样登记表。样品带回实验室后，如测定新鲜样品，应立即处理和分析。若采集当天不能完成分析，应暂存于冰箱中。如测定干样品，应先将新鲜样品置于干燥通风处晾干。

二、动物/人体生物样品的采集与保存

动物/人体的尿液、血液、唾液、胃液、乳液、粪便、毛发、指甲、骨骼和脏器等均可作为生物材料检验样品。

（一）血液的采集与保存

根据测定的项目不同，可将血液标本分为全血、血浆和血清。采集后的血液标本应立即送检。不能立即送检的样品，必须采取适当的方法予以保存。常用的抗凝剂和保存剂包括草酸钾、草酸钠、草酸铵-草酸钾、草酸锂、肝素、乙二胺四乙酸二钠（EDTA钠盐）、枸橼酸盐等。

（1）为了防止空气中的尘埃、微量金属和细菌的污染及水分的蒸发，血液标本应具塞避光保存。保存样品的容器最好用硬质玻璃、聚氯乙烯和聚四氟乙烯制品。

（2）需用血清的检测项目，一般可直接放于4～6 ℃冰箱内保存。

（3）需用全血或血浆的检测项目，必须用抗凝瓶盛装血液标本，于4～6 ℃冰箱内保存。全血切勿冰冻，因为红细胞在冰点下受到物理作用的改变是不可逆的，会引起溶血或影响检测结果。

（4）低温下保存的血液样品，不能在室温下慢慢溶解，而应在25～37 ℃水浴中短时间内快速溶解，充分摇匀。

（5）血液中特别不稳定的成分，如氨、胆红素、酸性磷酸酶等，在采血后必须立即进行检验。

（二）尿液的采集与保存

尿液所含的成分非常复杂且不稳定。不同时间采集的尿液，检验结果经常不一致。正确的收集和保存尿液样品关系到实验结果的准确性。应根据实验需要来收集尿液样品。

（1）尿液样品的种类：包括随机尿样、晨尿、24 h尿样、12 h尿样、分段尿、清洁尿（中段尿或膀胱穿刺得到的尿样)、空腹尿(主要用于检查尿液中的葡萄糖,检查严重的碳水化合物的代谢改变)、餐后尿(主要用于检查尿中葡萄糖,以发现中等程度的碳水化合物代谢变化)、负荷尿(主要用于检查某些药物或毒物从尿中的排泄情况)等。

(2)尿液样品采集的注意事项:尿样容器必须清洁、干燥,不得留有残余的清洁剂;做细菌培养的尿液应用无菌容器接取;女性应在清洁外阴后接取尿液,防止阴道分泌物污染尿液(月经期一般不宜留尿检查);在尿液的收集过程中,容器应置于阴凉处,加盖防止灰尘和不洁之物污染尿液;尿液标本留取后,应及时送检,不能及时送检者应采取适当的防腐保存措施。

(3)尿液样品的保存:尿液中的组分很不稳定,易发生化学变化,故留尿后应及时送检。不能马上检查的尿液应采取保存措施:冷藏、冷冻以及加入防腐剂(如甲苯、甲醛、氯仿、盐酸、碳酸钠、硼酸、麝香草酚等)。检查过的尿液样品应经处理后才能排入下水道,例如,使用过氯酸消毒原液,直接滴入盛有尿样的容器内,可达到灭菌效果。

(三)毛发的采集与保存

由于毛发能反映相当长时间内机体内元素的积累情况,因而体现了在毛发生长期间机体内微量元素的摄入和代谢情况。由于毛发易采集,便于运送和储存,因此广泛地被用于体内微量元素和有毒物质的分析和研究。

(1)发样的采集:毛发的采集应取距头皮 1~2 cm 近期生长的发样。取样部位应相对一致(如枕部、颞部),以利于个体和群体间的比较。发样的采集还应考虑受检者的生活环境、年龄、性别等条件的一致,以便对检测结果进行比较。

一些美容处理过的毛发对某些元素(如铜、铅、锌等)的检测结果影响较大,对于经常使用染发剂、发蜡等化妆品的人的发样不宜采集。采集好的发样存放在干净的纸袋中,注明编号、姓名。不宜使用塑料袋,以避免静电作用的影响。

(2)发样的清洗:由于毛发暴露在环境中,极易受环境中尘埃等物质的污染,而且毛发表面分泌的油污对分析结果的影响也较大,因此在分析前必须对发样进行认真的洗涤。一般的洗涤程序是用丙酮→乙醚→乙醇依次泡洗以除掉毛发表面的油脂,再用非极性洗涤剂清洗,最后用去离子水洗涤数次。在防尘的条件下室温干燥备用。

(四)组织和脏器的采集与保存

组织和脏器的部位复杂,且柔软、易破裂,取样操作要细心。一般先剥取被膜,取纤维组织丰富的部位,避免在皮质与髓质结合处采样。检验较大的个体动物时,可在躯干的各部位切取肌肉片制成混合样。采集的样品常用组织捣碎机捣碎、混匀,制成浆状鲜样备用。不能及时测定的组织和脏器应冷冻保存。

(五)唾液样品的采集与保存

在没有明显外界刺激的情况下,成年人分泌唾液的量为 0.1~0.9 mL/min。唾液的成分取决于诸多因素,如刺激作用、膳食、年龄、疾病等,为保证取得一致而又有代表性的唾液样品,采集唾液样品需注意下述问题:

（1）在一定的空腹生理状态（如早餐前）采集；

（2）收集前不要刷牙、漱口或吸烟；

（3）从起床到收集时间需间隔 2 h，在收集前 15 min 必须充分休息。

（六）水产食品的采集与保存

一般只取可食部分进行检测。对鱼类，先按种类和大小进行分类，取其代表性的尾数（大鱼 3～5 尾，小鱼和小虾 10～30 尾），去除鱼鳞、鱼鳍、内脏、皮、骨等，取厚肉制成混合样，切碎、混匀，或捣碎成糊状，立即分析，或贮存于样品瓶中，置于冰箱内备用。对于海藻类（如海带），选取数条洗净，沿中央筋剪开，各取其半，剪碎混匀制成混合样，按"四分法"缩分至 100～200 g 备用。

三、生物材料样品的制备

（一）植物样品的制备

将所采集的样品洗净后切成四块或八块，根据需要量各取每块的 1/8 或 1/16 混合成平均样。粮食、种子等样品经充分混匀后，平铺于清洁的玻璃板或木板上，用多点取样或"四分法"多次选取得到缩分后的平均样。最后，对各个平均样品加工处理，制成分析样品。

测定植物内易挥发、转化或降解的污染物，如酚、氰、亚硝酸盐等，测定营养成分如维生素、氨基酸、糖、植物碱等以及多汁的瓜、果、蔬菜样品，应使用新鲜样品。分析植物中稳定的污染物，如某些金属、非金属元素、有机农药等，一般使用风干样品。为了便于比较各种样品中某一成分含量的高低，污染物质含量的分析结果常以干重表示（单位为 mg/kg），因此，在对植物样品进行测定时需要测定样品的含水量。对含水量高的蔬菜、水果等，则以鲜重（单位为 mg/kg）表示计算结果。

（二）动物样品的制备

对于液体状态的动物样品无须制备；对于组织、脏器和水产类样品，主要采用捣碎的方法制成浆状鲜样备用。

第三章　环境质量监测基本操作技能

实训 3.1　末梢水样品采集与保存实训

按照《生活饮用水标准检验方法　水样的采集与保存》(GB/T 5750.2—2006)，采集具有代表性的末梢水样品。

1. 先采集供微生物指标检测的水样，再采集其他水样。

2. 水的温度、色度、浑浊度、余氯、pH 和电导率指标必须现场测定，现场完成测定的水样不能带回实验室进行其他指标测定使用。

3. 采集用于微生物测定的水样时，不能用水样洗涮灭菌采样瓶；避免手指和其他物品对瓶口的污染。

4. 采样记录单：包括样品编号、样品名称、采样人、采样日期时间、采样地点、水样体积、数量、保存方法、检测指标、气温和水温等。

5. 末梢水采样点数：见表 3.1。

表 3.1　末梢水采样点数

人口/万	采样点数/个
1	2
10	4
20	6
50	8
100	10
200	12
>200	>15

6. 关于质量控制问题：现场空白和运输空白可以是同一个，使用纯水。共采集 3 个样品 (2 个平行样用于控制精密度，1 个控制样用于控制准确度)。

7. 采集光敏物质时，使用棕色或深色容器。

8. 采样容器的盖和塞的材料应与容器一致；碱性样品不能用玻璃塞，在特殊情况下需用橡胶塞或软木塞时应用稳定的金属箔或聚乙烯薄膜包裹。

9. 测定微生物学指标的玻璃瓶需灭菌，方法：干热灭菌 160 ℃，2 h；高压蒸汽灭菌 121 ℃，15 min。

10. 除特殊检测项目(如溶解氧、BOD、有机物等)外,任何情况下都不应将采样容器注满,应留约 10% 容积的空隙。

一、用于测定微生物的水样采集方法

1. 备好采样容器(500 mL 灭菌玻璃采样瓶,每 125 mL 水样加入 0.1 mg 硫代硫酸钠除去残留余氯)、酒精灯、打火机、酒精棉球、镊子、采样标签、采样记录单、记号笔等。

2. 打开水龙头,放水 15 min 以上,使上水管管道得到充分清洗。

3. 点燃酒精灯,将酒精灯置于水龙头旁,制造无菌环境;用镊子夹酒精棉球对手及水龙头进行消毒。

4. 采集水样,充满容器的 2/3,不能采满,以防溢出。采样结束后,关闭水龙头。

5. 盖上玻璃塞子(注意无菌操作)。

6. 填写采样记录单,挂上或贴上采样标签。

7. 将采样容器置于冷藏箱中。注意:曾经使用过的器具一律归位。

二、用于测定一般理化指标的水样采集方法

【适用范围】水的溶解性总固体、硬度(以 $CaCO_3$ 计)、含氮化合物、氯化物、硫酸盐等。

1. 备好采样容器(塑料容器)、工具(采样标签、采样记录单、记号笔等)和冷藏箱。

2. 打开水龙头,放水 15 min 以上,使上水管管道得到充分清洗。

3. 用末梢水荡洗采样容器和盖(塞子)3 次以上(采集油类除外)。

4. 采集水样 3~5 L(采水量根据具体检测指标的需要而定)。

5. 拧紧容器盖或塞子,关闭水龙头。

6. 填写采样记录单,挂上或贴上采样标签。

7. 将采样容器置于冷藏箱中。注意:曾经使用过的器具一律归位。

三、用于测定挥发酚类与氰化物的水样采集方法

1. 备好采样容器(玻璃容器)、氢氧化钠、亚砷酸钠、工具(采样标签、采样记录单和记号笔等)和冷藏箱。

2. 打开水龙头,放水 15 min 以上,使上水管管道得到充分清洗。

3. 用末梢水荡洗采样容器和盖(塞子)3 次以上(采集油类除外)。

4. 采集水样 0.5~1 L。采样结束后,关闭水龙头。

5. 加入 0.5~1 g 氢氧化钠,使 pH≥12(注意:保存时间最长为 24 h);加亚砷酸钠去除余氯。注意:如果采样现场不具备调 pH 的条件,一般可根据采样量提前测算好需要加入氢氧化钠的量。

6. 盖上玻璃塞子,并充分混匀。

7. 填写采样记录单,挂上或贴上采样标签。

8. 将采样容器置于冷藏箱中。注意:曾经使用过的器具一律归位。

四、用于测定金属元素的水样采集方法

1. 备好采样容器(塑料容器或玻璃容器)、硝酸、工具(采样标签、采样记录单、记号笔

等)和冷藏箱。

2. 打开水龙头,放水 15 min 以上,使上水管管道得到充分清洗。

3. 用末梢水荡洗采样容器和盖(塞子)3 次以上(采集油类除外)。

4. 采集水样 0.5～1 L。采样结束后,关闭水龙头。

5. 加入约 1～1.5 mL 的硝酸,使 pH≤2。注意:保存时间最长为 14 d;如果采样现场不具备调 pH 的条件,一般可根据采样量提前测算好需要加入硝酸的量。

6. 盖上玻璃塞子,并充分混匀。

7. 填写采样记录单,挂上或贴上采样标签。

8. 将采样容器置于冷藏箱中。注意:曾经使用过的器具一律归位。

五、用于测定化学需氧量 COD 的水样采集方法

1. 备好采样容器(玻璃容器)、硫酸、工具(采样标签、采样记录单、记号笔等)和冷藏箱。

2. 打开水龙头,放水 15 min 以上,使上水管管道得到充分清洗。

3. 用末梢水荡洗采样容器和盖(塞子)3 次以上(采集油类除外)。

4. 采集水样 0.5～1 L。采样结束后,关闭水龙头。

5. 按照每升水样加入 0.8 mL 浓硫酸(注意:保存时间最长为 24 h)。

6. 盖上玻璃塞子,并充分混匀。

7. 填写采样记录单,挂上或贴上采样标签。

8. 将采样容器置于冷藏箱中。注意:曾经使用过的器具一律归位。

六、用于测定挥发性有机物的水样采集方法

1. 备好采样容器(玻璃容器)、盐酸、抗坏血酸、工具(采样标签、采样记录单、记号笔等)和冷藏箱。

2. 打开水龙头,放水 15 min 以上,使上水管管道得到充分清洗。

3. 用末梢水荡洗采样容器和盖(塞子)3 次以上(采集油类除外)。

4. 采集水样,充满容器。采样结束后,关闭水龙头。

5. 对于含余氯的样品和现场空白,在样品瓶中先加入抗坏血酸(每 40 mL 水样加入 25 mg)除去余氯,20 mL 水样中加入 1 滴 4 mol/L 的盐酸调节样品使 pH≤2(注意:保存时间最长为 12 h)。

6. 盖上玻璃塞子,并充分混匀,密封(水封)。

7. 填写采样记录单,挂上或贴上采样标签。

8. 将采样容器置于冷藏箱中。注意:曾经使用过的器具一律归位。

实训 3.2　室内空气样品采集与保存实训

参照《室内环境空气质量监测技术规范》(HJ/T 167—2004)、《公共场所卫生检验方法　第 6 部分:卫生监测技术规范》(GB/T 18204.6—2013)的要求,采集具有代表性的室内空气样品。

1. 采样布点数：采样点位的数量根据室内面积大小和现场情况而确定，要能正确反映室内空气污染物的污染程度。原则上小于 50 m² 的房间应设 1～3 个点；50～100 m² 设 3～5 个点；100 m² 及以上至少设 5 个点。

2. 布点方式：多点采样时应按对角线或梅花式均匀布点，应避开通风口，离墙壁距离应大于 0.5 m，离门窗距离应大于 1 m。

3. 采样点高度：原则上与人的呼吸带高度一致，一般相对高度 0.5～1.5 m 之间。也可根据房间的使用功能，人群的高低以及在房间立、坐或卧时间的长短，来选择采样高度。有特殊要求的可根据具体情况而定。

4. 采样时间及频次：经装修的室内环境，采样应在装修完成 7 d 以后进行。一般建议在使用前采样监测。年平均浓度至少连续或间隔采样 3 个月，日平均浓度至少连续或间隔采样 18 h；8 h 平均浓度至少连续或间隔采样 6 h；1 h 平均浓度至少连续或间隔采样 45 min。

5. 封闭时间：检测应在对外门窗关闭 12 h 后进行。对于采用集中空调的室内环境，空调应正常运转。有特殊要求的可根据现场情况及要求而定。

一、用于测定 CO 的空气样品采集方法

1. 备好采样设备：①聚乙烯薄膜采样袋或铝箔复合薄膜采气袋；②蝴蝶夹子；③二联球；④采样标签；⑤记号笔；⑥采样记录单；⑦温湿度计；⑧气压表。

2. 检查采样袋的气密性：在采样现场，用二联球将空气充满采气袋，在水中检查是否漏气。

3. 用采样现场的空气冲洗采气袋 3～5 次。

4. 采样：用二联球将空气充满采气袋，再用蝴蝶夹子夹紧采样袋的进气口（密封气口）。

5. 在采样袋上贴采样标签，填写采样记录单（同时记录采样现场的气温、气压）。

6. 将采样袋放入采样箱，并盖上盖子。

二、用于测定 CO₂ 的空气样品采集方法

1. 备好采样设备：①铝箔复合薄膜采气袋；②蝴蝶夹子；③二联球；④采样标签；⑤记号笔；⑥采样记录单；⑦温湿度计；⑧气压表。

2. 检查采样袋的气密性：在采样现场，用二联球将空气充满采气袋，在水中检查是否漏气。

3. 用采样现场的空气冲洗采气袋 3～5 次。

4. 采样：用二联球将空气充满采气袋，再用蝴蝶夹子夹紧采样袋的进气口（密封气口）。

5. 在采样袋上贴采样标签，填写采样记录单（同时记录采样现场的气温、气压）。

6. 将采样袋放入采样箱，并盖上盖子。

三、用于测定甲醛、氨的空气样品采集方法

1. 备好采样设备：①大气采样器；②三脚架；③大泡吸收管（透明）×2；④缓冲瓶；⑤温湿度计；⑥气压表；⑦采样标签；⑧采样记录单。

2. 检查大气采样器的计量检定标识，检查电源是否有足够的电量。

3. 调整采样高度：采样器放在三脚架上，将吸收管进气口调节至呼吸带高度。

4. 连接采样系统（注意进气口、出气口以及缓冲瓶的正确连接），连接完毕，检查采样系统气密性。

5. 开机，按要求设定采样时间、采样流量，开始采样。

6. 现场空白检验。在进行现场采样时，一批应至少留有两个采样管不采样，并同其他样品管一样对待，作为采样过程中的现场空白，采样结束后和其他采样吸收管一并送交实验室。样品分析时测定现场空白值，并与校准曲线的零浓度值进行比较。若空白检验超过控制范围，则这批样品作废。

7. 采样结束后，密闭吸收管两端。将吸收管放置在合适的位置，待测。

8. 在吸收管上写上样品编号；将所有设备收起，恢复到采样前的状态。

9. 填写采样记录单（采样地点、样品编号，同时记录采样现场的气温、气压）。采集好的样品应尽快分析。必要时于 $2\sim5$ ℃下冷藏保存。

四、用于测定 SO_2 的空气样品采集方法

1. 备好采样设备：①大气采样器；②三脚架；③多孔玻板吸收管（透明）×2；④缓冲瓶；⑤温湿度计；⑥气压表；⑦采样标签；⑧采样记录单。

2. 检查大气采样器的计量检定标识，检查电源是否有足够的电量。

3. 调整采样高度：采样器放在三脚架上，将吸收管进气口调节至呼吸带高度。

4. 连接采样系统（注意进气口、出气口以及缓冲瓶的正确连接），连接完毕，检查采样系统气密性。

5. 开机，按要求设定采样时间、采样流量，开始采样。

6. 现场空白检验。在进行现场采样时，一批应至少留有两个采样管不采样，并同其他样品管一样对待，作为采样过程中的现场空白，采样结束后和其他采样吸收管一并送交实验室。样品分析时测定现场空白值，并与校准曲线的零浓度值进行比较。若空白检验超过控制范围，则这批样品作废。

7. 采样结束后，密闭吸收管两端。将吸收管放置在合适的位置，待测。

8. 在吸收管上写上样品编号；将所有设备收起，恢复到采样前的状态。

9. 填写采样记录单（采样地点、样品编号，同时记录采样现场的气温、气压）。

五、用于测定 NO_2 的空气样品采集方法

1. 备好采样设备：①大气采样器；②三脚架；③多孔玻板吸收管（棕色）×2；④缓冲瓶；⑤温湿度计；⑥气压表；⑦采样标签；⑧采样记录单。

2. 检查大气采样器的计量检定标识，检查电源是否有足够的电量。

3. 调整采样高度：采样器放在三脚架上，将吸收管进气口调节至呼吸带高度。

4. 连接采样系统（注意进气口、出气口以及缓冲瓶的正确连接），连接完毕，检查采样系统气密性。

5. 开机，按要求设定采样时间、采样流量，开始采样。

6. 现场空白检验。在进行现场采样时，一批应至少留有两个采样管不采样，并同其他样品管一样对待，作为采样过程中的现场空白，采样结束后和其他采样吸收管一并送交实验

室。样品分析时测定现场空白值,并于校准曲线的零浓度值进行比较。若空白检验超过控制范围,则这批样品作废。

7. 采样结束后,密闭吸收管两端。将吸收管放置在合适的位置,待测。

8. 在吸收管上写上样品编号;将所有设备收起,恢复到采样前的状态。

9. 填写采样记录单(采样地点、样品编号,同时记录采样现场的气温、气压)。

六、用于测定 O_3 的空气样品采集方法

1. 备好采样设备:①大气采样器;②三脚架;③多孔玻板吸收管(棕色)×4(吸收管要串联);④缓冲瓶;⑤温湿度计;⑥气压表;⑦采样标签;⑧采样记录单。

2. 检查大气采样器的计量检定标识,检查电源是否有足够的电量。

3. 调整采样高度:采样器放在三脚架上,将吸收管进气口调节至呼吸带高度。

4. 连接采样系统(注意进气口、出气口以及缓冲瓶的正确连接),连接完毕,检查采样系统气密性。

5. 开机,按要求设定采样时间、采样流量,开始避光采样。

6. 现场空白检验。在进行现场采样时,一批应至少留有两个采样管不采样,并同其他样品管一样对待,作为采样过程中的现场空白,采样结束后和其他采样吸收管一并送交实验室。样品分析时测定现场空白值,并与校准曲线的零浓度值进行比较。若空白检验超过控制范围,则这批样品作废。

7. 采样结束后,密闭吸收管两端。将吸收管放置在合适的位置,严格避光,待测。

8. 在吸收管上写上样品编号;将所有设备收起,恢复到采样前的状态。

9. 填写采样记录单(采样地点、样品编号,同时记录采样现场的气温、气压)。

七、用于测定苯系物的空气样品采集方法

1. 备好采样设备:①大气采样器;②三脚架;③活性炭吸收管×2(图3.1);④温湿度计;⑤气压表;⑥采样标签;⑦采样记录单。

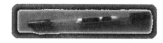

图3.1 活性炭吸收管

2. 检查大气采样器的计量检定标识,检查电源是否有足够的电量。

3. 调整采样高度:采样器放在三脚架上,将固体吸收管进气口调节至呼吸带高度(注意:在采样管上要标记进气方向)。

4. 连接采样系统,固体采样管要与地面垂直。

5. 开机,按要求设定采样时间、采样流量,开始采样。

6. 现场空白检验。在进行现场采样时,一批应至少留有两个采样管不采样,并同其他样品管一样对待,作为采样过程中的现场空白,采样结束后和其他采样吸收管一并送交实验室。样品分析时测定现场空白值,并与校准曲线的零浓度值进行比较。若空白检验超过控制范围,则这批样品作废。

7. 采样结束后,密闭吸收管两端。将吸收管放置在合适的位置,待测。

8. 在吸收管上写上样品编号;将所有设备收起,恢复到采样前的状态。

9. 填写采样记录单(采样地点、样品编号,同时记录采样现场的气温、气压)。

八、用于测定 TVOC 的空气样品采集方法

1. 备好采样设备：①大气采样器；②三脚架；③Tenax 采样管×2(图 3.2)；④温湿度计；⑤气压表；⑥采样标签；⑦采样记录单。

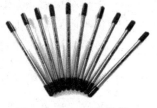

图 3.2　Tenax 采样管

2. 检查大气采样器的计量检定标识，检查电源是否有足够的电量。

3. 调整采样高度：采样器放在三脚架上，将固体吸收管进气口调节至呼吸带高度(注意：在采样管上要标记进气方向)。

4. 连接采样系统，固体采样管要与地面垂直。

5. 开机，按要求设定采样时间、采样流量，开始采样。

6. 现场空白检验。在进行现场采样时，一批应至少留有两个采样管不采样，并同其他样品管一样对待，作为采样过程中的现场空白，采样结束后和其他采样吸收管一并送交实验室。样品分析时测定现场空白值，并与校准曲线的零浓度值进行比较。若空白检验超过控制范围，则这批样品作废。

7. 采样结束后，密闭吸收管两端。将吸收管放置在合适的位置，待测。

8. 在吸收管上写上样品编号；将所有设备收起，恢复到采样前的状态。

9. 填写采样记录单(采样地点、样品编号，同时记录采样现场的气温、气压)。

实训 3.3　公共用品用具微生物采样实训

参照《公共场所卫生检验方法　第 4 部分：公共用品用具微生物附录 A 公共场所公共用品用具微生物采样方法》(GB/T 18204.6—2013)的规定，采集公共用品用具微生物样品。

1. 监测目的与作用：监测公共场所使用的公共用品用具的微生物指标(细菌总数、大肠菌群、金黄色葡萄球菌、溶血性链球菌、真菌总数)，防止疾病传播。

2. 公共用品用具微生物采样原则：无菌条件下采样、避免污染或损失是最基本原则。

(1)采样过程必须在无菌条件下进行；

(2)采样用具必须高压灭菌，且无菌保存；

(3)采样记录必须完整，并立即送检；

(4)存放样品的器具必须密封性好，防止运输过程中的损失或污染。

3. 公共用品用具采样数量：按各类公共用品用具投入使用总数的 3%～5% 抽取；不足 30 件时，此类物品至少应采集 1 件。

4. 涂抹法采样器具：内装 10 mL 生理盐水的灭菌试管、灭菌干燥棉拭子、酒精灯、酒精棉球、灭菌剪刀、灭菌镊子、5 cm×5 cm 灭菌规格板以及工作服及一次性口罩、帽子、手套、记号笔、采样单等。

5. 公共用品用具采样注意事项

(1)采样前，应将酒精灯、点火器移至采样点附近；

(2)用酒精棉球对采样人员的手进行消毒,消毒后的手不能再拿取其他未经消毒的物品;

(3)采样后,使用过的棉拭子放入灭菌试管时,不能碰触试管外壁,以免造成污染;

(4)使用后的物品,应按照实验室生物安全管理制度的相关要求进行处理。

一、杯具的采样方法

1. 穿医用白色工作服,戴医用口罩、帽子。

2. 打开酒精灯,同时进行手消毒,戴一次性乳胶手套。

3. 打开试管盖,用酒精灯灼烧试管口。

4. 取 1 支灭菌干燥棉拭子,于 10 mL 灭菌生理盐水湿润棉拭子(吸取约 1 mL 溶液)。

5. 采集部位与采样面积:在随机抽取的杯具与口唇接触处(1～5 cm 高度)内外缘各涂抹一圈采样,总采样面积为 50 cm^2。

6. 将棉拭子放入剩余的 9 mL 生理盐水内,用灭菌剪刀剪去棉拭子手接触部分,盖无菌塞,关闭酒精灯。

7. 使用后的棉拭子和一次性手套放入指定垃圾袋,记录样品编号,填写采样单,4 h 内送检。

二、棉织品的采样方法

1. 穿医用白色工作服,戴医用口罩、帽子。

2. 打开酒精灯,同时进行手消毒,戴一次性乳胶手套。

3. 打开试管盖,用酒精灯灼烧试管口。

4. 取 1 支灭菌干燥棉拭子,于 10 mL 灭菌生理盐水湿润棉拭子(吸取约 1 mL 溶液)。

5. 采集部位与采样面积

(1)毛巾、枕巾、浴巾:在毛巾、枕巾、浴巾对折后两面的中央 5 cm×5 cm(25 cm^2)面积内分别均匀涂抹 5 次,每 25 cm^2 采样面积为 1 份样品,每件用具共采集 2 份样品。

(2)床单、被单等卧具:在床单、被单的上下两部(颈部、脚部)接触部位 5 cm×5 cm(25 cm^2)面积范围内分别均匀涂抹 5 次,每 25 cm^2 采样面积为 1 份样品,每件用具共采集 2 份样品。

(3)睡衣、睡裤:在睡衣、睡裤随机选择 2 个 5 cm×5 cm(25 cm^2)面积范围内分别均匀涂抹 5 次,每 25 cm^2 采样面积为 1 份样品,每件用具共采集 2 份样品。

6. 将棉拭子放入剩余的 9 mL 生理盐水内,用灭菌剪刀剪去棉拭子手接触部分,盖无菌塞,关闭酒精灯。

7. 使用后的棉拭子和一次性手套放入指定垃圾袋,记录样品编号,填写采样单,4 h 内送检。

三、洁具的采样方法

1. 穿医用白色工作服,戴医用口罩、帽子。

2. 打开酒精灯,同时进行手消毒,戴一次性乳胶手套。

3. 打开试管盖,用酒精灯灼烧试管口。

4. 取 1 支灭菌干燥棉拭子,于 10 mL 灭菌生理盐水湿润棉拭子(吸取约 1 mL 溶液)。

5. 采集部位与采样面积

(1)浴盆:在盆内一侧壁 1/2 高度及盆底中央 5 cm×5 cm(25 cm²)面积范围内分别来回涂抹采样,每 25 cm² 采样面积为 1 份样品,每件用具共采集 2 份样品。

(2)脸(脚)盆:在盆内 1/2 高度相对两侧壁 5 cm×5 cm(25 cm²)面积范围内分别来回涂抹采样,每 25 cm² 采样面积为 1 份样品,每件用具共采集 2 份样品。

(3)坐便器:在坐便圈前部弯曲处选择 2 个 5 cm×5 cm(25 cm²)面积范围内分别涂抹采样,每 25 cm² 采样面积为 1 份样品,每件用具共采集 2 份样品。

(4)按摩床/椅:在按摩床(椅)面中部选择 2 个 5 cm×5 cm(25 cm²)面积范围内分别涂抹采样,每 25 cm² 采样面积为 1 份样品,每件用具共采集 2 份样品。

6. 将棉拭子放入剩余的 9 mL 生理盐水内,用灭菌剪刀剪去棉拭子手接触部分,盖无菌塞,关闭酒精灯。

7. 使用后的棉拭子和一次性手套放入指定垃圾袋,记录样品编号,填写采样单,4 h 内送检。

四、鞋类的采样方法

1. 穿医用白色工作服,戴医用口罩、帽子。

2. 打开酒精灯,同时进行手消毒,戴一次性乳胶手套。

3. 打开试管盖,用酒精灯灼烧试管口。

4. 取 1 支灭菌干燥棉拭子,于 10 mL 灭菌生理盐水湿润棉拭子(吸取约 1 mL 溶液)。

5. 采集部位与采样面积:在每只鞋的鞋内和脚趾接触处 5 cm×5 cm 面积范围内分别均匀涂抹 5 次,1 双鞋为 1 份样品,采样总面积为 50 cm²。

6. 将棉拭子放入剩余的 9 mL 生理盐水内,用灭菌剪刀剪去棉拭子手接触部分,盖无菌塞,关闭酒精灯。

7. 使用后的棉拭子和一次性手套放入指定垃圾袋,记录样品编号,填写采样单,4 h 内送检。

五、购物车(筐)的采样方法

1. 穿医用白色工作服,戴医用口罩、帽子。

2. 打开酒精灯,同时进行手消毒,戴一次性乳胶手套。

3. 打开试管盖,用酒精灯灼烧试管口。

4. 取 1 支灭菌干燥棉拭子,于 10 mL 灭菌生理盐水湿润棉拭子(吸取约 1 mL 溶液)。

5. 采集部位与采样面积:在购物车(筐)把手处选择 2 个 5 cm×5 cm 面积范围内分别均匀涂抹 5 次,1 件物品为 1 份样品,采样总面积为 50 cm²。

6. 将棉拭子放入剩余的 9 mL 生理盐水内,用灭菌剪刀剪去棉拭子手接触部分,盖无菌塞,关闭酒精灯。

7. 使用后的棉拭子和一次性手套放入指定垃圾袋,记录样品编号,填写采样单,4 h 内送检。

六、美容美发用品的采样方法

1. 穿医用白色工作服,戴医用口罩、帽子。

2. 打开酒精灯,同时进行手消毒,戴一次性乳胶手套。

3. 打开试管盖,用酒精灯灼烧试管口。

4. 取 1 支灭菌干燥棉拭子,于 10 mL 灭菌生理盐水湿润棉拭子(吸取约 1 mL 溶液)。

5. 采集部位与采样面积

(1)理发推子:在理发推子的前部上下均匀各涂抹 3 次,采样面积达到 25 cm² 为 1 份样品。

(2)理发刀、理发剪:在理发刀、理发剪两面各涂抹 1 次,采样面积达到 25 cm² 为 1 份样品。

(3)美容美甲用品:在美容美甲用品与人体接触部位涂抹采样,采样面积达到 25 cm² 为 1 份样品。

(4)修脚工具:在修脚工具与人体接触部位涂抹采样,采样面积达到 50 cm² 为 1 份样品。

6. 将棉拭子放入剩余的 9 mL 生理盐水内,用灭菌剪刀剪去棉拭子手接触部分,盖无菌塞,关闭酒精灯。

7. 使用后的棉拭子和一次性手套放入指定垃圾袋,记录样品编号,填写采样单,4 h 内送检。

七、其他用品的采样方法

1. 穿医用白色工作服,戴医用口罩、帽子。

2. 打开酒精灯,同时进行手消毒,戴一次性乳胶手套。

3. 打开试管盖,用酒精灯灼烧试管口。

4. 取 1 支灭菌干燥棉拭子,于 10 mL 灭菌生理盐水湿润棉拭子(吸取约 1 mL 溶液)。

5. 采集部位与采样面积:在用品与人体接触部位选择 2 个 5 cm×5 cm 面积范围内分别涂抹采样,每 25 cm² 采样面积为 1 份样品,每件用品共采集 2 份样品。

6. 将棉拭子放入剩余的 9 mL 生理盐水内,用灭菌剪刀剪去棉拭子手接触部分,盖无菌塞,关闭酒精灯。

7. 使用后的棉拭子和一次性手套放入指定垃圾袋,记录样品编号,填写采样单,4 h 内送检。

实训 3.4　室内小气候监测仪器的基本操作实训

室内小气候是由于围护结构(墙、屋顶、地板、门窗等)的作用下,形成了不同于室外的气候。室内小气候主要是由气温、湿度、风和热辐射这四个综合作用于人体的气象因素组成。

室内小气候的监测参照国家推荐标准《公共场所卫生检验方法　第 1 部分:物理因素》(GB/T 18204.1—2013)操作。

一、空气温度测量仪器的使用方法

空气温度(气温)是表示空气冷热程度的物理量。《公共场所卫生检验方法　第1部分：物理因素》(GB/T 18204.1—2013)规定的检验方法包括：①玻璃液体温度计法；②数显式温度计法。

空气温度测量仪器的使用方法，按照说明书操作。

二、相对湿度测量仪器的使用方法

相对湿度(relative humidity,RH)表示空气中的绝对湿度与同温度下的饱和绝对湿度的比值，得数是一个百分比 RH%。《公共场所卫生检验方法　第1部分：物理因素》(GB/T 18204.1—2013)规定的检验方法包括：①干湿球法；②氯化锂露点法；③电阻电容法。

相对湿度测量仪器(图3.3、图3.4)的使用方法按照说明书操作。

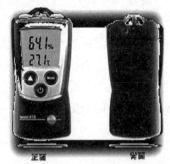

图3.3　数显式温湿度仪

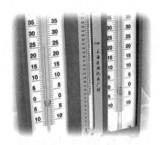

图3.4　干湿球温度湿度计

三、风速测量仪器的使用方法

风速是指空气相对于地球某一固定地点的运动速率，风速的常用单位是 m/s，1 m/s ＝ 3.6 km/h。《公共场所卫生检验方法　第1部分：物理因素》(GB/T 18204.1—2013)规定的检验方法为电风速计法。

风速测量仪器(图3.5)的使用方法，按照说明书操作。

四、辐射热测量仪器的使用方法

热辐射是因热引起的电磁波辐射现象。温度高于绝对零度的物体都能产生热辐射，温度愈高，辐射出的总能量就愈大。热辐射的光谱是连续谱，波长覆盖范围理论上可从 0 直至 ∞，一般的热辐射主要靠波长较长的可见光和红外线传播。由于电磁波的传播无须任何介质，所以热辐射是在真空中唯一的传热方式。《公共场所卫生检验方法　第1部分：物理因素》(GB/T 18204.1—2013)规定的检验方法包括：①辐射热计法；②黑球温度计法。

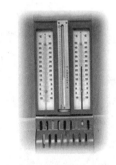

图3.5　电风速计

辐射热测量仪器(图3.6)的使用方法，按照说明书操作。

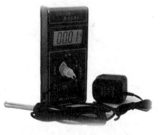

图3.6　辐射热测量仪

实训 3.5　物理因素测量仪器的基本操作实训

室内环境中的物理因素主要包括大气压、新风量、环境噪声、照度、紫外线辐射、电磁辐射等。室内物理因素的测量参照国家推荐标准《公共场所卫生检验方法　第 1 部分:物理因素》(GB/T 18204.1—2013)操作。

一、室内照度测量

室内照度测量参照国家推荐标准《公共场所卫生检验方法　第 1 部分:物理因素》(GB/T 18204.1—2013)操作,方法为照度计法。

(一)原理

照度计是利用光敏半导体元件的物理光电现象制成的。当外来光线射到光探测器(光电元件)后,光电元件将光能转变为电能,通过读数单元(电流表或数字液晶板)显示光的照度值。

(二)仪器

照度计的量程下限≤1 lx,上限≥5 000 lx,示值误差不超过±8%。其参数为光照强度。光照强度是指单位面积上所接收可见光的能量,简称照度,单位为勒克斯(Lux 或 lx)。照度测量仪器的使用方法按照说明书操作。

(三)测量步骤

按要求对仪器进行期间核查和使用前校准。

(1)测点布置:室内照度测点布置参照 GB/T 18204.1—2013 附录 A.4 照度测点布置要求执行。

①整体照明:测点数量、测点位置和测点距离见表 3.2。

表 3.2　整体照明照度测点布置要求

测点布置	室内面积/m²		
	<50	50～200	≥200
测点数量	1	2	3～5
测点位置	室中央	室内对称点	3 个测点的设置在室内对角线四等分的 3 个等分点上;5 个测点的按梅花布点
测点距离	距地面高度 1～1.5 m		

②局部照明:对于特殊需要的局部照明,可测量其中有代表性的 1 点;如果是局部照明和整体照明兼用的情形,应根据实际情况合理选择整体照明的灯光是关闭还是开启,并在测定结果中注明。

③注意事项:如果光源是白炽灯,应开启 5 min 后开始测量;如果是气体放电灯,应开启 30 min 后开始测量。

(2)按使用说明书要求检查和调整照度计。

(3)将受光器水平置于待测位置,选择量程并读取照度值。

(4)注意事项:①照度计的受光器应洁净无尘;②测量时,照度计受光器应水平放置;③操作人员的位置和服装不应对测量结果造成影响。

(四)结果表达

一个监测区域的平均照度以该区域内各测点测量值的算术平均值给出。

二、室内环境噪声测量

室内环境噪声测量参照国家推荐标准《公共场所卫生检验方法 第 1 部分:物理因素》(GB/T 18204.1—2013)操作,方法为数字声级计法。

(一)原理

数字声级计通常利用电容式声电换能器,将被测的声音信号转变为电信号,经内部一定处理后成为声级值。使用声级计在规定时间内测量一定数量的室内环境 A 计权声级值,经过计算得出等效 A 声级 L_{Aeq},即为室内噪声值。

(二)仪器

数字声级计。测量范围(A 声级)30~120 dB,精度±1.0 dB。

环境噪声是指在工业生产、建筑施工、交通运输和社会生活中所产生的干扰周围生活环境的声音。环境噪声测量仪器的使用方法按照说明书操作。

(三)测量步骤

测量前,使用校准器对声级计进行校准。

(1)测点布置:室内噪声测点布置参照 GB/T 18204.1—2013 附录 A.3 噪声测点布置要求执行。

①对于噪声源在公共场所外的,测点数量、测点位置和测点距离的布置见表 3.3。

表 3.3 噪声测点布置要求

测点布置	室内面积/m²		
	<50	50~200	≥200
测点数量	1	2	3~5
测点位置	室中央	室内对称点	3 个测点的设置在室内对角线四等分的 3 个等分点上;5 个测点的按梅花布点
测点距离	距地面高度 1~1.5 m;距墙壁和其他主要反射面≥1 m		

②对于噪声源在公共场所内的,噪声测点数量设置 3 个测点;测点位置在噪声源中心至

对侧墙壁中心的直线四等分的 3 个等分点上设置;测点距离见表 3.3。

(2)噪声测量:测量时,声级计可以手持或固定在三脚架上,要尽可能减少声波反射影响。

①对于稳态噪声:用声级计快挡读取 1 min 指示值或平均值;对于脉冲噪声,读取峰值和脉冲保持值。

②对于周期性噪声:用声级计慢挡每隔 5 s 读取 1 个瞬时 A 声级值,测量 1 个周期。

③对于非周期非稳态噪声:用声级计慢挡每隔 5 s 读取 1 个瞬时 A 声级值,连续读取若干数据。

(四)结果计算

(1)室内环境噪声为稳态噪声的,声级计指示值或平均值即为等效 A 声级 L_{Aeq}。

(2)室内环境噪声为脉冲噪声的,声级计测得的峰值即为等效 A 声级 L_{Aeq}。

(3)室内环境噪声为周期性或其他非周期非稳态噪声的,按照公式 3.1 计算等效 A 声级 L_{Aeq}。

$$L_{Aeq} = 10\lg\left(\sum_{i=1}^{n} 10^{0.1L_{Ai}}\right) - 10\lg n \qquad (公式 3.1)$$

式中:L_{Aeq}——室内环境噪声等效 A 声级,dB;

　　　n——在规定时间 t 内测量数据的总数,个;

　　　L_{Ai}——第 i 次测量的 A 声级,dB。

(五)结果表达

一个监测区域的测定结果以该区域内各测点等效 A 声级的算术平均值给出。

三、室内电磁辐射测量

室内电磁辐射测量参照国家推荐标准《公共场所卫生检验方法　第 1 部分:物理因素》(GB/T 18204.1—2013)操作,方法为宽带全向场强仪法。

(一)原理

依据偶极子和热电偶与电场强度的关系,以 3 个正交的偶极子天线、端接肖特基检波二极管和 RC 滤波器组成偶极子探头,或 3 条相互垂直的热电偶结点阵组成的热电偶型探头测量电场强度;依据环天线与磁场强度的关系,以 3 个相互正交的环天线和二极管、RC 滤波元件、高阻线环天线组成的磁场探头测量磁场强度。

(二)仪器

电磁辐射测量仪。根据辐射源的频率范围和分布特征,选择相应的选频或宽频电磁辐射测量仪器。仪器性能要求详见《辐射环境保护管理导则——电磁辐射监测仪器和方法》(HJ/T 10.2—1996)。

电磁辐射由空间共同移送的电能量和磁能量所组成,而该能量是由电荷移动所产生。

电磁辐射包括电离辐射和非电离辐射。《公共场所卫生检验方法 第 1 部分:物理因素》(GB/T 18204.1—2013)规定的检验方法为宽带全向场强仪法。电磁辐射测量仪器的使用方法按照说明书操作。

(三)测量步骤

(1)选择代表性测量点:根据各辐射源的安装位置、电磁场分布特征及公众暴露特征,测量人体敏感部位(头、胸、腹)和暴露强度(头部暴露可根据辐射源情况采用 1.7 m 或 2.0 m 作为测量高度),具体采样点要求详见《公共场所卫生检验方法 第 1 部分:物理因素》(GB/T 18204.1—2013)附录 A 中 A.5。

(2)选择代表性测量时间:对于辐射体,应在辐射体正常工作时间内进行测量;对于一般环境电磁场,测量时段应选择在公共场所环境电磁辐射污染最严重的高峰时段。

(3)环境电磁场测量:根据辐射体的发射频率,选择相应频率范围的场强计,每个采样点连续测量 5 次,每次测量时间应不小于 15 s,并读取稳定状态的最大值。若测量数据波动比较大时,应适当延长测量时间。一般情况下,室内公共场所不需测量工频电场。

(四)结果计算

电磁场强按照公式 3.2 计算。

$$E = \sqrt{E_1^2 + E_2^2 + \cdots + E_n^2}$$ （公式 3.2）

式中:E——复合场强,V/m;

E_1,E_2,$\cdots$,E_n——各个频率场强,V/m。

四、室内紫外线辐射测量

室内紫外线辐射测量参照国家推荐标准《公共场所卫生检验方法 第 1 部分:物理因素》(GB/T 18204.1—2013)操作,方法为紫外线频谱分析剂量法。

(一)原理

光谱响应是波长的函数,利用光电传感器将入射紫外线(UV)辐射转变成电信号,经信号放大,显示 UV 强度。

(二)仪器

辐射照度计、光谱辐射计和剂量计。

紫外线辐射:是指波长范围约 10～400 nm 的光辐射。紫外线可划分为 A 波段(320～400 nm)、B 波段(290～320 nm)、C 波段(200～290 nm)、真空紫外波段(10～200 nm),波长小于 200 nm 的紫外辐射被大气吸收,在空气中不能传播。《公共场所卫生检验方法 第 1 部分:物理因素》(GB/T 18204.1—2013)规定的检验方法为紫外线频谱分析剂量法。紫外线辐射测量仪器的使用方法按照说明书操作。

(三)测量步骤

(1)测量位置:选择公众可以到达且逗留时间超过 1 min 的地点,并根据辐射源的特征,针对公众人体暴露部位,测量光波有效辐照强度。

(2)测量时间:根据紫外线强度的变化规律和监测目的,选择有代表性的时间段,监测暴露人员的辐射暴露量并记录测量位置。

(3)注意事项:①现场测量时,应对作业人员的活动场所及时间进行详细的记录;②现场测量应针对人员在各个位点的滞留时间、暴露部位及体位,设计合理的监测方案;③测量人员应注意个体防护。

(四)结果计算

紫外辐射量按照公式 3.3 计算。

$$E_{eff} = \sum \left[E_{\lambda} \times S(\lambda) \times \Delta\lambda \right] \qquad (公式 3.3)$$

式中:E_{eff}——有效辐射量,W/m^2,以 270 nm 作为参考值;

E_{λ}——光波辐射度(各波长的辐射量),$W/(m^2 \cdot nm)$;

$S(\lambda)$——光波有效值;

$\Delta\lambda$——计量范围内紫外线带宽,nm。

(五)测量记录

包括测量日期、测量时间、气象条件、测量地点及具体测量位置、被测仪器设备型号和参数、测量设备型号和参数、测量数据及测量人员信息等。

第四章　环境质量监测与评价技术

实训 4.1　室内空气质量监测与评价技术

一、采样布点规范

(一)采样点的布设

《室内环境空气质量监测技术规范》(HJ/T 167—2004)对室内空气采样布点原则、布点方式、采样点高度提出了要求。室内空气的采样应按相关污染物标准检验方法中规定的方法和步骤操作。

1. 布点原则

采样点位的数量要根据室内面积大小和现场情况来确定,要能正确反映室内空气污染物的污染程度。原则上,采样点位的数量需符合表 4.1 的要求。

2. 布点方式

采样点的位置以及相关要求见表 4.1。

3. 采样点高度

原则上,采样点的高度应与人的"呼吸带"高度一致,见表 4.1;也可根据房间的使用功能、人群的高低以及在房间的站立、坐或卧的时间长短来确定采样高度。

表 4.1　室内空气采样点的布设要求

测点布置	室内面积/m²		
	<50	50~100	≥100
采样点位数量	1~3	3~5	≥5
采样点位置	1 个采样点布设于室中央;多点采样时,应按对角线或梅花式均匀布设		
采样点要求	离墙壁距离>0.5 m;离门窗距离>1 m;采样点应避开通风口		
采样点高度	与人的呼吸带高度一致,相对高度 0.5 ~1.5 m		

(二)采样时间与频次

1.《室内环境空气质量监测技术规范》(HJ/T 167—2004)规定,经装修的室内环境,应在装修完成 7 d 后及使用前进行采样监测。该规范对室内环境空气质量监测频次提出了如下要求:

(1)1 h 平均浓度:至少连续或间隔采样 45 min;

(2)8 h平均浓度:至少连续或间隔采样6 h;

(3)日平均浓度:至少连续或间隔采样18 h;

(4)年平均浓度:至少连续或间隔采样3个月。

2.《公共场所卫生检验方法　第6部分:卫生监测技术规范》(GB/T 18204.6—2013)对各类公共场所卫生监测的频次和样本量提出如下要求:

(1)宾馆、饭店、旅店、招待所等场所:经常性卫生监测为随机监测;空气质量监测为1天上、下午各监测1次;监测的客房数量不得少于2间,每间客房布设1个监测点。

(2)影剧院、音乐厅、录像厅(室):经常性卫生监测只随机监测1场;空气质量监测为1天中的1~2场。每场开始前10 min、开始后10 min和结束前10 min各监测一次。监测点数要求见表4.2。

表4.2　影剧院、音乐厅、录像厅(室)的监测点数要求

座位数量/个	监测点数/个
<300	1~2
300~500	2~3
501~1 000	3~4
>1 000	5

(3)游艺厅、歌舞厅:经常性卫生监测为随机监测;空气质量监测为1天,在客流高峰和低峰时各监测1次。监测点数要求见表4.3。

表4.3　游艺厅、歌舞厅、公共浴室、游泳馆的监测点数要求

营业面积/m²	监测点数/个
<50	1
50~200	2
>200	3~5

(4)公共浴室、游泳馆:经常性卫生监测为在营业客流高峰时段监测1次。监测点数要求见表4.3。

(5)美容店、理(美)发店等场所:经常性卫生监测为随机检测;空气质量监测为1天,在一天内监测2~3次。监测点数要求见表4.4。

表4.4　美容店、理(美)发店的监测点数要求

座(床)位数量/个	监测点数/个
<10	1
10~30	2
>30	3

(6)体育场(馆)空气卫生状况监测:经常性卫生监测为随机监测。空气质量监测点数要求见表4.5。

表4.5　体育场(馆)的监测点数要求

座位数量/个	监测点数/个
<1 000	2
1 000~5 000	3
>5 000	5

（7）展览馆、博物馆、图书馆、美术馆、商场（店）、书店、候车（机、船）室、餐饮等场所：经常性卫生监测为随机监测场所营业的客流高峰时段。监测点数要求见表4.6。

表4.6　展览馆、博物馆、图书馆、美术馆、商场(店)、候车(机、船)室、餐饮场所的监测点数要求

营业面积/m²	监测点数/个
＜200	1
200～1 000	2
＞1 000	3

3. 封闭时间。《室内环境空气质量监测技术规范》（HJ/T 167—2004）规定：

（1）检测应在对外门窗关闭12 h后进行；

（2）对于采用集中空调的室内环境，空调应正常运转；

（3）有特殊要求的，可根据现场情况及要求而定。

（三）采样的质量控制

参照《室内环境空气质量监测技术规范》（HJ/T 167—2004）的规定执行。

1. 采样仪器

包括大气采样器、采样管、温湿度计、大气压力计等（图4.1、图4.2）。应符合国家有关标准和技术要求，并通过计量检定。使用前，应按仪器说明书对仪器进行检验和校准。采样管应事先进行处理，经仪器检测，本底符合要求后，才可以使用。采样时，采样仪器（包括采样管）避免阳光直接照射。

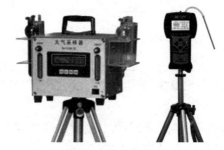

图4.1　大气采样器

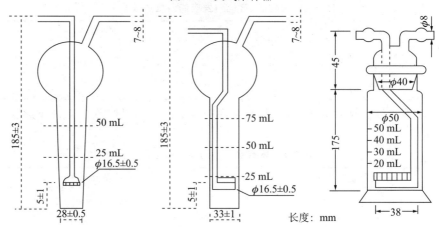

图4.2　多孔玻板吸收瓶(管)结构示意图

2. 采样人员

必须通过岗前培训,切实掌握采样技术。在采样过程中,要采取必要的安全措施,确保采样人员的安全。例如,在室内空气质量明显超标时,应采用适当的防护措施。

3. 气密性检查

在采样前,应对有动力采样器的采样系统进行气密性检查,不得漏气。根据《作业场所空气采样仪器的技术规范》(GB/T 17061—1997)和《环境空气采样器技术要求及检测方法》(HJ/T 375—2007),堵死进气口,以最大流量抽气时,流量计应无显示,表示气密性良好。

4. 流量校准

在采样前和采样后,要使用经检定合格的高一级流量计(例如,一级皂膜流量计)对使用的采样器流量计进行校准,取两次校准(误差不超过 5%)的平均值作为采样流量的实际值。

参照《环境空气质量手工监测技术规范 HJ/T 194—2005》中附录 A(规范性附录)气体采样器采样流量校准,用皂膜流量计校准转子流量计的方法和步骤如下:

(1)按图 4.3 安装校准装置,检查并保证校准系统不漏气。

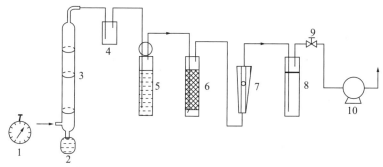

1—秒表；2—肥皂；3—皂膜计；4—皂液捕集器；5—吸收瓶；
6—干燥器；7—转子流量计；8—缓冲瓶；9—针阀；10—抽气泵

图 4.3　用皂膜计校准转子流量计

(2)记录校准时的室温和大气压力。

(3)启动采样泵,调节流量直到转子流量计的转子稳定在某一刻度,通常为满量程 20% 的位置。

(4)捏橡皮球使皂膜计进气口与皂液面接触形成皂膜,气体推动皂膜缓缓上升,使皂膜能通过皂膜计管而不破裂,用秒表记录皂膜通过皂膜计上下刻度线内运行的时间,计算皂膜流量计上下刻度线之间的体积。重复 3 次,并记录校准温度及其对应的水的饱和蒸气压(见表 4.7)。

表 4.7　在 101.3 kPa 压力下,不同温度时空气中水的饱和蒸气压

温度/℃	水的饱和蒸气压		温度/℃	水的饱和蒸气压	
	mmHg	kPa		mmHg	kPa
9	8.6	1.15	23	21.1	2.81
10	9.2	1.23	24	22.4	2.99
11	9.8	1.31	25	23.8	3.17
12	10.5	1.40	26	25.2	3.36

续表

温度/℃	水的饱和蒸气压		温度/℃	水的饱和蒸气压	
	mmHg	kPa		mmHg	kPa
13	11.2	1.49	27	26.7	3.56
14	12.0	1.60	28	28.3	3.77
15	12.8	1.71	29	30.0	4.00
16	13.6	1.81	30	31.8	4.24
17	14.5	1.93	31	33.7	4.49
18	15.5	2.07	32	35.7	4.76
19	16.5	2.20	33	37.7	5.03
20	17.5	2.33	34	39.9	5.32
21	18.7	2.49	35	42.2	5.62
22	19.8	2.64	36	44.6	5.94

（5）取三次测量的平均体积和平均时间，并将平均体积换算到标准状况下的体积，重复步骤，依次校准满量程的 40%、60%、80%、100% 处刻度或处在使用流量对应的刻度处。校准标准状况下转子流量计的流量按公式 4.1、公式 4.2 计算：

$$V_{nd} = V_m \frac{P_b - P_v}{101.325} \cdot \frac{273}{273 + t_m} \qquad \text{（公式 4.1）}$$

$$Q_{nd} = \frac{V_{nd}}{t} \qquad \text{（公式 4.2）}$$

式中：V_{nd}——标准状况下皂膜流量计两刻度间的体积，mL；

V_m——校准时皂膜流量计两刻度的体积，mL；

P_b——校准时环境大气压力，kPa；

P_v——皂膜流量计内水的饱和蒸气压，kPa；

t——校准时，3 次的平均时间，s；

t_m——校准时皂膜流量计气体的温度，℃；

Q_{nd}——标准状况下，转子流量计的流量，mL/min。

5. 现场空白检验

在采样时，每批样品应至少有两个现场空白样品。除不采集样品外，现场空白采样管的其他环境条件应与进行采样的样品采样管相同。采样结束后，将现场空白采样管和进行采样的样品采样管一同送实验室检验。

样品分析时，测定现场空白值，并与校准曲线的零浓度值进行比较。如果空白检验值超过了控制范围，则此批次采集的样品作废。

6. 平行样检验

在每批次的采样中，平行样的数量不得低于 10%。每次平行采样，测定值之差与平均值比较的相对偏差不得超过 20%。

7. 采样体积校正

在计算污染物浓度时，应按公式 4.3 将采样体积换算成参比状态下的采样体积。

$$V_r = V \times \frac{T_r}{T} \times \frac{p}{p_r} \qquad \text{（公式 4.3）}$$

式中：V_r——换算成参比状态下的采样体积，L；

V——采样体积,L;

T_r——参比状态的绝对温度,273 K;

T——采样时采样点现场的温度(t)与参比状态的绝对温度(T_0)之和,$(t + 273)$K;

p_r——参比状态下的大气压力,101.3 kPa;

p——采样时采样点的大气压力,kPa。

(四)采样记录

参照《室内环境空气质量监测技术规范》(HJ/T 167—2004)的规定执行。对现场情况、采样日期、时间、地点、数量、布点方式、大气压力、气温、相对湿度、风速以及采样人员等做出详细现场记录;每个样品需附标签标明采样点位编号、采样日期和时间、测定项目等信息。采样记录随样品一同带回实验室。采样记录格式可参考表 4.8。

表 4.8　室内空气采样及现场监测原始记录

采样地点:　　　　日期:　　　气压:　　　气温:　　　相对湿度:　　　风速:

监测项目	采样点位	样品编号	采样时间	采样流量	采样体积	监测数值	仪器编号

(五)样品的运输与保存

参照《室内环境空气质量监测技术规范》(HJ/T 167—2004)的规定执行。

样品应由专人运送,按采样记录清点样品,防止错漏。为防止运输中采样管振动破损,装箱时可用泡沫塑料等分隔。

样品受物理、化学等因素的影响,使组分和含量可能发生变化,应根据不同项目要求,进行有效处理和防护。

在样品的储存和运输过程中,要避开高温、强光。样品运抵后,要与接收人员交接并登记。

各样品要标注保质期,样品需在保质期前检测。样品要注明保存期限,超过保存期限的样品,要按照规定及时处理。具体保存期限以现行有效国标为准。

二、监测项目与分析方法

参照《室内环境空气质量监测技术规范》(HJ/T 167—2004)的规定执行。

(一)监测项目的确定原则

1. 选择室内空气质量标准中要求控制的监测项目。
2. 选择室内装饰装修材料有害物质限量标准中要求控制的监测项目。
3. 选择人们日常活动可能产生的污染物。
4. 依据室内装饰装修情况判定可能产生的污染物。
5. 所选监测项目应有国家或行业标准分析方法、行业推荐的分析方法。

(二)室内空气质量监测项目

1. 应测项目:包括温度、大气压、风速、相对湿度、新风量、二氧化硫、二氧化氮、一氧化碳、二氧化碳、氨、臭氧、甲醛、苯、甲苯、二甲苯、总挥发性有机物(TVOC)、三氯乙烯、四氯乙烯、苯并[a]芘、可吸入颗粒物、细颗粒物、氡(^{222}Rn)和细菌总数等。

2. 其他项目:包括甲苯二异氰酸酯(TDI)、苯乙烯、丁基羟基甲苯、4-苯基环己烯和2-乙基己醇等。

3. 新装饰、装修过的室内环境,应测定甲醛、苯、甲苯、二甲苯和总挥发性有机物(TVOC)等项目。

4. 人群比较密集的室内环境,应测定细菌总数、新风量和二氧化碳等项目。

5. 使用臭氧消毒、净化设备及复印机等可能产生臭氧的室内环境,应测定臭氧含量。

6. 住宅一层、地下室、其他地下设施以及采用花岗岩、彩釉地砖等天然放射性含量较高材料新装修的室内环境,应测定氡(^{222}Rn)。

7. 北方冬季施工的建筑物,应测定氨。

8. 鼓励使用气相色谱/质谱法质谱仪对室内环境空气进行定性检测。

(三)室内空气质量监测分析方法

1. 选择分析方法的原则

(1)首选评价标准中指定的监测分析方法,如室内空气质量标准(GB/T 18883—2022);

(2)指定方法时,应选择国家标准分析方法、行业标准分析方法,也可采用行业推荐方法;

(3)在某些项目的监测中,可采用ISO(International Organization for Standardization)、美国EPA(Environmental Protection Agency)和日本JIS(Japanese Industrial Standards)推荐的其他等效分析方法,或由权威技术机构制定的方法,但应经过验证合格,确保其检出限、准确度和精密度能达到质控要求。

2. 室内空气中各类质量指标的监测分析方法

《室内空气质量标准》(GB/T 18883—2022)中要求的各类质量指标监测分析方法见表4.9。

表4.9　室内空气中各类质量指标的测定方法

指标分类	监测项目	监测分析方法	标准文号
物理性	温度	玻璃液体温度计法	GB/T 18204.1
		数显式温度计法	GB/T 18204.1
	相对湿度	电阻电容法	GB/T 18204.1
		干湿球法	GB/T 18204.1
		氯化锂露点法	GB/T 18204.1
	风速	电风速计法	GB/T 18204.1
	新风量	示踪气体法	GB/T 18204.1
		风管法	GB/T 18204.1

续表

指标分类	监测项目	监测分析方法	标准文号
化学性	臭氧(O_3)	靛蓝二磺酸钠分光光度法	GB/T 18204.2
		紫外光度法	HJ 590
	二氧化氮(NO_2)	改进的 Saltzman 法	GB 12372
		Saltzman 法	GB/T 15435
		化学发光法	HJ/T 167
	二氧化硫(SO_2)	甲醛吸收-副玫瑰苯胺分光光度法	GB 16128
	二氧化碳(CO_2)	不分光红外分析法	GB/T 18204.2
	一氧化碳(CO)	不分光红外分析法	GB/T 18204.2
	氨(NH_3)	靛酚蓝分光光度法	GB/T 18204.2
		纳氏试剂分光光度法	HJ 533
		离子选择电极法	GB/T 14669
	甲醛(HCHO)	AHMT 分光光度法	GB/T 16129
		酚试剂分光光度法	GB/T 18204.2
		高效液相色谱法	GB/T 18883
	苯(C_6H_6) 甲苯(C_7H_8) 二甲苯(C_8H_{10})	固体吸附-热解吸-气相色谱法	GB/T 18883
		活性炭吸附-二硫化碳解吸-气相色谱法	GB/T 18883
		便携式气相色谱法	GB/T 18883
	总挥发性有机化合物(TVOC) 三氯乙烯(C_2HCl_3) 四氯乙烯(C_2Cl_4)	固体吸附-热解吸-气相色谱质谱法	GB/T 18883
	苯并[a]芘(BaP)	高效液相色谱法	GB/T 18883
	可吸入颗粒物(PM_{10}) 细颗粒物($PM_{2.5}$)	撞击式-称重法	GB/T 18883
生物性	细菌总数	撞击法	GB/T 18883
放射性	氡(^{222}Rn)	固体核径迹测量方法	GB/T 18883
		连续测量方法	
		活性炭盒测量方法	

注:AHMT 为 4-氨基-3-联氨-5-巯基-1,2,4-三氮杂茂。

三、监测数据与监测结果的处理

参照《室内环境空气质量监测技术规范》(HJ/T 167—2004)的规定执行。

(一)原始监测数据的记录

1. 原始记录

空气质量监测的原始记录是监测工作的重要凭证,应在记录表格或专用记录本上按规定格式对各栏目认真填写,个人不得擅自销毁原始记录,应将其按期归档保存,涉及同一监测报告的原始记录归于一档。

2. 有误数据的标记及修改

如果原始记录数据有误需要改正,应将错误的数据画两道横线;如果需要改正的数据成片,应该以框线将这些数据框起,并注明"作废",并在错误数据的上方写上正确的数据,在右下方签名或盖章,标注修改时间。不允许在原始记录上涂改。

3. 必须现场记录

各项监测数据记录必须现场填写,不得事后补写。

(二)原始记录的有效数字保留位数

1. 采样器流量

(1)颗粒物采样器的采用泵流量记录到整数,L/min;

(2)当使用空气流量校准器校准流量时,二氧化硫、甲醛、氨等采样器流量记录到小数点后两位,L/min;

(3)采样流量记录同校准流量一致,L/min。

2. 气象因素

(1)气温记录到小数点后一位,℃;

(2)气压记录到小数点后一位,kPa;

(3)相对湿度记录到整数,%;

(4)风速记录到小数点后一位,m/s。

3. 采样时间

记录到整数,min。

4. 采样体积

记录到小数点后一位,L 或 m^3。

5. 颗粒物称重

记录到小数点后四位,g。

6. 吸光度值

分光光度法测定吸光度值,记录到小数点后 3 位,L/(mol·cm)。

(三)监测数据的数字修约与计算规则

监测数据的数字修约与计算,按《数字修约规则与极限数值的表示和判定》(GB/T 8170—2008)的规定进行。

(四)监测结果的统计处理

详见第一章第四节环境卫生监测数据处理与分析质量控制。

四、监测分析质量保证与质量控制

参照《室内环境空气质量监测技术规范》(HJ/T 167—2004)的规定执行。室内空气质量监测质量保证,是贯穿监测全过程的质量保证体系,包括人员培训、采样点位的选择、监测分析方法的选定、实验室质量控制、数据处理和报告审核等一系列质量保证措施和技术要求。

(一)对监测机构与监测人员的要求

1. 凡从事室内空气质量监测的机构,必须通过国家或省级检验检测机构资质认定。

2. 凡从事室内环境空气质量监测的工作人员,需经专业技术培训,经有关部门考核合格后,持证上岗。

3. 监测人员需正确熟练地掌握环境监测中操作技术和质量控制程序;熟知有关环境监测管理的法规、标准和规定;学习和了解国内外环境监测新技术、新方法。

(二)现场监测的分析质量控制

1. 人员要求

现场监测人员和质量控制人员要求是具有仪器仪表、化学分析、标准传递、计算机、数据处理等多个相关专业知识的技术人员,必须接受严格的技术培训和考核,能正确和熟练掌握仪器设备的操作和使用,能迅速判断故障并能及时排除故障。

2. 仪器校准

仪器使用前,要进行零点校准及跨度校准。应定期对所用仪器、仪表及各种监测用具进行检查、校准和维护,一般每半年要进行一次多点校准。

3. 填写现场监测记录

现场监测人员应认真填写现场监测记录并签名;现场质控人员应审核现场监测的过程,并在核验监测记录合格后签名。

4. 日常检查和维护

现场监测仪器应做好日常检查和维护,保证监测仪器处于良好的状态。

(三)实验室样品分析质量控制

1. 分析方法的选择

所用监测方法优先选用国家标准、行业标准规定的监测分析方法。首次使用的分析方法,应进行质量控制实验,以考察实验方法的实用性和分析人员的操作水平。

2. 标准溶液的配制

采用基准试剂或用分析方法指定规格的试剂配制标准溶液。用称量法直接配制标准溶液时,准确至 0.1 mg,在 A 级容量瓶中定容。非直接配制的标准溶液必须经过标定,以平行标定结果的平均值作为标定值。平行标定结果的相对偏差应小于 2%,否则需要重新标定。也可直接使用有证标准溶液。

3. 标准溶液的使用与储存

配制好的标准溶液必须储存在适宜的试剂瓶中,变质或过期的标准溶液必须重新配制。标准溶液需分装使用,以避免污染。

4. 标准溶液的检验

实验室配制的标准溶液,需用国家一级或二级标准物质进行比对实验,以检验其是否符合要求;用 F 检验法进行总体方差一致性检验,用 t 检验法进行总体均值一致性检验;若经检验均值无显著性差异,则表明实验室配制的标准溶液符合使用要求;若检验均值有显著性差异,则表明实验室配制的标准溶液存在系统误差,无法使用,需重新配制。

(四)全程序空白值的检查

全程序空白值是指测定某物质时,除样品中不含该测定物质外,整个分析过程的全部因素引起的测定信号值或相应浓度值。每次应测定 2 个平行样,连续测定 5 天,按公式 4.4 计算 10 次所测结果的批内标准偏差 S_{wb}。

$$S_{wb} = \sqrt{\frac{\sum_{i=1}^{n}(x_i - \bar{x})^2}{m(n-1)}}$$ （公式 4.4）

式中:n——每天平行测定空白样个数;

$\quad$ m——测定天数;

$\quad$ x_i——空白试验值;

$\quad$ $\bar{x}$——空白试验均值。

检出限按公式 4.5 计算:

$$L = 2\sqrt{2} t_f S_{wb}$$ （公式 4.5）

式中:L——方法检出限;

$\quad$ S_{wb}——测定次数为 n 次的空白值标准差;

$\quad$ f——批内自由度 $f = m(n-1)$,m 为重复测定次数,n 为平行测定次数;

$\quad$ t——显著性水平为 0.05(单侧),自由度为 f 的 t 值。

如果所得检出限大于方法规定检出限,表明空白值不合格,需查找原因并进行改进,否则将影响样品测定的准确度和精密度,即监测质量不合格。

(五)校准曲线

绘制校准曲线时,至少要有 6 个浓度点(包括零浓度),以及在接近线性范围上限和下限的点,每个点应做平行测定。校准曲线回归的相关系数 $r > 0.999$ 者为合格的校准曲线。回归方程截距 $a < 0.005$ 为合格,若 $a > 0.005$ 时,当取 95% 的置信水平,将截距 a 与 0 做 t 检验,无显著性差异时,$a = 0$,用回归方程计算浓度;当截距 a 与 0 有显著性差异时,应查找原因并进行改进,重新绘制,经检验合格后方可使用。

当分析方法要求每次测定需同时绘制校准曲线时,按方法规定执行;若校准曲线斜率较为稳定,可定期检查其是否可继续使用,检验方法是测定两个校准点(以测定上限浓度 0.3 倍和 0.6 倍两点为宜),当此两点与原曲线相应点的相对偏差小于 5%(最多 10%)时原曲线可以继续使用,否则需重新绘制。

五、室内空气质量评价方法

室内空气质量评价是参照《室内空气质量标准》(GB/T 18883—2022)、《公共场所卫生标准》(GB/T 18204.6—2013)、《公共场所卫生指标及限值要求》(GB 37488—2019),对室内空气质量进行定性和定量评价的过程,包括空气质量的达标情况判断、变化趋势分析和空气质量优劣相互比较。

也可参照《环境空气质量评价技术规范(试行)》(HJ 663—2013)进行室内空气质量评价。

(一)环境空气质量评价项目

《环境空气质量评价技术规范(试行)》(HJ 663—2013)将环境空气质量评价项目分为基本评价项目和其他评价项目两类。

1. 基本评价项目

包括二氧化硫(SO_2)、二氧化氮(NO_2)、一氧化碳(CO)、臭氧(O_3)、可吸入颗粒物(PM_{10})和细颗粒物($PM_{2.5}$)6项。

2. 其他评价项目

包括总悬浮颗粒物(TSP)、氮氧化物(NO_x)、铅(Pb)和苯并[a]芘(BaP)4项。

室内空气质量评价项目可根据评价现场的实际情况确定。选择最常见、具代表性、常规监测的污染物项目作为评价项目,亦可针对评价区域的污染源和污染物的排放实际情况,适当增减某些评价项目。

此外,在选择评价项目时,还需考虑评价项目的可比性。例如,在不同时间、不同地点所选用的评价项目和监测技术应尽量保持一致。

(二)单项目评价方法

单项目评价适用于对评价区域内不同评价时间段各评价项目的达标情况。以《室内空气质量标准》(GB/T 18883—2022)或《公共场所卫生指标及限值要求》(GB 37488—2019)中污染物的浓度限值为参照,对各评价项目的评价指标进行达标情况判断,超标的评价项目计算其超标倍数、超标率。单项目评价方法主要采用空气质量单项指数法。

环境质量指数是将大量空气质量监测数据经统计处理后求得其代表值,以空气卫生标准(或质量标准)作为评价标准,把它们代入专门设计的计算式,换算成定量和客观地评价空气质量的无量纲数值。

空气质量单项指数法的核心是分指数。i污染物平均监测浓度C_i除以i污染物的评价标准(S_i)——无量纲的C_i/S_i值,称为i污染物的分指数,它是多种空气质量指数计算式的基本构成单元。污染物i的单项指数按公式4.6计算:

$$I_i = \frac{C_i}{S_i} \tag{公式4.6}$$

式中:I_i——污染物i的单项指数;

C_i——i污染物平均监测浓度;

S_i——i污染物的评价标准。

(三)多项目综合评价方法

多项目综合评价适用于对评价区域内不同评价时段全部评价项目的达标情况的综合分

析。综合评价的结果包括空气质量达标情况、超标污染物及其超标倍数(按照从大到小顺序排列)。进行年度评价时,同时统计年综合平均达标天数和达标率,以及各项污染物的日评价达标天数和达标率。

多项目综合评价是在单项目评价结果的基础上,将几个分指数经叠加、平均、加权平均等方式进行的综合评价。多项目综合评价方法可分为空气质量最大指数法和空气质量综合指数法。常用的综合评价方法包括比值简单叠加型环境质量指数、比值算术均数型环境质量指数、兼顾最高分指数和平均分指数型环境质量指数、幂函数型环境质量指数、评分法计算的环境质量指数、分段线性函数型大气质量指数等。

1. 空气质量最大指数法

按公式 4.7 计算。

$$I_{\max} = \mathrm{MAX}(I_i) \tag{公式 4.7}$$

式中:$I_{\max}$——空气质量最大指数;

I_i——污染物 i 的单项指数。

2. 空气质量综合指数法

按公式 4.8 计算。

$$I_{\mathrm{sum}} = \mathrm{SUM}(I_i) \tag{公式 4.8}$$

式中:I_{sum}——空气质量综合指数;

I_i——污染物 i 的单项指数。

空气质量变化趋势评价适用于评价污染物浓度或环境空气质量状况在多个连续时间周期内的变化趋势,采用 Spearman 秩相关系数法进行评价,见《环境空气质量评价技术规范(试行)》(HJ 663—2013)附录 B(规范性附录)Spearman 秩相关系数计算及判定方法。环境空气质量变化趋势的评价结果包括上升趋势、下降趋势或基本无变化。

实训 4.2　生活饮用水质量监测与评价技术

一、生活饮用水样品的管理与采样质量保证

2022 年 1 月,全国标准信息服务平台发布了 GB/T 5750《生活饮用水卫生标准检验方法》的征求意见稿(下称《GB/T 5750 征求意见稿》),标志着对现行的 GB/T 5750—2006《生活饮用水卫生标准检验方法》启动修订。从公布的征求意见稿来看,GB/T 5750《生活饮用水标准检验方法》仍然分为 13 个部分。其中,第 2 部分:水样的采集与保存,修改了"注意事项"、表 1 生活饮用水常规指标的采样体积,增加了表 2 生活饮用水常规指标及扩展指标的采样体积,修改了表 3 采样容器和水样的保存方法。鉴于 GB/T 5750—2006《生活饮用水卫生标准检验方法》仍现行,故本节内容仍采用 GB/T 5750—2006《生活饮用水卫生标准检验方法》,并提及可能的修订内容,供读者参考。

(一)生活饮用水样品的采集、运输与管理

1. 采样记录

(1)样品标签:采集水样后,立即将水样容器瓶盖紧、密封,贴好标签。标签一般应包括

采样日期和时间、监测项目、采样人等。

(2)采样记录表:在采样现场填写"生活饮用水采样记录表",字迹应端正、清晰,各栏内容填写齐全,见表4.10。

表 4.10　生活饮用水采样记录表

被采样单位		采样地点	
样品名称		样品编号	采样数量
检测项目	□色　□浑浊度　□臭和味　□肉眼可见物　□pH　□总硬度　□铝　□铁　□锰　□铜　□锌　□挥发酚类　□阴离子合成洗涤剂　□硫酸盐　□氯化物　□溶解性总固体　□耗氧量　□砷　□镉　□铬　□氰化物　□氟化物　□铅　□汞　□硒　□氨氮　□硝酸盐氮　□游离余氯　□细菌总数　□总大肠菌群　□耐热大肠菌群　□其他项目			
盛装材料	□塑料桶　　□玻璃瓶　　□塑料瓶　　□其他			
样品状态	□无色透明　□无沉淀物　□无悬浮物　□其他			
保存条件	□常温　□冷藏　□冷冻			
采样方式			
采样目的		采样时间	年　月　日
采样机构		采样人	
被采样单位陪同人（签名）			

(3)样品核对:采样结束前,还应核对采样计划、采样记录与水样,如有错误或漏采,应立即重采或补采。

2. 水样品的运输

(1)在水样装箱前,应将水样容器内外盖盖紧;对装有水样的玻璃磨口瓶,应使用聚乙烯薄膜覆盖瓶口,并用细绳将瓶塞与瓶颈系紧。

(2)同一采样点的水样,样品瓶尽量装在同一箱内;应与采样记录逐件核对,检查所采水样是否已全部装箱。

(3)在水样装箱时,应使用泡沫塑料或波纹纸板垫底和间隔防震;有盖的样品箱应有"切勿倒置"等明显标志。

(4)在样品运输过程中,应避免日光照射;当气温异常偏高或偏低时,还应采取适当保温措施;应有押运人员,防止样品损坏或受沾污。

(5)不得将现场测定后的剩余水样作为实验室分析样品送往实验室。

3. 水样品的交接与贮存

(1)样品送达实验室后,由样品管理员接收。

(2)样品管理员对样品进行符合性检查,包括:①样品包装、标志及外观是否完好;②对照采样记录单,检查样品名称、采样地点、样品数量、形态等是否一致,核对保存剂加入情况;③检查样品是否有损坏、污染。

(3)当样品有异常,或对样品是否适合监测有疑问时,样品管理员应及时向送样人员或采样人员询问,样品管理员应记录有关说明及处理意见。

(4)样品管理员确定样品唯一性编号,将样品唯一性标识固定在样品容器上,进行样品登记,并由送样人员签字,见表4.11。

表4.11 水样品登记表

送样日期	送样时间	监测点	样品编号	监测项目	样品数量	样品性状	采样日期	送样人员	监测后样品处理情况

(5)样品管理员进行样品符合性检查、标识和登记后,应尽快通知实验室分析人员领样。

(6)样品贮存间应置冷藏柜,以贮存对保存温度条件有要求的样品;样品贮存间应有防水、防盗和保密措施,以保证样品的安全;样品管理员负责保持样品贮存间清洁、通风、无腐蚀的环境,并对贮存环境条件加以维持和监控。

(7)对于测试结果异常的、应急监测和仲裁监测的水样品,应按样品保存条件要求保留适当时间。留样样品应有留样标识。

4.水样品的唯一性标识

(1)水样品唯一性标识由样品唯一性编号和样品测试状态标识组成:①唯一性编号包括样品类别、采样日期、监测点编号、样品序号、监测项目等信息;②样品测试状态标识分"未测""在测""测毕"3种,可分别以"▭""◿""⊠"表示。

(2)水样品唯一性标识应明示在样品容器较醒目且不影响正常监测的位置。

(3)在实验室测试过程中,由测试人员及时做好分样、移样的样品标识转移,并根据测试状态及时做好相应的标记。

(4)在样品流转过程中,除样品唯一性标识需转移和样品测试状态需标识外,任何人、任何时候都不得随意更改样品唯一性编号。分析原始记录应记录样品唯一性编号。

(二)生活饮用水样品采集的全程质量控制

1.采样人员

采样人员必须通过岗前培训,持证上岗,切实掌握生活饮用水采样技术,熟知采样器具的使用和样品固定、保存、运输条件。

2.采样过程

在采样过程中,采样人员应禁止吸烟、使用化妆品等影响采样质量的行为。

3.现场平行样和空白样

每批水样,应选择部分监测项目加采现场平行样和现场空白样,与样品一起送实验室分析。

4.现场测定

凡能在现场测定的项目,均应在现场测定。包括水温、pH、电导率、浑浊度、色、臭和味、肉眼可见物、游离余氯等指标。现场测定时应记录测定所使用的仪器及其型号,测定时的环境条件如温度、湿度、气压等,测定时间、地点及样品的相关信息。

5. 样品容器

每次测试结束后,除必要的留存样品外,样品容器应及时清洗。

二、生活饮用水监测项目与标准检验方法

(一)生活饮用水常规监测项目

水质常规监测指标,是指能反映生活饮用水水质基本状况的水质指标。《生活饮用水卫生标准》(GB 5749—2022)中的常规监测指标包括感官性状和一般化学指标、毒理指标、放射性指标、微生物指标以及饮用水中消毒剂常规指标共 43 项。

1. 感官性状和一般化学指标

这类指标主要是为了保证水的感官性状良好而设立的,包括色度、浑浊度、臭和味、肉眼可见物、pH、铝、铁、锰、铜、锌、氯化物、硫酸盐、溶解性总固体、总硬度、高锰酸盐指数和氨共 16 项。

2. 毒理指标

这类指标主要是为了保证水质对人体健康不产生毒性和潜在危害而设立的,包括砷、镉、铬、铅、汞、氰化物、氟化物、硝酸盐、三氯甲烷、溴酸盐(使用臭氧消毒时)、一氯二溴甲烷、二氯一溴甲烷、三溴甲烷、三卤甲烷(三氯甲烷、一氯二溴甲烷、二氯一溴甲烷、三溴甲烷的总和)、二氯乙酸、三氯乙酸、亚氯酸盐(使用二氧化氯消毒时)以及氯酸盐(使用复合二氧化氯消毒时)共 18 项。

《GB 5749 征求意见稿》删除了硒、四氯化碳和甲醛,增加了一氯二溴甲烷、二氯一溴甲烷、三溴甲烷、三卤甲烷(三氯甲烷、一氯二溴甲烷、二氯一溴甲烷、三溴甲烷的总和)、二氯乙酸和三氯乙酸,共 18 项。

3. 放射性指标

这类指标主要是为了保证水质对人体健康不产生毒性和潜在危害而设立的,包括总 α 放射性和总 β 放射性共 2 项。

4. 微生物指标

这类指标主要是为了保证水质在流行病学上安全而设立的,包括总大肠菌群、大肠埃希氏菌和细菌总数共 3 项。

5. 饮用水中消毒剂常规指标

这类指标主要是为了保证饮用水消毒的安全性和有效性而设立的,包括氯气及游离氯制剂(游离氯)、一氯胺(总氯)、臭氧和二氧化氯共 4 项。

(二)生活饮用水标准检验方法

1. 生活饮用水感官性状和一般理化指标的标准检验方法

参照《生活饮用水标准检验方法　感官性状和物理指标》(GB/T 5750.4—2006),生活饮用水的感官性状、物理和一般化学指标主要包括色度、浑浊度、臭和味、肉眼可见物、pH、电导率、总硬度、溶解性总固体、挥发酚类和阴离子合成洗涤剂共 10 项。

《GB/T 5750 征求意见稿》与 GB/T 5750.4—2006 相比,除了结构调整和编辑性改动外,主要技术变化包括:(1)增加了"范围""规范性引用文件""术语和定义";(2)增加了有关臭和味、挥发酚类和阴离子合成洗涤剂的 6 个检验方法。

参照 GB/T 5750.4—2006 和《地下水环境监测技术规范》(HJ/T 164—2004),将感官性状、物理和一般理化指标的标准检验方法、采样容器、保存剂及用量、保存期、采样量和最低检测质量浓度汇总于表 4.12。

表 4.12　生活饮用水标准检验方法——感官性状、物理和一般化学指标

序号	项目名称	标准检验方法	采样容器④	保存剂及用量	保存期	采样量/mL⑤	最低检测质量浓度
1	色度③	铂-钴标准比色法	G,P	—	12 h	250	5 度
2	浑浊度③	散射法——福尔马肼标准	G,P		12 h	250	0.5 NTU
		目视比浊法——福尔马肼标准					1 NTU
3	臭和味③	嗅气和尝味法	G		6 h	200	—
4	肉眼可见物③	直接观察法	G		12 h	200	—
5	pH①③	玻璃电极法	G,P		12 h	200	0.01
		标准缓冲溶液比色法					0.1
6	电导率③	电极法	G,P		12 h	200	50 μS/cm
7	总硬度②	乙二胺四乙酸二钠滴定法	G,P	加硝酸至 pH<2	30 d	250	1.0 mg/L
					24 h		
8	溶解性总固体②	称量法	G,P		24 h	250	—
9	挥发酚类②	4-氨基安替吡啉三氯甲烷萃取分光光度法	G	加 H_3PO_4 至 pH=2⑥	24 h	1 000	0.002 mg/L
10	阴离子合成洗涤剂②	亚甲蓝分光光度法	G		24 h	250	0.050 mg/L
		二氮杂菲萃取分光光度法					0.025 mg/L

①需采集单独水样;②表示低温(0~4 ℃)避光保存;③应尽量现场测定;④G 为硬质玻璃瓶,P 为聚乙烯瓶(桶);⑤为单项样品的最少采样量;⑥用 0.01~0.02 g 抗坏血酸除去余氯。

2.　生活饮用水金属指标的标准检验方法

参照《生活饮用水标准检验方法　金属指标》(GB/T 5750.6—2006),生活饮用水的金属指标主要包括铝、铁、锰、铜、锌、砷、硒、汞、镉、铬(Ⅵ)、铅、银、钼、钴、镍、钡、钛、钒、锑、铍、铊、钠、锡和四乙基铅共 24 项。

《GB/T 5750 征求意见稿》与 GB/T 5750.6—2006 相比,除了结构调整和编辑性改动外,主要技术变化包括:(1)修改了标准名称,由《生活饮用水标准检验方法　金属指标》修改为《生活饮用水标准检验方法　金属和类金属指标》;(2)增加了"引言""范围""规范性引用文件""术语和定义",以及氯化乙基汞、硼(由第 5 部分调至本部分)2 项,共 26 项指标;(3)增加了有关砷、硒、铬(Ⅵ)、氯化乙基汞的 9 个检验方法;(4)修改了铝的 1 个检验方法;(5)删除了有关铜、锌、砷、硒、镉、铅、钛的 12 个检验方法。

参照 GB/T 5750.6—2006 和《地下水环境监测技术规范》(HJ/T 164—2004),将金属指标的标准检验方法、采样容器、保存剂及用量、保存期、采样量和最低检测质量浓度汇总于表 4.13。

表 4.13 生活饮用水标准检验方法——金属指标

序号	项目名称	标准检验方法	采样容器①	保存剂及用量	保存期	采样量/mL②	最低检测质量浓度
1	铝	铬天青 S 分光光度法	P,G	加硝酸至 pH<2	14 d	250	0.008 mg/L
		水杨基荧光酮-氯代十六烷基吡啶分光光度法					0.02 mg/L
		无火焰原子吸收分光光度法					10 μg/L
		电感耦合等离子体发射光谱法					40 μg/L
		电感耦合等离子体质谱法					0.6 μg/L
2	铁	原子吸收分光光度法	P,G	加硝酸至 pH<2	14 d	250	0.3 mg/L
		二氮杂菲分光光度法					0.05 mg/L
		电感耦合等离子体发射光谱法					4.5 μg/L
		电感耦合等离子体质谱法					0.9 μg/L
3	锰	原子吸收分光光度法	P,G	加硝酸至 pH<2	14 d	250	0.1 mg/L
		过硫酸铵分光光度法					0.05 mg/L
		甲醛肟分光光度法					0.02 mg/L
		高碘酸银(Ⅲ)钾分光光度法					0.05 mg/L
		电感耦合等离子体发射光谱法					0.5 μg/L
		电感耦合等离子体质谱法					0.06 μg/L
4	铜	无火焰原子吸收分光光度法	P	加硝酸至 pH<2	14 d	250	5 μg/L
		火焰原子吸收分光光度法					0.2 mg/L
		二乙基二硫代氨基甲酸钠分光光度法					0.02 mg/L
		双乙醛草酰二腙分光光度法					0.04 mg/L
		电感耦合等离子体发射光谱法					9 μg/L
		电感耦合等离子体质谱法					0.09 μg/L
5	锌	原子吸收分光光度法	P	加硝酸至 pH<2	14 d	250	0.05 mg/L
		锌试剂-环己酮分光光度法					0.20 mg/L
		双硫腙分光光度法					0.05 mg/L
		催化示波极谱法					10 μg/L
		电感耦合等离子体发射光谱法					1 μg/L
		电感耦合等离子体质谱法					0.8 μg/L
6	砷	氢化物原子荧光法	G,P	加硫酸至 pH<2	14 d	250	1.0 μg/L
		二乙氨基二硫代甲酸银分光光度法					0.01 mg/L
		锌-硫酸系统新银盐分光光度法					0.004 mg/L
		砷斑法					0.01 mg/L
		电感耦合等离子体发射光谱法					35 μg/L
		电感耦合等离子体质谱法					0.09 μg/L

续表

序号	项目名称	标准检验方法	采样容器①	保存剂及用量	保存期	采样量/mL②	最低检测质量浓度
7	硒	氢化物原子荧光法	G,P	1 L 水样中加浓 HCl 10 mL	14 d	250	0.4 μg/L
		二氨基萘荧光法					0.25 μg/L
		氢化原子吸收分光光度法					0.2 μg/L
		催化示波极谱法					0.4 μg/L
		二氨基联苯胺分光光度法					5 μg/L
		电感耦合等离子体发射光谱法					50 μg/L
		电感耦合等离子体质谱法					0.09 μg/L
8	汞	原子荧光法	G,P	加硝酸(1+9)，含重铬酸钾 50 g/L 至 pH<2	14 d	250	0.1 μg/L
		冷原子吸收法					0.2 μg/L
		双硫腙分光光度法					1 μg/L
		电感耦合等离子体质谱法					0.07 μg/L
9	镉	无火焰原子吸收分光光度法	G,P	加硝酸至 pH<2	14 d	250	0.5 μg/L
		火焰原子吸收分光光度法					0.05 mg/L
		双硫腙分光光度法					0.01 mg/L
		催化示波极谱法					0.01 mg/L
		原子荧光法					0.5 μg/L
		电感耦合等离子体发射光谱法					4 μg/L
		电感耦合等离子体质谱法					0.06 μg/L
10	铬（Ⅵ）	二苯碳酰二肼分光光度法	G,P	加氢氧化钠至 pH 7~9	24 h	250	0.004 mg/L
11	铅	无火焰原子吸收分光光度法	G,P	加硝酸至 pH<2	14 d	250	2.5 μg/L
		火焰原子吸收分光光度法					1.0 mg/L
		双硫腙分光光度法					0.01 mg/L
		催化示波极谱法					0.01 mg/L
		氢化物原子荧光法					1.0 μg/L
		电感耦合等离子体发射光谱法					20 μg/L
		电感耦合等离子体质谱法					0.07 μg/L
12	银	无火焰原子吸收分光光度法	G（棕色）	加硝酸至 pH<2	14 d	250	2.5 μg/L
		巯基棉富集-高碘酸钾分光光度法					0.005 mg/L
		电感耦合等离子体发射光谱法					13 μg/L
		电感耦合等离子体质谱法					0.03 μg/L
13	钼	无火焰原子吸收分光光度法	P	加硝酸至 pH<2	14 d	250	5 μg/L
		电感耦合等离子体发射光谱法					8 μg/L
		电感耦合等离子体质谱法					0.06 μg/L
14	钴	无火焰原子吸收分光光度法	P	加硝酸至 pH<2	14 d	250	5 μg/L
		电感耦合等离子体发射光谱法					2.5 μg/L
		电感耦合等离子体质谱法					0.03 μg/L

序号	项目名称	标准检验方法	采样容器①	保存剂及用量	保存期	采样量/mL②	最低检测质量浓度
15	镍	无火焰原子吸收分光光度法	G,P	加硝酸至pH<2	14 d	250	5 μg/L
		电感耦合等离子体发射光谱法					6 μg/L
		电感耦合等离子体质谱法					0.07 μg/L
16	钡	无火焰原子吸收分光光度法	G,P	加硝酸至pH<2	14 d	250	10 μg/L
		电感耦合等离子体发射光谱法					1 μg/L
		电感耦合等离子体质谱法					0.3 μg/L
17	钛	催化示波极谱法	G,P	加硝酸至pH<2	14 d	250	0.4 μg/L
		水杨基荧光铜分光光度法					0.020 mg/L
		电感耦合等离子体质谱法					0.4 μg/L
18	钒	无火焰原子吸收分光光度法	G,P	加硝酸至pH<2	14 d	250	10 μg/L
		电感耦合等离子体发射光谱法					5 μg/L
		电感耦合等离子体质谱法					0.07 μg/L
19	锑	氢化物原子荧光法	G,P	加硝酸至pH<2	14 d	250	0.5 μg/L
		氢化物原子吸收分光光度法					1.0 μg/L
		电感耦合等离子体发射光谱法					30 μg/L
		电感耦合等离子体质谱法					0.07 μg/L
20	铍	桑色素荧光分光光度法	G,P	加硝酸至pH<2	14 d	250	5 μg/L
		无火焰原子吸收分光光度法					0.2 μg/L
		铝试剂(金精三羧酸铵)分光光度法					10 μg/L
		电感耦合等离子体发射光谱法					0.2 μg/L
		电感耦合等离子体质谱法					0.03 μg/L
21	铊	无火焰原子吸收分光光度法	G,P	加硝酸至pH<2	14 d	250	0.01 μg/L
		电感耦合等离子体发射光谱法					40 μg/L
		电感耦合等离子体质谱法					0.01 μg/L
22	钠	火焰原子吸收分光光度法	P	加硝酸至pH<2	14 d	250	0.01 mg/L
		离子色谱法					0.06 mg/L
		电感耦合等离子体发射光谱法					5 μg/L
		电感耦合等离子体质谱法					7.0 μg/L
23	锡	氢化物原子荧光法	G,P	加硝酸至pH<2	14 d	250	1.0 μg/L
		分光光度法					0.01 mg/L
		微分电位溶出法					0.002 mg/L
		电感耦合等离子体质谱法					0.09 μg/L
24	四乙基铅	双硫腙比色法	G,P	加硝酸至pH<2	14 d	250	0.1 μg/L

①G 为硬质玻璃瓶,P 为聚乙烯瓶(桶);②为单项样品的最少采样量。

3. 生活饮用水无机非金属指标的标准检验方法

参照《生活饮用水标准检验方法　无机非金属指标》(GB/T 5750.5—2006),生活饮用水的无机非金属指标主要包括氨氮、亚硝酸盐氮、硝酸盐氮、磷酸盐、硫酸盐、氯化物、氟化物、氰化物、硫化物、硼和碘化物共11项。

《GB/T 5750 征求意见稿》与 GB/T 5750.5—2006 相比,除了结构调整和编辑性改动外,主要技术变化包括:(1)增加了"引言""范围""规范性引用文件""术语和定义";(2)增加了有关氰化物、氨、碘化物、高氯酸盐的 8 个检验方法;(3)修改了有关硫化物和碘化钾的 2 个检验方法;(4)删除了有关氟化物、硝酸盐氮和碘化物的 3 个检验方法;(5)修改了 3 项指标的名称,包括氨氮名称修改为氨(以 N 计),硝酸盐氮名称修改为硝酸盐(以 N 计),亚硝酸盐氮名称修改为亚硝酸盐(以 N 计);(6)将硼及其检验方法调整到第 6 部分,增加高氯酸盐指标。

参照 GB/T 5750.5—2006 和《地下水环境监测技术规范》(HJ/T 164—2004),将无机非金属指标的标准检验方法、采样容器、保存剂及用量、保存期、采样量和最低检测质量浓度汇总于表 4.14。

表 4.14 生活饮用水标准检验方法——无机非金属指标

序号	项目名称	标准检验方法	采样容器[②]	保存剂及用量	保存期	采样量/mL[③]	最低检测质量浓度/(mg/L)
1	氨氮[①]	纳氏试剂分光光度法	G,P	每升水加入0.8 mL 浓硫酸	24 h	250	0.02
		酚盐分光光度法					0.025
		水杨酸盐分光光度法					0.025
2	亚硝酸盐氮[①]	重氮偶合分光光度法	G,P	—	24 h	250	0.001
3	硝酸盐氮[①]	麝香草酚分光光度法	G,P	每升水加入0.8 mL 浓硫酸	24 h	250	0.5
		紫外分光光度法					0.2
		离子色谱法					0.15
		镉柱还原法					0.001
4	磷酸盐[①]	磷钼蓝分光光度法	G,P	—	24 h	250	0.1
5	硫酸盐[①]	硫酸钡比浊法	G,P	—	30 d	250	5.0
		离子色谱法					0.75
		铬酸钡分光光度法(热法)					5
		铬酸钡分光光度法(冷法)					5
		硫酸钡烧灼称量法					10
6	氯化物[①]	硝酸银容量法	G,P	—	30 d	250	1.0
		离子色谱法					0.15
		硝酸汞容量法					1.0

续表

序号	项目名称	标准检验方法	采样容器②	保存剂及用量	保存期	采样量/mL③	最低检测质量浓度/(mg/L)
7	氟化物①	离子选择电极法	P	—	14 d	250	0.2
		离子色谱法					0.1
		氟试剂分光光度法					0.1
		双波长系数倍率氟试剂分光光度法					0.05
		锆盐茜素比色法					0.1
8	氰化物①	异烟酸-吡唑酮分光光度法	G	加氢氧化钠至pH>12,如有游离余氯,加砷酸钠去除	12 h	250	0.002
		异烟酸-巴比妥酸分光光度法					0.002
9	硫化物	N,N-二乙基对苯二胺分光光度法	G	每100 mL水样加4滴乙酸锌溶液(220 g/L)及1 mL氢氧化钠(40 g/L)	7 d④	250	0.02
		碘量法					1
10	硼	甲亚胺-H分光光度法	P	—	28 d	250	0.20
		电感耦合等离子体发射光谱法					0.011
		电感耦合等离子体质谱法					0.000 9
11	碘化物①	硫酸铈催化分光光度法	G,P	—	24 h	250	0.001
		高浓度碘化物比色法					0.05
		高浓度碘化物容量法					0.025
		气相色谱法					0.001

①表示低温(0~4 ℃)避光保存;②G 为硬质玻璃瓶,P 为聚乙烯瓶(桶);③为单项样品的最少采样量;
④暗处保存。

4. 生活饮用水有机物综合指标的标准检验方法

参照《生活饮用水标准检验方法 有机物综合指标》(GB/T 5750.7—2006),生活饮用水的有机物综合指标主要包括耗氧量、生化需氧量、石油和总有机碳共 4 项。

《GB/T 5750 征求意见稿》与 GB/T 5750.7—2006 相比,除了结构调整和编辑性改动外,主要技术变化包括:(1)增加了"引言""范围""规范性引用文件""术语和定义";(2)增加了有关高锰酸盐指数和总有机碳的 3 个检验方法;(3)修改了 1 项指标的名称,将耗氧量名称修改为高锰酸盐指数(以 O₂ 计)。

参照 GB/T 5750.7—2006 和《地下水环境监测技术规范》(HJ/T 164—2004),将有机物综合指标的标准检验方法、采样容器、保存剂及用量、保存期、采样量和最低检测质量浓度汇总于表 4.15。

表 4.15　生活饮用水标准检验方法——有机物综合指标

序号	项目名称	标准检验方法	采样容器[2]	保存剂及用量	保存期	采样量/mL[3]	最低检测质量浓度/(mg/L)
1	耗氧量	酸性高锰酸钾滴定法	G	每升水样加 0.8 mL 浓硫酸	24 h	500	0.05
		碱性高锰酸钾滴定法					
2	生化需氧量[1]	容量法	G	—	6 h	1 000	
3	石油	称量法	G[4]	加盐酸至 pH≤2	7 d	500	—
		紫外分光光度法					0.005
		荧光光度法					0.025
		荧光分光光度法					0.01
		非分散红外光度法					0.05
4	总有机碳	仪器分析法	G	加硫酸至 pH≤2	7 d	500	0.5

①表示低温(0～4 ℃)避光保存；②G 为硬质玻璃瓶；③为单项样品的最少采样量；④广口瓶。

5. 生活饮用水消毒剂指标的标准检验方法

参照《生活饮用水标准检验方法　消毒剂指标》(GB/T 5750.11—2006)，生活饮用水的消毒剂指标主要包括游离余氯、氯消毒剂中有效氯、氯胺、二氧化氯、臭氧和氯酸盐共 6 项。有关消毒剂指标的标准检验方法、取样量和最低检测质量浓度汇总于表 4.16。

表 4.16　生活饮用水标准检验方法——消毒剂指标*

序号	项目名称	标准检测方法	取样量	最低检测质量浓度
1	游离余氯	N,N-二乙基对苯二胺(DPD)分光光度法	10 mL	0.01 mg/L
		3,3′,5,5′-四甲基联苯胺比色法	50 mL	0.005 mg/L
2	氯消毒剂中有效氯	碘量法	1～2 g	—
3	氯胺	N,N-二乙基对苯二胺(DPD)分光光度法	10 mL	0.01 mg/L
4	二氧化氯	N,N-二乙基对苯二胺硫酸亚铁铵滴定法	100 mL	0.025 mg/L
		碘量法	500 mL	20 μg/L
		甲酚红分光光度法	25 mL	0.02 mg/L
		现场测定法	10 mL	0.01 mg/L
5	臭氧	碘量法	800 mL	—
		靛蓝分光光度法	90 mL	0.01 μg/L
		靛蓝现场测定法	40 mL	0.01 mg/L
6	氯酸盐	碘量法	15 mL	0.23 mg/L
		离子色谱法	500 mL	5.0 μg/L

* 现场采样测定。

《GB/T 5750 征求意见稿》与 GB/T 5750.11—2006 相比，除了结构调整和编辑性改动外，主要技术变化包括：(1)增加了"引言""范围""规范性引用文件""术语和定义"；(2)增加了有关游离氯和总氯的 2 个检验方法；(3)修改了游离氯的 1 个检验方法；(4)将氯酸盐及其检验方法调整到第 10 部分；(5)修改了 1 项指标的名称，将游离余氯名称修改为游离氯。

6. 生活饮用水消毒副产物指标的标准检验方法

参照《生活饮用水标准检验方法　消毒副产物指标》(GB/T 5750.10—2006)，生活饮用水的消毒副产物指标主要包括三氯甲烷、三溴甲烷、二氯一溴甲烷、一氯二溴甲烷、二氯甲烷、甲醛、乙醛、三氯乙醛、二氯乙酸、三氯乙酸、氯化氰、2,4,6-三氯酚、亚氯酸盐和溴酸盐共14 项。有关消毒副产物指标的标准检验方法、采样容器、保存剂及用量、保存期、采样量和最低检测质量浓度汇总于表4.17。

表 4.17　生活饮用水标准检验方法——消毒副产物指标①

序号	项目名称	标准检验方法	采样容器②	保存剂及用量	保存期	采样量/mL③	最低检测质量浓度
1	三氯甲烷	填充柱气相色谱法	G	用(1+10)HCl调至 pH≤2，加入0.01～0.02 g抗坏血酸除去余氯	24 h	150	0.6 μg/L
		毛细管柱气相色谱法			24 h	150	0.2 μg/L
2	三溴甲烷	填充柱气相色谱法			24 h	150	6 μg/L
3	二氯一溴甲烷	填充柱气相色谱法			24 h	150	1 μg/L
4	一氯二溴甲烷	填充柱气相色谱法			24 h	150	0.3 μg/L
5	二氯甲烷	顶空气相色谱法			12 h	250	9 μg/L
6	甲醛	4-氨基-3-联氨-5-巯基-1,2,4-三氮杂茂(AHMT)分光光度法	G	每升水样中加入1 mL 浓硫酸；加入 0.2～0.5 g/L 硫代硫酸钠除去余氯	24 h	250	0.05 mg/L
7	乙醛	气相色谱法			24 h	250	0.3 mg/L
8	三氯乙醛	气相色谱法			24 h	250	1 μg/L
9	二氯乙酸	液液萃取衍生气相色谱法	G	采样瓶中预先加入氯化铵(浓度为100 mg/L)	7 d	50	2.0 μg/L
10	三氯乙酸	液液萃取衍生气相色谱法			7 d	50	1.0 μg/L
11	氯化氰	异烟酸-巴比妥酸分光光度法	G,P	—	12 h	200	0.01 mg/L
12	2,4,6-三氯酚	衍生化气相色谱法	G	每升水样中加入1 mL 浓硫酸、5 g硫酸铜	12 h	200	0.04 μg/L
		顶空固相微萃取气相色谱法		在具塞试管预先加入 1 mL 氢氧化钠	24 h	100	0.05 μg/L
13	亚氯酸盐	碘量法	G,P	—	24 h	250	0.04 mg/L
		离子色谱法	G,P④	水样中加入0.25 mL乙二胺溶液	24 h	500	2.4 μg/L

序号	项目名称	标准检验方法	采样容器②	保存剂及用量	保存期	采样量/mL③	最低检测质量浓度
14	溴酸盐	离子色谱法-氢氧根系统淋洗液	G,P	每升水样加入0.5 mL乙二胺储备溶液	28 d	250	5 μg/L
		离子色谱法-碳酸盐系统淋洗液			28 d	250	5.0 μg/L

①表示低温(0～4 ℃)避光保存;②G为硬质玻璃瓶,P为聚乙烯瓶(桶);③为单项样品的最少采样量;④棕色采样瓶。

《GB/T 5750征求意见稿》与GB/T 5750.11—2006相比,除了结构调整和编辑性改动外,主要技术变化包括:(1)增加了"引言""范围""规范性引用文件""术语和定义";(2)增加了有关三氯乙酸、一氯乙酸、二氯乙酸、溴酸盐的6个检验方法;(3)删除了二氯甲烷的1个检验方法;(4)将氯酸盐及其检验方法由第11部分调至此部分;(5)增加了二溴甲烷、氯溴甲烷、一氯乙酸、一溴乙酸、二氯乙酸、氯酸盐、亚硝基二甲胺7项,共21项指标。

7. 生活饮用水微生物指标的标准检验方法

参照《生活饮用水标准检验方法　微生物指标》(GB/T 5750.12—2006),生活饮用水的微生物指标主要包括细菌总数、总大肠菌群、耐热大肠菌群、大肠埃希氏菌、贾第鞭毛虫和隐孢子虫共6项。将微生物指标的标准检验方法、采样容器、保存剂及用量、保存期和采样量汇总于表4.18。

表4.18　生活饮用水标准检验方法——微生物指标

序号	项目名称	标准检测方法	采样容器	保存剂及用量	保存期	采样量②
1	细菌总数①	平皿计数法	玻璃(灭菌)	每125 mL水样加入0.1 mg硫代硫酸钠除去残留余氯	4 h	500 mL
2	总大肠菌群①	多管发酵法				
		滤膜法				
		酶底物法				
3	耐热大肠菌群①	多管发酵法				
		滤膜法				
4	大肠埃希氏菌①	多管发酵法				
		滤膜法				
		酶底物法				
5	贾第鞭毛虫	免疫磁分离荧光抗体法	—	—	—	20～100 L
6	隐孢子虫					

①表示低温(0～4 ℃)避光保存;②为单项样品的最少采样量。

《GB/T 5750征求意见稿》与GB/T 5750.12—2006相比,除了结构调整和编辑性改动外,主要技术变化包括:(1)增加了"引言""范围""规范性引用文件""术语和定义";(2)增加了有关细菌总数、贾第鞭毛虫、隐孢子虫肠球菌、产气荚膜梭状芽孢杆菌的6个检验方法;(3)增加了肠球菌、产气荚膜梭状芽孢杆菌2项,共8项指标。

三、水质监测数据与监测结果的报告

(一)原始监测数据的记录与异常值的处理

1.原始记录

分析原始记录应包含足够的信息,以便在可能情况下找出影响不确定度的因素,并使实验室分析工作在最接近原来条件下能够复现。

(1)原始记录的类型:①分析试剂配制记录;②标准溶液配制及标定记录;③校准曲线记录;④各监测项目分析测试原始记录;⑤内部质量控制记录等。

(2)原始记录的信息:①样品名称;②样品编号;③样品性状;④采样时间和地点;⑤分析方法依据;⑥使用仪器名称和型号、编号;⑦测定项目;⑧分析时间;⑨环境条件;⑩标准溶液名称、浓度、配制日期;⑪校准曲线;⑫取样体积;⑬计量单位;⑭仪器信号值;⑮计算公式;⑯测定结果;⑰质控数据;⑱测试分析人员、校对人员签名等。

(3)原始记录的要求

①原始记录应使用墨水笔或签字笔填写,要求字迹端正、清晰;

②在测试分析过程中,应及时、真实填写原始记录,不得凭追忆事后补填或抄填;

③对于记录表式中无内容可填的空白栏,应使用"/"标记;

④原始记录不得涂改;

⑤对于测试分析过程中的特异情况和有必要说明的问题,应记录在备注栏内或记录表的旁边;

⑥在记录测量数据时,应根据计量器具的精度和仪器的刻度,只保留一位可疑数字,测试数据的有效位数和误差表达方式应符合有关误差理论的规定;

⑦应采用法定计量单位,非法定计量单位的记录应转换成法定计量单位的表达,并记录换算公式;

⑧在测试人员对原始记录做必要的数据处理时,若发现异常数据,不可轻易剔除,应按数据统计规则进行判断和处理。

2.异常值的判断和处理

对异常值的判断和处理,参照《数据的统计处理和解释 正态样本异常值的判断和处理》(GB/T 4883—2008)进行。

(二)水质监测数据的有效数字及修约规则

有效数字用于表示测量数字的有效意义,指测量中实际能测得的数字。一个分析结果的有效数字的位数主要取决于原始数据的正确记录和数值的正确计算。在记录测量值时,要同时考虑到计量器具的精密度、准确度、测量仪器本身的读数误差。对有效数字的位数不能任意增删。

由有效数字构成的测定值是近似值,其运算也应按近似计算规则进行。监测数据的数字修约与计算按《数字修约规则》(GB/T 8170—2008)的规定进行。

(三)水质监测结果的报告原则与表示方法

1. 水质监测结果报告的原则
(1)监测结果的计量单位,应采用国家法定计量单位;
(2)化学监测项目的浓度含量以 mg/L 表示,浓度较低时,以 $\mu g/L$ 表示;
(3)总 α 放射性和总 β 放射性含量,以 Bq/L 表示;
(4)平行双样测定结果在允许偏差范围之内时,则用其平均值表示测定结果;
(5)对于低于测定方法最低检测质量浓度的测定结果,应以所用分析方法的最低检测质量浓度报告测定结果。

2. 水质监测结果的精密度表示方法
(1)用相对偏差表示平行样的精密度;
(2)用标准偏差或相对标准偏差表示一组测量值的精密度。

3. 水质监测结果的准确度表示方法
(1)用加标回收率表示水质监测结果的准确度。

$$回收率(P, \%) = \frac{加标试样的测定值 - 试样测定值}{加标量} \times 100$$

(2)根据标准物质的测定结果,用相对误差表示水质监测结果的准确度。

$$相对误差(\%) = \frac{测定值 - 保证值}{保证值} \times 100$$

(四)水质监测结果的统计处理

同"实训 4.1"的要求。

四、生活饮用水监测中的分析质量保证与质量控制

《GB/T 5750 征求意见稿》与 GB/T 5750.3—2006《生活饮用水标准检验方法 水质分析质量控制》相比,除了结构调整和编辑性改动外,主要技术变化包括:修改了"规范性引用文件",增加了"术语和定义",修改了质量控制要求,增加了滴定法检出限,修改了校准和回归,修改了质量控制方法,修改了测定结果的报告,修改了表 2 注解。

(一)水质分析实验室的基础条件要求

1. 监测人员
(1)监测人员技术要求:生活饮用水监测人员应具备扎实的环境监测、分析化学基础理论和专业知识;正确熟练地掌握生活饮用水监测操作技术和质量控制程序;熟知有关环境监测管理的法规、标准和规定;学习和了解国内外生活饮用水监测的新技术、新方法。
(2)监测人员持证上岗制度:凡承担生活饮用水监测工作、报告监测数据者,必须参加持证上岗考核;经考核合格并取得(某项目)合格证者,方能报出(该项目)监测数据。

2. 实验室环境
(1)实验室应保持整洁、安全的操作环境,通风良好,布局合理,相互有干扰的监测项目

不应在同一实验室内操作,测试区域应与办公场所分离。

(2)监测过程中有废雾、废气产生的实验室和试验装置,应配置合适的排风系统;产生刺激性、腐蚀性、有毒气体的实验操作应在通风柜内进行。

(3)分析天平应设置专室,安装空调、窗帘,南方地区最好配置去湿机,做到避光、防震、防尘、防潮、防腐蚀性气体和避免空气对流,环境条件满足规定要求。

(4)对监测过程中产生的"三废",应妥善处理,确保符合环保、健康、安全的要求。

3. 实验用水

一般分析实验用水电导率应小于 $3.0~\mu S/cm$。当需要特殊用水时,应按有关规定制备,检验合格后使用。应定期清洗盛水容器,防止容器沾污而影响实验用水的质量。

4. 实验器皿

根据水质监测项目的需要,选用合适材质的器皿,必要时按监测项目固定专用,避免交叉污染。使用后应及时清洗、晾干,防止灰尘沾污。

5. 化学试剂

应使用符合分析方法所规定等级的化学试剂。

(1)配制一般试液,应采用不低于分析纯级的试剂。

(2)取用试剂时,应遵循"量用为出、只出不进"的原则,取用后及时盖紧试剂瓶盖,分类保存,严格防止试剂被沾污。

(3)固体试剂不宜与液体试剂或试液混合贮存。

(4)经常检查试剂质量,一经发现变质、失效,应及时废弃。

6. 监测仪器

(1)根据监测项目和工作量的要求,合理配备生活饮用水采样、现场监测、实验室测试、数据处理和维持环境条件所要求的所有仪器设备。

(2)用于采样、现场监测、实验室测试的仪器设备及其软件应能达到所需的准确度,并符合相应监测方法标准或技术规范的要求。

(3)在仪器设备使用前,应经过检定/校准/检查,以证实能满足监测方法标准或技术规范的要求;仪器设备在每次使用前应进行检查或校准。

(4)对在用仪器设备进行经常性维护,确保功能正常。

(5)对监测结果的准确度和有效性有影响的测量仪器,在两次检定之间应定期用核查标准(等精度标准器)进行期间核查。

(二)试剂配制和标准溶液配制与标定

1. 试剂的配制

根据使用情况适量配制试液。选用合适材质和容积的试剂瓶盛装,注意瓶塞的密合性。

(1)用工作基准试剂直接配制标准溶液时,所用溶剂应为《分析实验室用水规格和试验方法》(GB 6682—1992)规定的二级以上纯水或优级纯溶剂(不得低于分析纯)。

(2)在配制标准溶液时,称样量不应小于 $0.1~g$,用检定合格的容量瓶定容。

(3)试剂瓶上应贴有标签,标明试剂名称、浓度、配制日期和配制人。

(4)需避光的试剂应使用棕色试剂瓶盛装并避光保存。

(5)试剂瓶中试液一经倒出,不得返回。

（6）保存于冰箱内的试液，取用时应先将试剂瓶置于室温，使其温度与室温平衡后再量取。

2. 标准溶液的标定

用工作基准试剂标定标准滴定溶液的浓度时，需两人进行实验，分别各做 4 个平行实验，取两人 8 个平行测定结果的平均值作为标准滴定溶液的浓度。其相对扩展不确定度一般不应大于 0.2%。

（三）水质监测分析方法的适用性检验

在承担新的监测项目和分析方法时，应对该项目的分析方法进行适用性检验，包括空白值测定、分析方法检出限的估算、精密度和准确度的检验与评价、校准曲线的绘制及检验、干扰因素实验等，以了解和掌握分析方法的原理、条件和特性。

1. 空白值测定

详见第一章"第三节　分析方法的选择与评价"中的"四、分析方法的评价"。

2. 检出限的估算

检出限为某特定分析方法在给定的置信度（通常为 95%）内可从样品中检出待测物质的最小浓度。所谓"检出"是指定性检出，即判定样品中存有浓度高于空白的待测物质。检出限受仪器的灵敏度和稳定性、全程序空白试验值及其波动性的影响。详见第一章"第三节分析方法的选择与评价"中的"四、分析方法的评价"。

3. 精密度检验

精密度是指使用特定的分析程序，在受控条件下重复分析测定均一样品所获得测定值之间的一致性程度。详见第一章"第三节　分析方法的选择与评价"中的"四、分析方法的评价"。

4. 准确度检验

准确度是反映方法系统误差和随机误差的综合指标。详见第一章"第三节　分析方法的选择与评价"中的"四、分析方法的评价"。

5. 干扰试验

通过干扰试验，检验实际样品中可能存在的共存物是否对测定有干扰，了解共存物的最大允许浓度。干扰可能导致正或负的系统误差，干扰作用大小与待测物浓度和共存物浓度大小有关。应选择两个（或多个）待测物浓度值和不同浓度水平的共存物溶液进行干扰试验。

6. 校准曲线的绘制及检验

校准曲线是描述待测物质浓度或量与相应测量仪器的响应量或其他指示量之间定量关系的曲线。某方法标准曲线的直线部分所对应的待测物质浓度或量的变化范围，称为该方法的线性范围。

《生活饮用水标准检验方法　水质分析质量控制》（GB/T 5750.3—2006）对校准曲线的相关规定如下：

（1）在测量范围内，配制的标准溶液系列的已知浓度点不得少于 6 个（含空白浓度）。根据浓度值与响应值绘制校准曲线，必要时还要考虑基体的影响。

（2）制作校准曲线所用的容器和量器，应经检定合格，使用的比色管应配套，必要时应进行容积的校正。

(3)标准曲线绘制应与批样测定同时进行。

(4)在校正系统误差之后,校正曲线可用最小二乘法对测试结果进行处理后绘制。

(5)校准曲线的相关系数(r)绝对值一般应大于或等于0.999,否则需从分析方法、仪器、量器及操作等因素查找原因,改进后重新制作。

(6)使用校准曲线时,应选用曲线的直线部分和最佳测量范围,不得任意外延。

(7)在理想情况下用校准曲线测定一批样品时,仪器的响应在测定期间是不变的(不漂移)。由于仪器本身存在漂移,需要经常进行再校准,如间隔分析已知浓度的标准样或样品校正。

(8)回归校准曲线的统计检验:包括回归校准曲线的精密度检验、截距检验和斜率检验。

(四)水质实验室的分析质量控制程序

水质分析质量控制的目的,是把水质分析工作中的误差减少到一定的限度,以获得准确可靠的测试结果。水质分析质量控制,是发现和控制水质分析过程中产生误差的来源,用于控制和减少误差的有效措施。

对送入实验室的水样应首先核对采样单、样品编号、包装情况、保存条件和有效期等。只有符合要求的样品,才可以开展实验室分析工作。

在每批水样分析时,应同时测定现场空白和实验室空白样品,当空白值明显偏高,或两者差异较大时,应仔细检查原因,以消除空白值偏高的因素。

1. 校准曲线控制

(1)用校准曲线定量时,必须检查校准曲线的相关系数、斜率和截距是否正常,必要时进行曲线斜率校准、截距的统计检验和校准曲线的精密度检验。

(2)在样品分析的同时,测定校准曲线上1～2个点(0.3倍和0.8倍测定上限),其测定结果与原校准曲线相应浓度点的相对偏差绝对值不得大于10%,否则需重新制作校准曲线。

(3)对于原子吸收分光光度法、气相色谱法、离子色谱法、冷原子吸收(荧光)测汞法等仪器分析方法,其校准曲线的制作必须与样品测定同时进行。

2. 精密度控制

在生活饮用水水质监测中,多采用平行双样法作为精密度控制手段,也可以通过对有证参考物质(或控制样品)重复测定之间的偏差,来评价分析工作的精密度。

在水样分析时,每批样品抽取10%进行平行双样测定。如果测定的平行双样允许偏差符合"测定值的精密度允许差"的规定值,则以双样测试结果的平均值作为最终结果报出;如果测定的平行双样允许偏差超过了"测定值的精密度允许差"的规定值,则在样品允许保存期内,再加测一次,取相对偏差符合"测定值的精密度允许差"规定的两个测试结果的平均值报出。

3. 准确度控制

在生活饮用水水质监测中,多采用标准物质和样品同步测试的方法作为准确度控制手段,也可采用测定加标回收率作为准确度控制手段。

每批样品带一个已知浓度的标准物质或质控样品,将标准物质的测试结果与"测定值的准确度允许差"的规定值进行比较。如果标准物质或质控样测试结果超出了"测定值的准确度允许差"规定的允许误差范围,表明分析过程存在系统误差,本批分析结果准确度失控,应找出失控原因并加以排除后才能再行分析并报出结果。

如果实验室自行配制质控样,要注意与国家标准物质比对,并且不得使用与绘制校准曲线相同的标准溶液配制,必须另行配制。

4. 原始记录和监测报告的审核

水质监测原始记录和监测报告执行三级审核制。

(1)第一级为采样或分析人员之间的相互校对:主要校对原始记录的完整性和规范性,仪器设备、分析方法的适用性和有效性,测试数据和计算结果的准确性,校对人员应在原始记录上签名。

(2)第二级为科室(组)负责人的校核:主要校核监测报告和原始记录的一致性,报告内容完整性、数据准确性和结论正确性,校核人员应在监测报告上签名。

(3)第三级为技术负责人(或授权签字人)的审核签发:审核监测报告是否经过了校核,报告内容的完整性和符合性,监测结果的合理性和结论的正确性,审核人员应在监测报告上签名。

五、生活饮用水水质综合评价方法

生活饮用水水质评价是以《生活饮用水卫生标准》(GB 5749—2022)为参照,对生活饮用水水质进行定性和定量评价的过程,包括生活饮用水水质的达标情况判断、变化趋势分析和生活饮用水水质优劣相互比较。

目前,我国尚无针对生活饮用水水质的综合评价技术规范。以下是根据文献报道归纳整理的综合评价方法。

(一)水质分指数的计算

1. 逆向指标的水质分指数

逆向指标(越小越好,越大越不好,所有污染物属于此类指标)的计算,是以各指标的实测浓度除以相应的标准限值。污染物 i 的单项水质分指数按公式 4.9 计算:

$$I_i = \frac{C_i}{S_i} \qquad \text{(公式 4.9)}$$

式中: I_i ——污染物 i 的单项水质指数;

C_i —— i 污染物实测浓度;

S_i —— i 污染物的评价标准(生活饮用水卫生标准)。

2. 正向指标的水质分指数

正向指标(越大越好,越小越不好,例如水中的游离氯等)的计算,是以各指标的标准限值除以相应的实测浓度。污染物 i 的单项水质分指数按公式 4.10 计算:

$$I_i = \frac{S_i}{C_i} \qquad \text{(公式 4.10)}$$

式中: I_i ——指标 i 的单项水质指数;

C_i——i 指标实测浓度；

S_i——i 指标的评价标准（生活饮用水卫生标准）。

3. 双向指标的水质分指数

例如，pH 属于双向指标，生活饮用水卫生标准规定了其上限值和下限值，其分指数按公式 4.11 计算：

$$I_i = \frac{\left| \dfrac{C_i - (S_{\max} + S_{\min})}{2} \right|}{\dfrac{S_{\max} - (S_{\max} + S_{\min})}{2}} \tag{公式 4.11}$$

式中：I_i——指标 i 的单项水质指数；

C_i——i 指标的实测浓度；

$S_{\max}$——i 的评价标准上限值；

$S_{\min}$——i 的评价标准下限值。

4. 特殊分指数的计算

当 $I_i < 0.10$ 或 $C_i < 1/10 S_i$，则一律定义为：$I_i = 0.10$。

（1）肉眼可见物：若检出，则 $I_i = 1.50$；若未检出，则 $I_i = 0.10$。

（2）臭和味：按照检出级数（0～5）作为分指数 I_i。

（3）细菌总数：若实测值低于卫生标准限值（100 CFU/mL），则 I_i＝实测值/100；若实测值高于卫生标准限值（100 CFU/mL），则 $I_i = 1.00 + \lg_{10}(C_i/S_i)$。

（4）总大肠菌群、耐热大肠菌群、大肠埃希氏菌：若检出，其检出数为 n 时，则 $I_i = 1.00 + 0.50(n-1)$；若未检出，则 $I_i = 0.10$。

（二）类水质综合指数法

根据监测指标的卫生学意义，将水质评价指标分为 4 类：①感官性状和一般化学指标；②一般毒理指标；③有机污染综合指标；④微生物指标。

1. 最差因子判别法

可用于评价一些具有较大健康危害的水质指标，按公式 4.12 计算：

$$WQI_{\max} = MAX(I_i) \tag{公式 4.12}$$

式中：$WQI_{\max}$——类指数中的最大值；

I_i——i 类水质指数。

由于毒理指标、有机污染综合指标、微生物指标对人体健康的危害较大，可采用最差因子判别法进行水质评价。

2. 内梅罗水质指数法

兼顾了最大分指数和平均分指数对综合水质指数的影响，有重点地反映了水体中各项指数对总体水质的影响。按公式 4.13 计算指数：

$$WQI_j = \sqrt{\frac{(WQI_{i,\text{ave}})^2 + (WQI_{i,\max})^2}{2}} \tag{公式 4.13}$$

式中：WQI_j——内梅罗水质指数（类指数）；

$WQI_{i,\text{ave}}$——类指数的平均值；

$\text{WQI}_{i,\max}$——类指数的最大值。

鉴于感官性状和一般化学指标主要影响生活饮用水的感官性状,对居民健康产生显著的危害相对较低,可采用内梅罗水质指数法进行评价。

内梅罗水质指数污染等级划分标准见表 4.19。

表 4.19　内梅罗水质指数污染等级划分标准

WQI_j	<1	1~2	2~3	3~5	>5
水质等级	清洁	轻污染	污染	重污染	严重污染

3. 比值算术均数型水质指数

将毒理指标、有机污染综合指标、微生物指标等 3 类水质评价指标分别按公式 4.14 计算类水质综合平均指数:

$$I_j = \frac{1}{n} \sum_{i=1}^{n} \frac{C_i}{S_i} \qquad (公式\ 4.14)$$

式中:I_j——j 类比值算术均数型水质指数(类指数);

　　　C_i——i 污染物实测浓度;

　　　S_i——i 污染物的评价标准(生活饮用水卫生标准);

　　　n——参与评价的指标数。

(三)水质加权综合指数

在各类水质综合指数计算结果的基础上,将 4 类水质综合指数按照健康危害程度的大小,通过专家咨询法(delphi method)对其赋予权重,见表 4.20。

表 4.20　生活饮用水水质评价指标分类与权重系数[*]

分类	评价指标	类权重系数
感官性状和一般化学指标	色度、浑浊度、臭和味、肉眼可见物、pH、铝、铁、锰、铜、锌、氯化物、硫酸盐、溶解性总固体、总硬度、挥发酚类、阴离子合成洗涤剂	0.10
一般毒理指标	砷、镉、铬、铅、汞、硒、氰化物、氟化物、硝酸盐、三氯甲烷、四氯化碳、溴酸盐、甲醛、亚氯酸盐、氯酸盐	0.52
有机污染综合指标	耗氧量、氨氮、亚硝酸盐氮、硫酸盐、总有机碳	0.15
微生物指标	细菌总数、总大肠菌群	0.23

[*] 参考:①袁东,陈仁杰,钱海雷,等. 城市生活饮用水综合指数评价方法建立及其应用[J]. 环境与职业医学,2010,27(5):257-260;②白文娟. 应用综合指数法评价武汉市生活饮用水水质[J]. 公共卫生与预防医学,2018,29(3):73-76.

利用内梅罗水质指数、最差因子判别法计算的最大水质指数或比值算术均数型水质指数,按公式 4.15 计算水质加权综合指数。

$$\text{WQI} = \frac{1}{n} \sum_{i=1}^{n} (I_i \times W_i) \qquad (公式\ 4.15)$$

式中:WQI——水质加权综合指数;

　　　I_i——i 类水质指数;

　　　W_i——i 类权重系数;

n——参与评价的类数。

以 WQI 是否低于 1.00 作为水质是否合格的标准,评价级别的划分及其意义见表 4.21。

表 4.21　生活饮用水水质评价级别的划分及其意义 *

项目	分级				
	1	2	3	4	5
WQI	0~0.50	0.51~1.00	1.01~1.50	1.51~2.00	>2.00
意义	水质优良,可放心饮用	水质较好,可饮用	轻度污染,可酌情饮用	中度污染,深度处理且检验合格后方能饮用	重度污染,一般不宜饮用

* 引自:袁东,陈仁杰,钱海雷,等.城市生活饮用水综合指数评价方法建立及其应用[J].环境与职业医学,2010,27(5):257-260.

第五章　室内空气质量的监测与评价

实训5.1　室内空气清洁度的监测与评价

一、室内空气清洁度的监测

(一)室内空气中二氧化碳的监测

参照《公共场所卫生检验方法　第2部分:化学污染物》(GB/T 18204.2—2014)、《室内空气中二氧化碳卫生标准:附录A 空气中二氧化碳检验标准方法》(GB/T 17094—1997)和《室内环境空气质量监测技术规范:附录E 室内空气中二氧化碳的测定方法》(HJ/T 167—2004),空气中二氧化碳的测定方法主要有非分散红外线气体分析法、气相色谱法和容量滴定法等。HJ/T 167—2004 中所引用的"非分散红外线气体分析法"已被 GB/T 18204.2—2014《公共场所卫生检验方法　第2部分:化学污染物》代替,后者所列二氧化碳的检验方法为不分光红外分析法。

方法:不分光红外分析法

1. 原理

二氧化碳对红外线具有选择性的吸收,在一定范围内,吸收值与二氧化碳浓度呈线性关系。根据吸收值确定样品中二氧化碳的浓度。

2. 测量范围

$0\%\sim0.5\%$ 和 $0\%\sim1.5\%$ 两挡。最低检出浓度为 0.01%。

3. 试剂和材料

①变色硅胶:在 $120\ ℃$ 下干燥 $2\ h$;②无水氯化钙:分析纯;③高纯氮气:99.99%;④烧碱石棉:分析纯;⑤塑料铝箔复合薄膜采气袋:$0.5\ L$ 或 $1.0\ L$;⑥二氧化碳标准气体(0.5%):贮于铝合金钢瓶中。

4. 仪器和设备

二氧化碳非分散红外线气体分析仪。仪器主要性能指标如下:①测量范围:$0\%\sim0.5\%$ 和 $0\%\sim1.5\%$ 两挡;②重现性:$\leqslant\pm1\%$ 满刻度;③零点漂移:$\leqslant\pm3\%$ 满刻度$/4\ h$;④跨度漂移:$\leqslant\pm3\%$ 满刻度$/4\ h$;⑤温度附加误差:$\leqslant\pm2\%$ 满刻度$/10\ ℃$(在 $10\sim80\ ℃$);⑥一氧化碳干扰:$1\ 000\ mL/m^3\ CO\leqslant\pm2\%$ 满刻度;⑦供电电压变化时附加误差:$220\ V\pm10\%\leqslant\pm2\%$

满刻度;⑧启动时间:30 min;⑨响应时间:指针指示到满刻度的 90% 的时间<15 s。

5. 采样

用塑料铝箔复合薄膜采气袋,抽取现场空气冲洗 3～4 次,采气 0.5 L 或 1.0 L 后,密封进气口,带回实验室分析。也可以将仪器带到现场间歇进样,或连续测定空气中二氧化碳浓度。采样布点见表 5.1。

表 5.1　现场采样检测布点要求(二氧化碳)

测点布置	室内面积/m²		
	<50	50～200	≥200
测点数量	1	2	3～5
测点位置	室中央	室内对称点	3 个测点的设置在室内对角线四等分的 3 个等分点上,5 个测点的按梅花布点
测点距离	距地面高度 1～1.5 m;距墙壁≥0.5 m;测点应避开通风口、通风道等		

6. 分析步骤

(1)仪器的启动和校准

①启动和零点校准:仪器接通电源后,稳定 30 min～1 h,将高纯氮气或空气经干燥管和烧碱石棉过滤管后,进行零点校准;

②终点校准:用二氧化碳标准气(如 0.50%)连接在仪器进样口,进行终点刻度校准;

③零点与终点校准重复 2～3 次,使仪器处在正常工作状态。

(2)样品测定

将内装空气样品的塑料铝箔复合薄膜采气袋接在装有变色硅胶或无水氯化钙的过滤器上,并与仪器的进气口相连接,样品被自动抽到气室中,并显示二氧化碳的浓度(%)。如果将仪器带到现场,间歇进样测定,可长期监测空气中二氧化碳浓度。

7. 结果计算

样品中二氧化碳的浓度,可从气体分析仪直接读出。

8. 精密度和准确度

(1)重现性<2%,每小时漂移<6%;

(2)准确度取决于标准气的不确定度(<2%)和仪器的稳定性误差(<6%)。

9. 干扰和排除

室内空气中非待测组分,如甲烷、一氧化碳和水蒸气等影响测定结果。红外线滤光片的波长为 4.26 μm,二氧化碳对该波长有强烈的吸收;而一氧化碳和甲烷等气体不吸收。因此,一氧化碳和甲烷的干扰可以忽略不计,但水蒸气对测定二氧化碳有干扰,可导致气室反射率下降,从而使仪器的灵敏度降低,影响测定结果的准确性,故空气样品进入仪器前必须进行干燥。

(二)室内空气中细菌总数的监测

《公共场所卫生检验方法　第 3 部分:空气微生物》(GB/T 18204.3—2013)适用于公共场所空气中细菌总数、真菌总数、β-溶血性链球菌以及嗜肺军团菌的测定,其他场所可参照执行。

参照《公共场所卫生检验方法　第3部分:空气微生物》(GB/T 18204.3—2013)、《室内空气质量标准:附录 G　细菌总数的测定》(GB/T 18883—2022)和《室内环境空气质量监测技术规范:附录 M 室内空气中细菌总数的测定方法》(HJ/T 167—2004),室内空气中细菌总数的测定方法采用撞击法、自然沉降法。

方法 1:撞击法

1. 原理

采用撞击式空气微生物采样器,使空气通过狭缝或小孔产生高速气流,从而将悬浮在空气中的微生物采集到营养琼脂平板上,经实验室培养后得到菌落数。

2. 仪器和设备

(1)撞击式空气微生物采样器:采样器的基本要求是对空气中细菌捕获率达95%;操作简单,携带方便,性能稳定,便于消毒。

(2)其他仪器设备:①高压蒸汽灭菌器;②恒温培养箱;③冰箱;④平皿(直径9 cm);⑤干热灭菌器;⑥制备培养基用一般材料,如量筒、三角烧瓶、pH 计或精密 pH 试纸等。

3. 营养琼脂培养基

(1)成分:蛋白胨 20 g;牛肉浸膏 3 g;氯化钠 5 g;琼脂 15~20 g;蒸馏水 1 000 mL。

(2)制法:将上述各成分混合,加热溶解,校正 pH 至 7.4,过滤分装,121 ℃,20 min 高压灭菌。

4. 采样步骤

(1)采样点:按《公共场所卫生检验方法　第3部分:空气微生物附录 A 现场采样检测布点要求》(GB/T 18204.3—2013)中"A.2 撞击法采样布点要求"进行采样布点,见表5.2。

表5.2　撞击法采样布点要求(细菌总数)

测点布置	室内面积/m²		
	<50	50~200	≥200
测点数量	1	2	3~5
测点位置	室中央	室内对称点	3 个测点的设置在室内对角线四等分的 3 个等分点上,5 个测点的按梅花布点
测点距离	距地面高度 1.2~1.5 m;距墙壁≥1 m;采样点应避开通风口、通风道等		

(2)采样环境条件:采样时,关闭门窗 15~30 min,记录室内人员数量、温湿度与天气状况等。

(3)采样方法:以无菌操作,使用撞击式微生物采样器以 28.3 L/min 流量采集 5~15 min。按仪器使用说明进行采样。

5. 培养与菌落计数

样品采完后,将带菌营养琼脂平板置 36 ℃±1 ℃恒温箱中,培养48 h。计数菌落数,并根据采样器的流量和采样时间,换算成单位体积空气中的菌落数,以 CFU/m³ 报告结果。

方法 2:自然沉降法

1. 原理

将营养琼脂平板暴露在空气中,微生物根据重力作用自然沉降到平板上,经实验室培养后得到菌落数。

2. 仪器和设备

①高压蒸汽灭菌器；②恒温培养箱；③平皿(直径 9 cm)；④采样支架。

3. 营养琼脂培养基

(1)成分：蛋白胨 20 g；牛肉浸膏 3 g；氯化钠 5 g；琼脂 15～20 g；蒸馏水 1 000 mL。

(2)制法：将上述各成分混合，加热溶解，校正 pH 至 7.4，过滤分装，121 ℃，20 min 高压灭菌。

4. 采样步骤

(1)采样点：按《公共场所卫生检验方法 第 3 部分：空气微生物附录 A 现场采样检测布点要求》(GB/T 18204.3—2013)中"A.3 自然沉降法采样布点要求"进行采样布点，见表 5.3。

表 5.3 自然沉降法采样布点要求(细菌总数)

测点布置	室内面积/m²	
	<50	≥50
测点数量	3	5
测点位置	3 个测点的设置在室内对角线四等分的 3 个等分点上	5 个测点的按梅花布点
测点距离	距地面高度 1.2～1.5 m；距墙壁≥1 m；采样点应避开通风口、通风道等	

(2)采样环境条件：采样时，关闭门窗 15～30 min，记录室内人员数量、温湿度与天气状况等。

(3)采样方法：将营养琼脂平板置于采样点处，打开皿盖，暴露 5 min。

5. 培养与菌落计数

样品采完后，将带菌营养琼脂平板置 36 ℃±1 ℃恒温箱中，培养 48 h。计数每块平板上生长的菌落数，并按稀释比与采气体积求出全部采样点的平均菌落数，检验结果以每平皿菌落数(CFU/皿)报告结果。

(三)室内空气中新风量的监测

新风量：指在门窗关闭的状态下，单位时间内由空调系统通道、房间的缝隙进入室内的空气总量，单位：$m^3/(h \cdot 人)$。新风量直接影响到空气的流通和室内空气污染的程度，是衡量室内空气质量的一个重要指标。

参照《公共场所卫生检验方法 第 1 部分：物理因素》(GB/T 18204.1—2013)、《室内环境空气质量监测技术规范：附录 A 室内空气物理参数的测量》(HJ/T 167—2004)，室内空气的风量的测定方法采用示踪气体法。

1. 原理

示踪气体法(示踪气体浓度衰减法)常用的示踪气体有二氧化碳、惰性气体六氟化硫(SF_6)。在待测室内通入适量示踪气体，由于室内外的空气交换，示踪气体的浓度呈指数衰减，根据浓度随着时间变化的值，计算出室内的新风量和换气次数。

2. 仪器和材料

示踪气体：是无色、无味、使用浓度无毒、安全、环境本底值低、易采样、易分析的气体，装于 10 L 气瓶中，气瓶应有安全的阀门。

示踪气体环境本底水平及安全性资料见《公共场所卫生检验方法 第 1 部分:物理因素》附录 B。测量范围:非机械通风且换气次数小于 5 次/h 的公共场所(无集中空调系统的场所)。

(1)袖珍或轻便型气体浓度测定仪;

(2)示踪气体:CO_2、SF_6 作为示踪气体;

(3)直尺或卷尺;

(4)电风扇。

3. 测量步骤

按要求对仪器进行期间核查和使用前校准。开始测量时,按测量仪器使用说明校正仪器。

(1)室内空气体积的测量和计算:用尺测量并计算出室内容积 V_1、室内物品占用的总体积 V_2。按公式 5.1 计算室内空气体积。

$$V = V_1 - V_2 \qquad (公式 5.1)$$

式中:V ——室内空气体积,m^3;

V_1 ——室内容积,m^3;

V_2 ——室内物品总体积,m^3。

(2)如果选择的示踪气体是环境中原本存在的(如 CO_2),应首先测量空气中的本底浓度。

(3)关闭门窗,用气瓶在室内通入适量的示踪气体,然后将气瓶移至室外。同时,用电风扇搅动空气 3~5 min,使示踪气体分布均匀。示踪气体的初始浓度应达到至少经过 30 min 衰减后仍能高于仪器最低检出限。

(4)打开测量仪器电源,在室内中心点记录示踪气体浓度。

(5)根据示踪气体浓度衰减情况,测量从开始至 30~60 min 时间段示踪气体浓度。在此时间段内,测量次数不少于 5 次。

(6)调查检测区域内设计人流量和实际最大人流量。

4. 结果计算

(1)换气次数(单位时间内由室外进入室内的空气总量与该室内空气总量之比)按公式 5.2 计算:

$$A = \frac{\ln(c_1 - c_0) - \ln(c_t - c_0)}{t} \qquad (公式 5.2)$$

式中:A ——换气次数;

c_0 ——示踪气体的环境本底浓度,mg/m^3 或%;

c_1 ——测量开始时示踪气体浓度,mg/m^3 或%;

c_t ——时间为 t 时示踪气体浓度,mg/m^3 或%;

t ——测定时间,h。

(2)新风量:按公式 5.3 计算。

$$Q = \frac{A \times V}{P} \qquad (公式 5.3)$$

式中:Q——新风量,单位时间内每人平均占有由室外进入室内的空气量,m³/(h·人);

    A——换气次数,次;

    V——室内空气体积,m³;

    P——取设计人流量与实际最大人流量两个数中的高值,人。

二、室内空气清洁度的评价标准

针对我国室内空气清洁度的评价标准,现行的主要标准包括:①室内空气中二氧化碳卫生标准(GB/T 17094—1997);②室内空气中细菌总数卫生标准(GB/T 17093—1997);③室内空气质量标准(GB/T 18883—2022);④《公共场所卫生指标及限值要求》(GB 37488—2019),汇总于表5.4。

表5.4 室内空气清洁度的评价标准

参　　数	标准限值	备　　注
二氧化碳	≤0.10％(2 000 mg/m³)①	—
	≤0.10％③	1 h均值
	≤0.10％④	对有睡眠、休憩需求的公共场所
	≤0.15％④	其他公共场所
细菌总数	≤4 000 CFU/m³②	自然沉降法
	≤45 CFU/皿②	撞击法
	≤1 500 CFU/m³③	撞击法
	≤1 500 CFU/m³④	自然沉降法(对有睡眠、休憩需求的公共场所)
	≤4 000 CFU/m³④	自然沉降法(其他公共场所)
	≤20 CFU/皿④	撞击法(对有睡眠、休憩需求的公共场所)
	≤40 CFU/皿④	撞击法(其他公共场所)
新风量	≥30 m³/(h·人)③	—
	≥30 m³/(h·人)④	对有睡眠、休憩需求的公共场所
	≥20 m³/(h·人)④	其他公共场所

注:①GB/T 17094—1997;②GB/T 17093—1997;③GB/T 18883—2022;④GB 37488—2019。

三、室内空气清洁度的综合评价

参照《公共场所卫生综合评价方法》(WS/T 199—2001)中的指数综合评价方法,对室内空气清洁度进行综合评价。

(一)建立监测指标分级评价界限值

空气中CO_2浓度、细菌总数和新风量三个指标为室内空气清洁度的评价指标。参照"表5.4 室内空气清洁度的评价标准"对CO_2浓度、细菌总数和新风量三个参数的标准限值,建立室内空气清洁度分级评价界限值,见表5.5。

表 5.5　室内空气清洁度分级评价界限值

分级	CO_2 浓度*/%	细菌总数*/[CFU/皿(CFU/m³)]	新风量#/[m³/(h·人)]
优限值	0.00	0(0)	50
一级,良好	≤0.07	≤20(≤1 500)	≥40
二级,合格	≤0.10	≤45(≤4 000)	≥30
三级,较差	≤0.13	≤100(≤7 500)	≥20
四级,很差	>0.13	>100(>7 500)	<20
劣限值	0.16	200(15 000)	10

注:*逆向指标(越小越好,越大越不好),#正向指标(越大越好,越小越不好)。

(二)统一监测指标的方向性

由于空气清洁度指标包括正向指标(越大越好,越小越不好)、逆向指标(越小越好,越大越不好),容易造成分级指标上限和下限理解上的混乱,评价时要将指标统一方向,使指标均成为逆向指标。

按公式 5.4,统一清洁度各指标的方向性,使其均成为逆向指标。

$$C_i = |X_i - Z_i| \qquad (公式 5.4)$$

式中:C_i——方向统一后的 i 指标值;

　　X_i——i 指标的监测值(当超出优限值时,按优限值计;当超出劣限值时,按劣限值计);

　　Z_i——i 指标的优限值(逆向指标 $Z_i=0$,正向指标 $Z_i=$ 优限值)。

依据"表 5.5　室内空气清洁度分级评价界限值",将某现场的室内空气清洁度监测指标按公式 5.4 进行方向性统一,汇总到表 5.6。

表 5.6　某现场室内空气清洁度的监测结果(X_i)和方向统一后的监测数值(C_i)

指标	X_i	Z_i	$C_i = |X_i - Z_i|$
CO_2/%			
细菌总数/(CFU/皿)			
新风量/[m³/(h·人)]			

例如,某办公室室内空气清洁度的监测结果为 CO_2 0.18%、细菌总数 80 CFU/皿、新风量 42 m³/(h·人),经方向统一后的数值见表 5.6.1。

【计算说明】

依据"表 5.5　室内空气清洁度分级评价界限值",将各指标统一方向,按公式 5.4,计算 C_i:

(1)统一 CO_2(%)的方向:属于逆向指标,$Z_{CO_2}=0$;监测指标 $X_{CO_2}=0.18>$ 劣限值(0.16),按劣限值 0.16 计,$X_{CO_2}=0.16$。

故,$C_{CO_2}=|X_{CO_2}-Z_{CO_2}|=|0.16-0|=0.16\%$。

(2)统一细菌总数(CFU/皿)的方向:属于逆向指标,$Z_{菌落}=0$;监测指标 $X_{菌落}=80<$ 劣限值(200),按实际监测数据计算。

故,$C_{菌落}=|X_{菌落}-Z_{菌落}|=|80-0|=80$ CFU/皿。

(3)统一新风量[m³/(h·人)]的方向:属于正向指标,$Z_{新风}=50$(优限值);监测指标

$X_{新风} = 42 <$ 优限值(50)，按实际监测数据计算。

故，$C_{新风} = |X_{新风} - Z_{新风}| = |42 - 50| = 8$ m³/(h·人)。

表 5.6.1　某办公室室内空气清洁度监测结果(X_i)和方向统一后的监测数值(C_i)

指标	X_i	Z_i	$C_i = |X_i - Z_i|$
CO_2/%	0.16	0	0.16
细菌总数/(CFU/皿)	80	0	80
新风量[m³/(h·人)]	42	50	8

(三)统一分级标准的方向性

将"表 5.5　室内空气清洁度分级评价界限值"中的非逆向指标(如新风量)中的各分级限值减去优限值,使其成为逆向指标,见表 5.7。

表 5.7　室内空气清洁度评价指标方向统一后的分级标准

分级	CO_2^*/%	细菌总数*/[CFU/皿(CFU/m³)]	新风量*/[m³/(h·人)]
优限值	0.00	0(0)	0
一级,良好	0.07	20(1 500)	10
二级,合格	0.10	45(4 000)	20
三级,较差	0.13	100(7 500)	30
四级,很差	0.15	199(14 999)	39
劣限值	0.16	200(15 000)	40

注:* 逆向指标越小越好,越大越不好。

(四)计算空气清洁度指标各分指数

按公式 5.5 计算空气清洁度指标各分指数 I_i:

$$I_i = I_{j等级} + 0.5(C_i - S_{ij等级(上限)})/(S_{ij等级(下限)} - S_{ij等级(上限)}) \quad (公式 5.5)$$

式中:I_i——i 指标分指数;

$I_{j等级}$——j 等级分指数的最小值(本方法规定:$I_{1级} = 0.0$;$I_{2级} = 0.5$;$I_{3级} = 1.0$;$I_{4级} = 1.5$);

$S_{ij等级(上限)}$,$S_{ij等级(下限)}$——各指标方向统一后的分级标准界限值,分别是上限值、下限值。

利用方向统一后的监测指标(C_i)、评价指标方向统一后的分级标准(表 5.7)以及公式 5.5,计算空气清洁度指标各分指数,列入表 5.8。

表 5.8　室内空气清洁度指标各分指数(I_i)与平均分支数(I_{av})计算结果

指标	C_i	$I_{j等级}$	$S_{ij等级(下限)}$	$S_{ij等级(上限)}$	I_i	I_{av}
CO_2						
细菌总数						
新风量						

例如,根据计算的 C_i,计算得到的各分指数结果见表 5.8.1。

【计算说明】

按公式 5.5 计算 I_i:

(1)CO_2分指数 I_{CO_2}：根据 $C_{CO_2} = 0.16$，查表5.7，判定为四级，$I_{4级} = 1.5$。

故 $I_{CO_2} = I_{4级} + 0.5(C_{CO_2} - S_{CO_2 4级(上限)})/(S_{CO_2 4级(下限)} - S_{CO_2 4级(上限)}) = 1.5 + 0.5(0.16 - 0.15) \div (0.16 - 0.15) = 2.0$。

(2)细菌总数分指数 $I_{菌落}$：根据 $C_{菌落} = 80$，查表5.7，判定为三级，$I_{3级} = 1.0$。

故 $I_{菌落} = I_{3级} + 0.5(C_{菌落} - S_{菌落3级(上限)})/(S_{菌落3级(下限)} - S_{菌落3级(上限)}) = 1.0 + 0.5(80 - 45) \div (100 - 45) = 1.3$。

(3)新风量分指数 $I_{新风}$：根据 $C_{新风} = 8$，查表5.7，判定为一级，$I_{1级} = 0.0$。

故 $I_{新风} = I_{1级} + 0.5(C_{新风} - S_{新风1级(上限)})/(S_{新风1级(下限)} - S_{新风1级(上限)}) = 0.0 + 0.5(8 - 0) \div (10 - 0) = 0.4$。

表5.8.1 某办公室空气清洁度各指标分指数(I_i)与平均分支数(I_{av})计算结果

指标	C_i	$I_{j等级}$	$S_{ij等级(下限)}$	$S_{ij等级(上限)}$	I_i	I_{av}
CO_2	0.16	1.5	0.16	0.13	2.0	
细菌总数	80	1.0	100	45	1.3	1.2
新风量	8	0.0	10	0	0.4	

(五)计算空气清洁度综合指数

按公式5.6计算综合指数 P：

$$P = \sqrt{I_{av}(I_{av} + kS)} \qquad (公式5.6)$$

式中：P——综合指数；

I_{av}——分指数算术平均值；

S——分指数算术标准差；

k——常数。

$$k = 1.645\sqrt{(n-1)/n} \qquad (公式5.7)$$

式中：n——评价指标个数。

加指标权重时，I_{av}取加权平均值，其余指标不变。

综合指数的判定标准见表5.9。

表5.9 利用综合指数判定室内空气质量的标准

空气卫生质量等级	空气卫生质量描述	分指数 I_i，综合指数 P
Ⅰ	良好	≤0.5
Ⅱ	合格	≤1.0
Ⅲ	较差	≤1.5
Ⅳ	很差	≤2.0

例如，根据分指数计算结果，按公式5.6计算分指数 P。本例中，分指数算术平均值 $I_{av}=1.2$，分指数算术标准差 $S=0.8$。

【提示】在Excel中计算分指数算术标准差=STDEV(F2:F4)=0.8。

$n = 3$，$k = 1.645\sqrt{(n-1)/n} = 1.645\sqrt{(3-1)/3} = 1.3$，

则综合指数计算结果为：

$$P = \sqrt{I_{av}(I_{av} + kS)} = \sqrt{1.2(1.2 + 1.3 \times 0.8)} = 1.6。$$

利用综合指数判定室内空气质量的标准,判定该办公室的空气卫生质量等级为Ⅳ,描述为"很差",见表5.9.1。

表 5.9.1　某办公室空气清洁度综合评价结果

指标	I_i	卫生质量等级	I_{av}	S	k	P	卫生质量等级
CO_2	2.0	Ⅳ					
细菌总数	1.3	Ⅲ	1.2	0.8	1.3	1.6	Ⅳ
新风量	0.4	Ⅰ					

实训 5.2　室内小气候的监测与评价

一、室内小气候的监测

室内小气候是由于围护结构(墙、屋顶、地板和门窗等)的作用下,形成了不同于室外的气候。室内小气候主要是由气温、湿度、风和热辐射这四个综合作用于人体的气象因素组成。

(一)室内空气温度的监测

空气温度(气温)是表示空气冷热程度的物理量。空气温度测量参照《公共场所卫生检验方法　第1部分:物理因素》(GB/T 18204.1—2013)操作。

方法1:玻璃液体温度计

1. 原理

玻璃液体温度计由容纳温度计液体(水银、煤油、红钢笔水等)的薄壁温包(液泡)和与温包密封连接的玻璃细管组成。

当空气温度发生变化时,会引起温包温度的变化,从而导致温包内液体体积随之变化。当温包温度增加时包内液体膨胀,细管内液体柱上升;当温包温度降低时包内液体收缩,细管内液体柱下降。玻璃细管上标以刻度,以指示管内液柱的高度,液柱高度读数准确地指示了温包的温度。

2. 仪器

玻璃液体温度计和温度计悬挂支架。温度计的刻度最小分度值(每一小格所表示的值)≤0.2 ℃;测量精度±0.5 ℃;测量范围0~50 ℃。

3. 测量步骤

使用温度计时,要看清它的量程(测量范围)和刻度最小分度值。

(1)测点布置:空气温度测点布置参照《公共场所卫生检验方法　第1部分:物理因素》(GB/T 18204.1—2013)附录 A.2 空气温度、相对湿度和室内风速测点布置要求执行,见表5.10。

表 5.10　室内空气温度测点布置要求

测点布置	室内面积/m²		
	<50	50~200	≥200
测点数量	1	2	3~5
测点位置	室中央	室内对称点	3 个测点的设置在室内对角线四等分的 3 个等分点上,5 个测点的按梅花布点
测点距离	距地面高度 1~1.5 m;距墙壁≥0.5 m;距离热源≥0.5 m		

（2）温度读数:经 5~10 min 后读数。读数时,视线应与温度计标尺垂直。水银温度计按凸月面的最高点读数;酒精温度计按凹月面的最低点读数。先读小数,后读整数。

（3）注意事项:①读数应快速准确,以免人的呼吸气流影响读数的准确性;②由于玻璃的热后效应,玻璃液体温度计零点位置应经常用标准温度计校正,如果零点有位移时,应把位移值加到读数上;③为了防止太阳光等热辐射的影响,必要时温包需用热遮蔽(如利用太阳热遮蔽材料进行热遮蔽)。

4. 温度计算

按公式 5.8 计算温度。

$$t_{实}=t_{测}+(a-b) \tag{公式 5.8}$$

式中:$t_{实}$——实际温度,℃;

$t_{测}$——测定温度,℃;

a——温度计所示零点;

b——标准温度计校准的零点位置。

5. 结果表达

一个监测区域的测定结果,以该区域内各测点测量值的算术平均数给出。

方法 2:数显式温度计

1. 原理

采用 PN 结热敏电阻、热电偶、铂电阻等作为温度计的温度传感器,通过传感器自身温度变化产生电信号,经放大和 A/D 变换后,由显示器直接显示空气温度。

2. 仪器

数显式温度计。最小分辨率为 0.1 ℃;测量精度±0.5 ℃;测量范围 0~60 ℃。

3. 测量步骤

按要求对仪器进行期间核查和使用前校准。

注:期间核查(intermediate checks):是指为保持对设备校准状态的可信度,在两次检定之间进行的核查,包括设备的期间核查和参考标准器的期间核查。通过期间核查,可以及时预防和发现不合格的仪器并避免误用,保证测量结果持续的准确性和有效性。

仪器的期间核查核查仪器的稳定性、分辨率和灵敏度等指标是否持续符合仪器本身的检测/校准工作的技术要求,应按规定的程序进行。期间核查的时间间隔一般以在仪器的检定或校准周期内进行 1~2 次为宜。对于使用频率比较高的仪器,应增加核查的次数。

期间核查方法包括仪器间比对、方法间比对、标准物质验证和添加回收标准物质等。并不是对所有的仪器均需进行期间核查,对那些使用频率高、易损坏、性能不稳定的仪器,在使用一段时间后,由于操作方法、使用环境以及移动、震动、样品和试剂溶液污染等因素的影响,并不能保证检定或校准状态的持续可信度,实验室应对这些仪器进行期间核查。

(1)测点布置:空气温度测点布置参照 GB/T 18204.1—2013 附录 A.2 空气温度、相对湿度和室内风速测点布置要求执行,见表 5.10。

(2)温度读数:按照数显式温度计说明书进行操作。待显示器显示的读数稳定后,即可读出温度值。

4. 温度计算

见公式 5.8。

5. 结果表达

一个监测区域的测定结果,以该区域内各测点测量值的算术平均数给出。

(二)室内空气相对湿度的监测

相对湿度(relative humidity,RH)表示空气中的绝对湿度与同温度下的饱和绝对湿度的比值,得数是一个百分比。空气相对湿度测量参照国家推荐标准《公共场所卫生检验方法　第 1 部分:物理因素》(GB/T 18204.1—2013)操作。

方法 1:干湿球法

1. 原理

将两支完全相同的水银温度计装入金属套管中,水银温度计球部有双重辐射防护管。套装顶部装有 1 个用发条或电驱动的风扇。风扇启动后,抽吸空气均匀地通过套管,使球部处于≥2.5 m/s 的气流中(电动可达 3 m/s),测定干湿球温度计的温度,然后根据干湿球温度计的温差,计算出空气的相对湿度。

2. 仪器

机械通风干湿表和电动通风干湿表。温度刻度的最小分值≤0.2 ℃,测量精度±3%。测量范围:在 −10~45 ℃ 条件下,相对湿度的测量范围为 10%~100%。

3. 测量步骤

按照使用说明书,对机械通风干湿表通风器作用时间进行校正,通风器的全部作用时间≥6 min。

(1)测点布置:空气相对湿度测点布置参照 GB/T 18204.1—2013 附录 A.2 空气温度、相对湿度和室内风速测点布置要求执行,见表 5.11。

(2)用吸管吸取蒸馏水送入湿球温度计套管内,湿润温度计头部纱条。

(3)机械通风干湿表上满发条;电动通风干湿表接通电源,使通风器转动。

(4)通风 5 min 后,分别读取干、湿温度表所示温度。

表 5.11　室内空气相对湿度测点布置要求

测点布置	室内面积/m²		
	<50	50~200	≥200
测点数量	1	2	3~5
测点位置	室中央	室内对称点	3 个测点的设置在室内对角线四等分的 3 个等分点上,5 个测点的按梅花布点
测点距离	距地面高度 1~1.5 m;距墙壁≥0.5 m		

4. 空气相对湿度计算

按公式 5.9 和公式 5.10 计算。

$$F = \frac{p_e}{p_E} \times 100\%$$ （公式 5.9）

式中：F——相对湿度，%；

p_e——测定时空气的水气压，Pa；

p_E——干球温度条件下的饱和水气压，查表得出，Pa。

$$p_e = p'_{Bt} - Ap(t - t')$$ （公式 5.10）

式中：p_e——测定时空气的水气压，Pa；

p'_{Bt}——湿球温度下的饱和水气压，Pa；

A——温度计系数，与湿球温度计头部风速有关，通常取 0.000 677 ℃$^{-1}$；

p——测定时大气压力，Pa；

t——干球温度，℃；

t'——湿球温度，℃。

5. 结果表达

一个监测区域的测定结果，以该区域内各测点测量值的算术平均数给出。

方法 2：氯化锂露点法

1. 原理

通过测量氯化锂饱和溶液的水气压与环境空气水气压平衡时的温度，来确定空气的相对湿度。在通电前，氯化锂湿度计测头的温度与周围空气的温度相同，测头上氯化锂的水气压低于空气的水气压，此时氯化锂吸收空气的水分成为溶液状态，两电极间的电阻很小，通过电流很大，测头逐渐加热。随着测头温度升高，氯化锂溶液中的水气压也逐渐升高，水气析出。当测头氯化锂的水气压与空气中水气压相同时，测头不再加热并维持在一定温度上，测头的温度即是空气的露点温度。

2. 仪器

氯化锂露点湿度计。测定精度±3%。测量范围：露点温度为 -45～60 ℃。

3. 测量步骤

按要求对仪器进行期间核查和使用前校准。

(1)测点布置：空气相对湿度测点布置参照 GB/T 18204.1—2013 附录 A.2 空气温度、相对湿度和室内风速测点布置要求执行。

(2)按照使用说明书操作，通电 10 min 后再读值。

(3)注意事项：①氯化锂测头连续工作一定时间后应清洗；②温敏元件不要随意拆动；③不得在腐蚀性气体(如二氧化硫、氨气、酸或碱蒸气等)浓度高的环境中使用。

4. 空气相对湿度计算

一般氯化锂露点湿度计可直接显示空气相对湿度。如果仪器只能显示露点温度时，其空气相对湿度可按公式 5.11 计算得出。

$$F = \frac{p_h}{p_i} \times 100\%$$ （公式 5.11）

式中：F——空气相对湿度，%；

p_h——露点温度时的饱和水气压,查表得出,Pa;

p_i——空气温度时的饱和水气压,查表得出,Pa。

5. 结果表达

一个监测区域的测定结果,以该区域内各测点测量值的算术平均数给出。

方法 3：电阻电容法

1. 原理

利用湿敏元件的电阻值或电容值随环境湿度的变化而按一定规律变化的特性进行湿度的测量。

2. 仪器

采用电阻式或电容式湿敏元件的各种湿度计。在 25 ℃条件下,相对湿度最大允许误差≤±5%。测量范围:在 0～60 ℃条件下,电阻式湿度计的相对湿度测量范围为 10%～90%;电容式湿度计的相对湿度测量范围为 0%～100%。

3. 测量步骤

按要求对仪器进行期间核查和使用前校准。

(1)测点布置:空气相对湿度测点布置参照 GB/T 18204.1—2013 附录 A.2 空气温度、相对湿度和室内风速测点布置要求执行。

(2)仪器操作按使用说明书进行,待仪器示值稳定后,直接读出相对湿度值。

(3)注意事项:①仪器湿敏元件的感湿部分不能用手触摸;②在使用过程中,应避免灰尘污染、有害气体腐蚀或凝露(凝结的露珠)。

4. 结果表达

一个监测区域的测定结果,以该区域内各测点测量值的算术平均数给出。

(三)室内风速的监测

风速是指空气相对于地球某一固定地点的运动速率,风速的常用单位是 m/s,1 m/s = 3.6 km/h。室内风速测量参照国家推荐标准《公共场所卫生检验方法　第 1 部分:物理因素》(GB/T 18204.1—2013)操作,方法为电风速计法。

1. 原理

热电式电风速计由测头和测量仪表组成,测头的加热圈(丝)暴露在一定大小的风速下,引起测头加热电流或电压的变化,由于测头温度升高的程度与风速呈负相关,因此可以由指针或数字显示风速值。

2. 仪器

指针式热电风速计或数显式热电风速计。最低检测值≤0.05 m/s。测量范围:0.1～10 m/s;在 0.1～2 m/s 范围内,其测量误差≤±10%。

3. 测量步骤

按要求对仪器进行期间核查和使用前校准。

(1)测点布置:室内风速测点布置参照 GB/T 18204.1—2013 附录 A.2 空气温度、相对湿度和室内风速测点布置要求执行,见表 5.12。

表 5.12　室内风速测点布置要求

测点布置	室内面积/m²		
	<50	50～200	≥200
测点数量	1	2	3～5
测点位置	室中央	室内对称点	3 个测点的设置在室内对角线四等分的 3 个等分点上,5 个测点的按梅花布点
测点距离	距地面高度 1～1.5 m;距墙壁≥0.5 m		

（2）使用指针式热电风速计时,按说明书调整仪表的零点和满度;使用数显式热电风速计时,需进行自检和预热。

（3）轻轻将测杆测头拉出,测头上的红点对准来风方向,读出风速值。

4. 结果表达

一个监测区域的测定结果,以该区域内各测点测量值的算术平均值给出。

（四）室内辐射热的监测

热辐射是因热引起的电磁波辐射现象。温度高于绝对零度的物体都能产生热辐射,温度愈高,辐射出的总能量就愈大。热辐射的光谱是连续谱,波长覆盖范围理论上可从 0 直至∞,一般的热辐射主要靠波长较长的可见光和红外线传播。由于电磁波的传播无须任何介质,所以热辐射是在真空中唯一的传热方式。

室内辐射热测量参照国家推荐标准《公共场所卫生检验方法　第 1 部分:物理因素》(GB/T 18204.1—2013)操作。

方法 1:辐射热计法

辐射热计是热能辐射转移过程的量化检测仪器,是用于测量热辐射过程中热辐射迁移量的大小和评价热辐射性能的重要工具,是测量热辐射能量传递大小和方向的仪器。

1. 原理

利用黑色平面几乎能全部吸收辐射热,而白色平面几乎不能吸收辐射热的性质,将二者放在一起。在辐射热的照射下,黑色平面温度升高而与白色平面造成温差。在黑白平面之后的热电偶组成热电堆,由于温差产生电动势。此电动势经放大和 A/D 转换后,通过显示器显示出辐射热强度。

2. 仪器

定向辐射热计。测量范围为 0～2 kW/m²,分辨率为 0.001 kW/m²。测量误差≤±5%。

3. 测量步骤

在测量中,不要用手接触测头的金属部分,以保证测试的准确性。

（1）辐射热强度测定:将选择开关置于“热辐射”挡,打开辐射测头保护盖,将测头对准被测方向,即可直接读出测头所接受的单向辐射热强度(E 值)。

（2）定向辐射温度的测量:首先,在“辐射热”挡读出辐射强度 E 值,并记下度数;然后,将选择开关置于“测头温度”挡,记下此时的测头温度 T_s 值,利用公式 5.12 可计算出平均辐射温度 T_{DMRT} 值。

$$T_{DMRT} = \left(\frac{E}{\sigma} + T_s^4 \right)^{1/4} \qquad （公式 5.12）$$

式中:σ——斯蒂芬玻尔兹曼常数,5.67×10^{-8} W/m²。

　　　T_{DMRT}——平均辐射温度,℃;

　　　E——辐射强度,Bq;

　　　T_s——测头温度,℃。

方法 2:黑球温度计法

1. 原理

环境中的辐射热被表面涂黑的铜球吸收,使铜球内气温升高,用温度计测量铜球内的气温,同时测量空气温度和风速。由于铜球内气温、环境空气温度和风速均与环境中辐射热的强度有关,因此可根据铜球内的气温、空气温度和风速计算出环境的平均辐射温度。

2. 仪器

(1)黑色铜球:直径 150 mm,厚 0.5 mm,表面涂无光黑漆或墨汁,上部开孔,用带孔软木塞塞紧铜球。铜球表面黑色应均匀涂抹,但不要过分光亮和有反光。

(2)温度计:可用玻璃液体温度计或数显温度计,刻度最小分值≤0.2 ℃。测量精度±0.5 ℃,测量范围为 0~200 ℃。

3. 测量步骤

(1)将温度计测头插入黑球木塞小孔,悬挂于欲测点的 1 m 高处。

(2)15 min 后读数,过 3 min 后再读数一次,两次读数相同即为黑球温度;如果第 2 次读数较第 1 次高,应过 3 min 后再读 1 次,直到温度恒定位置。

(3)测量同一地点的气温,测量时温度计温包需用热遮蔽,以防辐射热的影响。

(4)按电风速法或数字风速表法测定监测点的平均风速。

4. 结果计算

(1)自然对流时平均辐射温度:按公式 5.13 计算。

$$t_r = \left[(t_g + 273)^4 + 0.4 \times 10^8 (t_g - t_a)^{4/5} \right]^{1/4} - 273 \qquad (公式 5.13)$$

(2)强迫对流时平均辐射温度:按公式 5.14 计算。

$$t_r = \left[(t_g + 273)^4 + 2.5 \times 10^8 \times v^{0.6} (t_g - t_a) \right]^{1/4} - 273 \qquad (公式 5.14)$$

式中:t_r——平均辐射温度,℃;

　　　t_g——黑球温度,℃;

　　　t_a——测点气温,℃;

　　　v——测定时的平均风速,m/s。

二、室内小气候的评价标准

(一)室内空气质量标准

《室内空气质量标准》(GB/T 18883—2022)对反映室内小气候的气温、相对湿度和风速做出了规定,见表 5.13。

表 5.13　室内小气候评价标准(GB/T 18883—2022)

参数	标准值	备注
气温/℃	22~28	夏季
	16~24	冬季

续表

参数	标准值	备注
相对湿度/%	40~80	夏季
	30~60	冬季
风速/(m/s)	≤0.3	夏季
	≤0.2	冬季

(二)公共场所卫生标准

国家市场监督管理总局和中国国家标准化委员会于 2019 年 4 月发布《公共场所卫生指标及限值要求》(GB 37488—2019),自 2019 年 11 月 1 日实施。该标准部分代替《旅店业卫生标准》(GB 9663—1996)、《文化娱乐场所卫生标准》(GB 9664—1996)、《公共浴室卫生标准》(GB 9665—1996)、《理发店、美容店卫生标准》(GB 9666—1996)、《游泳场所卫生标准》(GB 9667—1996)、《体育馆卫生标准》(GB 9668—1996)、《图书馆、博物馆、美术馆和展览馆卫生标准》(GB 9669—1996)、《商场(店)、书店卫生标准》(GB 9670—1996)、《医院候诊室卫生标准》(GB 9671—1996)、《公共交通等候室卫生标准》(GB 9672—1996)、《公共交通工具卫生标准》(GB 9673—1996)以及《饭馆(餐厅)卫生标准》(GB 16153—1996)。

1. 公共场所室内温度

《公共场所卫生指标及限值要求》(GB 37488—2019)反映室内气温的要求,见表 5.14。

表 5.14　对公共场所室内温度的限值要求(GB 37488—2019)

场所类别		温度/℃
公共浴室	更衣室、休息室	≥25
	普通浴室(淋、池、盆浴)	30~50
	桑拿浴室	60~80
游泳场(馆)		池水温度±(1~2)
其他公共场所	冬季空调等调温方式	16~20
	夏季空调等调温方式	26~28

2. 公共场所室内相对湿度

《公共场所卫生指标及限值要求》(GB 37488—2019)规定:带有集中空调通风系统的游泳场(馆),相对湿度≤80%;其他带有集中空调通风系统的公共场所,相对湿度宜在 40%~65%之间。

3. 公共场所室内风速

《公共场所卫生指标及限值要求》(GB 37488—2019)规定:宾馆、旅店、招待所、理发店、美容店及公共浴室的更衣室、休息室,风速≤0.3 m/s;其他公共场所,风速≤0.5 m/s。

三、室内小气候的综合评价

参照《公共场所卫生综合评价方法》(WS/T 199—2001)中规定的指数综合评价方法,对室内小气候进行综合评价。

（一）建立监测指标分级评价界限值

空气温度、相对湿度和风速三个指标为室内小气候的评价指标。参照《公共场所卫生指标及限值要求》（GB 37488—2019）和《室内空气质量标准》（GB/T 18883—2022）对反映室内小气候的气温、相对湿度和风速做出的规定，结合本专业的经验，建立公共场所室内小气候分级评价界限值，用于统一监测数据的方向，见表5.15。

表5.15　公共场所室内小气候分级评价界限值

分级	气温/℃*	相对湿度/%*	风速/(m/s)#
优限值	22(16～28)	53(40～65)	0
一级,良好	≥20(16～24)	≥50(40～60)	≤0.2
二级,合格	≥16	≥30	≤0.5
三级,较差	≥12	≥20	≤1.0
四级,很差	<12	<20	>1.0
劣限值	8	10	1.5

注：* 双向指标（适宜范围），# 逆向指标（越小越好，越大越不好）

（二）统一监测指标的方向性

由于小气候指标包括逆向指标（越小越好，越大越不好）和双向指标（适宜范围），容易造成分级指标上限和下限理解上的混乱，评价时要将小气候指标统一方向，使指标均成为逆向指标。

按照公式5.15，统一小气候各指标的方向性，使其均成为逆向指标。

$$C_i = |X_i - Z_i| \qquad （公式5.15）$$

式中：C_i——方向统一后的 i 指标值；

X_i——i 指标的监测值（当超出优限值时，按优限值计；当超出劣限值时，按劣限值计）；

Z_i——i 指标的优限值（逆向指标 $Z_i=0$，双向指标 $Z_i=$ 第一分级指标中间值，按"表5.15　公共场所室内小气候分级评价界限值"取值）。

依据"表5.15　公共场所室内小气候分级评价界限值"，将某现场的室内空气小气候监测指标按公式5.15进行方向性统一，汇总到表5.16。

表5.16　某现场的室内小气候监测结果（X_i）和方向统一后的监测数值（C_i）

指标	X_i	Z_i	$C_i = |X_i - Z_i|$
气温/℃			
相对湿度/%			
风速/(m/s)			

例如，某办公室室内小气候的监测结果为气温18 ℃、相对湿度9%、风速0.8 m/s，经方向统一后的数值见表5.16.1。

【计算说明】

依据"表 5.15 公共场所室内小气候分级评价界限值"将各小气候指标统一方向,按公式 5.15 计算 C_i:

(1)统一气温(℃)的方向:气温属于双向指标,$Z_{气温} = 20$ ℃(第一分级指标的中间值);监测指标 $X_{气温} = 18$ ℃。故,$C_{气温} = |X_{气温} - Z_{气温}| = |18 - 20| = 2$ ℃。

(2)统一相对湿度(%)的方向:相对湿度属于双向指标,$Z_{湿度} = 50\%$(第一分级指标的中间值);监测指标 $X_{湿度} = 9\%$,超过了相对湿度的劣限值(10%),按劣限值 10% 计,$X_{湿度} = 10\%$。故,$C_{湿度} = |X_{湿度} - Z_{湿度}| = |10 - 50| = 40\%$。

(3)统一风速(m/s)的方向:风速属于逆向指标,$Z_{风速} = 0$ m/s;监测指标 $X_{风速} = 0.8$ m/s。故,$C_{风速} = |X_{风速} - Z_{风速}| = |0.8 - 0| = 0.8$ m/s。

表 5.16.1 某办公室的空气清洁度监测结果(X_i)和方向统一后的监测数值(C_i)

指标	X_i	Z_i	$C_i = \|X_i - Z_i\|$
气温/℃	18	20	2
相对湿度/%	10	50	40
风速/(m/s)	0.8	0	0.8

(三)统一分级标准的方向性

将"表 5.15 公共场所室内小气候分级评价界限值"中的双向指标中的各分级限制减去优限值均值,使其都成为逆向指标,见表 5.17。

表 5.17 公共场所室内小气候评价指标方向统一后的分级标准*

分级	气温/℃*	相对湿度/%*	风速/(m/s)*
优限值	0	0	0
一级,良好	2	3	0.2
二级,合格	6	23	0.5
三级,较差	10	33	1.0
四级,很差	11	34	1.1
劣限值	14	43	1.5

注:* 逆向指标(越小越好,越大越不好)。

(四)计算小气候指标各分指数

按公式 5.16,计算小气候指标各分指数 I_i:

$$I_i = I_{j等级} + 0.5(C_i - S_{ij等级(上限)})/(S_{ij等级(下限)} - S_{ij等级(上限)}) \qquad (公式 5.16)$$

式中:I_i——i 指标分指数;

$I_{j等级}$——j 等级分指数的最小值($I_{1级} = 0.0$,$I_{2级} = 0.5$,$I_{3级} = 1.0$,$I_{4级} = 1.5$);

$S_{ij等级(上限)}$,$S_{ij等级(下限)}$——各指标方向统一后的分级标准界限值。

利用方向统一后的监测指标(C_i)、评价指标方向统一后的分级标准(表 5.17)以及公式

5.16,计算小气候指标各分指数,列入表5.18。

表 5.18　室内小气候各分指数计算结果

指标	C_i	$I_{j\min}$	$S_{ij(2)}$	$S_{ij(1)}$	I_i	I_{av}
气温	2					
相对湿度	40					
风速	0.8					

例如,根据上述计算得到的 C_i,按表5.17评价指标方向统一后的分级标准,计算得到的各分指数结果见表5.18.1。

【计算说明】

按公式5.16,计算 I_i:

(1)气温分指数 $I_{气温}$:$C_{气温}=2\ ℃$,查表5.17,判定为一级,$I_{1级}=0.0$。故,$I_{气温}=I_{1级}+0.5(C_{气温}-S_{气温1级(上限)})/(S_{气温1级(下限)}-S_{气温1级(上限)})=0.0+0.5(2-0)÷(2-0)=0.5$。

(2)相对湿度分指数 $I_{湿度}$:$C_{湿度}=40\%$,查表5.17,判定为四级,$I_{4级}=1.5$。故,$I_{湿度}=I_{4级}+0.5(C_{湿度}-S_{湿度4级(上限)})/(S_{湿度4级(下限)}-S_{湿度4级(上限)})=1.5+0.5(40-34)÷(43-34)=1.8$。

(3)风速分指数 $I_{风速}$:$C_{风速}=0.8\ \mathrm{m/s}$,查表5.17,判定为三级,$I_{3级}=1.0$。故,$I_{风速}=I_{3级}+0.5(C_{风速}-S_{风速3级(上限)})/(S_{风速3级(下限)}-S_{风速3级(上限)})=1.0+0.5(0.8-0.5)÷(1.0-0.5)=1.3$。

表 5.18.1　某办公室室内小气候各指标分指数计算结果

指标	C_i	$I_{j等级}$	$S_{ij等级(下限)}$	$S_{ij等级(上限)}$	I_i	I_{av}
气温	2	0.0	2	0	0.5	
相对湿度	40	1.5	43	34	1.8	1.20
风速	0.8	1.0	1.0	0.5	1.3	

(五)计算小气候综合指数

按公式5.17计算综合指数 P:

$$P=\sqrt{I_{av}(I_{av}+kS)} \qquad (公式5.17)$$

式中:P ——综合指数;

I_{av} ——分指数算术平均值;

S ——分指数算术标准差;

k ——常数。

$$k=1.645\sqrt{(n-1)/n} \qquad (公式5.18)$$

式中:n ——评价指标个数。

加指标权重时,I_{av} 取加权平均值,其余指标不变。

综合指数的判定标准见表5.19。

表 5.19　利用综合指数判定室内空气质量的标准

空气卫生质量等级	空气卫生质量描述	分指数 I_i,综合指数 P
I	良好	≤0.5
II	合格	≤1.0
III	较差	≤1.5
IV	很差	≤2.0

例如,根据表 5.18.1 的各分指数计算结果,按公式 5.17 计算分指数 P。本例中,分指数算术平均值 $I_{av} = 1.20$,分指数算术标准差 $S = 0.54$。

$$n = 3, k = 1.645 \sqrt{(n-1)/n} = 1.645 \sqrt{(3-1)/3} = 1.3,$$

则,综合指数计算结果为:

$$P = \sqrt{I_{av}(I_{av} + kS)} = \sqrt{1.20(1.20 + 1.3 \times 0.54)} = 1.51。$$

利用综合指数判定室内空气质量的标准,判定该办公室的室内小气候等级为 IV,描述为"很差",见表 5.19.1。

表 5.19.1　某办公室室内小气候综合评价结果

指标	I_i	卫生质量等级	I_{av}	S	k	P	卫生质量等级
气温	0.5	I					
相对湿度	1.8	IV	1.20	0.54	1.3	1.51	IV
风速	1.3	III					

实训 5.3　室内空气中无机气体的监测与评价

一、室内空气中无机气体的监测

参照《室内空气质量标准》(GB/T 18883—2022),室内空气中的无机气体主要包括二氧化硫、二氧化氮、一氧化碳、二氧化碳、氨和臭氧。

(一)室内空气中二氧化硫(SO_2)的监测

室内空气中二氧化硫的监测方法包括:①甲醛吸收-副玫瑰苯胺分光光度法;②紫外荧光法。监测方法采用《室内环境空气质量监测技术规范》(HJ/T 167—2004)附录 B(规范性附录)室内空气中二氧化硫的测定方法。

方法 1:甲醛吸收-副玫瑰苯胺分光光度法(GB/T 15262—1994)

1. 原理

二氧化硫被甲醛缓冲溶液吸收后,生成稳定的羟甲基磺酸加成化合物。在样品溶液中加入氢氧化钠使加成化合物分解,释放出二氧化硫,与副玫瑰苯胺、甲醛作用,生成紫红色化合物,用分光光度计在 577 nm 处进行测定。

2. 最低检出浓度

当用 10 mL 吸收液采样 30 L 时,本法测定下限为 0.007 mg/m³。

3. 试剂

除非另有说明,分析时均使用符合国家标准的分析纯试剂和蒸馏水或同等纯度的水。

(1)氢氧化钠溶液:$c(NaOH) = 1.5$ mol/L。

(2)环己二胺四乙酸二钠溶液:$c(CDTA-2Na) = 0.05$ mol/L。称取 1.82 g 反式 1,2-环己二胺四乙酸(CDTA),加入氢氧化钠溶液 6.5 mL,用水稀释至 100 mL。

(3)甲醛缓冲吸收液储备液:①吸取 36%～38% 的甲醛溶液 5.5 mL;②吸取 CDTA-2Na 溶液 20.00 mL;③称取 2.04 g 邻苯二甲酸氢钾溶于少量水中。将三种溶液合并,再用水稀释至 100 mL,贮于冰箱可保存 1 年。

(4)甲醛缓冲吸收液:用水将甲醛缓冲吸收液储备液稀释 100 倍而成,临用现配。

(5)氨磺酸钠溶液:0.60 g/100 mL。称取 0.60 g 氨磺酸(H_2NSO_3H)置于 100 mL 容量瓶中,加入 40 mL 氢氧化钠溶液,用水稀释至标线,摇匀。此溶液密封保存可用 10 d。

(6)硫代硫酸钠标准溶液:$c(Na_2S_2O_3) = 0.050\ 0$ mol/L。可购买标准试剂配制。

(7)乙二胺四乙酸二钠盐(EDTA)溶液:0.05 g/100 mL。称取 0.25 g EDTA $[CH_2N(CH_2COONa)CH_2COOH]_2 \cdot H_2O$ 溶于 500 mL 新煮沸但已冷却的水中。临用现配。

(8)二氧化硫标准溶液:称取 0.200 g 亚硫酸钠(Na_2SO_3)溶于 200 mL EDTA 溶液中,缓缓摇匀以防充氧,使其溶解。放置 2～3 h 后标定。此溶液每毫升相当于 320～400 μg 二氧化硫。

标定方法:吸取三份 20.00 mL 二氧化硫标准溶液,分别置于 250 mL 碘量瓶中,加入 50 mL 新煮沸但已冷却的水,20.00 mL 碘溶液及 1 mL 冰乙酸,盖塞,摇匀。于暗处放置 5 min 后,用硫代硫酸钠标准溶液滴定溶液至浅黄色,加入 2 mL 淀粉溶液,继续滴定至溶液蓝色刚好褪去为终点。记录滴定硫代硫酸钠标准溶液的体积 V(mL)。

另吸取 3 份 EDTA 溶液 20 mL,用同法进行空白试验。记录滴定硫代硫酸钠标准溶液的体积 V_0(mL)。

平行样滴定所耗硫代硫酸钠标准溶液体积之差应不大于 0.04 mL,取其平均值。二氧化硫标准溶液浓度按公式 5.19 计算:

$$c = \frac{(V_0 - V) \times c(Na_2SO_3) \times 32.02}{20.00} \times 100 \qquad (公式\ 5.19)$$

式中:c——二氧化硫标准溶液的浓度,μg/mL;

V_0——空白滴定所耗硫代硫酸钠标准溶液的体积,mL;

V——二氧化硫标准溶液滴定所耗硫代硫酸钠标准溶液的体积,mL;

$c(Na_2SO_3)$——硫代硫酸钠标准溶液的浓度,mol/L;

32.02——二氧化硫(1/2 SO_2)的摩尔质量。

标定出准确浓度后,立即用吸收液稀释为每毫升含 10.00 μg 二氧化硫的标准溶液储备液,临用时再用吸收液稀释为每毫升含 1.00 μg 二氧化硫的标准溶液。在冰箱中 5 ℃ 保存。10.00 μg/mL 的二氧化硫标准溶液储备液可稳定 6 个月;1.00 μg/mL 的二氧化硫标准溶液储备液可稳定 1 个月。

(9)副玫瑰苯胺(PRA,副品红,对品红)储备液:0.20 g/100 mL。

(10)副玫瑰苯胺(PRA)溶液:0.05 g/100 mL。吸取 25.00 mL PRA 储备液于 100 mL 容量瓶中,加 30 mL 85%浓磷酸、12 mL 浓盐酸,用水稀释至标线,摇匀,放置过夜后使用。避光密封保存。

4. 仪器、设备

(1)分光光度计;

(2)多孔玻板吸收管:10 mL;

(3)恒温水浴器:广口冷藏瓶内放置圆形比色管架,插一支长约 150 mm,0~40 ℃的酒精温度计,其误差应≤0.5 ℃;

(4)具塞比色管:10 mL;

(5)空气采样器:流量范围 0~1 L/min。

5. 采样及样品保存

采用内装 10 mL 吸收液的多孔玻板吸收管,以 0.5 L/min 的流量采样。采样时吸收液温度的最佳范围在 23~29 ℃。样品运输和储存过程中,应避光保存。

6. 分析步骤

(1)校准曲线的绘制:取 14 支 10 mL 具塞比色管,分 A、B 两组,每组 7 支,分别对应编号。A 组按表 5.20 配制校准溶液系列。

表 5.20　配制校准溶液系列 A

管号	0	1	2	3	4	5	6
二氧化硫标准溶液/mL	0	0.50	1.00	2.00	5.00	8.00	10.00
甲醛缓冲吸收液/mL	10.00	9.50	9.00	8.00	5.00	2.00	0
二氧化硫含量/μg	0	0.50	1.00	2.00	5.00	8.00	10.00

B 组各管加入 1.00 mL PRA 溶液,A 组各管分别加入 0.5 mL 氨磺酸钠溶液和 0.5 mL 氢氧化钠溶液,混匀。再逐管迅速将溶液全部倒入对应编号并盛有 PRA 溶液的 B 组各管中,立即具塞混匀后放入恒温水浴中显色。显色温度与室温之差应不超过 3 ℃,根据不同季节和环境条件按表 5.21 选择显色温度与显色时间。

表 5.21　显色温度与显色时间的选择

显色温度/℃	10	15	20	25	30
显色时间/min	40	25	20	15	5
稳定时间/min	35	25	20	15	10
试剂空白吸光度/A_0	0.03	0.035	0.04	0.05	0.06

在波长 577 nm 处,用 1 cm 比色皿,以水为参比溶液测量吸光度。按公式 5.20 用最小二乘法计算校准曲线的回归方程:

$$Y = bX + a \qquad (公式 5.20)$$

式中:Y——$(A-A_0)$校准溶液吸光度 A 与试剂空白吸光度 A_0 之差;

X——二氧化硫含量,μg;

b——回归方程的斜率;

a——回归方程的截距(一般要求小于 0.005)。

本标准方法的校准曲线斜率为 0.44±0.002,试剂空白吸光度 A_0 在显色规定条件下波动范围不超过±15％。正确掌握本标准方法的显色温度、显色时间,特别在25～30 ℃条件下,严格控制反应条件是实验成败的关键。

(2)样品测定:如果样品溶液中有混浊物,应离心分离除去。样品放置20 min,以使臭氧分解。将吸收管中样品溶液全部移入10 mL比色管中,用吸收液稀释至标线,加0.5 mL氨磺酸钠溶液,混匀,放置10 min以除去氮氧化物的干扰,以下步骤同校准曲线的绘制。

如果样品吸光度超过校准曲线上限,则可用试剂空白溶液稀释,在数分钟内再测量其吸光度,但稀释倍数不要大于6。

7. 结果表示

空气中二氧化硫的浓度按公式5.21计算。二氧化硫浓度计算结果应准确到小数点后第3位。

$$c(SO_2) = \frac{A - A_0 - a}{bV_s} \times \frac{V_t}{V_a} \qquad (公式5.21)$$

式中:$c(SO_2)$——SO_2浓度,mg/m³;

　　　A——样品溶液的吸光度,L/(g·cm);

　　　A_0——试剂空白溶液的吸光度,L/(g·cm);

　　　b——回归方程斜率,mL·吸光度/μg;

　　　a——回归方程截距;

　　　V_t——样品溶液总体积,mL;

　　　V_a——测定时所取样品溶液体积,mL;

　　　V_s——换算成标准状况下(0 ℃,101.32 kPa)的采样体积,L。

8. 精密度和准确度

10个实验室对含二氧化硫浓度为0.101 μg/mL和0.515 μg/mL的统一样品进行测定。

(1)精密度:重复性相对标准偏差分别小于3.5％和1.4％;再现性相对标准偏差分别小于6.2％和3.8％。

(2)准确度:实际样品加标回收率为96.8％～108.2％。

9. 干扰与消除

主要干扰物为氮氧化物、臭氧及某些重金属元素。样品放置一段时间可使臭氧自动分解;加入氨磺酸钠溶液可消除氮氧化物的干扰;加入CDTA可以消除或减少某些金属离子的干扰。在10 mL样品中存在50 μg钙、镁、铁、镍、镉、铜等离子及5 μg二价锰离子时,不干扰测定。

方法2:紫外荧光法(ISO/CD 10498—2004)

1. 原理

由光源发射出的紫外光通过光源滤光片,进入反应室。空气中SO_2分子抽入仪器的反应室,吸收紫外光生成激发态SO_2,当它回到基态时,放射出荧光紫外线,其放射荧光强度与SO_2浓度成正比。通过第二个滤光片,用光电倍增管接收荧光紫外线,并转化为电信号经过放大器输出,即可测量SO_2浓度。

2. 最低检出浓度

本法最低检出浓度为0.006 mg/m³(两倍噪声)。

3. 仪器和设备

紫外荧光法二氧化硫分析仪,仪器主要技术指标如下:

(1)测量范围:$0\sim1.5$ mg/m^3;

(2)响应时间:$\leqslant5$ min;

(3)零点漂移:$\leqslant24$ h 漂移量±0.015 mg/m^3;

(4)80%跨度漂移:24 h 漂移量$\leqslant\pm0.03$ mg/m^3;

(5)80%跨度精密度:$\leqslant\pm0.03$ mg/m^3;

(6)噪声:$\leqslant\pm0.03$ mg/m^3。

4. 试剂和材料

活性炭:粒状。

5. 采样和样品保存

空气样品以仪器要求的流量通过聚四氟乙烯管,抽入仪器。记录测定时的气温和大气压力。

6. 分析步骤

按仪器说明书要求操作。

7. 结果表示

直接读取二氧化硫浓度。根据测定时的气温和大气压力,将测定浓度值换算成参比状态下的浓度。

8. 说明

(1)干扰及排除:空气中存在的 O_3、H_2S、CO、CO_2、NO_2、CH_4 等不干扰测定。NO 等效干扰比为 0.5%。由于空气中存在 1% H_2O(体积比)时,可使 SO_2 浓度信号降低 20%,所以仪器要求有除湿装置。仪器装有渗透式干燥器,几乎可以排除水分的影响。去烃器的作用是排除某些烃类化合物对荧光测定的干扰。

(2)渗透式干燥器脱水的原理:利用半透膜内外水分压差,使样品中的水分子通过薄膜渗透到膜外部真空系统,被抽走。二氧化硫则留在膜内气路中,进入反应室。使用阻力毛细管和与抽气泵相连的真空调节器,可产生渗透式干燥器工作所要求的系统压力差。这种渗透式干燥器的优点是可长期使用。

(二)室内空气中二氧化氮(NO_2)的监测

室内空气中二氧化氮的监测方法包括:①改进的氮 Saltzman 法;②化学发光法。监测方法采用《室内环境空气质量监测技术规范》(HJ/T 167—2004)附录 C(规范性附录)室内空气中二氧化氮的测定方法。

方法 1:改进的氮 Saltzman 法(GB 12372—1990)

1. 原理

空气中的二氧化氮,在采样吸收过程中生成的亚硝酸,与对氨基苯磺酰胺进行重氮化反应,再与 N-(1-萘基)乙二胺盐酸盐作用,生成紫红色的偶氮染料。根据其颜色的深浅,比色定量。

2. 测定范围

10 mL 样品溶液含 $0.15\sim7.5$ μg NO_2^-。采用 5 L,可测浓度范围为 $0.03\sim1.7$ mg/m^3。

3. 试剂和材料

所用试剂均为分析纯,但亚硝酸钠应为优级纯(一级)。所用水为无 NO_2^- 的二次蒸馏水。即一次蒸馏水中加入少量氢氧化钡和高锰酸钾再重蒸馏,制备水的质量以不使吸收液呈淡红色为合格。

(1)N-(1-萘基)乙二胺盐酸盐储备液:称取 0.15 g N-(1-萘基)乙二胺盐酸盐,溶于 500 mL 水中。

(2)吸收液:称取 4.0 g 对氨基苯磺酰胺、10 g 酒石酸和 100 mg 乙二胺四乙酸二钠盐,溶于 400 mL 热的水中。冷却后,移入 1 L 容量瓶中。加入 100 mL N-(1-萘基)乙二胺盐酸盐储备液,混匀后,用水稀释到刻度。此溶液存放在 25 ℃暗处可稳定 3 个月,若出现淡红色,表示已被污染,应弃之重配。

(3)显色液:称取 4.0 g 对氨基苯磺酰胺、10 g 酒石酸与 100 mg 乙二胺四乙酸二钠盐,溶于 400 mL 热水中。冷却至室温,移入 500 mL 容量瓶中,加入 90 mg N-(1-萘基)乙二胺盐酸盐,用水稀释至刻度。显色液保存在暗处 25 ℃以下,可稳定 3 个月,如出现淡红色,表示已被污染,应弃之重配。

(4)亚硝酸钠标准溶液

①亚硝酸钠标准储备液:称量 375.0 mg 干燥的一级亚硝酸钠和 0.2 g 氢氧化钠,溶于水中,移入 1 L 容量瓶中,并用水稀释到刻度。此标准溶液的浓度为 1.00 mg 含 250 μg NO_2^-,保存在暗处,可稳定 3 个月。

②亚硝酸钠标准工作液:量取亚硝酸钠标准储备液 10.00 mL 于 1 L 容量瓶中,用水稀释到刻度,此标准溶液 1.00 mg 含 2.5 μg NO_2^-,此溶液应在临用前配制。

4. 仪器与设备

(1)10 mL 多孔玻板吸收管;(2)空气采样器;(3)分光光度计。

5. 采样

用多孔玻板吸收管,内装 10 mL 吸收液,以 0.4 L/min 流量,采气 5～25 L。

采样期间吸收管应避免阳光照射。若样品溶液呈粉红色,表明已吸收了 NO_2。采样期间,可根据吸收液颜色程度,判断是否终止采样。

6. 分析步骤

(1)标准曲线的绘制:取 6 个 25 mL 容量瓶,按表 5.22 制备标准系列。

表 5.22　NO_2^- 标准系列

瓶号	1	2	3	4	5	6
标准工作液/mL	0	0.7	1.0	3.0	5.0	7.0
NO_2^- 含量/(μg/mL)	0	0.07	0.1	0.3	0.5	0.7

各瓶中,加入 12.5 mL 显色液,再加水到刻度,混匀,放置 15 min。用 10 mm 比色皿,在波长 540～550 nm 处,以水作参比,测定各瓶溶液的吸光度,以 NO_2^- 含量(μg/mL)为横坐标,吸光度为纵坐标,绘制标准曲线,并计算回归方程。斜率的倒数作为样品测定时的计算因子 B_s[μg/(mL·吸光度)]。

(2)样品分析:采样后,用水补充到采样前的吸收液体积,放置 15 min。用 10 mm 比色皿,在波长 540～550 nm 处,以水作参比,测定样品的吸光度 A,并用未采过样的吸收液测定

试剂空白的吸光度 A_0。若样品溶液吸光度超过测定范围,应用吸收液稀释后再测定。计算时,要考虑到样品溶液的稀释倍数。

7. 计算

将采样体积按公式 4.3 换算成参比状态下的体积。

空气中二氧化氮浓度用公式 5.22 计算:

$$c = \frac{(A - A_0) \times B_s \times V_1 \times D}{V_0 \times K} \qquad \text{(公式 5.22)}$$

式中: c——空气中二氧化氮浓度,mg/m³;

K——NO₂→NO₂⁻ 的经验转换系数,0.89;

B_s——计算因子,μg/(mL·吸光度);

A——样品溶液的吸光度,L/(g·cm);

A_0——试剂空白吸光度,L/(g·cm);

V_1——采样用的吸收液的体积,mL;

D——分析时样品溶液的稀释倍数;

V_0——参比状态下采样体积,L。

8. 精密度、准确度、灵敏度

(1)精密度:在 0.07~0.4 μg/mL 范围内,用亚硝酸钠标准溶液制备的标准曲线的斜率,五个实验室重复测定的合并变异系数为 5%。

(2)准确度:流量误差不超过 5%,吸收管采样效率不得低于 98%,NO₂→NO₂⁻ 的经验转换系数在测定范围内 95% 置信区间为 0.89±0.01。

(3)灵敏度:1 mL 中含 1 μg NO₂⁻ 应有 1.004±0.012 吸光度。

9. 干扰

室内空气中的一氧化氮、二氧化硫、硫化氢和氟化物对本法均无干扰,臭氧浓度大于 0.25 mg/m³ 时对本法有正干扰。过氧乙酰硝酸酯(PAN)可增加 15%~35% 的读数。然而,在一般情况下,室内空气中的 PAN 浓度较低,不致产生明显的误差。

方法 2:化学发光法(HJ/T 167—2004)

1. 原理

被测空气连续被抽入仪器,氧化氮经过 NO₂-NO 转化器后,以一氧化氮的形式进入反应室,与臭氧反应产生激发态一氧化氮(NO*),当 NO* 回到基态时放出光子(hν)。光子通过滤光片,被光电倍增管接收,并转变为电流,测量放大后电流,电流大小与一氧化氮浓度成正比例。仪器中另一气路直接进入反应室,测得一氧化氮量,则二氧化氮量等于氧化氮减一氧化氮量。

2. 最低检出浓度

本方法最低检出浓度为 0.004 mg/m³。

3. 仪器和设备

二氧化氮分析仪,仪器主要技术指标:(1)测量范围:0~1 mg/m³;(2)24 h 零点漂移:≤±0.01 mg/m³;(3)24 h 80%跨度漂移:≤±0.02 mg/m³;(4)80%跨度精密度:≤±0.02 mg/m³;(5)噪声:≤0.02 mg/m³;(6)钼转换器效率:>98%。

4. 试剂和材料

(1)活性炭:100～120 目,装在过滤器中。

(2)干燥剂:分子筛和硅胶,装在过滤器中。

(3)标准气源:NO 标准气体装在铝合金钢瓶中,浓度为 6.7～13.4 mg/m³,用重量法标定,不确定度 2%。或用二氧化氮渗透管,渗透率为 0.1～2.0 μg/min,不确定度为 2%。

5. 采样和样品保存

空气样品通过聚四氟乙烯管以 1 L/min 的流量被抽入仪器。记录测量时的气温和大气压力。

6. 分析步骤

按仪器说明书要求操作。

7. 计算

在记录器上读取氧化氮浓度($c_{NO_2} = c_{NO_x} - c_{NO}$)。根据测量时的气温和大气压力,将测定浓度值换算成参比状态下的浓度。

(三)室内空气中一氧化碳(CO)的监测

室内空气中一氧化碳的监测方法包括:①非分散红外法;②气相色谱法;③电化学法。监测方法采用《室内环境空气质量监测技术规范》(HJ/T 167—2004)附录 D(规范性附录)室内空气中一氧化碳的测定方法。

方法 1:非分散红外法(GB 9801—1988)

1. 原理

一氧化碳对不分光红外线具有选择性的吸收。在一定范围内,吸收值与一氧化碳浓度呈线性关系。根据吸收值确定样品中一氧化碳的浓度。

2. 测定范围

0～62.5 mg/m³,最低检出浓度为 0.125 mg/m³。

3. 试剂和材料

(1)变色硅胶:于 120 ℃下干燥 2 h。

(2)无水氯化钙:分析纯。

(3)高纯氮气:纯度 99.999%。

(4)霍加拉特(Hopcalite)氧化剂:10～20 目颗粒。霍加拉特氧化剂主要成分为氧化锰(MnO)和氧化铜(CuO),它的作用是将空气中的一氧化碳氧化成二氧化碳,用于仪器调零。此氧化剂在 100 ℃以下的氧化效率应达到 100%。为保证其氧化效率,在使用存放过程中应保持干燥。

(5)一氧化碳标准气体:贮于铝合金瓶中。

4. 仪器和设备

一氧化碳非分散红外气体分析仪。仪器主要性能指标:(1)测量范围:0～30 mL/m³,即 0～37.5 mg/m³;(2)重现性:≤0.5%(满刻度);(3)零点漂移:≤±2%满刻度/4 h;(4)跨度漂移:≤±2%满刻度/4 h;(5)线性偏差:≤±1.5%满刻度;(6)启动时间:30 min～1 h;(7)抽气流量:0.5 L/min;(8)响应时间:指针指示或数字显示到满刻度的 90%的时间<15 s。

5. 采样

用聚乙烯薄膜采气袋,抽取现场空气冲洗 3～4 次,采气 0.5 L 或 1.0 L,密封进气口,带回实验室分析。也可以将仪器带到现场间歇进样,或连续测定空气中一氧化碳浓度。

6. 分析步骤

(1)仪器的启动和校准:零点与终点校准重复 2～3 次,使仪器处在正常工作状态。

①启动和零点校准:仪器接通电源稳定 30 min～1 h 后,用高纯氮气或空气经霍加拉特氧化管和干燥管进入仪器进气口,进行零点校准。

②终点校准:用一氧化碳标准气(如 30 mL/m³)进入仪器进样口,进行终点刻度校准。

(2)样品测定:将空气样品的聚乙烯薄膜采气袋接在仪器的进气口,样品被自动抽到气室中,表头指出一氧化碳的浓度(mL/m³)。如果仪器带到现场使用,可直接测定现场空气中一氧化碳的浓度。

7. 结果计算

一氧化碳体积浓度(mL/m³)按公式 5.23 换算成参比状态下质量浓度(mg/m³)。

$$c_1 = \frac{c_2}{B} \times 28 \qquad\qquad (公式\ 5.23)$$

式中:c_1——参比状态下质量浓度,mg/m³;

c_2——CO 体积浓度,mL/m³;

B——参比状态下的气体摩尔体积,22.4 L;

28——CO 分子量。

8. 精密度和准确度

重现性小于 1%,漂移 4 h 小于 4%。准确度取决于标准气的不确定度(<2%)和仪器的稳定性误差(<4%)。

9. 干扰和排除

室内空气中非待测组分,如甲烷、二氧化碳、水蒸气等影响测定结果。采用串联式红外线检测器,可以大部分消除以上非待测组分的干扰。

方法 2:气相色谱法(GB/T 18204.23—2000)

1. 原理

一氧化碳在色谱柱中与空气的其他成分完全分离后,进入转化炉,在 360 ℃镍触媒催化作用下,与氢气反应,生成甲烷,用氢火焰离子化检测器测定。

2. 测量范围

进样 1 mL 时,测定浓度范围是 0.50～50.00 mg/m³,最低检出浓度是 0.50 mg/m³。

3. 试剂

(1)碳分子筛:TDX-01,60～80 目,作为固定相。

(2)纯空气:不含一氧化碳或一氧化碳含量低于本方法检出下限。

(3)镍触媒:30～40 目,当一氧化碳<180 mg/m³、二氧化碳<0.4%时,转化率>95%。

(4)一氧化碳标准气:一氧化碳含量 10～40 mL/m³(铝合金钢瓶装),以氮气为本底气。

4. 仪器与设备

(1)气相色谱仪:配备氢火焰离子化检测器的气相色谱仪。

(2)转化炉:可控温 360 ℃±1 ℃。

(3)注射器:2 mL、5 mL、10 mL、100 mL,体积误差＜±1%。

(4)塑料铝箔复合膜采样袋:容积为 400～600 mL。

(5)色谱柱:长 2 m、内径 2 mm 不锈钢管内填充 TDX-01 碳分子筛,柱管两端填充玻璃棉。新装的色谱柱在使用前,应在柱温 150 ℃、检测器温度 180 ℃,通氢气 60 mL/min 条件下,老化处理 10 h。

(6)转化柱:长 15 cm、内径 4 mm 不锈钢管内填充 30～40 目镍触媒,柱管两端塞玻璃棉。转化柱装在转化炉内,一端与色谱柱连通,另一端与检测器相连。使用前,转化柱应在炉温 360 ℃,通氢气 60 mL/min 条件下活化 10 h。转化柱老化与色谱柱老化同步进行。当一氧化碳＜180 mg/m³时,转化率＞95%。

5. 采样

用双联橡皮球,将现场空气打入采样袋内,使之涨满后放掉。如此反复 4 次,最后一次打满后,密封进样口。

6. 分析步骤

(1)色谱分析条件:由于色谱分析条件常因实验条件不同而有差异,所以应根据所用气相色谱仪的型号和性能,制定能分析一氧化碳的最佳色谱分析条件。

(2)绘制标准曲线和测定校正因子:在与样品分析时相同的条件下,绘制标准曲线或测定校正因子。

①配制标准气:在 5 支 100 mL 注射器中,用纯空气将已知浓度的一氧化碳标准气体稀释成 0.4～40 mL/m³ 范围 4 个浓度点的气体。另取纯空气作为零浓度气体。

②绘制标准曲线:每个浓度的标准气体,量取 1 mL 进样,得到各浓度的色谱峰和保留时间。每个浓度做 3 次,测量色谱峰高或峰面积的平均值。以峰高(峰面积)为纵坐标,浓度(mL/m³)为横坐标,绘制标准曲线,并计算回归线的斜率,以斜率倒数 B_g 作样品测定的计算因子。

③测定校正因子:用单点校正法求校正因子。取与样品空气中含一氧化碳浓度相接近的标准气体。按上述"绘制标准曲线"方法项操作,测量色谱峰的平均峰高(峰面积)和保留时间。用公式 5.24 计算校正因子:

$$f=\frac{c_0}{h_0} \tag{公式 5.24}$$

式中:f——校正因子;

  c_0——标准气体浓度,mL/m³;

  h_0——平均峰高(峰面积)。

(3)样品分析:进样品空气 1 mL,按上述"绘制标准曲线"方法项操作,以保留时间定性,测量一氧化碳的峰高(峰面积)。每个样品做 3 次分析,求峰高(峰面积)的平均值,并记录分析时的温度和大气压力。对高浓度样品,应用清洁空气稀释至小于 40 mL/m³(50 mg/m³),再分析。

7. 结果计算

(1)用标准曲线法查标准曲线定量,或用公式 5.25 计算空气中一氧化碳浓度:

$$c=h\times B_g \tag{公式 5.25}$$

式中:c——样品空气中一氧化碳浓度,mL/m³;

h——样品峰高(峰面积)的平均值;

B_g——在"绘制标准曲线"中得到的计算因子。

(2)用校正因子按公式 5.26 计算空气中一氧化碳浓度:

$$c = h \times f \qquad \text{(公式 5.26)}$$

式中:c——样品空气中一氧化碳浓度,mL/m^3;

h——样品峰高(峰面积)的平均值;

f——在"测定校正因子"中得到的校正因子。

(3)一氧化碳体积浓度 mL/m^3 可按公式 5.27 换算成参比状态下的质量浓度 mg/m^3:

$$c_1 = 28 \frac{c_2}{B} \qquad \text{(公式 5.27)}$$

式中:c_1——参比状态下质量浓度,mg/m^3;

c_2——CO 体积浓度,mL/m^3;

B——参比状态下的气体摩尔体积,22.4 L;

28——CO 分子量。

8. 精密度和准确度

(1)重现性:一氧化碳浓度在 6 mg/m^3 时,10 次进样分析,变异系数为 2%。

(2)回收率:一氧化碳浓度在 3~25 mg/m^3 时,回收率为 94%~104%。

9. 干扰和排除

由于采用了气相色谱分离技术,甲烷、二氧化碳及其他有机物不干扰测定。

方法 3:电化学法(HJ/T 167—2004)

1. 原理

空气中一氧化碳通过电化学池时,在多孔聚四氟乙烯黏结的铂催化气体扩散电极上,在控制电位下氧化成二氧化碳,放出电子,阴阳极之间的电流与一氧化碳浓度成定量关系。电极反应如下:

阳极 $\quad CO + H_2O \longrightarrow CO_2 + 2H^+ + 2e \qquad E_1^{\ominus} = 0.12 \text{ V}$

阴极 $\quad \frac{1}{2}O_2 + 2H^+ + 2e \longrightarrow H_2O \qquad E_2^{\ominus} = 1.23 \text{ V}$

总反应 $\quad CO + \frac{1}{2}O_2 \longrightarrow CO_2 \qquad E_3^{\ominus} = 1.35 \text{ V}$

2. 测量范围

分为 1.0~60 mg/m^3 和 1~125 mg/m^3 两挡。浓度超出最大值时,按稀释比换算。最低检出浓度为 0.6 mg/m^3。

3. 仪器设备

(1)采气袋:铝箔复合薄膜或聚乙烯薄膜制成,充气的容积为 0.5~1 L。使用前应检漏。

(2)一氧化碳测定仪:①量程范围:0~60 mg/m^3 和 0~100 mg/m^3 两挡;②重复性误差:相对标准误差≤±0.2% 满刻度;③零点漂移:≤±3% 满刻度/4 h;④量程漂移:≤±1.5% 满刻度;⑤响应时间:滞后时间和上升时间之和≤15 s。

4. 试剂和材料

(1)13X 分子筛:40~60 目,450 ℃活化 2 h。

（2）活性炭：40～60目，120 ℃活化烘2 h。

（3）零点校准气：同"非分散红外法"。

（4）量程校准气：60 mg/m³或120 mg/m³ CO/N₂标准气，储于铝合金钢瓶中，不确定度小于2%。

5. 采样和样品保存

用双联橡皮球将现场空气打入铝箔复合薄膜或聚乙烯薄膜采气袋，用空气冲洗至少3次，最后打满，带回实验室分析。也可以将仪器带到现场间歇进样，或连续测定室内空气中一氧化碳浓度。

6. 分析步骤

按仪器说明书要求操作。

（1）检查仪器电池电量。

（2）仪器的启动和调零：仪器启动和稳定后，通入零点校准气校正仪器零点。

（3）量程校准：通入量程校准气校准仪器的上限值标度。

（4）零点和量程校准：重复2～3次，使仪器处于正常工作状态。

（5）样品测定：采样后，将采气袋中的样品空气通入13X分子筛和活性炭过滤管后进入仪器电化学池，读取一氧化碳浓度（mg/m³）。如果将仪器带到现场，接上记录仪表，可连续记录室内空气中一氧化碳浓度。记录分析时的气温和大气压力。

7. 计算

样品中一氧化碳浓度可直接读出。根据分析时的气温和大气压力，将测定浓度值换算成参比状态下的浓度。

（四）室内空气中臭氧（O₃）的监测

室内空气中臭氧的监测方法包括：①靛蓝二磺酸钠分光光度法；②紫外光度法；③化学发光法。监测方法采用《室内环境空气质量监测技术规范》（HJ/T 167—2004）附录G（规范性附录）室内空气中臭氧的测定方法。

方法1：靛蓝二磺酸钠分光光度法（GB/T 15437—1995）

1. 原理

空气中的臭氧在磷酸盐缓冲溶液存在下，与吸收液中蓝色的靛蓝二磺酸钠等摩尔反应，褪色生成靛红二磺酸钠。在610 nm处测定吸光度，根据蓝色减褪的程度定量空气中臭氧的浓度。

2. 测定范围

当采样体积为30 L时，最低检出浓度为0.010 mg/m³。当采样体积为5～30 L时，本法测定空气中臭氧的浓度范围为0.030～1.200 mg/m³。

3. 仪器

①采样导管：用玻璃管或聚四氟乙烯管，内径约为3 mm，尽量短些，最长不超过2 m，配有朝下的空气入口；②多孔玻板吸收管：10 mL；③空气采样器；④分光光度计；⑤恒温水浴或保温瓶；⑥水银温度计：精度为±5 ℃；⑦双球玻璃管：长10 cm，两端内径为6 mm，双球直径为15 mm。

4. 试剂

除非另有说明，分析时均使用符合国家标准的分析纯试剂和重蒸馏水或同等纯度的水。

(1)溴酸钾标准储备溶液 $c(1/6\ KBrO_3) = 0.100\ 0\ mol/L$：称取 1.391 8 g 溴酸钾（优级纯，180 ℃烘 2 h）溶解于水，移入 500 mL 容量瓶中，用水稀释至标线。

(2)溴酸钾-溴化钾标准溶液 $c(1/6\ KBrO_3) = 0.100\ 0\ mol/L$：吸取 10.00 mL 溴酸钾标准储备溶液于 100 mL 容量瓶中，加入 1.0 g 溴化钾（KBr），用水稀释至标线。

(3)硫代硫酸钠标准储备溶液 $c(Na_2S_2O_3) = 0.100\ 0\ mol/L$。

(4)硫代硫酸钠标准工作溶液 $c(Na_2S_2O_3) = 0.005\ 0\ mol/L$：临用前，准确量取硫代硫酸钠标准储备溶液用水稀释 20 倍。

(5)硫酸溶液：$(1+6)(V/V)$。

(6)淀粉指示剂溶液，2.0 g/L：称取 0.20 g 可溶性淀粉，用少量水调成糊状，慢慢倒入 100 mL 沸水中，煮沸至溶液澄清。

(7)磷酸盐缓冲溶液 $c(KH_2PO_4\text{-}Na_2HPO_4) = 0.050\ mol/L$：称取 6.8 g 磷酸二氢钾（$KH_2PO_4$）和 7.1 g 无水磷酸氢二钠（$Na_2HPO_4$），溶解于水，稀释至 1 000 mL。

(8)靛蓝二磺酸钠（$C_6H_{18}O_8S_2Na_2$，简称 IDS）：分析纯。

(9)IDS 标准储备溶液：称取 0.25 g 靛蓝二磺酸钠（IDS），溶解于水，移入 500 mL 棕色容量瓶中，用水稀释至标线，摇匀，24 h 后标定。此溶液于 20 ℃以下暗处存放可稳定两周。

标定方法：吸取 20.00 mL IDS 标准储备溶液于 250 mL 碘量瓶中，加入 20.00 mL 溴酸钾-溴化钾标准溶液，再加入 50 mL 水，盖好瓶塞，放入 16 ℃±1 ℃水浴或保温瓶中，至溶液温度与水温平衡时，加入 5.0 mL（1+6）硫酸溶液，立即盖好瓶塞，混匀并开始计时，在 16 ℃±1 ℃水浴中，于暗处放置 35 min±1 min。加入 1.0 g 碘化钾（KI），立即盖好瓶塞摇匀至完全溶解，在暗处放置 5 min 后，用硫代硫酸钠标准工作溶液滴定至红棕色刚好褪去呈现淡黄色，加入 5 mL 淀粉指示剂，继续滴定至蓝色消褪呈现亮黄色。两次平行滴定所用硫代硫酸钠标准工作溶液的体积之差不得大于 0.10 mL。IDS 溶液相当于臭氧的质量浓度 $c(O_3, \mu g/mL)$ 按公式 5.28 计算：

$$c(O_3) = \frac{c_1V_1 - c_2V_2}{V} \times 12.00 \times 10^3 \qquad \text{（公式 5.28）}$$

式中：$c(O_3)$——O_3 浓度，$\mu g/mL$；

　　　c_1——溴酸钾-溴化钾标准溶液的浓度，mol/L；

　　　V_1——溴酸钾-溴化钾标准溶液的体积，mL；

　　　c_2——滴定用硫代硫酸钠标准工作溶液的浓度，mol/L；

　　　V_2——滴定用硫代硫酸钠标准工作溶液的体积，mL；

　　　V——IDS 标准储备溶液的体积，mL；

　　　12.00——臭氧的摩尔质量（$1/4\ O_3$），g/mol。

(10)IDS 标准工作溶液：将标定后的 IDS 标准储备溶液用磷酸盐缓冲溶液稀释成每毫升相当于 1.0 μg 臭氧的 IDS 标准工作溶液。此溶液于 20 ℃以下暗处存放，可稳定一周。

(11)IDS 吸收液：将 IDS 标准储备溶液用磷酸盐缓冲溶液稀释成每毫升相当于 2.5 μg 或 5.0 μg 臭氧的 IDS 吸收液。此溶液于 20 ℃以下暗处存放，可使用 1 个月。

(12)60～80 目活性炭吸附管：临用前在氮气保护下 400 ℃烘 2 h，冷却至室温，装入双球玻璃管中，两端用玻璃棉塞好，密封保存。

5. 采样

(1)样品的采集：用内装 10.00 mL IDS 吸收液的多孔玻板吸收管，罩上黑布套，以

0.5 L/min 的流量采气 5～30 L。

（2）零空气样品的采集：采样的同时，用与采样所用吸收液同一批配制的 IDS 吸收液，在吸收管入口端串接一支活性炭吸附管，按样品采集方法采集零空气样品。

（3）注意事项：当吸收管中的吸收液褪色约 50％时，应立即停止采样。当确信空气中臭氧浓度较低，不会穿透时，可用棕色吸收管采样。每批样品至少采集两个零空气样品。在样品的采集、运输及存放过程中应严格避光。样品于室温暗处存放至少可稳定 3 d。

6. 分析步骤

（1）标准曲线的绘制：取 6 支 10 mL 具塞比色管，按表 5.23 制备标准系列。

表 5.23　臭氧标准系列

管　　号	0	1	2	3	4	5
IDS 标准工作溶液/mL	10.00	8.00	6.00	4.00	2.00	0
磷酸盐缓冲溶液/mL	0	2.00	4.00	6.00	8.00	10.00
臭氧含量/(μg/mL)	0	0.20	0.40	0.60	0.80	1.00

各管摇匀，用 10 mm 比色皿，在 610 nm 处，以水为参比测量吸光度。以臭氧含量为横坐标，以零管样品的吸光度（A_0）与各标准样品管的吸光度（A）之差（A_0-A）为纵坐标，按公式 5.29 用最小二乘法计算标准曲线的回归方程：

$$y = bx + a \qquad\qquad (公式 5.29)$$

式中：y——A_0-A；

　　　x——臭氧含量，μg/mL；

　　　b——回归方程的斜率，吸光度·mL/μg；

　　　a——回归方程的截距。

（2）样品的测定：在吸收管的入口端串接一个玻璃尖嘴，用吸耳球将吸收管中的溶液挤入一个 25 mL 或 50 mL 棕色容量瓶中。第一次尽量挤净，然后每次用少量磷酸盐缓冲溶液反复多次洗涤吸收管，洗涤液一并挤入容量瓶中，再滴加少量水至标线。按绘制标准曲线步骤测量样品的吸光度。

（3）零空气样品的测定：用与样品溶液同一批配制的 IDS 吸收液，按样品的测定步骤测定零空气样品的吸光度。

7. 结果计算

空气中的浓度按公式 5.30 计算，所得结果表示至小数点后 3 位。

$$c = \frac{(A_0 - A - a) \cdot V}{b \cdot V_0} \qquad\qquad (公式 5.30)$$

式中：c——臭氧浓度，mg/m³；

　　　A_0——零空气样品的吸光度，L/(g·cm)；

　　　A——样品的吸光度，L/(g·cm)；

　　　a——标准曲线的截距；

　　　V——样品溶液的总体积，mL；

　　　b——标准曲线的斜率，吸光度·mL/μg；

　　　V_0——换算为参比状态的采样体积，L。

8. 干扰

(1)二氧化氮使臭氧的测定结果偏高,约为二氧化氮质量浓度的6%。

(2)空气中二氧化硫、硫化氢、过氧乙酰硝酸酯(PAN)和氟化氢的浓度分别高于750 $\mu g/m^3$、110 $\mu g/m^3$、180 0 $\mu g/m^3$、2.5 $\mu g/m^3$ 时,干扰臭氧的测定。

(3)空气中氯气、二氧化氯的存在使臭氧的测定结果偏高。但在一般情况下,这些气体的浓度很低,不会造成显著误差。

方法2:紫外光度法(GB/T 15438—1995)

1. 术语

(1)零空气:不含能使臭氧分析仪产生可检测响应的空气,也不含与臭氧发生反应的一氧化碳、乙烯等物质。

(2)传递标准:一个仪器及相关的操作程序或一个方法,能准确测量并重现与一级标准有定量相关性的臭氧浓度标准。

2. 原理

当空气样品以恒定的流速进入仪器的气路系统,样品空气交替或直接进入吸收池或经过臭氧涤去器再进入吸收池,臭氧对254 nm波长的紫外光有特征吸收,零空气样品通过吸收池时被光检测器检测的光强度为 I_0,臭氧样品通过吸收池时被光检测器检测的光强度为 I,I/I_0 为透光率。每经过一个循环周期,仪器的微处理系统根据朗伯-比尔定律求出臭氧浓度。

3. 测定范围

臭氧的测定范围为2.14 $\mu g/m^3$(0.001 mL/m³)至2 mg/m³(1 mL/m³)。

4. 试剂和材料

(1)采样管线:采用玻璃、聚四氟乙烯等不与臭氧起化学反应的惰性材料。

(2)颗粒物滤膜:滤膜及其他支撑物应由聚四氟乙烯等不与臭氧起化学反应的惰性材料制成。应能脱除可改变分析器性能、影响臭氧测定的所有颗粒物。

注:①滤膜孔径为5 μm;②通常新滤膜需要在工作环境中适应5~15 min后再使用。

(3)零空气:来源不同的零空气可能含有不同的残余物质,因此,在测定 I_0 时,向光度计提供零空气的气源与发生臭氧所用的气源应相同。

5. 仪器

(1)紫外臭氧分析仪

①紫外吸收池:紫外吸收池应用不与臭氧起化学反应的惰性材料制成,并具良好的机械稳定性。吸收池的臭氧损失≤5%。光路长度为已知值的99.5%。

②紫外灯:所产生的紫外光被检测器接收254 nm的辐射至少占99.5%。

③光检测器:能满足在254 nm波长下测量的灵敏度要求。浓度测量标准偏差不超过0.01 mg/m³(0 ℃,101.325 kPa)或浓度的3%。

④臭氧涤去器:空气样品经过臭氧涤去器以后进入吸收池由光检测器测出 I_0,臭氧涤去器的平均寿命由生产厂家给出,然而实际寿命由采样环境而定。当臭氧涤去器对环境中的臭氧反应明显降低,线性检验精度>1%时则应更换臭氧涤去器。

⑤采样泵:采样泵安装在气路的末端,抽吸空气流过臭氧分析仪,并能在仪器所需的流

量和压力条件下运转。

⑥流量控制器:控制流过臭氧分析仪的空气流量恒定在选定流量值的±2％以内。

⑦流量计:流量值在要求值的±2％范围以内。

⑧温度指示器:能测量紫外吸收池的温度,准确度为±0.1 ℃。

⑨压力指示器:能测量紫外吸收池的压力,准确度为±0.1 kPa。

(2)校准用主要设备

①一级紫外臭氧校准仪:一级紫外臭氧校准仪仅用于一级校准用。只能通入清洁、干燥、过滤过的气体,而不可以直接采集空气。只能放在干净的专用的实验室内,必须固定避免震动。可将紫外臭氧校准仪通过传递标准作为现场校准的共同标准。一级紫外臭氧校准仪的吸收池要能通过 254 nm 波长的紫外光,通过吸收池 254 nm 波长的紫外光至少要有99.5％被检测器所检测。吸收池的长度不应超过已知长度的±0.5％。臭氧在气路中的损失不能大于 5％。

②臭氧发生器:能发生稳定浓度的臭氧,并在整个校准周期内臭氧的流量要保持均匀。

③输出多支管:输出多支管应用不与臭氧起化学反应的惰性材料,如玻璃、聚四氟乙烯塑料等。直径要保证与仪器连接处及其他输出口压力降可忽略不计。系统必须有排出口,以保证多支管内压力为大气压,防止空气倒流。

6. 分析步骤

(1)紫外臭氧分析仪的校准

①一级标准校准

原理:用臭氧发生器制备不同浓度的臭氧,将一级紫外臭氧校准仪和臭氧分析仪连接在输出多支管上同时进行测定。将臭氧分析仪测定的臭氧浓度值对一级紫外臭氧校准仪的测定值作图,即得出臭氧分析仪的校准曲线。

臭氧分析仪的校准步骤:

a. 通电使整个校准系统预热和稳定 48 h。

b. 零点校准:调节零空气的流量,使零空气流量必须超过接在输出多支管上的校准仪与分析仪的总需要量,以保证无环境空气抽入多支管的排出口。让分析仪和校准仪同时采集零空气直至获得稳定的响应值(零空气需稳定输出 15 min)。然后,调节校准仪的零点电位器至零,同时调节分析仪的零点电位器。分别记录臭氧校准仪和臭氧分析仪对零空气的稳定响应值。

c. 调节臭氧发生器,发生臭氧分析仪满量程 80％的臭氧浓度。

d. 跨度调节:让分析仪和校准仪同时采集臭氧,直至获得稳定的响应值(臭氧需稳定输出 15 min)。调节分析仪的跨度电位器,使之与校准仪的浓度指示值一致。分别记录臭氧校准仪与臭氧分析仪臭氧标气的稳定响应值。

如果满量程跨度调节作了大幅度的调节,则应重复步骤 c～d 再检验零点和跨度。

e. 多点校准:调节臭氧发生器,在臭氧分析仪满量程标度范围内,至少发生 5 个臭氧浓度,对每个发生的臭氧浓度分别测定其稳定的输出值,并分别记录臭氧校准仪与臭氧标准仪对每个浓度的稳定响应值。

f. 绘制标准曲线:以臭氧分析仪的响应值(mg/m³)为 Y 轴,以臭氧浓度(臭氧校准仪的响应值)为 X 轴作校准曲线。所得的校准曲线应符合下式的线性方程:

$$c(O_3, mg/m^3) = b \times [臭氧分析仪的响应值] + b$$

g. 用最小二乘法公式计算校准曲线的 b、a 和 r 值。a 值应小于满量程浓度值的 1%，b 值应在 $0.99 \sim 1.01$ 之间，r 值应大于 $0.999\,9$。

②传递标准校准

在不具备一级校准仪和不方便使用一级标准的情况下，可以用传递标准校准。传递校准可采用紫外臭氧校准仪和靛蓝二磺酸钠分光光度法。用于传递校准的紫外臭氧校准仪只能用于校准。

（2）臭氧分析仪的操作

接通电源，打开仪器主电源开关，仪器至少预热 1 h。待仪器稳定后连接气体采样管线进行现场测定。记录臭氧的浓度。

7. 结果的表示

（1）臭氧浓度的计算：报告结果时使用 mg/m^3。仪器参数以 mL/m^3 计时换算成 mg/m^3。臭氧 mL/m^3 与 mg/m^3 的换算关系为：$1\ mL/m^3 = 2.141\ mg/m^3$。

（2）精密度：五个实验室重复测定浓度在 $0.014 \sim 1.198\ mg/m^3$ 的臭氧，浓度在 $0.014 \sim 0.020\ mg/m^3$ 之间时重复性变异系数小于 9.0%；浓度在 $0.020 \sim 1.198\ mg/m^3$ 之间其变异系数小于 5.0%。相对标准偏差小于 1.0%。

8. 干扰

本方法不受常见气体的干扰，但少数有机物如苯及苯胺等（表 5.24），在 254 nm 处吸收紫外光，对臭氧的测定产生正干扰。除此之外，当被测室内空气中颗粒物浓度超过 $100\ \mu g/m^3$ 时，也对臭氧的测定产生影响。

表 5.24　对紫外臭氧测定仪产生干扰的某些化学物质

干扰物质（以 1 mL/m^3 计）	响应（以 $\%$ 浓度计）
苯乙烯	20
反式-甲基苯乙烯	> 100
苯甲醛	5
o-甲氧甲酚	12
硝基甲酚	100

下列物质在浓度低于 1 mL/m^3 时不产生反应：甲苯、过氧硝酸乙酰酯、2,3-丁二酮、过氧硝酸苯酰酯、硝酸甲酯、硝酸正丙酯、硝酸正丁酯。

方法 3：化学发光法（ISO 10313—1993）

1. 原理

臭氧分析器是根据臭氧和乙烯气相发光反应的原理制成的。样气被连续抽进仪器的反应室与乙烯反应产生激发态的甲醛（HCHO）。当 HCHO 回到基态时，放出光子（$h\nu$）。反应式如下：

$$2O_3 + 2C_2H_4 \rightarrow 4HCHO^* + O_2$$

$$HCHO^* \rightarrow HCHO + h\nu$$

发射 $300 \sim 600$ nm 的连续光谱，峰值波长为 435 nm。所发光的强度与臭氧浓度呈线性关系,从而测得臭氧浓度。

2. 最低检出浓度

$0.005 \ mg/m^3$。

3. 仪器和设备

(1)臭氧分析器:①测量范围为 $0 \sim 20 \ mg/m^3$;②响应时间(达到最大值90%)$< 1 \ min$;③线性误差$< \pm 2\%$满刻度;④重现性$< \pm 2\%$满刻度;⑤零点漂移$< \pm 2\%$满刻度(24 h内);⑥跨度漂移$< \pm 2\%$满刻度(24 h内);⑦噪声$< \pm 1\%$满刻度。

(2)臭氧标准气体发生装置:臭氧浓度用紫外光度法标定。

4. 试剂和材料

(1)活性炭:粒状;

(2)分子筛:粒状;

(3)乙烯钢瓶气:纯度99.5%以上。

5. 采样

空气样品通过聚四氟乙烯导管,以仪器要求的流量抽入仪器。

6. 分析步骤

按仪器说明书要求进行启动(一般要预热2 h)、调零和校准等操作,然后进行现场测定。

7. 计算

读取臭氧浓度(mg/m^3),根据测定时的气温和大气压力,将浓度测量值换算成参比状态下浓度。

8. 干扰

臭氧与乙烯气相发光反应,发射 $300 \sim 600 \ nm$ 的连续光谱,峰值波长为 $435 \ nm$。由于此光谱范围与通常的光电倍增管的光谱特性相吻合,因此共存组分的干扰极少。

(五)室内空气中氨(NH_3)的监测

测定空气中氨的化学方法包括:①次氯酸钠-水杨酸分光光度法;②纳氏试剂分光光度法;③靛酚蓝分光光度法。仪器法包括:④离子选择电极法;⑤光离子化气相色谱法。监测方法采用《室内环境空气质量监测技术规范》(HJ/T 167—2004)附录F(规范性附录)室内空气中氨的测定方法。

方法1:次氯酸钠-水杨酸分光光度法(GB/T 14679—1993)

1. 原理

氨被稀硫酸吸收液吸收后,生成硫酸铵。在亚硝基铁氰化钠存在下,铵离子、水杨酸和次氯酸钠反应生成蓝色化合物,根据颜色深浅,用分光光度计在 $697 \ nm$ 波长处进行测定。

2. 测定范围

在吸收液为 $10 \ mL$,采样体积为 $10 \sim 20 \ L$ 时,测定范围为 $0.008 \sim 110 \ mg/m^3$,对于高浓度样品测定前必须进行稀释。本方法检出限为 $0.1 \ \mu g/mL$,当样品吸收液总体积为 $10 \ mL$,采样体积为 $10 \ L$ 时,最低检出浓度 $0.008 \ mg/m^3$。

3. 试剂

分析中所用试剂全部为符合国家标准的分析纯试剂;使用的水为无氨水。

(1)水:无氨,可用下述方法之一制备。

①蒸馏法:向 1 000 mL 的蒸馏水中加 0.1 mL 硫酸(ρ＝1.84 g/mL),在全玻璃装置中进行重蒸馏,弃去 50 mL 初馏液,于具塞磨口的玻璃瓶中接取其余馏出液,密封,保存。

②离子交换法:将蒸馏水通过强酸性阳离子交换树脂柱,其流出液收集在具塞磨口的玻璃瓶中。

(2)硫酸吸收液:硫酸溶液 $c(1/2\ H_2SO_4)$＝0.005 mol/L。

(3)水杨酸-酒石酸钾钠溶液:称取 10.0 g 水杨酸$[C_6H_4(OH)COOH]$置于 150 mL 烧杯中,加适量水,再加入 5 mol/L 氢氧化钠溶液 15 mL,搅拌使之完全溶解。另称取 10.0 g 酒石酸钾钠$(KNaC_4H_4O_6 \cdot 4H_2O)$,溶解于水,加热煮沸以除去氨,冷却后,与上述溶液合并移入 200 mL 容量瓶中,用水稀释到标线,摇匀。此溶液 pH＝6.0～6.5,贮于棕色瓶中,至少可以稳定 1 个月。

(4)亚硝基铁氰化钠溶液:称取 0.1 g 亚硝基铁氰化钠$\{Na_2[Fe(CN)_5NO] \cdot 2H_2O\}$,置于 10 mL 具塞比色管中,加水至标线,摇动使之溶解。临用现配。

(5)次氯酸钠溶液:市售商品试剂,可直接用碘量法测定其有效氯含量,用酸碱滴定法测定其游离碱量。

有效氯的测定:吸取次氯酸钠 1.00 mL,置于碘量瓶中,加水 50 mL、碘化钾 2.0 g,混匀。加 $c(1/2\ H_2SO_4)$＝6 mol/L 硫酸溶液 5 mL,盖好瓶塞,混匀,于暗处放置 5 min,用 $c(Na_2S_2O_3)$＝0.100 0 mol/L 硫代硫酸钠标准溶液滴定至浅黄色,加淀粉溶液 1 mL,继续滴定至蓝色刚消失为终点。按公式 5.31 计算有效氯:

$$有效氯(Cl,\%) = \frac{c \times V \times 35.45}{1\ 000} \times 100 \qquad (公式\ 5.31)$$

式中:c——硫代硫酸钠溶液浓度,mol/L;

V——滴定消耗硫代硫酸钠标准溶液体积,mL;

35.45——与 1 L 硫代硫酸钠标准溶液$[c(Na_2S_2O_3)$＝1.000 mol/L$]$相当的,以克表示的氯的质量。

游离碱的测定:吸取次氯酸钠溶液 1.00 mL,置于 150 mL 锥形瓶中,加适量水,以酚酞为指示剂,用 $c(HCl)$＝0.1 mol/L 盐酸标准溶液滴定至红色刚消失为终点。

取部分上述溶液,用氢氧化钠溶液稀释成含有效氯浓度为 0.35％、游离碱浓度为 0.75 mol/L(以 NaOH 计)的次氯酸钠溶液,贮于棕色滴瓶中,可稳定一周。无商品次氯酸钠溶液时,也可自行制备。方法为:将盐酸逐滴作用于高锰酸钾,用 $c(NaOH)$＝2 mol/L 氢氧化钠溶液吸收逸出的氯气,即可得到次氯酸钠溶液。其有效氯含量标定方法同上所述。

(6)氯化铵标准储备液:称取 0.788 5 g 氯化铵,溶解于水,移入 250 mL 容量瓶中,用水稀释至标线,此溶液每毫升相当于含 1 000 μg 氨。

(7)氯化铵标准溶液:临用时,吸取氯化铵标准储备液 5.0 mL 于 500 mL 容量瓶中,用水稀释至标线,此溶液每毫升相当于含 10.0 μg 氨。

4. 仪器

(1)空气采样器;

(2)气泡吸收管:10 mL;

(3)具磨塞比色管:10 mL;

(4)分光光度计;

(5)双球玻管:内装有玻璃棉。

5. 采样及样品保存

(1)采样:气泡吸收管中加入 10 mL 吸收液,以 1 L/min 的流量采气 10～20 L。

(2)样品保存:应尽快分析,以防止吸收空气中的氨。若不能立即分析,需转移到具塞比色管中封好,在 2～5 ℃下存放,可存放 1 周。

6. 分析步骤

(1)绘制标准曲线:取 7 只具塞 10 mL 比色管按表 5.25 制备标准系列。向各管中加入 1.00 mL 水杨酸-酒石酸钠溶液、2 滴亚硝基铁氰化钠溶液,用水稀释至 9 mL 左右,加入 2 滴次氯酸钠溶液,用水稀释至标线,摇匀,放置 1 h。用 1 cm 比色皿,于波长 697 nm 处,以水为参比,测定吸光度。以扣除试剂空白(零浓度)的校正吸光度为纵坐标,氨含量(μg)为横坐标,绘制标准曲线。

表 5.25　氯化铵标准色列

管号	0	1	2	3	4	5	6
氯化铵标准溶液/mL	0	0.20	0.40	0.60	0.80	1.00	1.20
氨含量/μg	0	2.0	4.0	6.0	8.0	10.0	12.0

(2)样品测定:采取一定体积(视样品浓度而定)样品后用吸收液定容到 10 mL 样液(用具塞比色管),按绘制标准曲线的步骤进行显色,测定吸光度。

(3)空白试验:用吸收液代替试样溶液,按"(2)样品测定"进行测定。

7. 结果的表示

氨浓度用公式 5.32 进行计算:

$$c = \frac{W}{V_n} \cdot \frac{V_t}{V_0} \qquad\qquad (公式 5.32)$$

式中:c——氨浓度,mg/m³;

　　　W——测定时所取样品溶液中的氨含量,μg;

　　　V_n——参比状态下的采气体积,L;

　　　V_t——样品溶液总体积,mL;

　　　V_0——测定时所取样品溶液的体积,mL。

8. 精密度和准确度

经五个实验室分析含氨 1.44～1.50 mg/L 的统一标样,其重复性标准偏差为 0.007 mg/L,重复性变异系数为 5.0%;再现性标准偏差为 0.046 mg/L,再现性变异系数为 3.1%;加标回收率为 104.0%～92.4%。

9. 干扰

有机胺浓度大于 1 mg/m³ 时不适用,一般情况下室内空气不会达到该浓度。

方法 2:纳氏试剂分光光度法(GB/T 14668—1993)

1. 原理

氨吸收在稀硫酸溶液中,与纳氏试剂作用生成黄棕色化合物,根据颜色深浅,用分光光度法测定。反应式如下:

$$2K_2[HgI_4] + 3KOH + NH_3 \Longrightarrow O\underset{Hg}{\overset{Hg}{\diamond}}NH_2I + 7KI + 2H_2O$$

2. 最低检出浓度

本法检出限为 0.6 $\mu g/10$ mL(按与吸光度 0.01 相对应的氨含量计),当采样体积为 20 L 时,最低检出浓度为 0.03 mg/m^3。

3. 试剂

(1)吸收液:硫酸溶液 $c(1/2\ H_2SO_4) = 0.01$ mol/L。

(2)纳氏试剂:称取 5.0 g 碘化钾,溶于 5.0 mL 水;另称取 2.5 g 氯化汞($HgCl_2$)溶于 10 mL 热水。将氯化汞溶液缓慢加到碘化钾溶液中,不断搅拌,直到形成的红色沉淀($HgCl_2$)不溶为止。冷却后,加入氢氧化钾溶液(15.0 g 氢氧化钾溶于 30 mL 水),用水稀释至 100 mL,再加入 0.5 mL 氯化汞溶液,静置一天。将上清液贮于棕色细口瓶中,盖紧橡皮塞,存入冰箱,可使用 1 个月。

(3)酒石酸钾钠溶液:称取 50.0 g 酒石酸钾钠($KNaC_4H_4O_6 \cdot 4H_2O$),溶解于水中,加热煮沸以驱除氨,放冷,稀释至 100 mL。

(4)氯化铵标准储备液:称取 0.785 5 g 氯化铵,溶解于水,移入 250 mL 容量瓶中,用水稀释至标线,此溶液每毫升含 1 000 μg 氨。

(5)氯化铵标准溶液:临用时,吸取氯化铵标准储备液 5.00 mL 于 250 mL 容量瓶中,用水稀释至标线,此溶液每毫升含 20.0 μg 氨。

4. 仪器

(1)大型气泡吸收管:10 mL;

(2)空气采样器:流量范围 0~1 L/min;

(3)分光光度计;

(4)具塞比色管:10 mL;

(5)玻璃容器:经校正的容量瓶、移液管。

5. 采样及样品保存

用一个内装 10 mL 吸收液的大型气泡吸收管,以 1 L/min 流量,采气 20~30 L。采集好的样品应尽快分析。必要时于 2~5 ℃下冷藏,可贮存 1 周。

6. 分析步骤

(1)标准曲线的绘制:取 6 支 10 mL 具塞比色管,按表 5.26 配制标准色列。

表 5.26　氯化铵标准色列

管号	0	1	2	3	4	5
氯化铵标准溶液/mL	0	0.10	0.20	0.50	0.70	1.00
水/mL	10.00	9.90	9.80	9.50	9.30	9.00
氨含量/μg	0	2.0	4.0	10.0	14.0	20.0

在各管中加入酒石酸钾钠溶液 0.20 mL,摇匀,再加纳氏试剂 0.20 mL,放置 10 min(室温低于 20 ℃时,放置 15~20 min)。用 1 cm 比色皿,于波长 420 nm 处,以水为参比,测定吸光度。以吸光度对氨含量(μg)绘制标准曲线。

（2）样品测定：采样后，将样品溶液移入 10 mL 具塞比色管中，用少量吸收液洗涤吸收管，洗涤液并入比色管，用吸收液稀释至 10 mL 标线，以下步骤同标准曲线的绘制。

（3）空白试验：用 10 mL 吸收液代替试样溶液，按"（1）标准曲线的绘制"进行分光光度测定。

7. 计算

氨浓度 c（mg/m³）用公式 5.33 进行计算：

$$氨（NH_3, mg/m^3）= W/V_n \qquad （公式 5.33）$$

式中：W——样品溶液中的氨含量，μg；

　　V_n——参比状态下的采样体积，L。

方法 3：靛酚蓝分光光度法（GB/T 18204.25—2000）

1. 原理

空气中氨吸收在稀硫酸中，在亚硝基铁氰化钠及次氯酸钠存在下，与水杨酸生成蓝绿色靛酚蓝染料，比色定量。

2. 测定范围

本法检出限为 0.2 μg/10 mL。若采样体积为 20 L 时，可测浓度范围为 0.01～0.5 mg/m³。

3. 试剂

（1）无氨水：按"方法 1：次氯酸钠-水杨酸分光光度法"叙述方法制备的水。

（2）吸收液：0.005 mol/L 硫酸溶液。量取 2.8 mL 浓硫酸加入水中，用水稀释至 1 000 mL。临用时再稀释 10 倍。

（3）水杨酸溶液（50 g/L）：称取 10 g 水杨酸[C_6H_4（OH）COOH]和 10.0 g 柠檬酸钠（$Na_3C_6H_5O_7 \cdot 2H_2O$），加水约 50 mL，再加 55 mL 氢氧化钠[c（NaOH）= 2 mol/L]，用水稀至 200 mL。此试剂稍有黄色，室温可稳定 1 个月。

（4）亚硝基铁氰化钠溶液（10 g/L）：称取 1.0 g 亚硝基铁氰化钠[Na_2Fe（CN）$_5 \cdot$ NO $\cdot$ 2H_2O]溶于 100 mL 水中，储于冰箱中可稳定 1 个月。

（5）次氯酸钠原液：次氯酸钠试剂，有效氯不低于 5.2%。

取 1 mL 次氯酸钠原液，用碘量法标定其浓度。

标定方法：称取 2 g 碘化钾于 250 mL 碘量瓶中，加水 50 mL 溶解。再加 1.00 mL 次氯酸钠试剂，加 0.5 mL（1+1）盐酸溶液，摇匀。暗处放置 3 min，用 0.100 0 mol/L 硫代硫酸钠标准溶液滴定至浅黄色，加入 1 mL 5 g/L 淀粉溶液，继续滴定至蓝色刚好褪去为终点。记录滴定所用硫代硫酸钠标准溶液的体积，平行滴定 3 次，消耗硫代硫酸钠标准溶液体积之差不应大于 0.04 mL，取其平均值。已知硫代硫酸钠标准溶液的浓度，则次氯酸钠标准溶液浓度按公式 5.34 计算。

$$c = \frac{c（Na_2S_2O_3） \cdot V}{1.00 \times 2} \qquad （公式 5.34）$$

式中：c——次氯酸钠标准溶液浓度，mol/L；

　　V——滴定时所消耗硫代硫酸钠标准溶液的体积，mL；

　　c（$Na_2S_2O_3$）——硫代硫酸钠标准溶液的浓度，mol/L。

（6）次氯酸钠使用液[c（NaClO）= 0.05 mol/L]：用 2 mol/L NaOH 溶液稀释标定好的次氯酸钠标准溶液成 0.05 mol/L 的使用液，存于冰箱中可保存 2 个月。

(7)氨标准溶液:准确称取 0.314 2 g 经 105 ℃ 干燥 2 h 的氯化铵,用少量水溶解,移入 100 mL 容量瓶中,用吸收液稀释至刻度。此液 1.00 mL 含 1 mg 的氨。临用时,再用吸收液稀释成 1.00 mL 含 1 μg 氨的标准溶液。

4. 仪器和设备

(1)空气采样器;

(2)气泡吸收管:10 mL;

(3)具塞比色管:10 mL;

(4)分光光度计:可用波长为 697.5 nm;

(5)玻璃容器:经校正的容量瓶、移液管;

(6)聚四氟乙烯管(或玻璃管):内径 6~7 mm。

5. 采样和样品保存

(1)采样:用一个内装 10 mL 吸收液的气泡吸收管,以 0.5 L/min 流量,采气 20 L,并记录采样时的温度和大气压力。采样后,样品在室温保存,于 24 h 内分析。

(2)样品保存:采集好的样品应尽快分析。必要时于 2~5 ℃ 下冷藏,可贮存 1 周。

6. 分析步骤

(1)标准曲线的绘制:按表 5.27 在 10 mL 比色管中制备标准系列。

表 5.27　氨标准系列

管号	0	1	2	3	4	5	6
标准溶液体积/mL	0.00	0.50	1.00	3.00	5.00	7.00	10.00
水体积/mL	10.00	9.50	9.00	7.00	5.00	3.00	0
氨含量/μg	0	0.50	1.00	3.00	5.00	7.00	10.00

向以上各管分别加入 0.50 mL 水杨酸溶液,混匀;再加入 0.10 mL 亚硝基铁氰化钠溶液和 0.10 mL 次氯酸钠使用液,混匀,室温下放置 60 min 后,在波长 697.5 nm 下,用 10 mm 比色皿,以蒸馏水作参比,测定各管的吸光度。以氨含量(μg)为横坐标,吸光度为纵坐标,绘制校准曲线,计算回归曲线的斜率,以斜率的倒数为样品测定的计算因子 B_s(μg/吸光度)。校准曲线的斜率应为 0.081±0.003。

(2)样品的测定:试样溶液用吸收液定容到 10 mL,取一定量试样溶液(吸取量视试样浓度而定)于 10 mL 比色管中,再用吸收液稀释到 10 mL。以下步骤按"(1)标准曲线的绘制"进行分光光度测定,再用 10 mL 吸收液,进行空白试验。

7. 结果计算

将采样体积换算成参比状态下的体积。

空气中氨浓度用公式 5.35 计算:

$$c = \frac{(A - A_0) B_s \cdot D}{V_0} \qquad \text{(公式 5.35)}$$

式中:c——试样中的氨含量,mg/m³;

A——样品溶液吸光度,L/(g·cm);

A_0——试剂空白液吸光度,L/(g·cm);

B_s——由"(1)标准曲线的绘制"测得的计算因子,mg/(m³·吸光度);

V_0——标准状况下的采样体积,L;

D——分析时样品溶液的稀释倍数。

8. 灵敏度、线性范围、精密度、准确度

(1)灵敏度:10 mL 吸收液中含有 1.0 μg 氨应有 0.081 吸光度。

(2)线性范围:10 mL 样品溶液中含有 0～10.0 μg 氨。

(3)精密度:10 mL 吸收液中氨含量为 1.0～10.0 μg,重复测定的相对标准偏差为 2.5%。

(4)准确度:样品溶液中加入 1.0～7.0 μg/10 mL 氨,其回收率为 95%～109%。

9. 干扰和排除

样品中含有三价铁等金属离子、硫化物和有机物时,干扰测定。处理方法如下:

(1)除金属离子:加入柠檬酸钠溶液可消除常见离子的干扰;

(2)除硫化物:若样品因产生异色而引起干扰(如硫化物存在时为绿色)时,可在样品溶液中加入稀盐酸而去除干扰;

(3)除有机物:有些有机物(如甲醛)生成沉淀干扰测定,可在比色前用 0.1 mol/L 盐酸溶液将吸收液酸化到 pH≤2 后,煮沸即可除去。

方法 4:离子选择电极法(GB/T 14669—1993)

1. 原理

氨气敏电极为复合电极,以 pH 玻璃电极为指示电极,银-氯化银电极为参比电极,此电极对置于盛有 0.1 mol/L 氯化铵内充液的塑料套管中,管底用一张微孔疏水薄膜与试液隔开,并使透气膜与 pH 玻璃电极间有一层很薄的液膜。当测定由 0.05 mol/L 硫酸吸收液所吸收的大气中的氨时,借加入强碱,使铵盐转化为氨,由扩散作用通过透气膜(水和其他离子均不能通过透气膜),使氯化铵电解液膜层内 $NH_4^+ \rightleftharpoons NH_3 + H^+$ 的反应向左移动,引起氢离子浓度改变,由 pH 玻璃电极测得其变化。在恒定的离子强度下,测得的电极电位与氨浓度的对数呈线性关系。由此,可从测得的电位值确定样品中氨的含量。

2. 测定范围

本方法检测限为 10 mL 吸收溶液中含 0.7 μg 氨。当样品溶液总体积为 10 mL,采样体积 60 L 时,最低检测浓度为 0.014 mg/m³。

3. 试剂

除另有说明外,分析时均使用符合国家标准或专业标准的分析纯试剂,所用水均为按"方法 1:次氯酸钠-水杨酸分光光度法"叙述方法制备的水。

(1)电极内充液:$c(NH_4Cl) = 0.1$ mol/L。

(2)碱性缓冲液:含有 $c(NaOH) = 5$ mol/L 氢氧化钠和 $c(EDTA-2Na)0.5$ mol/L 乙二胺四乙酸二钠盐的混合溶液,贮于聚乙烯瓶中。

(3)吸收液:$c(H_2SO_4) = 0.05$ mol/L 硫酸溶液。

(4)氨标准储备液:1.00 mg/mL 氨。称取 3.141 g 经 100 ℃干燥 2 h 的氯化铵(NH_4Cl)溶于水中,移入 1 000 mL 容量瓶中,稀释至标线,摇匀。

(5)氨标准使用液:用氨标准储备液逐级稀释配制。

4. 仪器

(1)氨敏感膜电极;

(2)pH/毫伏计:精确到 0.2 mV;

(3)磁力搅拌器:带有用聚四氟乙烯包覆的搅拌棒;

(4)空气采样器。

5. 采样

量取 10.00 mL 吸收液于 U 形多孔玻板吸收管中,调节采样器上的流量计的流量至 1.0 L/min(用标准流量计校正),采样至少 45 min。

6. 分析步骤

(1)仪器和电极的准备:按测定仪器及电极使用说明书进行仪器调试和电极组装。

(2)校准曲线的绘制:吸取 10.0 mL 浓度(mg/L)分别为 0.1、1.0、10、100、1 000 的氨标准溶液于 25 mL 小烧杯中,浸入电极后加入 1.0 mL 碱性缓冲液,在搅拌下,读取稳定的电位值 E(在 1 min 内变化不超过 1 mV 时,即可读数),在半对数坐标纸上绘制 E-lgc 的校准曲线。

(3)测定:采样后,将吸收管中的吸收液倒入 10 mL 容量瓶中,再以少量吸收液清洗吸收管,加入容量瓶,最后以吸收液定容至 10 mL,将容量瓶中吸收液放入 25 mL 小烧杯中,以下步骤与校准曲线绘制相同,由测得电位值在校准曲线上查得气样吸收液氨含量(mg/L),然后计算出空气样品中氨浓度(mg/m³)。

7. 结果的表示

空气中氨的浓度以 mg/m³ 表示,可由公式 5.36 给出:

$$c = \frac{10 \cdot b}{V_n}$$ (公式 5.36)

式中:c——氨浓度,mg/m³;

b——吸收液中氨含量,mg/L;

V_n——换算成参比状态下的采样体积,L。

8. 精密度和准确度

经五个实验室分析含 20.0 mg/L 氨的统一分发的样品,重复性标准偏差 0.259 mg/L,变异系数 1.30%;再现性标准偏差 0.273 mg/L,变异系数 1.37%;加标回收率 97.6%。

方法 5:光离子化气相色谱法(HJ/T 167—2004)

1. 原理

将空气样品直接注入光离子化气相色谱仪,样品由色谱柱分离后进入离子化室,在真空紫外光子(VUV)的轰击下,将氨电离成正负离子。测量离子电流的大小,就可确定氨的含量,根据色谱柱的保留时间对氨定性。

2. 测定范围

进样 1 mL,浓度测定范围为 0.05~100 mg/m³,检出限为 0.05 mg/m³。

3. 试剂和材料

(1)氨水:分析纯;

(2)5A 分子筛:ϕ2.8~4.5 mm,用于净化载气;

(3)椰子壳活性炭:20~40 目,用于净化载气;

(4)高纯氮气:99.999%;

(5)压缩空气:钢瓶空气;

(6)100 mg/m³氨储备气的制备:将配气体积换算成参比状态下的配气体积。

在20 ℃,一个大气压下,饱和氨水的摩尔浓度为15.96 mol/L(20～30 ℃),用1 μL微量进样器准确抽取0.34 μL饱和氨水,注入装有1 L高纯氮气的气袋中,并混合均匀,制备氨储备气。该储备气所含氨的浓度为:

$$\frac{0.34\ \mu L \times 15.96\ mol/L \times 17\ g/mol}{1\ L} \times \frac{293\ K}{273\ K} = 100\ mg/m^3$$

4. 仪器和设备

(1)光离子化检测器气相色谱仪;

(2)色谱柱:porapak Q,尺寸:1 m×φ3 mm,聚四氟乙烯填充柱,柱温:50 ℃;

(3)气袋:1 L,Tedlar或铝-聚酯薄膜采样袋;

(4)微量进样器:1 μL、100 μL,经校正;

(5)注射器:1 mL、100 mL,经校正;

(6)转子流量计:0～60 mL/min,经校正;

(7)经校正的温湿度计;

(8)经校正的气压表。

5. 采样和样品保存

用采样气袋,抽取现场空气冲洗3次,采气1 L,密封进气口,带回实验室分析,也可以将仪器带到现场分析。氨的浓度在μg/m³量级的样品保存时间不超过24 h。

6. 分析步骤

(1)分析条件

①环境要求

除特殊规定外,试验场所的环境条件如下:温度:10～35 ℃;相对湿度:≤85%RH;大气压:86～106 kPa。

②载气

载气为普通钢瓶压缩空气,柱前压0.3 MPa;载气流速:最佳流速25 mL/min左右,用转子流量计在出气口监测流量。

(2)仪器的启动:按仪器说明书启动仪器,将柱温设置成50 ℃,仪器升温完毕后,进行检测。测量μg/m³量级,预热时间应不低于30 min。

(3)标准曲线的绘制:外标法,氨标准气体系列配制见表5.28。

表5.28　氨标准气体系列

氨标准气体浓度/(mg/m³)	氨储备气(mg/m³)取样量/mL	用高纯氮气定容后体积/mL
1	1	100
0.8	0.8	100
0.5	0.5	100
0.3	0.3	100
0.1	0.1	100

分别抽取上述浓度的氨标准气体各1 mL进样,测量保留时间及峰高(峰面积)。根据保

留时间对氨定性,以其峰高(峰面积)进行定量分析。每个浓度重复 3 次分析,取其中两次峰高(峰面积)接近者的平均值。分别以氨的浓度为横坐标,峰高(峰面积)平均值为纵坐标,绘制标准曲线。

(4)样品的定性和定量分析:在相同的色谱条件下,从采样气袋中准确抽取被测样气 1 mL 进样。根据保留时间对样品中的氨定性,并以其峰高(峰面积)进行定量分析。每个样品重复 3 次分析,取其中两次峰高(峰面积)接近者的平均值。

7. 结果计算

根据氨标准曲线,对样品中的氨进行定量计算。

8. 精密度和准确度

变异系数取决于进样误差(小于 5%);准确度取决于标准气的不确定度(小于 2%)和仪器的稳定性(小于 1%)。

9. 干扰和排除

采用椰子壳活性炭和 5 A 分子筛排除、净化载气中的污染物,降低背景值,提高灵敏度,消除样品电离电位高于 10.6 eV 的化学物质干扰;加之采用了气相色谱分离技术,选择合适的色谱分离条件,可以消除样品中其他有机杂质气体对被测物质的干扰。

(六)室内空气中二氧化碳(CO_2)的监测

室内空气中二氧化碳的监测方法包括:①非分散红外线气体分析法;②气相色谱法;③容量滴定法。监测方法采用《室内环境空气质量监测技术规范》(HJ/T 167—2004)附录 E(规范性附录)室内空气中二氧化碳的测定方法。详见"实训 5.1 室内空气清洁度的监测与评价"中的"(一)室内空气中二氧化碳的监测"。

二、室内空气中无机气体参数的评价标准

(一)室内空气质量标准

《室内空气质量标准》(GB/T 18883—2022)对室内空气中无机气体参数的环境质量标准限值做出了规定,见表 5.29。

表 5.29 室内空气中无机气体的环境质量标准限值

参数	标准值	备注
二氧化硫(SO_2)/(mg/m³)	0.50	1 h 均值
二氧化氮(NO_2)/(mg/m³)	0.20	1 h 均值
一氧化碳(CO)/(mg/m³)	10	1 h 均值
氨(NH_3)/(mg/m³)	0.20	1 h 均值
臭氧(O_3)/(mg/m³)	0.16	1 h 均值
二氧化碳(CO_2)/%	0.10	1 h 均值

（二）室内空气卫生标准

《室内空气中二氧化硫卫生标准》（GB/T 17097—1997）、《室内空气中氮氧化物卫生标准》（GB/T 17096—1997）、《室内空气中臭氧卫生标准》（GB/T 18202—2000）和《室内空气中二氧化碳卫生标准》（GB/T 17094—1997）对室内空气中无机气体参数的卫生标准限值（最高容许浓度）做出了规定，见表 5.30。

表 5.30　室内空气中无机气体的卫生标准限值

参数	最高容许浓度	备注	标准文号
二氧化硫（SO_2）/（mg/m^3）	0.15	日平均浓度	GB/T 17097—1997
二氧化氮（NO_2）/（mg/m^3）	0.10	日平均浓度	GB/T 17096—1997
臭氧（O_3）/（mg/m^3）	0.1	1 h平均浓度	GB/T 18202—2000
二氧化碳（CO_2）/％	0.10	日平均浓度	GB/T 17094—1997

（三）公共场所卫生标准

《公共场所卫生指标及限值要求》（GB 37488—2019）对公共场所室内空气中的二氧化碳、一氧化碳、臭氧、氨规定了卫生限值要求，见表 5.31。

表 5.31　公共场所室内空气中的二氧化碳、一氧化碳、臭氧、氨卫生要求

参数	卫生要求	备注
二氧化碳（CO_2）/％	≤0.10	对有睡眠、休憩需求的公共场所
	≤0.15	其他公共场所
一氧化碳（CO）/（mg/m^3）	≤10	
臭氧（O_3）/（mg/m^3）	≤0.16	
氨（NH_3）/（mg/m^3）	≤0.50	理发店、美容店
	≤0.20	其他公共场所

三、室内空气质量（无机气体）的综合评价

（一）兼顾最高分指数和平均分指数的空气质量指数

采用姚志麒大气质量指数进行综合评价，其计算式为公式 5.37：

$$I_1 = \sqrt{x \times y} \qquad （公式 5.37）$$

式中：I_1——空气质量指数；

　　x——最高分指数，即各个参数 C_i/S_i 比值中的最高值（C_i 为监测值，S_i 为评价标准）；

　　y——平均分指数，即各个参数 C_i/S_i 比值中的平均值。

根据计算得到的空气质量指数（I_1），将空气质量分为 5 级，见表 5.32。

表 5.32 按空气质量指数（I_1）划分的空气质量级别

空气质量指数（I_1）	空气质量分级	空气质量评语
≤0.49	I	清洁
0.50～0.99	II	尚清洁
1.00～1.49	III	轻污染
1.50～1.99	IV	中污染
≥2.00	V	重污染

(二)分段线性函数型空气质量指数

参照《环境空气质量指数（AQI）技术规定（试行）》（HJ 633—2012），对室内空气质量进行综合评价。

1. 空气质量分指数（IAQI）分级方案

空气质量分指数级别及对应的污染物项目浓度限值见表 5.33。

表 5.33 空气质量分指数及对应的污染物项目浓度限值（$\mu g/m^3$）

IAQI	SO_2		NO_2		$CO/(mg/m^3)$		O_3		PM_{10}	$PM_{2.5}$
	24 h 平均	1 h 平均[a]	24 h 平均	1 h 平均[a]	24 h 平均	1 h 平均[a]	1 h 平均	8 h 滑动平均	24 h 平均	24 h 平均
0	0	0	0	0	0	0	0	0	0	0
50	50	150	40	100	2	5	160	100	50	35
100	150	500	80	200	4	10	200	160	150	75
150	475	650	180	700	14	35	300	215	250	115
200	800	800	280	1 200	24	60	400	265	350	150
300	1 600	[b]	565	2 340	36	90	800	800	420	250
400	2 100		750	3 090	48	120	1 000	[c]	500	350
500	2 620	[b]	940	3 840	60	150	1 200	[c]	600	500

说明：a 二氧化硫、二氧化氮和一氧化碳的 1 h 平均浓度限值仅用于实时报，在日报中需使用相应污染物的 24 h 平均浓度限值。b 二氧化硫 1 h 平均浓度值高于 800 $\mu g/m^3$ 的，不再进行其空气质量分指数计算，二氧化硫空气质量分指数按 24 h 平均浓度计算的分指数报告。c 臭氧 8 h 平均浓度值高于 800 $\mu g/m^3$ 的，不再进行其空气质量分指数计算，臭氧空气质量分指数按 1 h 平均浓度计算的分指数报告。

2. 空气质量分指数计算方法

污染物项目 P 的空气质量分指数，按公式 5.38 计算。

$$IAQI_P = \frac{IAQI_{Hi} - IAQI_{Lo}}{BP_{Hi} - BP_{Lo}}(CP - BP_{Lo}) + IAQI_{Lo} \qquad （公式 5.38）$$

式中：$IAQI_P$——污染物项目 P 的空气质量分指数；

C_P——污染物项目 P 的质量浓度值，mg/m^3；

BP_{Hi}——表 5.33 中与 C_P 相近的污染物浓度限值的高位值；

BP_{Lo}——表5.33中与C_P相近的污染物浓度限值的低位值；

$IAQI_{Hi}$——表5.33中与BP_{Hi}对应的空气质量分指数；

$IAQI_{Lo}$——表5.33中与BP_{Lo}对应的空气质量分指数。

3. 空气质量指数级别

空气质量指数级别根据表5.34规定进行划分。

表 5.34　空气质量指数及相关信息

空气质量指数	空气质量指数级别	空气质量指数类别及表示颜色		对健康影响情况	建议采取的措施
0~50	一级	优	绿色	空气质量令人满意，基本无空气污染	各类人群可正常活动
51~100	二级	良	黄色	空气质量可接受，但某些污染物可能对极少数异常敏感人群的健康有较弱影响	极少数异常敏感人群应减少户外活动
101~150	三级	轻度污染	橙色	易感人群症状有轻度加剧，健康人群出现刺激症状	儿童、老年人及心脏病、呼吸系统疾病患者应减少长时间、高强度的户外锻炼
151~200	四级	中度污染	红色	进一步加剧易感人群症状，可能对健康人群的心脏、呼吸系统有影响	儿童、老年人及心脏病、呼吸系统疾病患者避免长时间、高强度的户外锻炼，一般人群适量减少户外运动
201~300	五级	重度污染	紫色	心脏病和肺病患者症状显著加剧，运动耐受力降低，健康人群普遍出现症状	儿童、老年人及心脏病、肺病患者停留在室内，停止户外运动，一般人群减少户外运动
>300	六级	严重污染	褐红色	健康人群运动耐受力降低，有明显强烈症状，提前出现某些疾病	儿童、老年人和病人应当留在室内，避免体力消耗，一般人群应避免户外活动

4. 空气质量指数计算方法

空气质量指数按公式5.39计算。

$$AQI = \max\{IAQI_1, IAQI_2, IAQI_3, \cdots, IAQI_n\} \qquad （公式5.39）$$

式中：IAQI——空气质量分指数；

　　n——污染物项目。

5. 首要污染物及超标污染物的确定方法

AQI>50时，IAQI最大的污染物为首要污染物。如果IAQI最大的污染物为两项或两项以上时，并列为首要污染物。

IAQI>100的污染物，为超标污染物。

实训 5.4　室内空气中有机气体的监测与评价

一、室内空气中有机气体的监测

参照《室内空气质量标准》(GB/T 18883—2022)，室内空气中的有机气体主要包括甲醛(HCHO)、苯(C_6H_6)、甲苯(C_7H_8)和二甲苯(C_8H_{10})。

(一)室内空气中甲醛(HCHO)的监测

室内空气中甲醛的监测方法包括：①AHMT 分光光度法；②酚试剂分光光度法；③气相色谱法；④乙酰丙酮分光光度法；⑤电化学传感器法。监测方法采用《室内环境空气质量监测技术规范》(HJ/T 167—2004)附录 H(规范性附录)室内空气中甲醛的测定方法。

方法 1：AHMT 分光光度法(GB/T 16129—1995)

1. 原理

空气中甲醛与 4-氨基-3-联氨-5-巯基-1,2,4-三氮杂茂在碱性条件下缩合，然后经高碘酸钾氧化成 6-巯基-5-三氮杂茂[4,3-b]-S-四氮杂苯紫红色化合物，其色泽深浅与甲醛含量成正比。

2. 测定范围

本方法测定范围为 2 mL 样品溶液中含 0.2～3.2 μg 甲醛。若采样流量为 1 L/min，采样体积为 20 L，则测定浓度范围为 0.01～0.16 mg/m³。

3. 试剂和材料

本法所用试剂除注明外，均为分析纯；所用水均为不含有机物的纯水。

(1)吸收液：称取 1 g 三乙醇胺、0.25 g 偏重亚硫酸钠和 0.25 g 乙二胺四乙酸二钠溶于水中并稀释至 1 000 mL。

(2)0.5% 4-氨基-3-联氨-5-巯基-1,2,4-三氮杂茂(简称 AHMT)溶液：称取 0.25 g AHMT 溶于 0.5 mol/L 盐酸中，并稀释至 50mL，此试剂置于棕色瓶中，可保存半年。

(3)5 mol/L 氢氧化钾溶液：称取 28.0 g 氢氧化钾溶于 100 mL 水中。

(4)1.5%高碘酸钾溶液：称取 1.5 g 高碘酸钾溶于 0.2 mol/L 氢氧化钾溶液中，并稀释至 100 mL，于水浴上加热溶解，备用。

(5)0.100 0 mol/L 碘溶液：称量 40 g 碘化钾，溶于 25 mL 水中，加入 12.7 g 碘。待碘完全溶解后，用水定容至 1 000 mL。移入棕色瓶中，暗处贮存。

(6)1 mol/L 氢氧化钠溶液：称量 40 g 氢氧化钠，溶于水中，并稀释至 1 000 mL。

(7)0.5 mol/L 硫酸溶液：取 28 mL 浓硫酸缓慢加入水中，冷却后，稀释至 1 000 mL。

(8)硫代硫酸钠标准溶液[$c(Na_2S_2O_3)=0.100\ 0$ mol/L]：可购买标准试剂配制。

(9)0.5%淀粉溶液：将 0.5 g 可溶性淀粉用少量水调成糊状后，再加入 100 mL 沸水，并煮沸 2～3 min 至溶液透明。冷却后，加入 0.1 g 水杨酸或 0.4 g 氯化锌保存。

(10)甲醛标准储备溶液：取 2.8 mL 甲醛溶液(含甲醛 36%～38%)于 1 L 容量瓶中，加

0.5 mL 硫酸并用水稀释至刻度,摇匀。其准确浓度用下述碘量法标定。

甲醛标准储备溶液的标定:精确量取 20.00 mL 甲醛标准储备溶液,置于 250 mL 碘量瓶中,加入 20.00 mL 0.050 0 mol/L 碘溶液和 15 mL 1 mol/L 氢氧化钠溶液,放置 15 min。加入 20 mL 0.5 mol/L 硫酸溶液,再放置 15 min,用 0.100 0 mol/L 硫代硫酸钠溶液滴定,至溶液呈现淡黄色时,加入 1 mL 0.5% 淀粉溶液,继续滴定至刚使蓝色消失为终点,记录所用硫代硫酸钠溶液体积。同时用水做试剂空白滴定。甲醛溶液的浓度用公式 5.40 计算:

$$c = \frac{(V_1 - V_2) \cdot M \cdot 15}{20} \qquad \text{(公式 5.40)}$$

式中:c——甲醛标准储备溶液中甲醛浓度,mg/mL;

　　　V_1——滴定空白时所用硫代硫酸钠标准溶液体积,mL;

　　　V_2——滴定甲醛溶液时所用硫代硫酸钠标准溶液体积,mL;

　　　M——硫代硫酸钠标准溶液的摩尔浓度,mol/L;

　　　15——甲醛的换算值。

取上述标准溶液稀释 10 倍作为储备液,此溶液置于室温下可使用 1 个月。

(11)甲醛标准溶液:用时取上述甲醛储备液,用吸收液稀释成 1.00 mL 含 2.00 μg 甲醛。

4. 仪器和设备

(1)气泡吸收管:有 5 mL 和 10 mL 刻度线;

(2)空气采样器;

(3)10 mL 具塞比色管;

(4)分光光度计。

5. 采样

用一个内装 5 mL 吸收液的气泡吸收管,以 1.0 L/min 流量,采气 20 L,并记录采样时的温度和大气压力。

6. 分析步骤

(1)标准曲线的绘制:用标准溶液绘制标准曲线,取 7 支 10 mL 具塞比色管,按表 5.35 制备标准色列管。

各管加入 1.0 mL 5 mol/L 氢氧化钾溶液、1.0 mL 0.5% AHMT 溶液,盖上管塞,轻轻颠倒混匀 3 次,放置 20 min。加入 0.3 mL 1.5% 高碘酸钾溶液,充分振摇,放置 5 min。用 10 mm 比色皿,在波长 550 nm 下,以水作参比,测定各管吸光度。以甲醛含量为横坐标,吸光度为纵坐标,绘制标准曲线,并计算回归曲线的斜率,以斜率的倒数作为样品测定计算因子 B_s(μg/吸光度)。

表 5.35　甲醛标准色列

管号	0	1	2	3	4	5	6
标准溶液/mL	0.0	0.1	0.2	0.4	0.8	1.2	1.6
吸收溶液/mL	2.0	1.9	1.8	1.6	1.2	0.8	0.4
甲醛含量/μg	0.0	0.2	0.4	0.8	1.6	2.4	3.2

(2)样品测定:采样后,补充吸收液到采样前的体积。准确吸取 2 mL 样品溶液于 10 mL 比色管中,按制作标准曲线的操作步骤测定吸光度。在每批样品测定的同时,用 2 mL 未采

样的吸收液,按相同步骤做试剂空白值测定。

7. 结果计算

(1)将采样体积换算成参比状态下的采样体积。

(2)空气中甲醛浓度按公式 5.41 计算:

$$c = \frac{(A - A_0) \cdot B_s}{V_0} \cdot \frac{V_1}{V_2} \qquad \text{(公式 5.41)}$$

式中:c ——空气中甲醛浓度,mg/m^3;

A ——样品溶液的吸光度,$L/(g \cdot cm)$;

A_0 ——试剂空白溶液的吸光度,$L/(g \cdot cm)$;

B_s ——计算因子,由"6.分析步骤(1)标准曲线的绘制"求得,$\mu g/$吸光度;

V_0 ——参比状态下的采样体积,L;

V_1 ——采样时吸收液体积,mL;

V_2 ——分析时取样品体积,mL。

8. 灵敏度、检出限、重现性、回收率

(1)灵敏度:本法标准曲线的直线回归后的斜率 b 为 0.175 吸光度。

(2)检出限:3 个实验室测定本法检出限平均值为 0.13 μg。

(3)重现性:当甲醛含量为 1.0、2.0、3.0 $\mu g/2~mL$ 时,3 个实验室重复测定的变异系数的平均值分别为 3.3%、3.0%、2.6%。

(4)回收率:4 个实验室加标量在 0.5~3.0 μg 范围时,其回收率范围为 93%~99%,平均回收率为 97%。

9. 干扰

乙醛、丙醛、正丁醛、丙烯醛、丁烯醛、乙二醛、苯(甲)醛、甲醇、乙醇、正丙醇、正丁醇、仲丁醇、异丁醇、异戊醇、乙酸乙酯无影响;空气中共存的二氧化氮和二氧化硫对测定无干扰。

方法 2:酚试剂分光光度法(GB/T 18204.26—2000)

1. 原理

空气中的甲醛与酚试剂反应生成嗪,嗪在酸性溶液中被高铁离子氧化形成蓝绿色化合物。根据颜色深浅,比色定量。

2. 测定范围

测定范围为 0.1~1.5 μg,采样体积 10 L 时,可测浓度范围 0.01~0.15 mg/m^3。

3. 试剂和材料

本法中所用水均为重蒸馏水或去离子交换水;所用的试剂纯度一般为分析纯。

(1)吸收液原液:称取 0.10 g 酚试剂[$C_6H_4SN(CH_3)C:NNH_2 \cdot HCl$,简称 MBTH],加水溶解,置于 100 mL 容量瓶中,加水至刻度。放冰箱中保存,可稳定 3 d。

(2)吸收液:量取吸收原液 5 mL,加 95 mL 水,即为吸收液。采样时,临用现配。

(3)1% 硫酸铁铵溶液:称量 1.0 g 硫酸铁铵[$NH_4Fe(SO_4)_2 \cdot 12H_2O$]用 0.1 mol/L 盐酸溶解,并稀释至 100 mL。

(4)0.100 0 mol/L 碘溶液:称量 40 g 碘化钾,溶于 25 mL 水中,加入 12.7 g 碘。待碘完全溶解后,用水定容至 1 000 mL。移入棕色瓶中,暗处贮存。

(5)1 mol/L 氢氧化钠溶液:称量 40 g 氢氧化钠,溶于水中,并稀释至 1 000 mL。

（6）0.5 mol/L 硫酸溶液：取 28 mL 浓硫酸缓慢加入水中，冷却后，稀释至 1 000 mL。

（7）硫代硫酸钠标准溶液[$c(Na_2S_2O_3)=0.100\ 0\ mol/L$]：可购买标准试剂配制。

（8）0.5％淀粉溶液：将 0.5 g 可溶性淀粉，用少量水调成糊状后，再加入 100 mL 沸水，并煮沸 2～3 min 至溶液透明。冷却后，加入 0.1 g 水杨酸或 0.4 g 氯化锌保存。

（9）甲醛标准储备溶液：取 2.8 mL 含量为 36％～38％甲醛溶液，放入 1 L 容量瓶中，加水稀释至刻度。此溶液 1 mL 约相当于 1 mg 甲醛。其准确浓度可按"方法 1：AHMT 分光光度法（GB/T 16129—1995）中的（10）甲醛标准储备溶液"方法标定。

（10）甲醛标准溶液：临用时，将甲醛标准储备溶液用水稀释成 1.00 mL 含 10 μg 甲醛溶液，立即再取此溶液 10.00 mL，加入 100 mL 容量瓶中，加入 5 mL 吸收原液，用水定容至 100 mL，此液 1.00 mL 含 1.00 μg 甲醛，放置 30 min 后，用于配制标准色列。此标准溶液可稳定 24 h。

4. 仪器和设备

（1）大型气泡吸收管：10 mL；

（2）空气采样器；

（3）具塞比色管：10 mL；

（4）分光光度计。

5. 采样

用一个内装 5 mL 吸收液的大型气泡吸收管，以 0.5 L/min 流量，采气 10 L，并记录采样点的温度和大气压力。采样后样品在室温下应在 24 h 内分析。

6. 分析步骤

（1）标准曲线的绘制：取 10 mL 具塞比色管，用甲醛标准溶液按表 5.36 制备标准系列。

表 5.36　甲醛标准系列

管号	0	1	2	3	4	5	6	7	8
标准溶液/mL	0	0.10	0.20	0.40	0.60	0.80	1.00	1.50	2.00
吸收液/mL	5.0	4.9	4.8	4.6	4.4	4.2	4.0	3.5	3.0
甲醛含量/μg	0	0.1	0.2	0.4	0.6	0.8	1.0	1.5	2.0

各管中，加入 0.4 mL 的 1％硫酸铁铵溶液，摇匀，放置 15 min。用 1 cm 比色皿，在波长 630 nm 下，以水作参比，测定各管溶液的吸光度。以甲醛含量为横坐标，吸光度为纵坐标，绘制曲线，并计算回归曲线斜率，以斜率倒数作为样品测定的计算因子 B_g（μg/吸光度）。

（2）样品测定：采样后，将样品溶液全部转入比色管中，用少量吸收液洗吸收管，合并使总体积为 5 mL。按"（1）标准曲线的绘制"测定吸光度（A）；在每批样品测定的同时，用 5 mL 未采样的吸收液做试剂空白，测定试剂空白的吸光度（A_0）。

7. 结果计算

（1）将采样体积换算成参比状态下采样体积。

（2）空气中甲醛浓度按公式 5.42 计算：

$$c = \frac{(A - A_0) \cdot B_g}{V_0}\qquad\text{（公式 5.42）}$$

式中：c——空气中甲醛浓度，mg/m³；

A——样品溶液的吸光度,L/(g·cm);

A_0——空白溶液的吸光度,L/(g·cm);

B_g——由"6.分析步骤(1)标准曲线的绘制"项得到的计算因子,μg/吸光度;

V_0——换算成参比状态下的采样体积,L。

8. 方法特性

(1)灵敏度:本法灵敏度为 2.8 μg/吸光度。

(2)检出下限:本法最低检出浓度为 0.056 μg 甲醛。

(3)再现性:当甲醛含量为 0.1、0.6、1.5 μg/5 mL 时,重复测定的变异系数分别为 5%、5%、3%。

(4)回收率:当甲醛含量 0.4~1.0 μg/5 mL 时,样品加标回收率为 93%~101%。

9. 干扰和排除

二氧化硫共存时,使测定结果偏低。可将气样先通过硫酸锰滤纸过滤器,予以排除。

硫酸锰滤纸的制备:取 10 mL 浓度为 100 mg/mL 的硫酸锰水溶液,滴加到 250 cm² 玻璃纤维滤纸上,风干后切成碎片,装入 1.5 mm ×150 mm 的 U 形玻璃管中。采样时,将此管接在甲醛吸收管之前。此法制成的硫酸锰滤纸吸收二氧化硫的效能受大气湿度影响很大,当相对湿度大于 88%、采气速度 1 L/min、二氧化硫浓度为 1 mg/m³ 时,能消除 95% 以上的二氧化硫,此滤纸可维持 50 h 有效。当相对湿度为 15%~35% 时,吸收二氧化硫的效能逐渐降低。相对湿度很低时,应换用新制的硫酸锰滤纸。

方法 3:气相色谱法(GB/T 18204.26—2000)

1. 原理

空气中甲醛在酸性条件下吸附在涂有 2,4-二硝基苯肼(2,4-DNPH)6201 担体上,生成稳定的甲醛腙。用二硫化碳洗脱后,经 OV-色谱柱分离,用氢焰离子化检测器测定,以保留时间定性,峰高(峰面积)定量。

2. 检出下限

检出下限为 0.2 μg/mL(进样品洗脱液 5 μL)。

3. 试剂和材料

本法所用试剂纯度为分析纯;水为二次蒸馏水。

(1)二硫化碳:需重新蒸馏进行纯化。

(2)2,4-DNPH 溶液:称取 0.5 mg 的 2,4-DNPH 于 250 mL 容量瓶中,用二氯甲烷稀释到刻度。

(3)2 mol/L 盐酸溶液。

(4)吸附剂:10 g 6201 担体(60~80 目),用 40 mL 的 2,4-DNPH 二氯甲烷饱和溶液分两次涂敷,减压、干燥,备用。

(5)甲醛标准溶液:配制和标定方法见 AHMT 分光光度法。

4. 仪器和设备

(1)采样管:内径 5 mm、长 100 mm 玻璃管,内装 150 mg 吸附剂,两端用玻璃棉堵塞,用胶帽密封,备用。

(2)空气采样器:流量范围为 0.2~10 L/min,流量稳定。采样前和采样后用皂膜流量计校准采样系统的流量,误差小于 5%。

（3）具塞比色管：5 mL。

（4）微量注射器：10 μL，体积刻度应校正。

（5）气相色谱仪：带氢火焰离子化检测器。

（6）色谱柱：长 2 m、内径 3 mm 的玻璃柱，内装固定相（OV-1）和色谱担体 ShimaliteW（80～100 目）。

5. 采样

取一支采样管，用前取下胶帽，拿掉一端的玻璃棉，加 1 滴（约 50 μL）2 mol/L 盐酸溶液后，再用玻璃棉堵好。将加入盐酸溶液的一端垂直朝下，另一端与采样进气口相连，以 0.5 L/min 的速度，抽气 50 L。采样后，套回胶帽，并记录采样点的温度和大气压。

6. 分析步骤

（1）气相色谱测试条件：分析时，应根据气相色谱仪的型号和性能，制定能分析甲醛的最佳测试条件。下面所列举的测试条件是一个实例：①色谱柱：柱长 2 m、内径 3 mm 的玻璃管，内装 OV-1＋ShimaliteW 担体；②柱温：230 ℃；③检测室温度：260 ℃；④汽化室温度：260 ℃；⑤载气（N_2）流量：70 mL/min；⑥氢气流量：40 mL/min；⑦空气流量：450 mL/min。

（2）绘制标准曲线和测定校正因子：在做样品测定的同时，绘制标准曲线或测定校正因子。

①标准曲线的绘制：取 5 支采样管，各管取下一端玻璃棉，直接向吸附剂表面滴加 1 滴（约 50 μL）2 mol/L 盐酸溶液。然后，用微量注射器分别准确加入甲醛标准溶液（1.00 mL 含 1 mg 甲醛），制成在采样管中的吸附剂上甲醛含量在 0～20 μg 范围内有 5 个浓度点标准管，再填上玻璃棉，反应 10 min。将各标准管内吸附剂分别移入 5 个 5 mL 具塞比色管中，各加入 1.0 mL 二硫化碳，稍加振摇，浸泡 30 min，即为甲醛洗脱溶液标准系列。然后，取 5.0 μL 各个浓度点的标准洗脱液，进色谱柱，得色谱峰和保留时间。每个浓度点重复做 3 次，测量峰高（峰面积）的平均值。以甲醛的浓度（μg/mL）为横坐标，平均峰高或峰面积为纵坐标，绘制标准曲线，并计算回归线的斜率。以斜率的倒数作为样品测定的计算因子 B_g。

②测定校正因子：在测定范围内，可用单点校正法求校正因子。在样品测定同时，分别取试剂空白溶液和与样品浓度相接近的标准管洗脱溶液，按气相色谱最佳测试条件进行测定，重复做 3 次，得峰高（峰面积）的平均值和保留时间。按公式 5.43 计算因子：

$$f = \frac{c_0}{h - h_0} \qquad \text{（公式 5.43）}$$

式中：f——校正因子；

　　　c_0——标准溶液浓度，μg/mL；

　　　h——标准溶液平均峰高（峰面积）；

　　　h_0——试剂空白溶液平均峰高（峰面积）。

③样品测定：采样后，将采样管内吸附剂全部移入 5 mL 具塞比色管中，加入 1.0 mL 二硫化碳，稍加振摇，浸泡 30 min。取 5.0 μL 洗脱液，按绘制标准曲线或测量校正因子的操作步骤进样测定。每个样品重复做 3 次，用保留时间确认甲醛的色谱峰，测量其峰高（峰面积），得峰高（峰面积）的平均值。在每批样品测定的同时，取未采样的采样管，按相同操作步骤做试剂空白的测定。

7. 计算

（1）用标准曲线法按公式 5.44 计算空气中甲醛的浓度：

$$c = \frac{(h - h_0) \cdot B_g}{V_0 \cdot E_s} \cdot V_1 \qquad \text{（公式 5.44）}$$

式中：c——空气中甲醛浓度，mg/m^3；

    h——样品溶液峰高（峰面积）的平均值；

    h_0——试剂空白溶液峰高（峰面积）的平均值；

    B_g——用标准溶液制备标准曲线得到的计算因子；

    V_1——样品洗脱溶液总体积，mL；

    E_s——由实验确定的平均洗脱效率；

    V_0——换算成参比状态下的采样体积，L。

（2）用单点校正法按公式 5.45 计算空气中甲醛的浓度：

$$c = \frac{(h - h_0) \cdot f}{V_0 \cdot E_s} \cdot V_1 \qquad \text{（公式 5.45）}$$

式中：c——空气中甲醛浓度，mg/m^3；

    h——样品溶液峰高（峰面积）的平均值；

    h_0——试剂空白溶液峰高（峰面积）的平均值；

    f——用单点校正法得到的校正因子；

    V_0——换算成参比状态下的采样体积，L；

    E_s——由实验确定的平均洗脱效率；

    V_1——样品洗脱溶液总体积，L。

方法 4：乙酰丙酮分光光度法（GB/T 15516—1995）

1. 原理

甲醛气体经水吸收后，在 pH＝6 的乙酸-乙酸铵缓冲溶液中，与乙酰丙酮作用，在沸水浴条件下，迅速生成稳定的黄色化合物，在波长 413 nm 处测定。

2. 最低检出浓度

本方法的检出限为 0.25 μg，在采样体积为 30 L 时，最低检出浓度为 0.008 mg/m^3。

3. 试剂

除非另有说明，分析时均使用符合国家标准的分析纯试剂和不含有机物的蒸馏水。

（1）不含有机物的蒸馏水：加少量高锰酸钾的碱性溶液于水中再行蒸馏即得（在整个蒸馏过程中水应始终保持红色，否则应随时补加高锰酸钾）。

（2）吸收液：不含有机物的重蒸馏水。

（3）乙酸铵（NH_4CH_3COO）。

（4）冰乙酸（CH_3COOH）：$\rho = 1.055$。

（5）乙酰丙酮溶液，0.25%（V/V）：称 25 g 乙酸铵，加少量水溶解，加 3 mL 冰乙酸及 0.25 mL 新蒸馏的乙酰丙酮，混匀再加水至 100 mL，调整 pH＝6.0，此溶液于 2～5 ℃贮存，可稳定 1 个月。

（6）0.100 0 mol/L 碘溶液：称量 40 g 碘化钾，溶于 25 mL 水中，加入 12.7 g 碘。待碘完全溶解后，用水定容至 1 000 mL。移入棕色瓶中，暗处贮存。

（7）1 mol/L 氢氧化钠溶液：称量 40 g 氢氧化钠，溶于水中，并稀释至 1 000 mL。

（8）0.5 mol/L 硫酸溶液：取 28 mL 浓硫酸缓慢加入水中，冷却后，稀释至 1 000 mL。

(9)0.100 0 mol/L硫代硫酸钠标准溶液:可购买标准试剂配制。

(10)0.5%淀粉溶液:将0.5 g可溶性淀粉用少量水调成糊状后,再加入100 mL沸水,并煮沸2~3 min至溶液透明。冷却后,加入0.1 g水杨酸或0.4 g氯化锌保存。

(11)甲醛标准储备溶液:取2.8 mL含量为36%~38%甲醛溶液,放入1 L容量瓶中,加水稀释至刻度。此溶液1 mL约相当于1 mg甲醛。

(12)甲醛标准使用溶液:用水将甲醛标准储备液稀释成5.00 μg/mL甲醛标准使用液,甲醛标准使用液应临用时现配。

4. 仪器

(1)空气采样器;

(2)皂膜流量计;

(3)气泡吸收管:10 mL;

(4)具塞比色管:10 mL,带5 mL刻度,经校正;

(5)分光光度计;

(6)空盒气压表;

(7)水银温度计:0~100 ℃;

(8)pH酸度计;

(9)水浴锅。

5. 样品的采集和保存

日光照射能使甲醛氧化,因此在采样时选用棕色吸收管,在样品运输和存放过程中,都应采取避光措施。棕色气泡吸收管装5 mL吸收液,以0.5~1.0 L/min的流量采气45 min以上。采集好的样品于室温避光贮存,2 d内分析完毕。

6. 步骤

(1)校准曲线的绘制:取7支10 mL具塞比色管按表5.37配制标准色列。

表5.37 甲醛标准系列

管号	0	1	2	3	4	5	6
甲醛(5.00μg/mL)/mL	0.00	0.1	0.4	0.8	1.2	1.6	2.00
甲醛/μg	0.0	0.5	2	4	6	8	10

于上述标准系列中,用水稀释定容至5.0 mL刻线,加0.25%乙酰丙酮溶液1.0 mL,混匀,置于沸水浴中加热3 min,取出冷却至室温,用1 cm吸收池,以水为参比,于波长413 nm处测定吸光度。将上述系列标准溶液测得的吸光度A值扣除试剂空白(零浓度)的吸光度A_0值,便得到校准吸光度y值,以校准吸光度y为纵坐标,以甲醛含量x(μg)为横坐标,绘制标准曲线,或用最小二乘法计算其回归方程式。注意"零"浓度不参与计算。

$$y = bx + a \qquad (公式5.46)$$

式中:a——校准曲线截距;

b——校准曲线斜率。

由斜率倒数求得校准因子:$B_s = 1/b$。

(2)样品测定:取5 mL样品溶液试样(吸取量视试样浓度而定)于10 mL比色管中,用水定容至5.0 mL刻线,以下步骤按"(1)校准曲线的绘制"进行分光光度测定。

(3)空白试验:现场未采样空白吸收管的吸收液按"(1)校准曲线的绘制"进行空白测定。

7. 结果计算

试样中甲醛的吸光度 y 用公式 5.47 计算。

$$y = A_s - A_b \tag{公式 5.47}$$

式中：y——甲醛的吸光度，$L/(g \cdot cm)$；

A_s——样品测定吸光度，$L/(g \cdot cm)$；

A_b——空白试验吸光度，$L/(g \cdot cm)$。

试样中甲醛含量 $x(\mu g)$ 用公式 5.48 计算：

$$x = \frac{y-a}{b} \cdot \frac{V_1}{V_2} \text{或} \ x = (y-a)B_s \cdot \frac{V_1}{V_2} \tag{公式 5.48}$$

式中：x——试样中甲醛含量，μg；

a, b, B_s——见公式 5.46；

V_1——定容体积，mL；

V_2——测定取样体积，mL。

室内空气中甲醛浓度 $c(mg/m^3)$ 用公式 5.49 计算：

$$c = \frac{x}{V_{nd}} \tag{公式 5.49}$$

式中：V_{nd}——所采气样在参比状态下的体积，L。

8. 精密度和准确度

经 6 个实验室分析含甲醛 2.96 mg/L 和 3.55 mg/L 的两个统一样品，重复性标准偏差为 0.035 mg/L 和 0.028 mg/L，重复性相对标准偏差为 1.2％ 和 0.79％，再现性标准偏差为 0.068 mg/L 和 0.13 mg/L，再现性相对标准偏差为 2.3％ 和 3.6％，加标回收率为 100.3％～100.8％。在 4 个实验室分析中加标回收率为 95.3％～104.2％。

9. 干扰

当甲醛浓度为 20 μg/10 mL 时，共存 8 mg 苯酚(400 倍)、10 mg 乙醛(500 倍)、600 mg 铵离子(30 000 倍)无干扰影响；共存 SO_2 小于 20 μg，NO_x 小于 50 μg，甲醛回收率不低于 95％。

方法 5：电化学传感器法(HJ/T 167—2004)

1. 原理

由泵抽入的样气通过电化学传感器，受扩散和吸收控制的甲醛气体分子在适当的电极电压下发生氧化反应，产生的扩散电流与空气中甲醛的浓度成正比。

2. 测定范围

本法可测浓度范围为 0～10 mg/m³。最低检测质量浓度为 0.01 mg/m³。

3. 仪器和设备

(1)电化学甲醛测定仪：①抽气泵：流量 1 L/min，校准后，抽气流量不得改变；②量程：0～10 mg/m³；③重复性误差：≤±2.5％满量程；④零点漂移：≤±0.03 mg/m³，连续 8 h；⑤跨度漂移：≤±0.03 mg/m³，连续 8 h；⑥响应时间：$t_{95\%} \leqslant 5$ min。

(2)甲醛标准气配制装置。

4. 试剂和材料

(1)99.999％高纯氮；

(2)甲醛扩散管：2～50 μg/min，总不确定度为 5％；

（3）活性炭过滤管。

5. 测定步骤

按仪器说明书完成仪器启动、调零和校正。

（1）测定仪充电：在使用前 24 h 给仪器安上电池，充电。

（2）零点校准：将活性炭过滤器安装在仪器进气口，开启抽气泵，稳定后通过零点调节器将指示值调至零。

（3）跨度校准：将甲醛标准气体接至仪器进样口，通标准气体稳定后，通过跨度调节器将浓度指示值调至标准气体质量浓度值。

（4）调零和跨度校准步骤重复两次。

（5）样品测定：将仪器带到现场，可连续进行测定，直读甲醛浓度测定值。记录现场测定时气温和大气压力。

6. 计算

（1）如果仪器读数（c）是体积浓度（mL/m³），可按公式 5.50 换算成参比状态（0 ℃，101.3 kPa）的质量浓度 c_0（mg/m³）：

$$c_0 = \frac{30.30 \times c}{B} \qquad\qquad （公式 5.50）$$

式中：B——参比状态下气体摩尔体积，在 0 ℃，101.3 kPa 时，$B = 22.41$ L/mol；

　　30.30——甲醛摩尔质量。

（2）如果仪器浓度是质量浓度，可按公式 5.51 换算成参比状态下浓度。

$$c_0 = c \cdot \frac{T}{T_0} \cdot \frac{p_0}{p} = c \cdot \frac{273 + t}{273} \cdot \frac{101.3}{p} \qquad （公式 5.51）$$

式中：c_0——换算成参比状态的浓度，mg/m³；

　　c——仪器读数，mg/m³；

　　T_0——参比状态下的热力学温度，273 K；

　　T——测定时现场热力学温度，K；

　　t——现场气温值，℃；

　　p_0——参比状态下大气压力，101.3 kPa；

　　p——测定时大气压力值，kPa。

7. 方法特性

对所有配制的甲醛标准气重复 6 次以上，仪器测定的相对标准差小于 5%，分析仪测定值和标准值的相对误差小于 2%。

8. 干扰及排除

H_2S（0.05 mg/m³）、SO_2（0.75 mg/m³）、乙醇（25 mg/m³）、氨水（1.0 mg/m³）和甲醇（5.0 mg/m³）对测量有干扰，分别相当于甲醛浓度 0.13 mg/m³、0.07 mg/m³、0.04 mg/m³、0.03 mg/m³ 和 0.01 mg/m³。乙醛、NO_2、苯酚和丙酮对测定没有影响。

（二）室内空气中苯、甲苯、二甲苯的监测

室内空气中苯、甲苯、二甲苯的监测方法包括固体吸附-热解吸-气相色谱法、活性炭吸附-二硫化碳解吸-气相色谱法、便携式气相色谱法。监测方法采用《室内空气质量标准》

(GB/T 18883—2022)附录 C(规范性附录)苯、甲苯、二甲苯的测定方法。

方法 1：固体吸附-热解吸-气相色谱法(GB/T 18883—2022)

1. 原理

用采样管采集室内空气中的苯、甲苯、二甲苯,将采样管置于热解吸仪中解吸,经气相色谱柱分离,使用氢火焰离子化检测器进行分析,外标法定量。

2. 试剂和材料

(1)甲醇(CH_3OH)：色谱纯。

(2)载气：氮气(N_2),纯度 99.999%,用净化管净化。

(3)燃烧气：氢气(H_2),纯度 99.99%。

(4)助燃气：空气,用净化管净化。

(5)标准储备溶液(2 000 μg/mL)：直接使用市售有证的苯、甲苯、邻二甲苯、间二甲苯和对二甲苯标准溶液；也可用市售标准品配制,用甲醇稀释至所需质量浓度。

(6)采样管：不锈钢或硬质玻璃材质,外径 6.3 mm,内径 5 mm,长 90 mm(或 180 mm),填装至少 200 mg 粒径为 0.18～0.25 mm(60～80 目)的聚 2,6-二苯基对苯醚(Tenax TA)吸附剂。在填装 200 mg 的 Tenax TA 采样管中苯、甲苯、二甲苯的安全采样体积分别为 6.2 L、38 L、300 L。

3. 仪器和设备

(1)气体采样器：在 0.02～0.5 L/min 范围内,流量误差应小于 5%。

(2)老化装置：最高温度应能达到 35 ℃以上,最大载气流量至少能达到 100 mL/min。

(3)热解吸仪：能对采样管进行二次热解吸,并将解吸气用惰性气体载带进入气相色谱仪,解吸温度、时间和载气流速可调,冷阱可将解吸样品进行浓缩。

(4)气相色谱仪：配备氢火焰离子化检测器。

(5)色谱柱：固定相为聚乙二醇的毛细管柱,0.25 mm×30 m,膜厚 0.25 μm,或等效毛细管柱。

(6)微量注射器：1～10 μL,精度 0.1 μL。

4. 采样和样品保存

(1)样品采集

①采样管准备

新填装的采样管应用老化装置或具有老化功能的热解吸仪通惰性气体老化,老化流量为 100 mL/min,温度为 270 ℃,时间为 120 min；使用过的采样管应在 270 ℃下通惰性气体老化 30 min 以上。老化后的采样管立即用聚四氟乙烯帽密封,放在密封袋或保护管中保存。密封袋或保护管存放于有活性炭的盒子或干燥器中,4 ℃保存。老化后的采样管应在两周内使用。

②流量校准

在采样现场,将一支采样管与气体采样器相连,调节流量。此采样管仅作为调节流量用,不用作采样分析。

③现场样品采集

将老化好的采样管与气体采样器连接。推荐的采样方法参数为连续采样时间至少 45 min,

采样流量 0.1 L/min。

④空白样品采集

每次采集样品,都应采集至少一个现场空白样品。现场空白样品的采集方式为将老化后的采样管运输到采样现场,取下密封帽后重新密封,不参与样品采集,同已采集样品的采样管一同存放。

(2)样品保存

采样后立即用密封帽将采样管的两端密封,4 ℃避光保存,于 30 d 内分析。

5. 分析步骤

(1)推荐分析条件

①热解吸条件

本方法推荐的热解吸条件如下:

解吸温度:250 ℃;

解吸时间:15 min;

冷阱制冷温度:-30 ℃;

冷阱加热温度:250 ℃;

冷阱保持时间:3 min;

载气:氮气,流速 0.8 mL/min;

采样管解吸流速:30 mL/min;

传输线温度:200 ℃。

②气相色谱条件

本方法推荐的气相色谱条件如下:

升温程序:初始温度 65 ℃,保持 5 min,以 5 ℃/min 升温到 90 ℃,保持 2 min;

检测器温度:250 ℃;

柱流量:1 mL/min;

尾吹气流量:30 mL/min;

氢气流量:40 mL/min;

空气流量:400 mL/min;

分流比:8∶1;

分流流量:8 mL/min。

(2)校准

①标准系列的制备

分别准确移取不同体积的标准储备溶液,混合,用甲醇定容,配制质量浓度(μg/mL)分别为 20、60、200、500、1000、1600 的标准系列。分别准确吸取 1 μL 标准系列溶液,注入液体外标法制备标准系列的注射装置中,连接上老化好的采样管,以 50 mL/min 的流量通氮气 8 min 后取下(推荐分析条件),密封采样管两端,制备成待测组分含量(ng)分别为 20、60、200、500、1000、1600 的标准系列管。对于不同待测组分,根据测量范围调整标准系列浓度点。

②校准曲线的绘制

按照仪器推荐分析条件对标准系列管进行分析,以待测组分质量为横坐标,对应的响应值为纵坐标,绘制校准曲线。苯、甲苯、二甲苯参考色谱图见图 5.1。

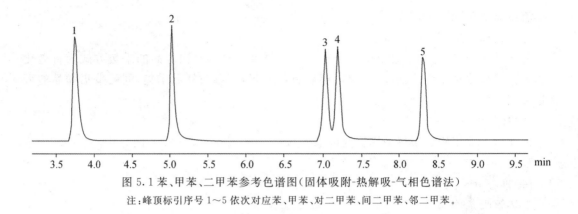

图 5.1 苯、甲苯、二甲苯参考色谱图(固体吸附-热解吸-气相色谱法)

注:峰顶标引序号 1~5 依次对应苯、甲苯、对二甲苯、间二甲苯、邻二甲苯。

(3)样品测定

按照与绘制校准曲线相同的仪器推荐分析条件进行测定。现场空白采样管与已采样的样品管同批测定。根据保留时间定性。根据校准曲线,计算待测组分含量。

6. 结果计算与表示

(1)结果计算

室内空气中待测组分浓度按公式 5.52 计算。

$$\rho = \frac{W - W_0}{V_r \times 1\ 000} \tag{公式 5.52}$$

式中:ρ——室内空气中苯、甲苯、对二甲苯、间二甲苯、邻二甲苯等待测组分质量浓度,mg/m^3;

W——热解吸进样,由校准曲线计算的待测组分的质量,ng;

W_0——由校准曲线计算的现场空白管中待测组分的质量,ng;

V_r——参比状态下的采样体积,按公式 4.3 换算,L。

二甲苯结果以邻二甲苯、间二甲苯、对二甲苯总和计。

(2)结果表示

当测定结果小于 0.1 mg/m^3 时,保留到小数点后 3 位;大于或等于 0.1 mg/m^3 时,保留 3 位有效数字。

7. 方法特性

(1)检出限

以采样体积 5 L 计,苯和甲苯的检出限为 0.001 mg/m^3,定量限为 0.004 mg/m^3;对二甲苯、间二甲苯和邻二甲苯的检出限为 0.003 mg/m^3,定量限为 0.012 mg/m^3。

(2)测量范围

以采样体积 5 L 计,苯和甲苯的测量范围为 0.004~0.32 mg/m^3;对二甲苯、间二甲苯和邻二甲苯的测量范围为 0.012~0.32 mg/m^3。

(3)精密度和回收率

当样品中苯、甲苯、对二甲苯、间二甲苯和邻二甲苯的质量浓度约为 0.02 mg/m^3 和 0.16 mg/m^3 时,进行重复测定。苯的相对标准偏差分别为 3.0% 和 6.9%,甲苯的相对标准偏差分别为 1.8% 和 6.7%,对二甲苯的相对标准偏差分别为 2.1% 和 5.4%,间二甲苯的相对标准偏差分别为 2.5% 和 4.9%,邻二甲苯的相对标准偏差分别为 4.2% 和 7.2%;苯的回收率分别为 101.2% 和 96.3%,甲苯的回收率分别为 83.1% 和 94.1%,对二甲苯的回收率分别为 82.8％和 98.1％,间二甲苯的回收率分别为 81.3％和 98.4％,邻二甲苯的回收率分别为 94.7％和 106.0％。

8. 质量保证和控制

(1)采样前应充分老化采样管,以去除样品残留,残留量应小于方法检出限。在运输和储存过程中采样管应密闭保存。

(2)现场空白样品中待测组分的含量应小于方法的定量限。

(3)每批样品至少设置一对串联采样管进行穿透测试,后一支采样管中待测组分检出量应小于前一支采样管中待测组分检出量的 20％,否则视为采样穿透,应更换采样管或减少采样体积。

(4)每测试 20 个样品,应测定一次校准曲线中间浓度点,确认仪器性能是否发生显著变化。若该点结果相对偏差大于 20％,需要查明原因,必要时重新绘制校准曲线。校准曲线应使用至少 5 个浓度点(除空白外),且最低点浓度应接近方法定量限,相关系数应大于 0.99。

(5)对检验结果不符合指标要求的样品,需结合质谱分析技术,排除其他组分的干扰。

方法 2:活性炭吸附-二硫化碳解吸-气相色谱法(GB/T 18883—2022)

1. 原理

用活性炭采样管采集室内空气中苯、甲苯和二甲苯,用二硫化碳进行溶剂解吸,使用具有氢火焰离子化检测器的气相色谱仪进行分析,外标法定量。

2. 试剂和材料

(1)二硫化碳(CS_2):色谱纯,二硫化碳在使用前应经过气相色谱仪鉴定是否存在干扰峰。

(2)载气:氮气(N_2),纯度 99.99％,用净化管净化。

(3)燃烧气:氢气(H_2),纯度 99.99％。

(4)助燃气:空气,用净化管净化。

(5)标准储备溶液(2 000 $\mu g/mL$):直接使用市售有证的苯、甲苯、邻二甲苯、间二甲苯和对二甲苯标准溶液;也可用市售标准品配制,用二硫化碳稀释至所需质量浓度。

(6)采样管:采样管材质为硬质玻璃,采样管内装有两段特制的活性炭,a 段 100 mg,b 段 50 mg。a 段为采样段,b 段为指示段,两端和前后两段之间用聚氨酯泡沫塑料等固定材料加以固定分隔,如图 5.2。

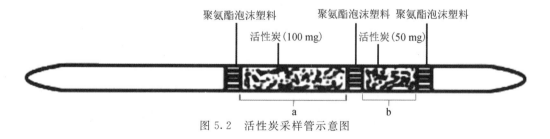

图 5.2　活性炭采样管示意图

3. 仪器和设备

(1)气体采样器:在 0.02～0.5 L/min 范围内,流量误差应小于 5％。

（2）气相色谱仪：配备氢火焰离子化检测器。

（3）色谱柱：固定相为聚乙二醇的毛细管柱，0.25 mm×30 m，膜厚 0.25 μm，或等效毛细管柱。

（4）微量进样器：1～10 μL，精度 0.1 μL。

4. 样品采集和保存

（1）样品采集

①流量校准

在采样现场，将一支采样管与气体采样器相连，调节流量。此采样管仅作为调节流量用，不用作采样分析。

②现场样品采集

截断活性炭采样管的密封端，与采样器相连（a 段为气体入口），检查采样系统的气密性。采样方法参数宜为连续采样时间至少 60 min，采样流量 0.4 L/min。

③空白样品采集

每次采集样品，都应采集至少一个现场空白样品。现场空白样品的采集方式为将老化后的采样管运输到采样现场，取下密封帽后重新密封，不参与样品采集，同已采集样品的采样管一同存放。

（2）样品保存

采样后立即用聚四氟乙烯帽将活性炭采样管两端密封，避光密闭保存，样品可保存 5 d。

5. 分析步骤

（1）推荐分析条件

本方法推荐的热解吸条件如下：

升温程序：初始温度 65 ℃，保持 5 min，以 5 ℃/min 升温到 90 ℃，保持 2 min；

进样口温度：150 ℃；

检测器温度：250 ℃；

柱流量：1 mL/min；

尾吹气流量：30 mL/min；

氢气流量：40 mL/min；

空气流量：400 mL/min；

分流比：8：1；

分流流量：8 mL/min；

洗针溶剂：气相色谱仪进样针洗针溶剂选择二硫化碳，避免选择甲醇、乙醇等与待测组分保留时间相近的溶剂。

（2）校准

①标准系列的制备

分别准确移取适量标准储备溶液，混合，用二硫化碳定容，配制成质量浓度（μg/mL）分别为 0.8、1.25、5、10、20、50 的标准系列。对于不同待测组分，根据测量范围调整标准系列浓度点。

②校准曲线的绘制

分别准确吸取 1 μL 标准系列溶液注入气相色谱仪进样口，按照仪器推荐分析条件进行分析,以待测组分质量浓度为横坐标,对应的响应值为纵坐标绘制校准曲线。苯、甲苯、二甲苯的参考色谱图如图 5.3。

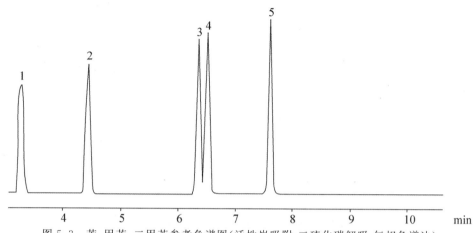

图 5.3　苯、甲苯、二甲苯参考色谱图(活性炭吸附-二硫化碳解吸-气相色谱法)

注:峰顶标引序号 1~5 依次对应苯、甲苯、对二甲苯、间二甲苯、邻二甲苯。

③样品测定

将采样管中 a 段和 b 段的活性炭取出,分别倒入 1.5 mL 玻璃小瓶中,每个小瓶中准确加入 1 mL 二硫化碳,拧紧瓶盖,室温下解吸 1 h,定时振摇,使活性炭颗粒和二硫化碳充分混匀,静置分层后,取上清液 1 μL,注入气相色谱仪中,按照与绘制校准曲线相同的仪器推荐分析条件进行测定。现场空白活性炭管与已采样的样品管同批测定。根据保留时间定性。根据校准曲线,计算待测组分含量。

6. 结果计算与表示

(1)结果计算

室内空气中待测组分浓度按公式 5.53 计算。

$$\rho = \frac{(\rho_1 - \rho_0) \times V_1}{V_r}$$
（公式 5.53）

式中:ρ——室内空气中苯、甲苯、对二甲苯、间二甲苯、邻二甲苯等待测组分质量浓度,mg/m³;

ρ_1——由校准曲线计算的样品解吸液中待测组分的质量浓度(a 段和 b 段之和),μg/mL;

ρ_0——由校准曲线计算的空白解吸液中待测组分的质量浓度,μg/mL;

V_1——二硫化碳体积,mL;

V_r——参比状态下的采样体积,按公式 4.3 换算,L。

二甲苯结果以邻二甲苯、间二甲苯、对二甲苯总和计。

(2)结果表示

当测定结果小于 0.1 mg/m³ 时,保留到小数点后 3 位;大于或等于 0.1 mg/m³ 时,保留 3 位有效数字。

7. 方法特性

(1)检出限

以采样体积 24 L 计,苯、甲苯和邻二甲苯的检出限为 0.008 mg/m³,定量限为 0.03 mg/m³,间二甲苯和对二甲苯的检出限为 0.013 mg/m³,定量限为 0.05 mg/m³。

(2)测量范围

以采样体积 24 L 计,用 1 mL 二硫化碳提取,取 1 μL 进样,苯、甲苯和邻二甲苯的测量范围为 0.03～2 mg/m³,间二甲苯和对二甲苯的测量范围为 0.05～2 mg/m³。

(3)精密度和回收率

当样品中苯、甲苯、对二甲苯、间二甲苯和邻二甲苯的浓度约为 0.3 mg/m³ 和 4 mg/m³ 时,进行重复测定。苯的相对标准偏差分别为 4.1% 和 2.8%,甲苯的相对标准偏差分别为 4.0% 和 3.3%,对二甲苯的相对标准偏差分别为 6.8% 和 3.2%,间二甲苯的相对标准偏差分别为 7.7% 和 3.1%,邻二甲苯的相对标准偏差分别为 3.0% 和 3.7%;苯的回收率分别为 108.1% 和 98.5%,甲苯的回收率分别为 93.5% 和 98.5%,对二甲苯的回收率分别为 89.6% 和 94.8%,间二甲苯的回收率分别为 92.8% 和 95.9%,邻二甲苯的回收率分别为 86.1% 和 93.9%。

8. 质量保证和控制

(1)使用的活性炭应有足够的吸附容量,能满足检测的需要。在气温 35 ℃、相对湿度 90% 以下的环境条件下,穿透容量不低于 2 mg 被测物,活性炭管的苯、甲苯和二甲苯本底值应低于方法检出限。

(2)活性炭采样管的吸附效率应在 80% 以上,即 b 段活性炭所收集的组分应小于 a 段的 25%,否则应调整流量或采样时间,重新采样。按公式 5.54 计算活性炭采样管的吸附效率(%)。

$$K = \frac{W_1}{W_1 + W_2} \times 100 \qquad \text{(公式 5.54)}$$

式中:K——采样管的吸附效率,%;

$\quad W_1$——a 段采样量,ng;

$\quad W_2$——b 段采样量,ng。

(3)每测试 20 个样品,应测定一次校准曲线中间浓度点,确认仪器性能是否发生显著变化。若该点结果相对偏差大于 20%,需查明原因,必要时重新绘制校准曲线。校准曲线应使用至少 5 个浓度点(除空白外),且最低点浓度应接近方法定量限,相关系数应大于 0.99。

方法 3:便携式气相色谱法(GB/T 18883—2022)

1. 原理

空气样品被仪器内置的采样泵吸入捕集器后,经热解吸转移(注入)到气相色谱柱中进行分离,通过光离子化检测器进行分析,外标法定量。

2. 试剂和材料

(1)载气:空气,用活性炭过滤载气中的挥发性有机物,用分子筛过滤载气中的水分。

(2)标准气体:苯、甲苯、邻二甲苯、间二甲苯和对二甲苯有证标准气体,纯度 99.999%。

3. 仪器和设备

(1)便携式气相色谱仪:内置恒流采样泵和预浓缩装置,配备光离子化检测器。

(2)色谱柱:填料为二甲基聚硅氧烷或等效色谱柱。

(3)标准气自动配制装置:具有氮气和标准气进样口,流量可调,用于校准曲线配制。

(4)注射器:1 mL、10 mL、100 mL。

4. 分析步骤

(1)推荐分析条件

色谱分析条件常因实验条件不同而有差异,应根据所用便携式气相色谱仪型号和性能,制定分析苯、甲苯、二甲苯的最佳色谱分析条件。

(2)校准

采用外标法,用标准气自动配制装置配制混合标准气体系列,根据待测组分浓度和响应值(如峰面积)绘制校准曲线。以保留时间定性,峰面积定量。苯、甲苯、二甲苯的参考色谱图如图5.4。

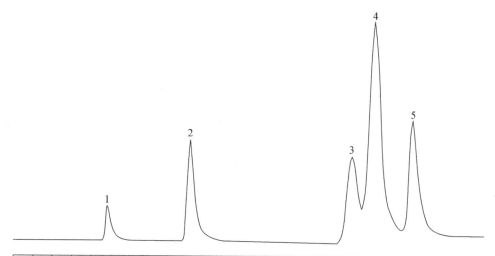

图 5.4　苯、甲苯、二甲苯参考色谱图(便携式气相色谱法)

注:峰顶标引序号 1～5 依次对应苯、甲苯、对二甲苯、间二甲苯、邻二甲苯。

(3)样品测定

①环境要求

理想情况下,现场测试的参数与校准时的条件相同。现场环境温度应低于最低气相色谱分析温度。测定环境的相对湿度会影响测量结果,必要时可以使用样品干燥器。

②现场样品测定

在选定的色谱条件下,在现场用便携式气相色谱仪直接采集空气样品进行分析。内置采样泵流量和采样时间根据不同便携式气相色谱仪型号确定。1 h 内至少完成 4 次采样分析,采样间隔 10～15 min。该采样点的浓度为多次采样测定结果的时间加权平均值。

③空白样品测定

仪器进气口前端连接活性炭捕集器,通过活性炭捕集器可以过滤掉空气中的有机物,在现场生成空白样品。

5. 结果计算与表示

(1)结果计算

室内空气中待测组分质量浓度按公式 5.55 计算。

$$\rho = \frac{(W - W_0) \times M}{24.45} \qquad \text{(公式 5.55)}$$

式中：ρ——苯、甲苯、对二甲苯、间二甲苯、邻二甲苯等待测组分质量浓度，mg/m³；

W——由校准曲线计算的样品中待测组分体积分数，μL/L；

W_0——由校准曲线计算的空白中待测组分体积分数，μL/L；

M——待测组分相对分子质量，g/mol，$M_{苯} = 78.11$ g/mol，$M_{甲苯} = 92.14$ g/mol，$M_{二甲苯} = 106.16$ g/mol；

24.45——参比状态下的气体常数，L/mol。

二甲苯结果以邻二甲苯、间二甲苯、对二甲苯总和计。

（2）结果表示

当测定结果小于 0.1 mg/m³ 时，保留到小数点后 3 位；大于或等于 0.1 mg/m³ 时，保留 3 位有效数字。

6. 方法特性

（1）检出限

当内置采样泵流量为 60 mL/min，采样时间为 30 s 时，苯的检出限为 0.003 mg/m³，定量限为 0.02 mg/m³，甲苯、对二甲苯、间二甲苯和邻二甲苯的检出限均为 0.004 mg/m³，定量限为 0.02 mg/m³。可通过延长采样时间进一步降低检出限和定量限。

（2）测量范围

当内置采样泵流量为 60 mL/min，采样时间为 30 s 时，苯、甲苯、邻二甲苯的测量范围为 0.02~0.3 mg/m³，对二甲苯和间二甲苯的测量范围为 0.02~0.6 mg/m³。可通过延长采样时间进一步扩大测量范围。

（3）精密度和回收率

对室内空气中苯质量浓度约为 0.11 mg/m³、甲苯质量浓度约为 0.13 mg/m³、对二甲苯和间二甲苯质量浓度约为 0.3 mg/m³、邻二甲苯的质量浓度约为 0.15 mg/m³ 的样品进行测定，相对标准偏差范围为 1.1%~7.5%，回收率范围为 82.0%~86.7%。

7. 质量保证和控制

（1）应对仪器的性能和工作状态进行检查和校准，以确保结果的准确性，校准频率取决于使用频率和使用仪器的环境条件。在校准期间，应按照从低到高的浓度运行，以防止交叉污染。

（2）在分析样品之前，确保仪器满足分析要求。

（3）在分析了高浓度样品后，如果在色谱图中观察到较大的峰，则应彻底清洁分析系统。

（4）在多尘环境中，应在仪器进样口前端安装过滤装置。

（5）校准曲线应使用至少 5 个浓度点（除空白外），且最低点浓度应接近方法定量限，相关系数应大于 0.99。

8. 特殊情况

（1）本方法为便携式仪器测定方法，适用于室内空气中苯、甲苯和二甲苯的初筛。

（2）根据所用便携式气相色谱仪型号和性能，方法特性指标可能会不同，本方法中所列方法特性指标仅作参考。

二、室内空气中有机气体参数的评价标准

(一)室内空气质量标准

《室内空气质量标准》(GB/T 18883—2022)对室内空气中有机气体参数的环境质量标准限值做出了规定,见表5.38。

表5.38 室内空气中有机气体的环境质量标准限值

参数	标准值/(mg/m³)	备注
甲醛(HCHO)	0.08	1 h平均
苯(C_6H_6)	0.03	1 h平均
甲苯(C_7H_8)	0.20	1 h平均
二甲苯(C_8H_{10})	0.20	1 h平均
三氯乙烯(C_2HCl_3)	0.006	8 h平均
四氯乙烯(C_2Cl_4)	0.12	8 h平均
苯并[a]芘(BaP)*	1.0	24 h平均

* 注:指可吸入颗粒物中的苯并[a]芘。

(二)公共场所室内空气中的甲醛、苯、甲苯、二甲苯卫生要求

《公共场所卫生指标及限制要求》(GB 37488—2019)规定了几类公共场所室内空气中甲醛、苯、甲苯、二甲苯卫生要求,见表5.39。

表5.39 公共场所室内空气中的甲醛、苯、甲苯、二甲苯卫生要求

指标	卫生要求/(mg/m³)
甲醛	≤0.10
苯	≤0.11
甲苯	≤0.20
二甲苯	≤0.20

三、室内空气质量(有机气体)的综合评价

(一)比值简单叠加型空气质量指数

按公式5.56计算空气质量(有机气体)指数:

$$I = \sum_{i=1}^{n} \frac{C_i}{S_i} \qquad (公式5.56)$$

式中:I——空气质量指数;

C_i——i 污染物平均监测浓度；

S_i——i 污染物的评价标准；

n——评价项目的个数(甲醛、苯、甲苯、二甲苯)。

(二)比值算术均数型空气质量指数

按公式 5.57 计算空气质量(有机气体)指数：

$$I = \frac{1}{n} \sum_{i=1}^{n} \frac{C_i}{S_i}$$ (公式 5.57)

式中：I——空气质量指数；

C_i——i 污染物平均监测浓度；

S_i——i 污染物的评价标准；

n——评价项目的个数(甲醛、苯、甲苯、二甲苯)。

此法消除了选用项目个数的影响，但由于它是各分指数的平均值，因此若某个分指数很高，而其余各分指数较低时，最终得出的综合质量指数值可能偏低，从而掩盖了高浓度项目的影响。

(三)兼顾最高分指数和平均分指数的空气质量指数

采用姚志麒大气质量指数法对有机气体进行综合评价，按公式 5.58 计算：

$$I_1 = \sqrt{x \times y}$$ (公式 5.58)

式中：I_1——空气质量指数；

x——最高分指数，即各个参数 C_i/S_i 比值中的最高值(C_i 为监测值，S_i 为评价标准)；

y——平均分指数，即各个参数 C_i/S_i 比值中的平均值。

根据计算得到的空气质量指数(I_1)，将空气质量分为 5 级，见表 5.40。

表 5.40　按空气质量指数(I_1)划分的空气质量级别

空气质量指数(I_1)	空气质量分级	空气质量评语
≤0.49	I	清洁
0.50～0.99	II	尚清洁
1.00～1.49	III	轻污染
1.50～1.99	IV	中污染
≥2.00	V	重污染

实训 5.5　室内装修所致空气污染的治理技术与评价

一、室内装修所致空气污染治理技术概述

室内装修污染是指因装修行为导致的室内空气污染，包括化学性污染、物理性污染和放射性污染。主要是由于采用不合格装修材料以及不合理的设计造成的。世界卫生组织

(WHO)将由室内污染引起的一系列人体损害症状称为"不良建筑物综合征"。

常用的装修材料(如油漆、涂料、地板革、壁纸、胶合板、塑料、类聚氯乙烯板、保温材料、混凝土添加剂、花岗岩等)和室内人造板材(如各种胶合贴面板、密度板等),以及施工过程,都会释放出对人体有毒有害的成分,其中主要的污染物是甲醛、苯系物(苯、甲苯、二甲苯)、氨气、氡和总挥发性有机化合物(volatile organic compound,TVOC)。此外,装修过程中的颗粒物污染是不容忽视的,且 TVOC 会吸附在颗粒物上,对人体健康造成严重危害。

目前,室内装修污染治理技术可分为物理吸附法和化学祛除法两大类。

(一)物理吸附法

1. 长时间通风法

即通常所说的开窗、通风、换气。这种方法适用于异味较轻、通风条件好、可长时间通风放置的装修后居室。而对于污染程度较重、通风条件不好的居室,则难以达到去除异味的效果,其治理装修污染的效果为 10%～30%。

2. 种植绿色植物吸附法

某些植物(如吊兰、芦荟、虎尾兰等)可吸收空气中的某些有害气体,在室内摆放绿色植物可对室内空气污染物具有一定的吸收作用。该方法去除装修污染物的效果为 10%～30%,且吸收持续时间较长。

值得注意的是,植物在白天进行光合作用时,吸收二氧化碳,释放氧气,而夜间则吸收氧气,释放二氧化碳,对人体健康是不利的。另外,植物去除有害气体的功效是有限的,只有当室内空气轻度污染时,植物才会起到去除异味的作用。

3. 利用植物材质吸附法

空气芳香剂类产品、袋装芳香类植物、茶叶、白醋、菠萝皮、柚子皮、洋葱等植物材质,可对抗空气中的异味。但是,空气芳香剂类产品、袋装芳香类植物基本上是起掩盖作用,并不能从根本上消除污染物。茶叶、白醋、菠萝皮、柚子皮等植物材质对于污染物的吸附效果亦如此,其作用还需进一步研究证实。

4. 活性炭吸附法

利用活性炭对空气中的异味、有害气体具有吸附性的原理,吸附空气中的悬浮颗粒物、挥发性有机物,通过强制空气循环,达到过滤净化空气的目的。该方法去除装修污染物的效果为 15%～35%。其起效时间较长,适用于污染源缓慢释放污染物的情况。

空气净化器、除甲醛空调等设备,基本上是利用活性炭进行除味、去毒,但不能解决封闭空间(如橱柜、抽屉)的甲醛污染问题。

(二)化学祛除法

负离子空气净化器、臭氧发生器、物理中子技术、光触媒、甲醛喷雾剂和植物提取液等为主的化学祛除法,是利用化学分解反应原理,将空气中的污染物转化为水、二氧化碳以及低毒的物质。

化学祛除法去除装修污染的效果可达 95%以上,只适用于装修过程中对板材等材料进行处理。如果在装修之后,化学祛除法容易对人体和物体表面产生损害。

本实训项目将模拟装修现场(或真实的装修现场),采取目前常用的治理装修污染的技术方法,例如开窗通风、室内放置能够吸附空气污染物的材料、使用空气净化器以及市场上销售的治理装修污染的相关产品等,评价其对室内空气污染物的降解效果。

二、室内空气中颗粒物、TVOC 与甲醛的监测

(一)室内空气中颗粒物(PM_{10}、$PM_{2.5}$)的监测

室内空气中颗粒物的监测方法采用《环境空气 PM_{10} 和 $PM_{2.5}$ 的测定 重量法》(HJ 618—2011)。

方法:重量法(HJ 618—2001)

1. 适用范围

该检测方法规定了测定环境空气中 PM_{10} 和 $PM_{2.5}$ 的重量法。该方法适用于环境空气中 PM_{10} 和 $PM_{2.5}$ 浓度的手工测定。该方法的检出限为 0.010 mg/m³(以感量 0.1 mg 分析天平,样品负载量为 1.0 mg,采集 108 m³ 空气样品计)。

2. 术语和定义

(1)PM_{10}:悬浮在空气中,空气动力学直径 $\leqslant 10\ \mu m$ 的颗粒物。

(2)$PM_{2.5}$:悬浮在空气中,空气动力学直径 $\leqslant 2.5\ \mu m$ 的颗粒物。

3. 方法原理

分别通过具有一定切割特性的采样器,以恒速抽取定量体积空气,使环境空气中 $PM_{2.5}$ 和 PM_{10} 被截留在已知质量的滤膜上,根据采样前后滤膜的重量差和采样体积,计算出 $PM_{2.5}$ 和 PM_{10} 浓度。

4. 仪器和设备

(1)切割器

①PM_{10} 切割器、采样系统:切割粒径 $Da_{50}=(10\pm 0.5)\ \mu m$;捕集效率的几何标准差为 $\sigma_g=(1.5\pm 0.1)\ \mu m$。其他性能和技术指标应符合《$PM_{10}$ 采样器技术要求及检测方法》(HJ/T 93—2003)的规定。

②$PM_{2.5}$ 切割器、采样系统:切割粒径 $Da_{50}=(2.5\pm 0.2)\ \mu m$;捕集效率的几何标准差为 $\sigma_g=(1.2\pm 0.1)\ \mu m$。其他性能和技术指标应符合《$PM_{10}$ 采样器技术要求及检测方法》(HJ/T 93—2003)的规定。

(2)采样器孔口流量计或其他符合该方法技术指标要求的流量计

①大流量流量计:量程$(0.8\sim 1.4)$m³/min;误差$\leqslant 2\%$。

②中流量流量计:量程$(60\sim 125)$L/min;误差$\leqslant 2\%$。

③小流量流量计:量程<30 L/min;误差$\leqslant 2\%$。

(3)滤膜:根据样品采集目的可选用玻璃纤维滤膜、石英滤膜等无机滤膜或聚氯乙烯、聚丙烯、聚四氟乙烯、混合纤维素等有机滤膜。滤膜应厚薄均匀,无针孔,无毛刺。PM_{10} 滤膜对 $0.3\ \mu m$ 标准粒子的截留效率不低于 99%,$PM_{2.5}$ 滤膜对 $0.3\ \mu m$ 标准粒子的截留效率$\geqslant 99.999\%$。空白滤膜按下面"6. 分析步骤"进行平衡处理至恒重,称量后,放入干燥器中备用。

(4)分析天平:感量 0.1 mg 或 0.01 mg。

(5)恒温恒湿箱(室):箱(室)内空气温度在 15～30 ℃ 范围内可调,控温精度±1 ℃。箱(室)内空气相对湿度应控制在(50±5)％。恒温恒湿箱(室)可连续工作。

(6)干燥器:内盛变色硅胶。

5. 样品

(1)样品采集

①环境空气监测中采样环境及采样频率按《环境空气质量手工监测技术规范》(HJ/T 194—2005)的要求执行。采样时,采样器入口距地面高度不得低于 1.5 m。采样不宜在风速大于 8 m/s 等天气条件下进行。采样点应避开污染源及障碍物。如果测定交通枢纽处 PM_{10} 和 $PM_{2.5}$,采样点应布置在距人行道边缘外侧 1 m 处。

②采用间断采样方式测定日平均浓度时,其次数不应少于 4 次,累积采样时间不应少于 18 h。

③采样时,将已称重的滤膜用镊子放入洁净采样夹内的滤网上,滤膜毛面应朝进气方向。将滤膜牢固压紧至不漏气。如果测定任何一次浓度,每次需更换滤膜;如测日平均浓度,样品可采集在一张滤膜上。采样结束后,用镊子取出。将有尘面两次对折,放入样品盒或纸袋,并做好采样记录。

④采样后滤膜样品称量按分析步骤进行。

(2)样品保存:滤膜采集后,如不能立即称重,应在 4 ℃ 条件下冷藏保存。

6. 分析步骤

将滤膜放在恒温恒湿箱(室)中平衡 24 h,平衡条件为:温度取 15～30 ℃ 中任何一点,相对湿度控制在 45％～55％ 范围内,记录平衡温度与湿度。在上述平衡条件下,用感量为 0.1 mg 或 0.01 mg 的分析天平称量滤膜,记录滤膜重量。同一滤膜在恒温恒湿箱(室)中相同条件下再平衡 1 h 后称重。对于 PM_{10} 和 $PM_{2.5}$ 颗粒物样品滤膜,两次重量之差分别小于 0.4 mg 或 0.04 mg 为满足恒重要求。

7. 结果计算与表示

(1)结果计算:$PM_{2.5}$ 和 PM_{10} 浓度按公式 5.59 计算

$$\rho = \frac{w_2 - w_1}{V} \times 1000 \qquad (公式 5.59)$$

式中:ρ ——PM_{10} 或 $PM_{2.5}$ 浓度,mg/m^3;

w_2 ——采样后滤膜的重量,g;

w_1 ——空白滤膜的重量,g;

V ——已换算成参比状态(101.325 kPa,273 K)下的采样体积,m^3。

(2)结果表示:计算结果保留 3 位有效数字。小数点后数字可保留到第 3 位。

8. 质量控制与质量保证

(1)采样器每次使用前需进行流量校准。校准方法按 HJ618 附录 A 执行。

(2)滤膜使用前均需进行检查,不得有针孔或任何缺陷。滤膜称量时要消除静电的影响。

(3)取清洁滤膜若干张,在恒温恒湿箱(室),按平衡条件平衡 24 h,称重。每张滤膜非连续称量 10 次以上,求每张滤膜的平均值为该张滤膜的原始质量。以上述滤膜作为标准滤膜。每次称滤膜的同时,称量两张标准滤膜。若标准滤膜称出的重量在原始质量±5 mg(大流量)、±0.5 mg(中流量和小流量)范围内,则认为该批样品滤膜称量合格,数据可用,否则应检查称量条件是否符合要求并重新称量该批样品滤膜。

(4)要经常检查采样头是否漏气。当滤膜安放正确,采样系统无漏气时,采样后滤膜上颗粒物与四周白边之间界线应清晰,如出现界线模糊时,则表明应更换滤膜密封垫。

(5)对电机有电刷的采样器,应尽可能在电机由于电刷原因停止工作前更换电刷,以免使采样失败。更换时间视以往情况确定。更换电刷后要重新校准流量。新更换电刷的采样器应在负载条件下运转 1 h,待电刷与转子的整流子良好接触后,再进行流量校准。

(6)当 PM_{10} 或 $PM_{2.5}$ 含量很低时,采样时间不能过短。对于感量为 0.1 mg 和 0.01 mg 的分析天平,滤膜上颗粒物负载量应分别大于 1 mg 和 0.1 mg,以减少称量误差。

(7)采样前后,滤膜称量应使用同一台分析天平。

(二)室内空气中总挥发性有机物(TVOC)的监测

室内空气中 TVOC 的监测方法包括固体吸附-热解吸-气相色谱质谱法、气相色谱法、光离子化气相色谱法、光离子化总量直接检测法。监测方法采用《室内环境空气质量监测技术规范》(HJ/T 167—2004)附录 K(规范性附录)室内空气中总挥发性有机物的测定方法。

方法 1:固体吸附-热解吸-气相色谱质谱法(GB/T 18883—2022)

1. 原理

用采样管采集室内空气中的挥发性有机化合物,将采样管置于热解吸仪中解吸,经气相色谱分离,使用质谱检测器进行分析,外标法定量。

2. 试剂和材料

(1)甲醇(CH_3OH):色谱纯。

(2)氦气(He):99.999%。

(3)氮气(N_2):99.999%。

(4)标准储备溶液(1 000 mg/L):直接使用市售有证标准溶液;也可用市售标准品配制,用甲醇稀释至所需质量浓度。

(5)采样管:不锈钢或硬质玻璃材质,外径 6.3 mm,内径 5 mm,长 90 mm(或 180 mm),填装至少 200 mg 粒径为 0.18~0.25 mm(60~80 目)的 Tenax TA 吸附剂。采样管的安全采样体积为 5 L。

3. 仪器和设备

(1)气体采样器:在 0.02~0.5 L/min 范围内,流量误差应小于 5%。

(2)老化装置:最高温度应能达到 350 ℃以上,最大载气流量至少能达到 100 mL/min。

(3)热解吸仪:能对采样管进行二次热解吸,并将解吸气用惰性气体载带进入气相色谱仪,解吸温度、时间和载气流速可调,冷阱可将解吸样品进行浓缩。

(4)气相色谱质谱仪:配备电子轰击离子源(EI)。

(5)色谱柱:固定相为5％二苯基-95％二甲基聚硅氧烷的毛细管柱,0.25 mm×30 m,膜厚0.25 μm,或等效非极性毛细管柱。

(6)流量计:在0.01～0.5 L/min范围内精确测定流量,测量精度2％。

(7)微量注射器:10 μL。

4. 采样和样品保存

(1)样品采集

①筛选法采样

将老化好的采样管与气体采样器连接,推荐的采样方法参数为连续采样时间至少45 min,采样流量0.1 L/min。

②累积法采样

按照筛选法采样要求,至少连续采样6 h,每小时更换一根采样管。

③空白样品采集

每次采集样品,都应采集至少一个现场空白样品。现场空白样品的采集方式为将老化后的采样管运输到采样现场,取下密封帽后重新密封,不参与样品采集,同已采集样品的采样管一同存放。

(2)样品保存

采样后立即用密封帽将采样管的两端密封,－20 ℃冷冻保存,于7 d内分析。

5. 分析步骤

(1)推荐分析条件

①热解吸条件

本方法推荐的热解吸条件如下:

解吸温度:220 ℃;

解吸时间:15 min;

冷阱制冷温度:－15 ℃;

冷阱加热温度:300 ℃;

冷阱保持时间:3 min;

载气:氦气流速0.8 mL/min;

采样管解吸流速:30 mL/min;

传输线温度:200 ℃。

②气相色谱条件

本方法推荐的气相色谱条件如下:

升温程序:初始温度40 ℃,保持15 min,以10 ℃/min升温到320 ℃,保持2 min;

进样口温度:200℃;

柱流量:0.8 mL/min;

载气:氢气;

分流比:5：1。

③质谱条件

电子轰击离子源(EI):电子能量为 70 eV;离子源温度为 200 ℃;传输线温度为 200 ℃;全扫描模式,质谱扫描范围为 40～300 amu。特征目标化合物测定参考参数见表 5.41。

表 5.41　特征目标化合物测定参考参数

序号	化合物	保留时间/min	定性离子/(m/z)	定量离子/(m/z)
1	正己烷	2.913	41.86	57
2	乙酸乙酯	3.005	61.45	43
3	三氯甲烷	3.119	47	83
4	苯	3.579	77	78
5	四氯化碳	3.598	78	117
6	环己烷	3.612	56	84
7	正庚烷	4.212	71	43
8	三氯乙烯	4.228	95	60
9	甲基环己烷	4.792	55	83
10	甲苯	6.091	91	76
11	正辛烷	7.575	43	57.85
12	四氯乙烯	7.758	129	166
13	乙酸丁酯	8.332	43	56
14	氯苯	10.293	112	77
15	乙苯	11.527	106	91
16	间二甲苯	12.358	106	91
17	对二甲苯	12.501	106	91
18	苯乙烯	14.54	91	104
19	邻二甲苯	14.602	106	91
20	正壬烷	15.933	57	43
21	1,4-二氯苯	20.960	111	146
22	正十六烷	30.332	71	57

(2)校准

①标准系列的制备

分别准确移取不同体积的标准储备溶液,混合,用甲醇定容,配制质量浓度(mg/L)分别为 2.5、5、10、20、50、100 的标准系列。分别准确吸取 10 μL 标准系列溶液注入液体外标法制备标准系列的注射装置中,连接上老化好的采样管,以 100 mL/min 的流量通惰性气体

10 min 后取下,密封采样管两端,制备成特征目标化合物量(ng)分别为 25、50、100、200、500、1 000 的标准系列管。

②校准曲线的绘制

按照仪器推荐分析条件对标准系列管进行分析,以特征目标化合物质量为横坐标,对应的响应值为纵坐标,绘制校准曲线。特征目标化合物参考色谱图如图 5.5。

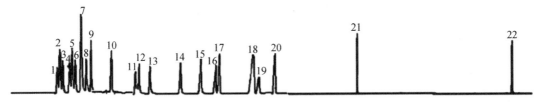

标引序号说明:1—正己烷;2—乙酸乙酯;3—三氯甲烷;4—苯;5—四氯化碳;6—环己烷;7—正庚烷;
8—三氯乙烯;9—甲基环己烷;10—甲苯;11—正辛烷;12—四氯乙烯;13—乙酸丁酯;14—氯苯;15—乙苯;
16—间二甲苯;17—对二甲苯;18—苯乙烯;19—邻二甲苯;20—正壬烷;21—1,4-二氯苯;22—正十六烷

图 5.5　特征目标化合物参考色谱图

(3)样品测定

按照与绘制校准曲线相同的仪器推荐分析条件进行测定。现场空白采样管与已采样的样品管同批测定。对表 5.41 中列出的特征目标化合物,根据保留时间和特征离子进行定性;其他满足 TVOC 定义要求的化合物,通过比对标准质谱图,进行定性。对表 5.41 中列出的特征目标化合物通过对应的校准曲线计算待测组分含量,其他满足 TVOC 定义要求的化合物以甲苯的校准曲线计算总含量。

6. 结果计算与表示

(1)结果计算

室内空气中待测组分浓度按公式 5.60 计算。

$$\rho = \frac{W - W_0}{V_t} \times 1\,000 \qquad (公式 5.60)$$

式中:ρ——样品中待测组分的质量浓度,$\mu g/m^3$;

　　W——由校准曲线计算的样品管中待测组分的质量,ng;

　　W_0——由校准曲线计算的空白管中待测组分的质量,ng;

　　V_t——参比状态下的采样体积,按公式 4.3 换算,L。

(2)结果表示

TVOC 浓度应合并特征目标化合物和浓度大于 2 $\mu g/m^3$ 的未校正化合物,按甲苯的响应系数计算。累积法采样时最终浓度应以时间加权平均值表示。

7. 方法特性

(1)检出限

表 5.41 中特征目标化合物的检出限和定量限见表 5.42。

(2)测量范围

表 5.41 中特征目标化合物的测量范围见表 5.42。

表 5.42　特征目标化合物的测量范围、检出限和定量限

序号	组分名称	测量范围/($\mu g/m^3$)	检出限/($\mu g/m^3$)	定量限/($\mu g/m^3$)
1	正己烷	5~200	0.3	1.2
2	乙酸乙酯	5~200	0.5	2.0
3	三氯甲烷	5~200	0.4	1.6
4	苯	5~200	0.3	1.2
5	四氯化碳	5~200	0.5	2.0
6	环己烷	5~200	0.5	2.0
7	正庚烷	5~200	0.4	1.6
8	三氯乙烯	5~200	0.4	1.6
9	甲基环己烷	5~200	0.6	2.5
10	甲苯	5~200	0.7	2.8
11	正辛烷	5~200	0.6	2.5
12	四氯乙烯	5~200	0.6	2.5
13	乙酸丁酯	5~200	0.8	3.2
11	氯苯	5~200	0.7	2.8
15	乙苯	5~200	0.7	2.8
16	间二甲苯	5~200	0.9	3.6
17	对二甲苯	5~200	0.6	2.5
18	苯乙烯	5~200	0.9	3.6
19	邻二甲苯	5~200	0.6	2.4
20	正壬烷	5~200	0.7	2.8
21	1,4-二氯苯	5~200	0.8	3.2
22	正十六烷	5~200	1.0	4.0

（3）精密度和回收率

①特征目标化合物精密度和回收率

对特征目标化合物加标浓度在 20~90 $\mu g/m^3$ 之间的室内空气加标样品进行测定,加标回收率范围和精密度范围见表 5.43。

表 5.43　特征目标化合物加标回收率和精密度

序号	组分名称	加标回收率/%	精密度/%
1	正己烷	61.7~132.3	6.7~25.8
2	乙酸乙酯	60.0~128.1	6.0~20.6
3	三氯甲烷	60.5~132.1	13.4~23.5
4	苯	60.3~132.2	5.1~20.1
5	四氯化碳	50.3~122.4	5.8~16.8

序号	组分名称	加标回收率/%	精密度/%
6	环己烷	59.9～132.3	6.1～22.2
7	正庚烷	64.9～135.0	6.0～20.4
8	三氯乙烯	59.4～133.3	6.0～22.3
9	甲基环己烷	61.6～105.8	5.6～17.0
10	甲苯	62.5～125.3	8.4～28.3
11	正辛烷	58.7～130.2	5.6～20.4
12	四氯乙烯	56.0～134.1	5.9～23.0
13	乙酸丁酯	79.8～132.2	3.5～16.7
14	氯苯	61.5～131.1	5.4～19.3
15	乙苯	66.3～127.5	4.6～22.1
16	间二甲苯	61.2～123.2	3.8～13.9
17	对二甲苯	58.2～133.2	7.6～16.1
18	苯乙烯	57.0～130.3	5.0～22.4
19	邻二甲苯	59.9～132.1	4.1～21.9
20	正壬烷	54.2～123.6	5.5～15.7
21	1,4-二氯苯	50.4～128.5	8.0～17.5
22	正十六烷	58.1～135.2	13.7～29.9

②室内空气中 TVOC 精密度

对室内空气实际样品进行测定,TVOC 浓度的精密度范围为 3.1%～16.5%。

8. 质量保证和控制

(1)每批次样品采集前,应抽取 10% 的采样管进行空白检验,特征目标化合物和未校正化合物(以甲苯计)浓度应小于方法检出限,否则应重新老化。

(2)校准曲线法应至少使用 5 个浓度梯度的标准溶液(除空白外),且最低点浓度应接近方法定量限,相关系数应大于 0.99。

(3)每测试 20 个样品,应测定一次校准曲线中间浓度点,确认仪器性能是否发生显著变化,若该点结果相对偏差大于 20%,需查明原因,必要时重新绘制校准曲线。

9. 特殊情况

(1)应避免在样品分析环境中使用有机溶剂,以减少和消除有机溶剂挥发造成的干扰。

(2)进样系统、冷阱系统中可能会有残留的挥发性有机化合物,应定期启动冷阱系统的烘烤程序,去除残留。

(3)采样管中残留的挥发性有机化合物对测定的干扰较大,采集样品前应充分进行老化。

(4)采样管重复使用后,吸附效果可能会下降,应定期检查,更换采样管或重新装填吸附剂。

(5)操作期间,实验人员应避免使用含挥发性成分的日用化学品。

方法 2:气相色谱法(GB 50325—2020)

1. 原理

选择合适的吸附剂 Tenax-TA,用吸附管采集一定体积的空气样品,空气流中的挥发性有机化合物保留在吸附管中。采样后,将吸附管加热,解吸挥发性有机化合物,待测样品随惰性载气进入毛细管气相色谱仪。用保留时间定性,用峰高或峰面积定量。

2. 仪器及设备

(1)气相色谱仪:带氢火焰离子化检测器。

(2)热解吸装置。

(3)毛细管柱:长 50 m,内径 0.32 mm 石英柱,内涂覆二甲基聚硅氧烷,膜厚 1～5 μm。程序升温 50～250 ℃,初始温度为 50 ℃,保持 10 min,升温速率 5 ℃/min,分流比例 1：1～10：1。

(4)空气采样器。

(5)注射器:10 μL,1 mL 若干个。

3. 试剂和材料

(1)Tenax-TA 吸附管。

(2)标准品:甲醛、苯、甲苯、对(间)二甲苯、邻二甲苯、苯乙烯、乙苯、乙酸丁酯、十一烷均为色谱纯。

4. 采样

应在采样地点打开吸附管,与空气采样器入气口垂直连接,以 0.5 L/min 的速度,抽取约 10 L 空气,精确计时。采样后,应将吸附管的两端套上塑料帽,并记录采样时的温度和大气压。

5. 空气样品的测定

(1)解吸条件:①温度:300 ℃;②时间:10 min;③流速:40 mL/min;④载气:氮气(纯度不小于 99.99％)。

(2)应制备浓度为 0 mg/mL、0.01 mg/mL、0.1 mg/mL、1 mg/mL、10.0 mg/mL 的标准溶液系列。

(3)应通过热解吸和气相色谱分析每个标准溶液,记录峰面积,并以峰面积的对数为横坐标,以对应组分浓度为纵坐标,绘制标准曲线图。

(4)所采室内空气样品和所采室外空气空白样品同法测定,以保留时间定性,记录峰面积,并根据所绘制的标准曲线计算样品中各组分的量。

注:①采集室外空气作为实验空白样品,应与采集室内空气样品同时进行,地点宜选择在室外上风向处;②对其余未识别峰,可以甲苯计。

6. 计算

(1)将采样体积换算成参比状态下的采样体积。

(2)空气样品中各组分的含量,应按公式 5.61 计算:

$$c_i = \frac{m_i - m_0}{V_0}$$

（公式 5.61）

式中：c_i——空气样品中 i 组分含量，mg/m^3；

m_i——被测样品中 i 组分的量，μg；

m_0——室外空气空白样品中 i 组分含量，μg；

V_0——参比状态下的采样体积，L。

（3）按公式 5.62 计算空气样品中总挥发性有机化合物（TVOC）的含量：

$$TVOC = \sum_{i=1}^{i=n} c_i \qquad\qquad （公式 5.62）$$

式中：TVOC——参比状态下空气样品中总挥发性有机化合物（TVOC）的含量（mg/m^3）。

注：当与挥发性有机化合物有相同或几乎相同的保留时间的组分干扰测定时，宜通过选择适当的气相色谱柱，或更严格地选择吸收管和调节分析系统的条件，将干扰减到最低。

方法 3：光离子化气相色谱法（HJ/T 167—2004）

1. 原理

将空气样品直接注入光离子化气体分析仪，样品由色谱柱分离后进入离子化室，在真空紫外光子的轰击下，将 TVOC 电离成正负离子。测量离子电流的大小，就可确定 TVOC 的含量，根据色谱柱的保留时间对 TVOC 定性。

2. 测定范围

以苯为标准物质，苯的检出限为：5 $\mu g/m^3$，浓度测定范围为：5～350 mg/m^3（进样 1 mL）。

3. 试剂和材料

（1）苯：分析纯。

（2）5A 分子筛：$\phi 2.8～4.5$ mm，用于净化载气。

（3）椰子壳活性炭：20～40 目，用于净化载气。

（4）高纯氮气：99.999%。

（5）压缩空气：钢瓶空气。

（6）苯储备气（1 000 mg/m^3）的制备：将配气体积换算成参比状态下的配气体积。在 20 ℃，一个大气压下（苯在 20 ℃下密度为 0.878 g/mL），用 5 μL 注射器准确抽取 1.06 μL 液体苯，注入装有 1 L 高纯氮气的注射器中，并混合均匀，制成苯储备气。该标准气所含苯的浓度为：

$$\frac{1.06\ \mu L \times 0.878\ g/mL}{1\ L} \times \frac{293\ K}{273\ K} = 10^3\ mg/m^3$$

（7）标准混合气体（1 000 $\mu g/m^3$）的制备：根据苯储备气的制备方法，先按上述公式计算出 TVOC 中已鉴定各物质的取样量，然后按取样量分别抽取液体苯和已鉴定各物质，注入装有 1 L 高纯氮气的气袋中，并混合均匀，配制成浓度均为 1 000 mg/m^3 的苯和已鉴定物质的混合气体。再抽取 1 mL 混合气体，注入另一装有 1 L 高纯氮气的气袋中，并混合均匀，制成浓度均为 1 000 $\mu g/m^3$ 的苯和已鉴定物质的标准混合气体。

4. 仪器和设备

（1）光离子化气相色谱仪。

（2）色谱柱：28%角鲨烷（80% Chromsorb P），尺寸：5 m×$\phi 3$ mm，聚四氟乙烯填充柱，柱温：50 ℃。

（3）气袋：1 L，Tedlar 或铝-聚酯薄膜采样袋。

（4）微量进样器：5 μL、100 μL，经校正。

（5）注射器：1 mL，经校正。

（6）转子流量计：0～60 mL/min，经校正。

（7）经校正的温湿度计。

（8）经校正的气压表。

5. 采样和样品保存

用采样气袋，抽取现场空气冲洗 3 次，采气 1 L，密封进气口，带回实验室分析，也可以将仪器带到现场分析。空气中 TVOC 的浓度在 μg/m³ 量级的样品保存时间不超过 24 h。

6. 分析步骤

（1）分析条件

①环境要求：除特殊规定外，试验场所的环境条件如下：环境温度：10～35 ℃；相对湿度：≤85％RH；气压：86～106 kPa。

②载气：普通钢瓶压缩空气，柱前压 0.3 MPa；载气流速：最佳流速 15 mL/min 左右，用转子流量计在出气口监测流量。

（2）仪器的启动：按仪器说明书启动仪器，一般情况下预热 30 min 后检测。

（3）标准曲线的绘制

①绘制标准曲线：采用外标法。分别抽取上述浓度的苯标准气体各 1 mL 进样，测量保留时间及峰高（峰面积）。每个浓度重复 3 次，取其中两次峰高（峰面积）接近者的平均值。分别以苯的浓度为横坐标，峰高（峰面积）平均值为纵坐标，绘制标准曲线。苯标准气体系列配制见表 5.44。

表 5.44　苯标准气体系列

苯标准气体浓度/(mg/m³)	苯储备气(10³ mg/m³)取样量/mL	用高纯氮气定容后体积/L
1	1	1
0.8	0.8	1
0.5	0.5	1
0.3	0.3	1
0.1	0.1	1

②相对校正因子的计算（相对于苯）：采用外标法，测定 TVOC 中已鉴定化合物的相对校正因子。准确抽取 1 mL 标准混合气体（浓度 1 000 μg/m³）进样，测量保留时间及峰高（峰面积）。重复进样 3 次，取其中两次峰高（峰面积）相近者的平均值，按公式 5.63 计算各物质的相对校正因子：

$$f_i = \frac{h_\text{苯}}{h} \times \frac{c}{c_\text{苯}}$$

（公式 5.63）

式中：f_i——待测物质的相对校正因子和测定计算因子。

　　　$h_\text{苯}$——苯峰高（峰面积）；

　　　h——待测物峰高（峰面积）；

c——待测物浓度，mg/m^3；

$c_{苯}$——苯浓度，mg/m^3。

(4)样品定性和定量分析：在相同的色谱条件下，从采样气袋中准确抽取被测样气 1 mL 进样。与标准图谱对比定性，峰高(峰面积)(或峰面积)定量，每个样品重复 3 次分析，取其中两次峰高(峰面积)接近者的平均值。

7. 结果计算

(1)对谱图中的所有物质进行分析。

(2)根据苯标准曲线及各物质的相对校正因子，对尽可能多的物质定量，然后将物质的名称和浓度一同列出。

(3)按公式 5.64 计算已鉴定和定量的物质的浓度 c_i：

$$c_{id} = f_i \times c_i \qquad (公式 5.64)$$

式中：c_{id}——已鉴定化合物 i 的浓度，mg/m^3；

f_i——组分 i 的相对校正因子，由上面"6.(3)②相对校正因子的计算(相对于苯)"可得；

c_i——已鉴定化合物在标准曲线上的浓度，mg/m^3。

(4)在标准曲线上直接计算未鉴定物质的浓度 c_{un}(假设相对校正因子为1)。

(5)按公式 5.65 计算 TVOC 的浓度：

$$c_{TVOC} = \sum_{n=i} c_{id} + c_{un} \qquad (公式 5.65)$$

式中：c_{TVOC}——TVOC 浓度，mg/m^3。

c_{un}——未测定化合物的浓度，mg/m^3。

8. 线性范围、精密度和准确度

线性范围 10^5，精密度取决于进样误差(小于 5%)；准确度取决于标准气的不确定度(小于 2%)和仪器的稳定性(小于 1%)。

9. 干扰排除

采用椰子壳活性炭和5A分子筛排除，净化了载气中的污染物，降低了背景，提高了灵敏度，消除了样品电离电位高于 10.6 eV 的化学物质干扰；加之采用了气相色谱分离技术，选择合适的色谱分离条件，可以消除样品中其他有机杂质气体对被测物质的干扰。

方法 4：光离子化总量直接检测法(HJ/T 167—2004)

1. 原理

将空气样品直接注入光离子化气体分析仪，样品由采样泵直接吸入后进入离子化室，在真空紫外光子(VUV)的轰击下，将 TVOC 电离成正负离子。测量离子电流的大小，就可确定 TVOC 的含量。

2. 测定范围

以苯为标准物质，苯的检出限为：5 $\mu g/m^3$，测定范围为：5～350 mg/m^3(进样1 mL)。

3. 试剂和材料

(1)苯：分析纯。

(2)椰子壳活性炭：20～40 目，用于净化零空气。

(3)高纯氮气：99.999%。

(4)苯标准气体的制备:将配气体积换算成参比状态下的配气体积。在 20 ℃,一个大气压下(苯在 20 ℃下密度为 0.878 g/mL),用 5 μL 微量注射器准确取 1.06 μL 液体苯,注入装有 1 L 高纯氮气的气袋中,并混合均匀,制成苯标准气。该标准气所含苯的浓度为:

$$\frac{1.06 \ \mu L \times 0.878 \ g/mL}{1 \ L} \times \frac{293 \ K}{273 \ K} = 10^3 \ mg/m^3$$

准确抽取 1 mL 苯储备气($10^3 \ mg/m^3$),再注入充有 1 L 高纯氮气的气袋中,并混合均匀,制备成为 $1 \ mg/m^3$ 的苯标准气体。

4. 仪器和设备

(1)光离子化气体分析仪;

(2)气袋:1 L,Tedlar 或铝-聚酯薄膜采样袋;

(3)微量进样器:1 μL、5 μL,经校正;

(4)注射器:1 mL,经校正;

(5)转子流量计:0～1 L/min,经校正;

(6)经校正的温湿度计;

(7)经校正的气压表。

5. 采样和样品保存

将仪器带到现场分析空气中的 TVOC。

6. 分析步骤

(1)分析条件

①环境要求:除特殊规定外,试验场所的环境条件如下:①环境温度:10～35 ℃;②相对湿度:≤85%RH;③大气压:86～106 kPa。

②采样泵的流速:流速应大于等于 400 mL/min,用转子流量计在出气口监测流量。

(2)仪器的启动:按仪器操作说明书启动仪器进行检测。

(3)仪器的校正:用 $1 \ mg/m^3$ 苯标准气体对仪器进行校正。重复 3 次,取其中两次数值接近者的平均值。

(4)样品的定量分析:在相同的分析条件下,对样品进行定量分析。仪器内置的吸气泵将样品从 TVOC 进样口吸入,由光离子化检测器直接进行检测。

7. 结果计算

样品中待测组分浓度按公式 5.66 计算:

$$c_{TVOC} = \frac{h_{TVOC} \times c_{苯}}{h_{苯}} \qquad (公式 5.66)$$

式中:c_{TVOC}——样品中组分 TVOC 的浓度,mg/m^3;

$\quad h_{TVOC}$——样品峰高(峰面积)的平均值;

$\quad c_{苯}$——苯浓度,mg/m^3;

$\quad h_{苯}$——苯峰高(峰面积)。

8. 方法特性

准确度取决于标准气的不确定度(小于 2%)和仪器的稳定性(小于 1%)。

(三)室内空气中甲醛的监测

室内空气中甲醛的监测方法包括:①AHMT 分光光度法;②酚试剂分光光度法;③气相

色谱法;④乙酰丙酮分光光度法;⑤电化学传感器法。监测方法采用《室内环境空气质量监测技术规范》(HJ/T 167—2004)附录 H(规范性附录)室内空气中甲醛的测定方法。

详见实训 5.4 室内空气中有机气体的监测与评价中"(一)室内空气中甲醛(HCHO)的监测"。

三、室内空气中颗粒物、TVOC、甲醛参数的评价标准

(一)室内空气质量标准

《室内空气质量标准》(GB/T 18883—2022)对室内空气中颗粒物、TVOC、甲醛的环境质量标准限值做出了规定,见表 5.45。

表 5.45 室内空气中 PM_{10}、$PM_{2.5}$、TVOC、甲醛的环境质量标准限值

参数	标准值/(mg/m³)	备注
可吸入颗粒物(PM_{10})	0.10	24 h 平均
细颗粒物($PM_{2.5}$)	0.05	24 h 平均
总挥发性有机物(TVOC)	0.60	8 h 平均
甲醛(HCHO)	0.08	1 h 平均

(二)环境空气质量标准(颗粒物)

《环境空气质量标准》(GB 3095—2012)规定了环境空气功能区分类、标准分级、污染物项目、平均时间及浓度限值、监测方法、数据统计的有效性规定及实施与监督等内容。该标准适用于环境空气质量评价与管理。

环境空气指人群、植物、动物和建筑物所暴露的室外空气,其功能区分为两类:一类区,为自然保护区、风景名胜区和其他需要特殊保护的区域;二类区,为居住区、商业交通居民混合区、文化区、工业区和农村地区。环境空气功能区质量要求:一类区适用一级浓度限值,二类区适用二级浓度限值。一、二类环境空气功能区空气中颗粒物的浓度限值见表 5.46。

表 5.46 环境空气中颗粒物的浓度限值

颗粒物种类	一级浓度限值/(μg/m³)		二级浓度限值/(μg/m³)	
	24 h 平均	年平均	24 h 平均	年平均
可吸入颗粒物(PM_{10})	50	40	150	70
细颗粒物($PM_{2.5}$)	35	15	75	35
总悬浮颗粒物(TSP)	120	80	300	200

(三)公共场所室内空气中的 PM_{10}、甲醛、TVOC 卫生要求

《公共场所卫生指标及限制要求》(GB 37488—2019)规定了几类公共场所室内空气中的 PM_{10}、甲醛、TVOC 卫生要求,见表 5.47。

表 5.47　公共场所室内空气中的 PM_{10}、甲醛、TVOC 卫生要求

指标	卫生要求/(mg/m^3)
可吸入颗粒物(PM_{10})	$\leqslant 0.15$
甲醛(HCHO)	$\leqslant 0.10$
总挥发性有机物(TVOC)	$\leqslant 0.60$

四、室内装修所致空气污染的治理效果评价

代表室内空气中装修污染的主要指标为颗粒物、TVOC 和甲醛,污染治理的效果主要通过计算各种治理措施对主要污染物的去除率(%)进行评价。

(一)单项污染物的去除率

按公式 5.67 计算单项污染物的去除率:

$$T_i = \frac{c_{i0} - c_{i1}}{c_{i0}} \times 100\% \tag{公式 5.67}$$

式中:T_i——i 污染物的去除率,%;

c_{i0}——i 污染物初始浓度,mg/m^3;

c_{i1}——i 污染物的最终浓度,mg/m^3。

(二)多项污染物的去除率

按公式 5.68 计算多项污染物的去除率:

$$T = \frac{1}{n} \sum_{i=1}^{n} T_i \tag{公式 5.68}$$

式中:T——多项污染物的去除率,%;

T_i——i 污染物的去除率,%;

n——评价污染物的数量。

第六章 生活饮用水质量的监测与评价

实训6.1 生活饮用水感官性状和一般化学指标的监测与评价

一、感官性状和一般化学指标的监测与评价实训

参照《生活饮用水卫生标准》(GB 5749—2022)对生活饮用水进行采样,监测感官性状和一般化学指标,评价生活饮用水质量,并提出可能的污染来源及其治理策略与措施。

请按下述步骤,开展生活饮用水感官性状和一般化学指标的监测,并撰写监测与评价报告。

1. 制定采样计划

确定采样目的、采样时间、采样地点、采样频率、采样数量、监测指标等,以保证生活饮用水监测过程中的质量。

2. 采样容器的选择

监测感官性质和一般化学指标的采样容器如何选择?请准备必要的工具,如采样标签、采样记录单、记号笔、冷藏箱等。

3. 采样容器的洗涤

监测感官性质和一般化学指标的采样容器的洗涤。

4. 现场采样的方法

采集监测感官性质和一般化学指标的水样方法。

5. 水样的现场测定和水样的保存

明确需要现场测定的指标以及水样保存方法。

6. 水样感官性状和一般化学指标的检测

确定检测指标,选择检验方法。

7. 监测结果的报告及其判定

根据标准判定水质状况,并做出综合评价。

8. 撰写水质监测评价报告

(1)概述:包括上述问题1~6项;

(2)水样感官性状和一般化学指标的监测结果;

(3)水质评价及结论(包括可能的污染来源);

(4)改善水质的建议。

二、生活饮用水感官性状指标的监测方法

参照《生活饮用水卫生标准》(GB 5749—2022),生活饮用水的感官性状指标包括色度、浑浊度、臭和味、肉眼可见物共 4 项。参照《生活饮用水标准检验方法感官性状和物理指标》(GB/T 5750.4—2006)对生活饮用水感官性状指标实施监测。

(一)生活饮用水色度的监测

方法:铂-钴标准比色法(GB/T 5750.4—2006)

1. 范围

本法适用于生活饮用水及其水源水中色度的测定。水样不经稀释,本法最低检测色度为 5 度,测定范围为 5~50 度。测定前应除去水样中的悬浮物。

2. 原理

用氯铂酸钾和氯化钴配制成与天然水黄色色调相似的标准色列,用于水样目视比色测定。规定 1 mg/L 铂[以 $(PtCl_6)^{2-}$ 形式存在]所具有的颜色作为 1 个色度单位,称为 1 度。即使轻微的浑浊度也干扰测定,浑浊水样测定时需先离心使之清澈。

3. 试剂

铂-钴标准溶液:称取 1.246 g 氯铂酸钾(K_2PtCl_6)和 1.000 g 干燥的氯化钴($CoCl_2 \cdot 6H_2O$),溶于 100 mL 纯水中,加入 100 mL 盐酸($\rho_{20} = 1.19$ g/mL),用纯水定容至 1000 mL。此标准溶液的色度为 500 度。

4. 仪器

(1)成套高型无色具塞比色管,50 mL。

(2)离心机。

5. 分析步骤

(1)取 50 mL 透明的水样于比色管中。如水样色度过高,可取少量水样,加纯水稀释后比色,将结果乘以稀释倍数。

(2)另取比色管 11 支,分别加入铂-钴标准溶液 0 mL、0.50 mL、1.00 mL、1.50 mL、2.00 mL、2.50 mL、3.00 mL、3.50 mL、4.00 mL、4.50 mL 和 5.00 mL,加纯水至刻度,摇匀,配制成色度为 0 度、5 度、10 度、15 度、20 度、25 度、30 度、35 度、40 度、45 度和 50 度的标准色列,可长期使用。

(3)将水样与铂-钴标准色列比较。如水样与标准色列的色调不一致,即为异色,可用文字描述。

6. 计算

按公式 6.1 计算色度:

$$色度(度) = \frac{V_1 \times 500}{V} \qquad (公式 6.1)$$

式中:V_1——相当于铂-钴标准溶液的用量,mL;

V——水样体积,mL。

(二)生活饮用水浑浊度的监测

方法 1:散射法-福尔马肼标准(GB/T 5750.4—2006)

1. 范围

本法适用于生活饮用水及其水源水中浑浊度的测定。本法最低检测浑浊度为 0.5 散射浑浊度单位(NTU)。浑浊度是反映水源水及饮用水的物理性状的一项指标。水源水的浑浊度是由于悬浮物或胶态物或两者造成在光学方面的散射或吸收行为。

2. 原理

在相同条件下用福尔马肼标准混悬液散射光的强度和水样散射光的强度进行比较。散射光的强度越大,表示浑浊度越高。

3. 试剂

(1)纯水:取蒸馏水经 0.2 μm 膜滤器过滤。

(2)硫酸肼溶液(10 g/L):称取硫酸肼[$(NH_2)_2 \cdot H_2SO_4$,又名硫酸联胺] 1.000 g 溶于纯水并于 100 mL 容量瓶中定容。

注意:硫酸肼具致癌毒性,避免吸入、摄入和与皮肤接触!

(3)环六亚甲基四胺溶液(100 g/L):称取环六亚甲基四胺[$(CH_2)_6N_4$] 10.00 g 溶于纯水,于 100 mL 容量瓶中定容。

(4)福尔马肼标准混悬液:分别吸取硫酸肼溶液 5.00 mL、环六亚甲基四胺溶液 5.00 mL 于 100 mL 容量瓶内,混匀,在 25 ℃±3 ℃放置 24 h 后,加入纯水至刻度,混匀。此标准混悬液浑浊度为 400 NTU,可使用约一个月。

(5)福尔马肼浑浊度标准使用液:将"(4)福尔马肼标准混悬液"用纯水稀释10 倍。此混悬液浑浊度为 40 NTU,使用时再根据需要适当稀释。

4. 仪器

散射式浑浊度仪。

5. 分析步骤

按仪器使用说明书进行操作,浑浊度超过 40 NTU 时,可用纯水稀释后测定。

6. 计算

根据仪器测定时所显示的浑浊度读数乘以稀释倍数计算结果。

方法 2:目视比浊法-福尔马肼标准(GB/T 5750.4—2006)

1. 范围

本法适用于生活饮用水及其水源水中浑浊度的测定。本法最低检测浑浊度为 1 散射浑浊度单位(NTU)。

2. 原理

硫酸肼与环六亚甲基四胺在一定温度下可聚合生成一种白色的高分子化合物,可用作浑浊度标准,用目视比浊法测定水样的浑浊度。

3. 试剂

(1)纯水:取蒸馏水经 0.2 μm 膜滤器过滤。

(2)硫酸肼溶液(10 g/L):称取硫酸肼[(NH$_2$)$_2$ · H$_2$SO$_4$,又名硫酸联胺]1.000 g 溶于纯水并于 100 mL 容量瓶中定容。

(3)环六亚甲基四胺溶液(100 g/L):称取环六亚甲基四胺[(CH$_2$)$_6$N$_4$] 10.00 g 溶于纯水,于 100 mL 容量瓶中定容。

(4)福尔马肼标准混悬液:分别吸取硫酸肼溶液 5.00 mL、环六亚甲基四胺溶液 5.00 mL 于 100 mL 容量瓶内,混匀,在 25 ℃±3 ℃放置 24 h 后,加入纯水至刻度,混匀。此标准混悬液浑浊度为 400 NTU,可使用约一个月。

4. 仪器

成套高型无色具塞比色管,50 mL,玻璃质量及直径均需一致。

5. 分析步骤

(1)摇匀后吸取浑浊度为 400 NTU 的标准混悬液 0 mL、0.25 mL、0.50 mL、0.75 mL、1.00 mL、1.25 mL、2.50 mL、3.75 mL 和 5.00 mL 分别置于成套的 50 mL 比色管内,加纯水至刻度,摇匀后即得浑浊度为 0 NTU、2 NTU、4 NTU、6 NTU、8 NTU、10 NTU、20 NTU、30 NTU 及 40 NTU 的标准混悬液。

(2)取 50 mL 摇匀的水样,置于同样规格的比色管内,与浑浊度标准混悬液系列同时振摇均匀后,由管的侧面观察,进行比较。水样的浑浊度超过 40 NTU 时,可用纯水稀释后测定。

6. 计算

浑浊度结果可于测定时直接比较读取,乘以稀释倍数。不同浑浊度范围的读数精度要求见表 6.1。

表 6.1 不同浑浊度范围的读数精度要求

浑浊度范围/NTU	读数精度/NTU
2~10	1
10~100	5
100~400	10
400~700	50
700 以上	100

(三)生活饮用水臭和味的监测

方法:嗅气和尝味法(GB/T 5750.4—2006)

1. 范围

本法适用于生活饮用水及其水源水中臭和味的测定。

2. 仪器

锥形瓶,250 mL。

3. 分析步骤

(1)原水样的臭和味:取 100 mL 水样,置于 250 mL 锥形瓶中,振摇后从瓶口嗅水的气味,用适当文字描述,并按六级记录其强度,如表 6.2。

表 6.2　臭和味的强度等级

等级	强度	说明
0	无	无任何臭和味
1	微弱	一般饮用者甚难察觉,但臭、味敏感者可以发觉
2	弱	一般饮用者刚能察觉
3	明显	已能明显察觉
4	强	已有很显著的臭味
5	很强	有强烈的恶臭或异味

注:必要时可用活性炭处理过的纯水作为无臭对照水。

与此同时,取少量水样放入口中(此水样应对人无害),不要咽下,品尝水的味道,予以描述,并按六级记录强度,见表 6.2。

(2)原水煮沸后的臭和味:将上述锥形瓶内水样加热至开始沸腾,立即取下锥形瓶,稍冷后按上法嗅气和尝味,用适当的文字加以描述,并按六级记录其强度,见表 6.2。

(四)生活饮用水肉眼可见物的监测

方法:直接观察法(GB/T 5750.4—2006)

1. 范围

本法适用于生活饮用水及其水源水中肉眼可见物的测定。

2. 分析步骤

将水样摇匀,在光线明亮处迎光直接观察,记录所观察到的肉眼可见物。

三、生活饮用水一般化学指标的监测方法

参照《生活饮用水卫生标准》(GB 5749—2022),生活饮用水一般化学指标包括 pH、铝、铁、锰、铜、锌、氯化物、硫酸盐、溶解性总固体、总硬度、高锰酸盐指数和氨(以 N 计)共 12 项常规指标;钠、挥发酚类、阴离子合成洗涤剂、2-甲基异莰醇和土臭素共 5 项扩展指标。其中,硫酸盐、高锰酸盐指数和氨(以 N 计)在"实训 6.4"中介绍。

参照《生活饮用水标准检验方法金属指标》(GB/T 5750.6—2006)对生活饮用水中铝、铁、锰、铜、锌等金属指标实施监测;参照《生活饮用水标准检验方法感官性状和物理指标》(GB/T 5750.4—2006)对生活饮用水的 pH、溶解性总固体、总硬度、挥发酚类和阴离子合成洗涤剂实施监测;参照《生活饮用水标准检验方法无机非金属指标》(GB/T 5750.5—2006)对生活饮用水的氯化物实施监测。

(一)生活饮用水中铝的监测

方法 1:铬天青 S 分光光度法(GB/T 5750.6—2006)

1. 范围

本法适用于生活饮用水及其水源水中铝的测定。本法的最低检测质量为 0.2 μg,若取 25 mL 水样,则最低检测质量浓度为 0.008 mg/L。水中铜、锰及铁干扰测定。1 mL 抗坏血

酸(100 g/L)可消除 25 μg 铜、30 μg 锰的干扰。2 mL 巯基乙醇酸(10 g/L)可消除 25 μg 铁的干扰。

2. 原理

在 pH 6.7～7.0 范围内,铝在聚乙二醇辛基苯醚(OP)和溴代十六烷基吡啶(CPB)的存在下与铬天青 S 反应生成蓝绿色的四元胶束,比色定量。

3. 试剂

(1)铬天青 S 溶液(l g/L):称取 0.1 g 铬天青 S($C_{23}H_{13}O_9SCl_2Na_3$)溶于 100 mL 乙醇溶液(1+1)中,混匀。

(2)乳化剂 OP 溶液(3+100):吸取 3.0 mL 乳化剂 OP 溶于 100 mL 纯水中。

(3)溴代十六烷基吡啶($C_{21}H_{36}BrN$,简称 CPB)溶液(3 g/L):称取 0.6 g CPB,溶于 30 mL 乙醇[$\varphi(C_2H_5OH) = 95\%$]中,加水稀释至 200 mL。

(4)乙二胺-盐酸缓冲液(pH 6.7～7.0):取无水乙二胺($C_2H_8N_2$)100 mL,加纯水 200 mL,冷却后缓缓加入 190 mL 盐酸($\rho_{20} = 1.19$ g/mL),混匀,若 pH 大于 7 或 pH 小于 6 时可分别添加盐酸或乙二胺溶液(1+2)用酸度计进行调节。

(5)氨水(1+6)。

(6)硝酸溶液[$c(HNO_3) = 0.5$ mol/L]。

(7)铝标准储备溶液[$\rho(Al) = 1$ mg/mL]:称取 8.792 g 硫酸铝钾[$KAl(SO_4)_2 \cdot 12H_2O$]溶于纯水中,定容至 500 mL,或称取 0.500 g 纯金属铝片,溶于 10 mL 盐酸($\rho_{20} = 1.19$ g/mL)中,于 500 mL 容量瓶中加纯水定容。贮存于聚四氟乙烯或聚乙烯瓶中。

(8)铝标准使用溶液[$\rho(Al) = 1$ μg/mL]:临用时用铝标准储备溶液稀释而成。

(9)对硝基酚乙醇溶液(1.0 g/L):称取 0.1 g 对硝基酚,溶于 100 mL 乙醇[$\varphi(C_2H_5OH) = 95\%$]中。

4. 仪器

(1)具塞比色管:50 mL,使用前需经硝酸(1+9)浸泡除铝;

(2)酸度计;

(3)分光光度计。

5. 分析步骤

(1)取水样 25.0 mL 于 50 mL 具塞比色管中。

(2)另取 50 mL 比色管 8 支,分别加入铝标准使用溶液 0 mL、0.20 mL、0.50 mL、1.00 mL、2.00 mL、3.00 mL、4.00 mL 和 5.00 mL,加纯水至 25 mL。

(3)向各管滴加 1 滴对硝基酚溶液,混匀,滴加氨水至浅黄色,加硝酸溶液至黄色消失,再多加 2 滴。

(4)加 3.0 mL 铬天青 S 溶液,混匀后加 1.0 mL 乳化剂 OP 溶液、2.0 mL CPB 溶液、3.0 mL 缓冲液,加纯水稀释至 50 mL,混匀,放置 30 min。

(5)于 620 nm 波长处,用 2 cm 比色皿以试剂空白为参比,测量吸光度。

(6)绘制标准曲线,建立回归方程,计算水样管中铝的质量。

注:水中含有铜或锰时,加 1 mL 抗坏血酸溶液(100 g/L),可消除 25 μg 铜、30 μg 锰的干扰。水中含铁时,加 2 mL 巯基乙醇酸溶液(10 g/L),可消除 25 μg Fe 的干扰。

6. 计算

水样中铝的质量浓度按公式 6.2 计算：

$$\rho(\text{Al}) = \frac{m}{V} \qquad\qquad (\text{公式 } 6.2)$$

式中：$\rho(\text{Al})$——水样中铝的质量浓度，mg/L；

　　m——由标准曲线所建回归方程计算的水样中铝的质量，μg；

　　V——水样体积，mL。

7. 精密度和准确度

5 个实验室对浓度为 20 μg/L 和 160 μg/L 的水样进行测定，相对标准偏差均小于 5%，回收率为 94%~106%。

方法 2：水杨基荧光酮-氯代十六烷基吡啶分光光度法（GB/T 5750.6—2006）

1. 范围

本法适用于生活饮用水及其水源水中铝的测定。本法最低检测质量为 0.2 μg，若取 10 mL 水样测定，则最低检测质量浓度为 0.02 mg/L。生活饮用水中常见的离子在以下浓度（mg/L）不干扰测定：K^+，20；Na^+，500；Pb^{2+}，1；Zn^{2+}，1；Cd^{2+}，0.5；Cu^{2+}，1；Mn^{2+}，1；Li^+，2；Sr^{2+}，5；Cr^{6+}，0.04；SO_4^{2-}，250；Cl^-，300；$NO_3^- \text{-N}$，50；$NO_2^- \text{-N}$，1；在乙二醇双（氨乙基醚）四乙酸（EGTA）存在下 Ca^{2+}，200 mg/L；Mg^{2+}，100 mg/L 不干扰测定；在二氮杂菲存在下，Fe^{2+} 0.3 mg/L 不干扰测定；磷酸氢二钾可隐蔽 0.4 mg/L Ti^{4+} 的干扰；Mo^{6+} 0.1 mg/L 以上严重干扰。除余氯的 $Na_2S_2O_3$（7~21 mg/L）、二氮杂菲（0.1~0.4 g/L）、EGTA（0.2 g/L）不干扰测定。

2. 原理

水中铝离子与水杨基荧光酮及阳离子表面活性剂氯代十六烷基吡啶在 pH 5.2~6.8 范围内形成玫瑰红色三元络合物，可比色定量。

3. 试剂

（1）水杨基荧光酮溶液（0.2 g/L）：称取水杨基荧光酮（2,3,7-三羟基-9-水杨基荧光酮-6，$C_{19}H_{12}O_6$）0.020 g，加入 25 mL 乙醇[$\varphi(C_2H_5OH) = 95\%$]及 1.6 mL 盐酸（$\rho_{20} = 1.19$ g/mL），搅拌至溶解后加纯水至 100 mL。

（2）氟化钠溶液（0.22 g/L）：此液 1.00 mL 含 0.10 mg F^-。

（3）乙二醇双（氨乙基醚）四乙酸（$C_{14}H_{24}N_2O_{10}$，简称 EGTA）溶液（1 g/L）：称取 0.1 g EGTA，加纯水约 80 mL，加热并不断搅拌至溶解，冷却后加纯水至 100 mL。

（4）二氮杂菲溶液（2.5 g/L）：称取 0.25 g 二氮杂菲加纯水 90 mL，加热并不断搅拌至溶解，冷却后加纯水至 100 mL。

（5）除干扰混合液：临用前将 EGTA 溶液、二氮杂菲溶液及氟化钠溶液以 4+2+1 体积比配制混合液。

（6）缓冲液：称取六亚甲基四胺 16.4 g，用纯水溶解后加入 20 mL 三乙醇胺、80 mL 盐酸溶液（2 mol/L），加纯水至 500 mL。此液用酸度计测定并用盐酸溶液（2 mol/L）及六亚甲基四胺调 pH 至 6.2~6.3。

（7）氯代十六烷基吡啶（简称 CPC）溶液（10 g/L）：称取 1.0 g 氯代十六烷基吡啶，加入少量纯水搅拌成糊状，加纯水至 100 mL，轻轻搅拌并放置至全部溶解。此液在室温低于

20 ℃时可析出固形物,浸于热水中即可溶解,仍可继续使用。

(8)铝标准使用溶液[$\rho(Al)=1\ \mu g/mL$]:临用时用铝标准储备溶液稀释而成,见"方法1:铬天青 S 分光光度法"。

4. 仪器

(1)分光光度计。

(2)具塞比色管:25 mL,使用前需经硝酸(1+9)浸泡除铝。

5. 分析步骤

(1)取 10.0 mL 水样于 25 mL 比色管中。

(2)另取 0 mL、0.20 mL、0.50 mL、1.00 mL、2.00 mL 和 3.00 mL 铝标准使用液于 25 mL 比色管中并用纯水加至 10.0 mL。

(3)于水样及标准系列中加入 3.5 mL 除干扰混合液摇匀。加缓冲液 5.0 mL、CPC 溶液 1.0 mL,盖上比色管塞,上下轻轻颠倒数次(尽可能少产生泡沫以免影响定容),再加水杨基荧光酮溶液 1.0 mL,加纯水至 25 mL,摇匀。

(4)20 min 后,于 560 nm 处,用 1 cm 比色皿,以试剂空白为参比,测量吸光度。

(5)绘制标准曲线建立回归方程,计算水样中铝的质量。

6. 计算

水样中铝的质量浓度按公式 6.3 计算:

$$\rho(Al)=\frac{m}{V}$$ (公式 6.3)

式中:$\rho(Al)$——水样中铝的质量浓度,mg/L;

m——由标准曲线所建回归方程计算的铝的质量,μg;

V——水样体积,mL。

7. 精密度和准确度

5 个试验室分别测定 0.02 mg/L 及 0.30 mg/L 铝各 7 次,相对标准偏差分别为3.4%~13%及 1.5%~5.2%。采用地下水及地面水进行加标回收试验,铝浓度为 0.02 mg/L 时($n=37$),回收率范围为 88%~120%,平均回收率分别为 94% 和 102%;当铝浓度为 0.2 mg/L时($n=37$),回收率范围为 87%~107%,平均回收率为 94%~101%。

方法 3:无火焰原子吸收分光光度法(GB/T 5750.6—2006)

1. 范围

本法适用于生活饮用水及其水源水中铝的测定。本法最低检测质量为 0.2 ng,若取 20 μL 水样测定,则最低检测质量浓度为 10 μg/L。水中共存离子一般不产生干扰。

2. 原理

样品经适当处理后,注入石墨炉原子化器,铝离子在石墨管内高温原子化。铝的基态原子吸收来自铝空心阴极灯发射的共振线,其吸收强度在一定范围内与铝浓度成正比。

3. 试剂

(1)铝标准储备溶液[$\rho(Al)=1$ mg/mL]:见"方法1:铬天青 S 分光光度法"。

(2)铝标准使用溶液[$\rho(Al)=1\ \mu g/mL$]:临用时用铝标准储备溶液稀释而成,见"方法1:铬天青 S 分光光度法"。

(3)硝酸镁溶液(50 g/L):称取 5 g 硝酸镁[$Mg(NO_3)_2$](优级纯),加水溶解并定容至

100 mL。

(4)过氧化氢溶液[$\omega(H_2O_2)=30\%$],优级纯。

(5)氢氟酸($\rho_{20}=1.188$ g/mL)。

(6)氢氟酸溶液(1+1)。

(7)草酸($H_2C_2O_4 \cdot 2H_2O$)。

(8)钽溶液(60 g/L):称取 3 g 金属钽(99.99%)放入聚四氟乙烯塑料杯中,加入 10 mL 氢氟酸溶液、3 g 草酸和 0.75 mL 过氧化氢溶液,在沙浴上小心加热至金属溶解,若反应太慢,可适量加入过氧化氢溶液,待溶解后加入 4 g 草酸和约 30 mL 水,并稀释到 50 mL。保存于塑料瓶中。

4. 仪器

(1)石墨炉原子吸收分光光度计。

(2)铝元素空心阴极灯。

(3)氩气钢瓶。

(4)微量加样器:20 μL。

(5)聚乙烯瓶:100 mL。

(6)涂钽石墨管的制备:将普通石墨管先用无水乙醇漂洗管的内、外面,取出在室温干燥后,将石墨管垂直浸入装有钽溶液(60 g/L)的聚四氟乙烯杯中,然后将杯移入电热真空减压干燥箱中,50~60 ℃,减压 53 328.3~79 993.2 Pa 90 min,取出石墨管常温风干,放入105 ℃烘箱中干燥 1 h。在通氩气 300 mL/min 保护下按下述温度程序处理:干燥 80 ~100 ℃ 30 s,100~110 ℃ 30 s,灰化 900 ℃ 60 s,原子化 2 700 ℃ 10 s。重复上述温度程序两次,即可得涂钽石墨管,在干燥器内保存。

(7)仪器参数:仪器参数见表 6.3。

表 6.3　测定铝的仪器参数

元素	波长/nm	干燥温度/℃	干燥时间/s	灰化温度/℃	灰化时间/s	原子化温度/℃	原子化时间/s
Al	309.3	120	30	1 400	30	2 400	5

5. 分析步骤

(1)吸取铝标准使用溶液 0 mL、1.00 mL、2.00 mL、3.00 mL、4.00 mL 和 5.00 mL 于 6 个 100 mL 容量瓶内,分别加入硝酸镁溶液 1.0 mL,用硝酸溶液(1+99)定容至刻度,摇匀,分别配制成含 Al 0 ng/mL、10 ng/mL、20 ng/mL、30 ng/mL、40 ng/mL 和 50 ng/ mL 的标准系列。

(2)吸取 10.0 mL 水样,加入硝酸镁溶液 0.1 mL,同时取 10 mL 硝酸溶液(1+99),加入硝酸镁溶液 0.1 mL,作为空白。

(3)仪器参数设定后依次吸取 20 μL 试剂空白、标准系列和样品,注入石墨管,记录吸收峰值或峰面积。

6. 计算

水样中铝的质量浓度按公式 6.4 计算:

$$\rho(Al)=\frac{\rho_1 \times V_1}{V} \qquad \text{(公式 6.4)}$$

式中:$\rho(Al)$——水样中铝的质量浓度,μg/L;

ρ_1——由标准曲线所建回归方程计算的试样中铝的质量浓度，$\mu g/L$；

V——测定样品体积，mL；

V_1——水样稀释后的体积，mL。

(二)生活饮用水中铁的监测

方法 1：原子吸收分光光度法(GB/T 5750.6—2006)

1. 范围

本法适用于生活饮用水及水源水中较高浓度铁的测定。本法适宜的测定范围：铁 0.3～5 mg/L。

2. 原理

水样中铁离子被原子化后，吸收来自铁元素空心阴极灯发出的共振线(铁，248.3 nm)，吸收共振线的量与样品中铁的含量成正比。在其他条件不变的情况下，根据测量被吸收后的谱线强度，与标准系列比较定量。

3. 试剂

所用纯水均为去离子蒸馏水。

(1)铁标准储备溶液[$\rho(Fe)=1$ mg/mL]：称取 1.000 g 纯铁粉[$\omega(Fe)\geqslant99.9\%$]或 1.430 0 g 氧化铁($Fe_2O_3$，优级纯)，加入 10 mL 硝酸溶液(1+1)，慢慢加热并滴加盐酸($\rho_{20}=1.19$ g/mL)助溶，至完全溶解后加纯水定容至 1 000 mL。

(2)硝酸($\rho_{20}=1.42$ g/mL)，优级纯。

(3)盐酸($\rho_{20}=1.19$ g/mL)，优级纯。

4. 仪器

所有玻璃器皿使用前均需先用硝酸溶液(1+9)浸泡 8 h，并用纯水清洗。

(1)原子吸收分光光度计及铁元素空心阴极灯。

(2)电热板。

(3)抽气瓶和玻璃砂芯滤器。

5. 分析步骤

(1)水样的预处理：澄清的水样可直接进行测定；悬浮物较多的水样，分析前需酸化并消化有机物。若需测定溶解的金属，则应在采样时将水样通过 0.45 μm 滤膜过滤，然后按每升水样加 1.5 mL 硝酸酸化使 pH 小于 2。

水样中的有机物一般不干扰测定，为使金属离子能全部进入水溶液和促使颗粒物质溶解以有利于萃取和原子化，可采用盐酸-硝酸消化法。于每升酸化水样中加入 5 mL 硝酸。混匀后取定量水样，按每 100 mL 水样加入 5 mL 盐酸的比例加入盐酸。在电热板上加热 15 min。冷至室温后，用玻璃砂芯漏斗过滤，最后用纯水稀释至一定体积。

(2)水样测定：将铁标准储备溶液用每升含 1.5 mL 硝酸的纯水稀释，并配制成 0.30～5.0 mg/L 标准系列。注：所列测量范围受不同型号仪器的灵敏度及操作条件的影响而变化时，可酌情改变上述测量范围。将标准、空白溶液和样品溶液依次喷入火焰，测量吸光度。绘制标准曲线，建立回归方程，计算出铁元素的质量浓度。

6. 计算

可由标准曲线所建回归方程计算出水样中铁的质量浓度(mg/L)。

7. 精密度和准确度

有 8 个实验室用萃取法测定含铁 78 $\mu g/L$ 的合成水样,其他金属的浓度($\mu g/L$)为:镉,27;铬,65;铜,37;汞,4;镍,96;铅,113;锌,26;锰,47。相对标准偏差为 12%,相对误差为 13%。

方法 2:二氮杂菲分光光度法(GB/T 5750.6—2006)

1. 范围

本法适用于生活饮用水及其水源水中铁的测定。本法最低检测质量为 2.5 μg(以 Fe 计),若取 50 mL 水样,则最低检测质量浓度为 0.05 mg/L。钴、铜超过 5 mg/L,镍超过 2 mg/L,锌超过铁的 10 倍时有干扰。铋、镉、汞、钼和银可与二氮杂菲试剂产生浑浊。

2. 原理

在 pH 3~9 条件下,低价铁离子与二氮杂菲生成稳定的橙色络合物,在波长 510 nm 处有最大吸收。二氮杂菲过量时,控制溶液 pH 为 2.9~3.5,可使显色加快。水样先经加酸煮沸溶解难溶的铁化合物,同时消除氰化物、亚硝酸盐、多磷酸盐的干扰。加入盐酸羟胺将高价铁还原为低价铁,消除氧化剂的干扰。水样过滤后,不加盐酸羟胺,可测定溶解性低价铁含量。水样过滤后,加盐酸溶液和盐酸羟胺,测定结果为溶解性总铁含量。水样先经加酸煮沸,使难溶性铁的化合物溶解,经盐酸羟胺处理后,测定结果为总铁含量。

3. 试剂

(1)盐酸溶液(1+1)。

(2)乙酸铵缓冲溶液(pH 4.2):称取 250 g 乙酸铵($NH_4C_2H_3O_2$),溶于 150 mL 纯水中,再加入 700 mL 冰乙酸,混匀备用。

(3)盐酸羟胺溶液(100 g/L):称取 10 g 盐酸羟胺($NH_2OH \cdot HCl$),溶于纯水中,并稀释至 100 mL。

(4)二氮杂菲溶液(1.0 g/L):称取 0.1 g 二氮杂菲($C_{12}H_8N_2 \cdot H_2O$,又名 1,10-二氮杂菲,邻二氮菲或邻菲啰啉,水合物及盐酸盐两种均可用),溶解于加有 2 滴盐酸(ρ_{20} = 1.19 g/mL)的纯水中,并稀释至 100 mL。此溶液 1 mL 可测定 100 μg 以下的低铁。

(5)铁标准储备溶液[$\rho(Fe)$ = 100 $\mu g/mL$]:称取 0.702 2 g 硫酸亚铁铵[$(NH_4)_2Fe(SO_4)_2 \cdot 6H_2O$],溶于少量纯水,加 3 mL 盐酸($\rho_{20}$ = 1.19 g/mL),于容量瓶中,用纯水定容成 1 000 mL。

(6)铁标准使用溶液[$\rho(Fe)$ = 10.0 $\mu g/mL$]:吸取 10.00 mL 铁标准储备液,移入容量瓶中,用纯水定容至 100 mL,临用现配。

4. 仪器

(1)锥形瓶:150 mL;

(2)具塞比色管:50 mL;

(3)分光光度计。

注:所有玻璃器皿每次使用前均需用稀硝酸浸泡除铁。

5. 分析步骤

(1)吸取 50.0 mL 混匀的水样(含铁量超过 50 μg 时,可取适量水样加纯水稀释至 50 mL)于 150 mL 锥形瓶中。

注:总铁包括水体中悬浮性铁和微生物体中的铁,取样时应剧烈振摇均匀,并立即吸取,以防止重复测定结果之间出现很大的差别。

(2)另取 150 mL 锥形瓶 8 个,分别加入铁标准使用溶液 0 mL、0.25 mL、0.50 mL、

1.00 mL、2.00 mL、3.00 mL、4.00 mL 和 5.00 mL，各加纯水至 50 mL。

(3)向水样及标准系列锥形瓶中各加 4 mL 盐酸溶液和 1 mL 盐酸羟胺溶液，小火煮沸浓缩至约 30 mL，冷却至室温后移入 50 mL 比色管中。

(4)向水样及标准系列比色管中各加 2 mL 二氮杂菲溶液，混匀后再加 10.0 mL 乙酸铵缓冲溶液，最后加纯水至 50 mL，混匀，放置 10～15 min。

注①：乙酸铵试剂可能含有微量铁，故缓冲溶液的加入量要准确一致。

注②：若水样较清洁，含难溶亚铁盐少时，可将所加各种试剂量减半。但标准系列与样品应一致。

(5)于 510 nm 波长处，用 2 cm 比色皿，以纯水为参比，测量吸光度。

(6)绘制标准曲线，建立回归方程，计算样品管中铁的质量。

6. 计算

水样中总铁(Fe)的质量浓度按公式 6.5 计算：

$$\rho(\text{Fe}) = \frac{m}{V} \qquad (\text{公式 6.5})$$

式中：$\rho(\text{Fe})$——水样中总铁(Fe)的质量浓度，mg/L；

m——由标准曲线所建回归方程计算的样品管中铁的质量，μg；

V——水样体积，mL。

7. 精密度和准确度

有 39 个实验室用本法测定含铁 150 μg/L 的合成水样，其他金属离子浓度(μg/L)为：汞，5.1；锌，39；镉，29；锰，130。相对标准偏差为 18%，相对误差为 13%。

(三)生活饮用水中锰的监测

方法 1：原子吸收分光光度法(GB/T 5750.6—2006)

1. 范围

本法适用于生活饮用水及水源水中较高浓度锰的测定。本法适宜的测定范围：锰 0.1～3 mg/L。

2. 原理

水样中锰离子被原子化后，吸收来自锰元素空心阴极灯发出的共振线(锰，279.5 nm)，吸收共振线的量与样品中锰元素的含量成正比。在其他条件不变的情况下，根据测量被吸收后的谱线强度，与标准系列比较定量。

3. 试剂

所用纯水均为去离子蒸馏水。

(1)锰标准储备溶液[$\rho(\text{Mn}) = 1$ mg/mL]：称取 1.291 2 g 氧化锰(MnO，优级纯)或称取 1.000 g 金属锰[$\omega(\text{Mn}) \geqslant 99.8\%$]，加硝酸溶液(1+1)溶解后，用纯水定容至 1 000 mL。

(2)硝酸($\rho_{20} = 1.42$ g/mL)，优级纯。

(3)盐酸($\rho_{20} = 1.19$ g/mL)，优级纯。

4. 仪器

所有玻璃器皿，使用前均需先用硝酸溶液(1+9)浸泡，并直接用纯水清洗。

（1）原子吸收分光光度计及锰空心阴极灯。

（2）电热板。

（3）抽气瓶和玻璃砂芯滤器。

5. 分析步骤

（1）水样的预处理：澄清的水样可直接进行测定；悬浮物较多的水样，分析前需酸化并消化有机物。若需测定溶解的金属，则应在采样时将水样通过 $0.45~\mu m$ 滤膜过滤，然后按每升水样加 $1.5~mL$ 硝酸酸化使 pH 小于 2。

水样中的有机物一般不干扰测定，为使金属离子能全部进入水溶液并促使颗粒物质溶解以有利于萃取和原子化，可采用盐酸-硝酸消化法。于每升酸化水样中加入 $5~mL$ 硝酸，混匀后取定量水样，按每 $100~mL$ 水样加入 $5~mL$ 盐酸的比例加入盐酸，在电热板上加热 $15~min$。冷至室温后，用玻璃砂芯漏斗过滤，最后用纯水稀释至一定体积。

（2）水样测定：将各种金属标准储备溶液用每升含 $1.5~mL$ 硝酸的纯水稀释，并配制成 $0.10\sim3.0~mg/L$ 标准系列。

注：所列测量范围受不同型号仪器的灵敏度及操作条件的影响而变化时，可酌情改变上述测量范围。将标准、空白溶液和样品溶液依次喷入火焰，测量吸光度。绘制标准曲线，建立回归方程，计算锰元素的质量浓度。

6. 计算

可从标准曲线所建回归方程计算水样中锰的质量浓度（mg/L）。

7. 精密度和准确度

22 个实验室用直接法或萃取法测定含锰 $130~\mu g/L$ 的合成水样，其他金属的浓度（$\mu g/L$）为：汞，5.1；锌，39；铜，26.5；镉，29；铁，150；铬，46；铅，54。相对标准偏差为 7.9%，相对误差为 7.7%。

方法 2：过硫酸铵分光光度法（GB/T 5750.6—2006）

1. 范围

本法适用于生活饮用水及其水源水中总锰的测定。本法最低检测质量为 $2.5~\mu g$ 锰（以 Mn 计），若取 $50~mL$ 水样测定，则最低检测质量浓度为 $0.05~mg/L$。小于 $100~mg$ 的氯离子不干扰测定。

2. 原理

在硝酸银存在下，锰被过硫酸铵氧化成紫红色的高锰酸盐，其颜色的深度与锰的含量成正比。当溶液中有过量的过硫酸铵时，生成的紫红色至少能稳定 $24~h$。氯离子因能沉淀银离子而抑制催化作用，可由试剂中所含的汞离子予以消除。加入磷酸可络合铁等干扰元素。如水样中有机物较多，可多加过硫酸铵，并延长加热时间。

3. 试剂

配制试剂及稀释溶液所用的纯水不得含还原性物质，否则可加过硫酸铵处理。例如取 $500~mL$ 去离子水，加 $0.5~g$ 过硫酸铵煮沸 $2~min$，放冷后使用。

（1）过硫酸铵$[(NH_4)_2S_2O_8]$：干燥固体。

注：过硫酸铵在干燥时较为稳定，水溶液或受潮的固体容易分解放出过氧化氢而失效。本法常因此试剂分解而失败。

（2）硝酸银-硫酸汞溶液：称取 75 g 硫酸汞（$HgSO_4$）溶于 600 mL 硝酸溶液（2＋1）中，再加 200 mL 磷酸（$\rho_{20}＝1.19$ g/mL）及 35 mg 硝酸银，放冷后加纯水至 1 000 mL，储于棕色瓶中。

（3）盐酸羟胺溶液（100 g/L）：称取 10 g 盐酸羟胺（$NH_2OH \cdot HCl$），溶于纯水并稀释至 100 mL。

（4）锰标准储备溶液[$\rho(Mn)＝1$ mg/mL]：见"方法 1：原子吸收分光光度法"。

（5）锰标准使用溶液[$\rho(Mn)＝10$ μg/mL]：吸取 5.00 mL 锰标准储备溶液，用纯水定容至 500 mL。

4. 仪器

（1）锥形瓶：150 mL。

（2）具塞比色管：50 mL。

（3）分光光度计。

5. 分析步骤

（1）吸取 50.0 mL 水样于 150 mL 锥形瓶中。

（2）另取 9 个 150 mL 锥形瓶，分别加入锰标准使用溶液 0 mL、0.25 mL、0.50 mL、1.00 mL、3.00 mL、5.00 mL、10.0 mL、15.0 mL 和 20.0 mL，加纯水至 50 mL。

（3）向水样及标准系列瓶中各加 2.5 mL 硝酸银-硫酸汞溶液，煮沸至剩约 45 mL 时，取下稍冷。如有浑浊，可用滤纸过滤。

（4）将 1 g 过硫酸铵分次加入锥形瓶中，缓缓加热至沸。若水中有机物较多，取下稍冷后再分次加入 1 g 过硫酸铵，再加热至沸，使显色后的溶液中保持有剩余的过硫酸铵。取下放置 1 min 后，用水冷却。

（5）将水样及标准系列瓶中的溶液分别移入 50 mL 比色管中，加纯水至刻度，混匀。

（6）于 530 nm 波长处，用 5 cm 比色皿，以纯水为参比，测量样品和标准系列的吸光度。

（7）如原水样有颜色时，可向有色的样品溶液中滴加盐酸羟胺溶液，至生成的高锰酸盐完全褪色为止，再次测量此水样的吸光度。

（8）绘制工作曲线，建立回归方程，计算样品管中的锰质量。

（9）有颜色的水样，应由（6）测得的样品溶液的吸光度减去（7）测得的样品空白吸光度，再由工作曲线所建回归方程计算锰的质量。

6. 计算

水样中锰（以 Mn 计）的质量浓度按公式 6.6 计算：

$$\rho(Mn)＝\frac{m}{V} \tag{公式 6.6}$$

式中：$\rho(Mn)$——水样中锰（以 Mn 计）的质量浓度，mg/L；

m——由工作曲线所建回归方程计算的样品管中锰的质量，μg；

V——水样体积，mL。

7. 精密度和准确度

22 个实验室用本法测定含锰 130 μg/L 的合成水样，其他金属浓度（μg/L）为：汞，5.1；锌，39；铜，26.5；镉，29；铁，150；铬，46；铅，54。相对标准偏差为 7.9%，相对误差为 7.7%。

方法 3：甲醛肟分光光度法（GB/T 5750.6—2006）

1. 范围

本法适用于生活饮用水及其水源水中总锰的测定。本法最低检测质量为 $1.0~\mu g$，若取 50 mL 水样测定，最低检测质量浓度为 0.02 mg/L。钴大于 1.5 mg/L 时，出现正干扰。

2. 原理

在碱性溶液中，甲醛肟与锰形成棕红色的化合物，在波长 450 nm 处测量吸光度。

3. 试剂

(1)硝酸（$\rho_{20}=1.42$ g/mL）。

(2)过硫酸钾（$K_2S_2O_8$）。

(3)亚硫酸钠（Na_2SO_3）。

(4)硫酸亚铁铵溶液：称取 700 mg 硫酸亚铁铵[$(NH_4)_2Fe(SO_4)_2 \cdot 6H_2O$]，加入硫酸溶液（1+9）10 mL，用纯水稀释至 1 000 mL。

(5)氢氧化钠溶液（160 g/L）：称取 160 g 氢氧化钠，溶于纯水，并稀释至 1 000 mL。

(6)乙二胺四乙酸二钠溶液（372 g/L）：称取 37.2 g 乙二胺四乙酸二钠，加入氢氧化钠溶液（160 g/L）约 50 mL，搅拌至完全溶解，用纯水稀释至 100 mL。

(7)甲醛肟溶液：称取 10 g 盐酸羟胺（$NH_2OH \cdot HCl$）溶于约 50 mL 纯水中，加 5 mL 甲醛溶液（$\rho_{20}=1.08$ g/mL），用纯水稀释至 100 mL。将试剂存放在阴凉处，至少可保存 1 个月。

(8)氨水溶液：量取 70 mL 氨水（$\rho_{20}=0.88$ g/mL），用纯水稀释至 200 mL。

(9)盐酸羟胺溶液（417 g/L）：称取 41.7 g 盐酸羟胺（$NH_2OH \cdot HCl$），溶于纯水并稀释至 100 mL。

(10)氨性盐酸羟胺溶液：将上述"(8)氨水溶液"和"(9)盐酸羟胺溶液"等体积混合。

(11)锰标准储备溶液[$\rho(Mn)=1$ mg/mL]：见"方法 1：原子吸收分光光度法"。

(12)锰标准使用溶液[$\rho(Mn)=10~\mu g/mL$]：吸取 5.00 mL 锰标准储备溶液，用纯水定容至 500 mL。

4. 仪器

(1)锥形瓶：100 mL。

(2)具塞比色管：50 mL。

(3)分光光度计。

5. 分析步骤

(1)水样的预处理：对含有悬浮锰及有机锰的水样，需进行预处理。处理步骤为：取一定量的水样于锥形瓶中，按每 50 mL 水样加硝酸 0.5 mL，过硫酸钾 0.25 g，放入数粒玻璃珠，在电炉上煮沸 30 min，取下稍冷，用快速定性滤纸过滤，用稀硝酸溶液[$c(HNO_3)=0.1$ mol/L]洗涤滤纸数次。滤液中加入约 0.5 g 亚硫酸钠，用纯水定容至一定体积，作为测试溶液。清洁水样可直接测定。

(2)取 50 mL 清洁水样或测试溶液于 50 mL 比色管中。

(3)另取 50 mL 比色管 8 支，分别加入 0 mL、0.10 mL、0.25 mL、0.50 mL、1.00 mL、2.00 mL、3.00 mL 和 4.00 mL 锰标准使用溶液，加纯水至刻度。

(4)向水样及标准系列管中各加 1.0 mL 硫酸亚铁铵溶液和 0.5 mL 乙二胺四乙酸二钠溶液,混匀后加入 0.5 mL 甲醛肟溶液,并立即加入 1.5 mL 氢氧化钠溶液,混匀后打开管塞静置 10 min。

(5)加入 3 mL 氨性盐酸羟胺溶液,至少放置 1 h(室温低于 15 ℃时,放入温水浴中),在波长 450 nm 处,用 5 cm 比色皿,以纯水为参比,测量吸光度。

(6)绘制标准曲线,建立回归方程,计算水样管中锰的质量。

6. 计算

水样中锰(以 Mn 计)的质量浓度按公式 6.7 计算:

$$\rho(Mn) = \frac{m}{V} \qquad\qquad (公式 6.7)$$

式中:$\rho(Mn)$——水样中锰(以 Mn 计)的质量浓度,mg/L;

$\quad$ m——由标准曲线所建回归方程计算的样品管中锰的质量,μg;

$\quad$ V——水样体积,mL。

7. 精密度和准确度

3 个实验室测定锰质量浓度为 0.02 mg/L、0.10 mg/L 和 0.40 mg/L 的人工合成水样,相对标准偏差分别为 10%～17%、4.6%～5.0% 和 1.4%～3.0%;单个实验室测定浓度为 0.8 mg/L 的人工合成水样,相对标准偏差为 1%。

7 个实验室采用自来水、井水、河水、矿泉水和人工合成水样做加标回收试验,回收率为 94%～109%。

(四)生活饮用水中铜的监测

方法 1:无火焰原子吸收分光光度法(GB/T 5750.6—2006)

1. 范围

本法适用于生活饮用水及其水源水中铜的测定。本法最低检测质量为 0.1 ng,若取 20 μL 水样测定,则最低检测质量浓度为 5 $\mu g/L$。

2. 原理

样品经适当处理后,注入石墨炉原子化器,所含的金属离子在石墨管内以原子化高温蒸发解离为原子蒸气。待测元素的基态原子吸收来自同种元素空心阴极灯发射的共振线,其吸收强度在一定范围内与金属浓度成正比。

3. 试剂

(1)铜标准储备溶液[$\rho(Cu) = 1$ mg/mL]:称取 0.500 0 g 纯铜粉溶于 10 mL 硝酸溶液(1+1)中,并用纯水定容至 500 mL。

(2)铜标准中间溶液[$\rho(Cu) = 50$ $\mu g/mL$]:取铜标准储备溶液 5.00 mL 于 100 mL 容量瓶中,用硝酸溶液(1+99)定容至刻度,摇匀。

(3)铜标准使用溶液[$\rho(Cu) = 1$ $\mu g/mL$]:取铜标准中间溶液 2.00 mL 于 100 mL 容量瓶中,用硝酸溶液(1+99)定容至刻度,摇匀。

4. 仪器

(1)石墨炉原子吸收分光光度计。

（2）铜元素空心阴极灯。

（3）氩气钢瓶。

（4）微量加液器：20 μL。

（5）聚乙烯瓶：100 mL。

测定铜的仪器参数见表6.4。

表6.4　测定铜的仪器参数

元素	波长/nm	干燥温度/℃	干燥时间/s	灰化温度/℃	灰化时间/s	原子化温度/℃	原子化时间/s
Cu	324.7	120	30	900	30	2 300	5

5. 分析步骤

（1）吸取铜标准使用溶液 0 mL、0.50 mL、1.00 mL、2.00 mL、3.00 mL 和 4.00 mL 于 6 个 100 mL 容量瓶内，用硝酸溶液（1＋99）稀释至刻度，摇匀，配制成 0 ng/mL、5.0 ng/mL、10 ng/mL、20 ng/mL、30 ng/mL 和 40 ng/mL 的标准系列。

（2）仪器参数设定后依次吸取 20 μL 试剂空白、标准系列和样品，注入石墨管，记录吸收峰高或峰面积。

6. 计算

若样品经处理或稀释，由标准曲线所建回归方程计算铜浓度后，按公式6.8计算：

$$\rho(\text{Cu}) = \frac{\rho_1 \times V_1}{V} \quad (\text{公式 } 6.8)$$

式中：$\rho(\text{Cu})$——水样中铜的质量浓度，μg/L；

ρ_1——由标准曲线所建回归方程计算的试样中铜的质量浓度，μg/L；

V——原水样体积，mL；

V_1——测定样品的体积，mL。

方法 2：火焰原子吸收分光光度法（GB/T 5750.6—2006）

【直接法】

1. 范围

本法适用于生活饮用水及水源水中较高浓度铜的测定。本法适宜的测定范围：铜 0.2～5 mg/L。

2. 原理

水样中铜离子被原子化后，吸收来自铜元素空心阴极灯发出的共振线（铜，324.7 nm），吸收共振线的量与样品中铜元素的含量成正比。在其他条件不变的情况下，根据测量被吸收后的谱线强度，与标准系列比较定量。

3. 试剂

所用纯水均为去离子蒸馏水。

（1）铜标准储备溶液[$\rho(\text{Cu}) = 1$ mg/mL]：称取 1.000 g 纯铜粉[$\omega(\text{Cu}) \geqslant 99.9\%$]，溶于 15 mL 硝酸溶液（1＋1）中，用纯水定容至 1 000 mL。

（2）硝酸（$\rho_{20} = 1.42$ g/mL），优级纯。

（3）盐酸（$\rho_{20} = 1.19$ g/mL），优级纯。

4. 仪器

所有玻璃器皿，使用前均需先用硝酸溶液（1＋9）浸泡 8 h，并直接用纯水清洗。

(1)原子吸收分光光度计及铜空心阴极灯。

(2)电热板。

(3)抽气瓶和玻璃砂芯滤器。

5. 分析步骤

(1)水样的预处理:澄清的水样可直接进行测定;悬浮物较多的水样,分析前需酸化并消化有机物。若需测定溶解的金属,则应在采样时将水样通过孔径为 0.45 μm 滤膜过滤,然后按每升水样加 1.5 mL 硝酸酸化,使 pH 小于 2。

水样中的有机物一般不干扰测定,为使金属离子能全部进入水溶液并促使颗粒物质溶解以有利于萃取和原子化,可采用盐酸-硝酸消化法。于每升酸化水样中加入 5 mL 硝酸,混匀后取定量水样,按每 100 mL 水样加入 5 mL 盐酸的比例加入盐酸,在电热板上加热 15 min。冷至室温后,用玻璃砂芯漏斗过滤,最后用纯水稀释至一定体积。

(2)水样测定:将铜标准储备溶液用每升含 1.5 mL 硝酸的纯水稀释,并配制成 0.30～5.0 mg/L 标准系列。

注:所列测量范围受不同型号仪器的灵敏度及操作条件的影响而变化时,可酌情改变上述测量范围。将标准、空白溶液和样品溶液依次喷入火焰,测量吸光度。绘制标准曲线,建立回归方程,计算铜元素的质量浓度。

6. 计算

可由标准曲线所建立回归方程计算水样中铜的质量浓度(mg/L)。

【萃取法】

1. 范围

本法适用于生活饮用水及其水源水中较低浓度的铜、铁、锰、锌、镉和铅的测定。本法最低检测质量:铁、锰、铅,2.5 μg;铜,0.75 μg;锌、镉,0.25 μg。若取 100 mL 水样萃取,则铁、锰、铅的最低检测质量浓度分别为 25 μg/L、7.5 μg/L 和 2.5 μg/L。本法适宜的测定范围:铁、锰、铅,25～300 μg/L;铜,7.5～90μg/L;锌、镉,2.5～30 μg/L。

2. 原理

于微酸性水样中加入吡咯烷二硫代氨基甲酸铵(APDC),和金属离子形成络合物,用甲基异丁基甲酮(MIBK)萃取,萃取液喷雾进入原子化器,测定各自波长下的吸光度,求出待测金属离子的浓度。

3. 试剂

(1)各种金属离子的标准储备溶液

①铁标准储备溶液[ρ(Fe) = 1 mg/mL]:称取 1.000 g 纯铁粉[ω(Fe)≥99.9%]或 1.430 0 g 氧化铁(Fe_2O_3,优级纯),加入 10 mL 硝酸溶液(1+1),慢慢加热并滴加盐酸(ρ_{20}=1.19 g/mL)助溶,至完全溶解后加纯水定容至 1 000 mL。

②铜标准储备溶液[ρ(Cu) = 1 mg/mL]:称取 1.000 g 纯铜粉[ω(Cu)≥99.9%],溶于 15 mL 硝酸溶液(1+1)中,用纯水定容至 1 000 mL。

③锰标准储备溶液[ρ(Mn) = 1 mg/mL]:称取 1.291 2 g 氧化锰(MnO,优级纯)或称取 1.000 g 金属锰[ω(Mn)≥99.8%],加硝酸溶液(1+1)溶解后,用纯水定容至 1 000 mL。

④锌标准储备溶液[ρ(Zn) = 1 mg/mL]:称取 1.000 0 g 纯锌[ω(Zn)≥99.9%],溶于 20 mL 硝酸溶液(1+1)中,并用纯水定容至 1 000 mL。

⑤镉标准储备溶液[$\rho(Cd) = 1$ mg/mL]:称取 1.000 g 纯镉粉,溶于 5 mL 硝酸溶液(1+1)中,并用纯水定容至 1 000 mL。

⑥铅标准储备溶液[$\rho(Pb) = 1$ mg/mL]:称取 1.598 5 g 经干燥的硝酸铅[$Pb(NO_3)_2$],溶于约 200 mL 纯水中,加入 1.5 mL 硝酸($\rho_{20}=1.42$ g/mL),用纯水定容至 1 000 mL。

(2)各种金属离子的标准使用溶液:用每升含 1.5 mL 硝酸($\rho_{20}=1.42$ g/mL,优级纯)的纯水将各种金属离子储备溶液稀释成 1.00 mL 含 10 μg 铁、锰和铅,1.00 mL 含 3.0 μg 铜及 1.00 mL 含 1.0 μg 锌、镉的标准使用液。

(3)甲基异丁基甲酮[$(CH_3)_2CHCH_2COCH_3$]:对品级低的需用 5 倍体积的盐酸溶液(1+99)振摇,洗除所含杂质,弃去盐酸相,再用纯水洗去过量的酸。

(4)酒石酸溶液(150 g/L):称取 150 g 酒石酸($C_4H_6O_6$)溶于纯水中,稀释至 1 000 mL。酒石酸中如含有金属杂质时,在溶液中加入 10 mL 吡咯烷二硫代氨基甲酸铵(APDC)溶液,用甲基异丁基甲酮(MIBK)萃取提纯。

(5)硝酸溶液[$c(HNO_3) = 1$ mol/L]:吸取 7.1 mL 硝酸($\rho_{20}=1.42$ g/mL)加到纯水中,稀释至 100 mL。

(6)氢氧化钠溶液(40 g/L):称取 4 g 氢氧化钠溶于纯水中,并稀释至 100 mL。

(7)溴酚蓝指示剂(0.5 g/L):称取 0.05 g 溴酚蓝($C_{19}H_{10}Br_4O_5S$),溶于乙醇溶液[$\varphi(C_2H_5OH)=20\%$]中,并稀释成 100 mL。

(8)吡咯烷二硫代氨基甲酸铵溶液(20 g/L):称取 2 g 吡咯烷二硫代氨基甲酸铵($C_5H_{12}N_2S_2$)溶于纯水中,滤去不溶物,并稀释到 100 mL,临用前配制。

4. 仪器

(1)原子吸收分光光度计及铁、锰、铜、锌、镉、铅空心阴极灯。

(2)分液漏斗:125 mL。

(3)具塞试管:10 mL。

5. 分析步骤

(1)吸取 100 mL 水样于 125 mL 分液漏斗中。

(2)分别向 6 个 125 mL 分液漏斗中加入 0 mL、0.25 mL、0.50 mL、1.00 mL、2.00 mL 和 3.00 mL 各金属标准溶液,加含硝酸的纯水[每升含 1.5 mL 硝酸($\rho_{20}=1.42$ g/mL)]至 100 mL,成为含有 0 μg/L、25 μg/L、50 μg/L、100 μg/L、200 μg/L 和 300 μg/L 铁、锰、铅和 0 μg/L、7.5 μg/L、15.0 μg/L、30.0 μg/L、60.0 μg/L 和 90 μg/L 铜以及 0 μg/L、2.50 μg/L、5.00 μg/L、10.0 μg/L、20.0 μg/L 和 30.0 μg/L 锌、镉的标准系列。

(3)向盛有水样及金属标准溶液的分液漏斗中各加酒石酸溶液 5 mL,混匀。以溴酚蓝为指示剂,用硝酸溶液或氢氧化钠溶液调节水样及标准溶液的 pH 值至 2.2~2.8,此时溶液由蓝色变为黄色。

(4)向各分液漏斗加入 2.5 mL 吡咯烷二硫代氨基甲酸铵溶液,混匀。再各加入 10 mL 甲基异丁基甲酮,振摇 2 min。静置分层,弃去水相。用滤纸或脱脂棉擦去分液漏斗颈内壁的水膜。另取干燥脱脂棉少许塞于分液漏斗颈末端,将萃取液通过脱脂棉滤入干燥的具塞试管中。

(5)将甲基异丁基甲酮萃取液喷入火焰,并调节进样量为每分 0.8~1.5 mL。减少乙炔流量,调节火焰至正常高度。

(6)将标准系列和样品萃取液及甲基异丁基甲酮间隔喷入火焰,测量吸光度。

(7)绘制工作曲线,建立回归方程,计算水样中待测金属的质量(μg/L)。应在萃取后 5 h 内完成测定。

6. 计算

水样中待测金属的质量浓度按公式 6.9 计算:

$$\rho(B) = \frac{\rho_1}{V}$$ (公式 6.9)

式中:$\rho(B)$——水样中待测金属的质量浓度,mg/L;

ρ_1——由工作曲线所建回归方程计算的待测金属质量,μg;

V——原水样体积,mL。

7. 精密度和准确度

5 个实验室测定合成水样,其中各金属浓度(μg/L)分别为:铜,26.5;汞,5.1;锌,39;镉,29;铁,150;锰,130。相对标准偏差为 9.3%,相对误差为 6.8%。

(五)生活饮用水中锌的监测

方法 1:原子吸收分光光度法(GB/T 5750.6—2006)

1. 范围

本法适用于生活饮用水及水源水中较高浓度锌的测定。本法适宜的测定范围:锌 0.05~1 mg/L。

2. 原理

水样中锌离子被原子化后,吸收来自锌元素空心阴极灯发出的共振线(锌,213.9 nm),吸收共振线的量与样品中锌元素的含量成正比。在其他条件不变的情况下,根据测量被吸收后的谱线强度,与标准系列比较定量。

3. 试剂

所用纯水均为去离子蒸馏水。

(1)锌标准储备溶液[$\rho(Zn) = 1$ mg/mL]:称取 1.000 g 纯锌[$\omega(Zn) \geqslant 99.9\%$],溶于 20 mL硝酸溶液(1+1)中,并用纯水定容至 1 000 mL。

(2)硝酸($\rho_{20} = 1.42$ g/mL),优级纯。

(3)盐酸($\rho_{20} = 1.19$ g/mL),优级纯。

4. 仪器

所有玻璃器皿,使用前均需先用硝酸溶液(1+9)浸泡 8 h,并直接用纯水清洗。

(1)原子吸收分光光度计及锌空心阴极灯。

(2)电热板。

(3)抽气瓶和玻璃砂芯滤器。

5. 分析步骤

(1)水样的预处理:澄清的水样可直接进行测定;悬浮物较多的水样,分析前需酸化并消化有机物。若需测定溶解的金属,则应在采样时将水样通过 0.45 μm 滤膜过滤,然后按每升水样加 1.5 mL 硝酸酸化使 pH 小于 2。

水样中的有机物一般不干扰测定,为使金属离子能全部进入水溶液并促使颗粒物质溶解以有利于萃取和原子化,可采用盐酸-硝酸消化法。于每升酸化水样中加入 5 mL 硝酸,混匀后取定量水样,按每 100 mL 水样加入 5 mL 盐酸的比例加入盐酸,在电热板上加热 15 min。冷至室温后,用玻璃砂芯漏斗过滤,最后用纯水稀释至一定体积。

(2)水样测定:将锌标准储备溶液用每升含 1.5 mL 硝酸的纯水稀释,并配制成 0.050～1.0 mg/L 标准系列。(注:所列测量范围受不同型号仪器的灵敏度及操作条件的影响而变化时,可酌情改变上述测量范围。)将标准、空白溶液和样品溶液依次喷入火焰,测量吸光度,绘制标准曲线,建立回归方程,计算锌元素的质量浓度。

6. 计算

可从标准曲线所建立的回归方程计算水样中锌的质量浓度(mg/L)。

7. 精密度和准确度

11 个实验室用直接法或萃取法测定含锌 478 $\mu g/L$ 和 26 $\mu g/L$ 的合成水样,其他成分的浓度($\mu g/L$)为:铝,852 和 435;砷,182 和 61;铍,261 和 183;镉,59 和 27;钴,348 和 96;铬,304 和 65;铜,374 和 37;铁,796 和 78;汞,7.6 和 4.4;锰,478 和 47;镍,165 和 96;铅,383 和 113;硒,48 和 16;钒,848 和 470。相对标准偏差分别为 9.2% 和 7.6%。相对误差分别为 4.0% 和 0%。

方法 2:锌试剂-环己酮分光光度法(GB/T 5750.6—2006)

1. 范围

本法适用于生活饮用水及其水源水中锌的测定。本法最低检测质量为 5 μg,若取 25 mL 水样测定,则最低检测质量浓度为 0.20 mg/L。加入抗坏血酸钠可降低锰的干扰。Cu^{2+}、Pb^{2+}、Fe^{3+} 和 Mn^{2+} 质量浓度分别不超过 30 mg/L、50 mg/L、7 mg/L 和 5 mg/L 时,对测定无干扰。

2. 原理

锌与锌试剂在 pH 9.0 条件下生成蓝色络合物。其他重金属也能与锌试剂生成有色络合物,加入氰化物可络合锌及其他重金属,但加入环己酮能使锌有选择性地从氰络合物中游离出来,并与锌试剂发生显色反应。

3. 试剂

(1)环己酮。

(2)抗坏血酸钠或抗坏血酸($C_6H_8O_6$)。

(3)氰化钾溶液(10 g/L):称取 1.0 g 氰化钾(KCN)溶于 100 mL 纯水中。

注:此溶液剧毒!

(4)缓冲溶液(pH 9.0):称取 8.4 g 氢氧化钠,溶于 500 mL 纯水中,加入 31 g 硼酸,溶解后再加纯水至 1 000 mL。

(5)锌试剂溶液:称取 100 mg 锌试剂[$HOC_6H_3(SO_3H)N_2NC(C_6H_5):NNC_6H_4COOH$],溶于 100 mL 甲醇中。

(6)锌标准储备溶液[$\rho(Zn) = 1$ mg/mL]:称取 1.000 g 纯锌[$\omega(Zn) \geqslant 99.994$],溶于 20 mL 硝酸溶液(1+1)中,并用纯水定容至 1 000 mL。

(7)锌标准使用溶液[$\rho(Zn) = 10$ $\mu g/mL$]:临用前取 10.0 mL 锌标准储备溶液稀释至 1 000 mL。

4. 仪器

(1)比色管:50 mL。

(2)分光光度计。

5. 分析步骤

(1)取澄清水样(如浑浊可用孔径为 0.45 μm 滤膜过滤)用盐酸溶液(1+5)或氢氧化钠溶液(80 g/L)调节 pH 至 7,然后吸取 25 mL 于 50 mL 比色管中。

(2)吸取 0 mL、0.50 mL、1.00 mL、3.00 mL、5.00 mL 和 10.0 mL 锌标准使用溶液置于 50 mL 比色管中,分别加水稀释至 25 mL。

(3)加入 0.5 g 抗坏血酸钠,混匀。如用抗坏血酸,则需加约 0.6 mL 氢氧化钠溶液(200 g/L),调至中性。

注:锰在 0.1 mg/L 以下时,可不加抗坏血酸钠。

(4)向标准及水样管中各加 5.0 mL 缓冲液、2.0 mL 氰化钾溶液、3.0 mL 锌试剂溶液。每加一种试剂均需充分混匀。

(5)各加环己酮 1.5 mL,充分混合至溶液透明。

(6)在 620 nm 波长下,用 1 cm 比色皿,以试剂空白为参比,测量吸光度。

(7)绘制工作曲线,建立回归方程,计算水样管中锌的质量。

6. 计算

水样中锌(Zn)的质量浓度按公式 6.10 计算:

$$\rho(\mathrm{Zn}) = \frac{m}{V} \tag{公式 6.10}$$

式中:$\rho(\mathrm{Zn})$——水样中锌(Zn)的质量浓度,mg/L;

m——由工作曲线所建回归方程计算的水样管中锌的质量,μg;

V——水样体积,mL。

7. 精密度和准确度

单个实验室测定高、中、低三种浓度的加标水样,相对标准偏差为 2.3%～4.6%。取两种地面水和一种自来水做回收试验,回收率 93%～108%。另两个实验室测定结果的相对标准偏差分别为 0.7%～4.2% 和 2.3%～6.8%,回收率分别为 97%～100% 和 96%～107%。

方法 3:双硫腙分光光度法(GB/T 5750.6—2006)

1. 范围

本法适用于生活饮用水及其水源水中锌的测定。本法最低检测质量为 0.5 μg,若取 10 mL 水样测定,则最低检测质量浓度为 0.05 mg/L。在选定的 pH 条件下,用足量硫代硫酸钠可掩蔽水中少量铅、铜、汞、镉、钴、铋、镍、金、钯、银、亚锡等金属干扰离子。

2. 原理

在 pH 4.0～5.5 的水溶液中,锌离子与双硫腙生成红色螯合物,用四氯化碳萃取后比色定量。

3. 试剂

配制试剂和稀释用纯水均为去离子蒸馏水。

(1)双硫腙四氯化碳储备溶液(1 g/L):称取 0.1 g 双硫腙($C_{18}H_{12}N_4S$),在干燥的烧杯中用四氯化碳溶解后稀释至 100 mL,倒入棕色瓶中。此溶液置冰箱内保存可稳定数周。

如双硫腙不纯,可用下述方法纯化:称取 0.20 g 双硫腙,溶于 100 mL 三氯甲烷,经脱脂棉过滤于 250 mL 分液漏斗中,每次用 20 mL 氨水(3+97)连续反萃取数次,直至三氯甲烷相几乎无绿色为止。合并水相至另一分液漏斗,每次用 10 mL 四氯化碳振荡洗涤水相两次,弃去四氯化碳相。水相用硫酸溶液(1+9)酸化至有双硫腙析出,再每次用 100 mL 四氯化碳萃取两次,合并四氯化碳相,倒入棕色瓶中,置冰箱内保存。

(2)双硫腙四氯化碳溶液:临用前,吸取适量双硫腙四氯化碳储备溶液,用四氯化碳稀释约 30 倍,至吸光度为 0.4(波长 535 nm,1 cm 比色皿)。

(3)乙酸-乙酸钠缓冲溶液(pH 4.7):称取 68 g 乙酸钠($NaC_2H_3O_2 \cdot 3H_2O$),用纯水溶解后稀释至 250 mL。另取冰乙酸 31 mL,用纯水稀释至 250 mL,将上述两种溶液等体积混合。

如试剂不纯,将上述混合液置于分液漏斗中,每次用 10 mL 双硫腙四氯化碳溶液萃取,直至四氯化碳相呈绿色为止。弃去四氯化碳相,向水相加入 10 mL 四氯化碳,振荡洗涤水相,弃去四氯化碳相,如此反复数次,直至四氯化碳相不显绿色为止。用滤纸过滤水相于试剂瓶中。

(4)硫代硫酸钠溶液(250 g/L):称取 25 g 硫代硫酸钠,溶于 100 mL 纯水中。如试剂不纯,按(3)纯化。

(5)锌标准储备溶液[$\rho(Zn) = 1$ mg/mL]:称取 1.000 g 纯锌[$\omega(Zn) \geqslant 99.9\%$],溶于 20 mL 硝酸溶液(1+1)中,并用纯水定容至 1 000 mL。

(6)锌标准使用溶液[$\rho(Zn) = 1$ μg/mL]:用锌标准储备溶液稀释。

4. 仪器

所用玻璃仪器均需用硝酸溶液(1+1)浸泡,然后用不含锌的纯水冲洗干净。

(1)分液漏斗:60 mL。

(2)比色管:10 mL。

(3)分光光度计。

5. 分析步骤

本法测锌要特别注意防止外界污染,同时还要避免在直射阳光下操作。

(1)吸取水样 10.0 mL 于 60 mL 分液漏斗中,如水样锌含量超过 5 μg,可取适量水样,用纯水稀释至 10.0 mL。

(2)另取分液漏斗 7 个,依次加入锌标准使用溶液 0 mL、0.50 mL、1.00 mL、2.00 mL、3.00 mL、4.00 mL 和 5.00 mL,各加纯水至 10 mL。

(3)向各分液漏斗中加 5.0 mL 缓冲溶液,混匀,再各加 1.0 mL 硫代硫酸钠溶液,混匀,再加入 10.0 mL 双硫腙四氯化碳溶液,强烈振荡 4 min,静置分层。

注 1:加入硫代硫酸钠除有掩蔽干扰金属离子的作用外,还兼有还原剂的作用,保护双硫腙不被氧化。由于硫代硫酸钠也能与锌离子络合,因此标准系列中硫代硫酸钠溶液的用量应与水样管一致。

注 2:振荡时间应充分,因硫代硫酸钠是较强的络合剂,只有使锌从络合物[$Zn(S_2O_3)_2$]$^{2-}$中释放出来,才能被双硫腙四氯化碳溶液萃取。锌的释放比较缓慢,故振荡时间要保证 4 min,否则萃取不完全。为了使样品和标准的萃取率一致,应尽量使振荡强度和次数一致。

（4）用脱脂棉或卷细的滤纸擦去分液漏斗颈内的水，弃去最初放出的 2～3 mL 有机相，收集随后流出的有机相于干燥的 10 mL 比色管内。

（5）于 535 nm 波长处，用 1 cm 比色皿，以四氯化碳为参比，测量样品和标准系列萃取液的吸光度。

（6）绘制工作曲线，建立回归方程，计算样品管中锌的质量。

6. 计算

水样中锌的质量浓度按公式 6.11 计算：

$$\rho(Zn) = \frac{m}{V} \tag{公式 6.11}$$

式中：$\rho(Zn)$——水样中锌的质量浓度，mg/L；

m——由工作曲线所建回归方程计算的样品管中锌的质量，μg；

V——水样体积，mL。

7. 精密度和准确度

16 个实验室测定含锌 39 $\mu g/L$ 的合成水样，其他各金属离子浓度（$\mu g/L$）为：汞，5.1；铜，26.5；铁，150；锰，130；铅，5.4。相对标准偏差为 14%，相对误差为 26%。

（六）生活饮用水 pH 的监测

方法 1：玻璃电极法（GB/T 5750.4—2006）

1. 范围

本法适用于生活饮用水及其水源水中 pH 值的测定。用本法测定 pH 值可准确到 0.01。pH 值是水中氢离子活度倒数的对数值。水的色度、浑浊度、游离氯、氧化剂、还原剂、较高含盐量均不干扰测定，但在较强的碱性溶液中，当有大量钠离子存在时会产生误差，使读数偏低。

2. 原理

以玻璃电极为指示电极，饱和甘汞电极为参比电极，插入溶液中组成原电池。当氢离子浓度发生变化时，玻璃电极和甘汞电极之间的电动势也随着变化，在 25 ℃ 时，每单位 pH 标度相当于 59.1 mV 电动势变化值，在仪器上直接以 pH 的读数表示。在仪器上有温度差异补偿装置。

3. 试剂

配制下列缓冲溶液所用纯水均为新煮沸并放冷的蒸馏水。配成的溶液应储存在聚乙烯瓶或硬质玻璃瓶内。此类溶液可以稳定 1～2 个月。

（1）苯二甲酸氢钾标准缓冲溶液：称取 10.21 g 在 105 ℃ 烘干 2 h 的苯二甲酸氢钾（$KHC_8H_4O_4$），溶于纯水中，并稀释至 1 000 mL，此溶液的 pH 值在 20 ℃ 时为 4.00。

（2）混合磷酸盐标准缓冲溶液：称取 3.40 g 在 105 ℃ 烘干 2 h 的磷酸二氢钾（KH_2PO_4）和 3.55 g 磷酸氢二钠（Na_2HPO_4），溶于纯水中，并稀释至 1 000 mL。此溶液的 pH 值在 20 ℃ 时为 6.88。

（3）四硼酸钠标准缓冲溶液：称取 3.81 g 四硼酸钠（$Na_2B_4O_7 \cdot 10H_2O$），溶于纯水中，并稀释至 1 000 mL，此溶液的 pH 值在 20 ℃ 时为 9.22。

以上三种缓冲溶液的 pH 值随温度而稍有差异,见表 6.5。

表 6.5　pH 标准缓冲溶液在不同温度时的 pH 值

温度/℃	标准缓冲溶液,pH		
	苯二甲酸氢钾缓冲溶液	混合磷酸盐缓冲溶液	四硼酸钠缓冲溶液
0	4.00	6.98	9.46
5	4.00	6.95	9.40
10	4.00	6.92	9.33
15	4.00	6.90	9.18
20	4.00	6.88	9.22
25	4.01	6.86	9.18
30	4.02	6.85	9.14
35	4.02	6.84	9.10
40	4.04	6.84	9.07

4. 仪器

(1)精密酸度计:测量范围 0～14 pH 单位;读数精度为小于等于 0.02 pH 单位。

(2)pH 玻璃电极。

(3)饱和甘汞电极。

(4)温度计,0～50 ℃。

(5)塑料烧杯,50 mL。

5. 分析步骤

(1)玻璃电极在使用前应放入纯水中浸泡 24 h 以上。

(2)仪器校正:仪器开启 30 min 后,按仪器使用说明书操作。

(3)pH 定位:选用一种与被测水样 pH 接近的标准缓冲溶液,重复定位 1～2 次,当水样 pH<7.0 时,使用苯二甲酸氢钾标准缓冲溶液定位,以四硼酸钠或混合磷酸盐标准缓冲溶液复定位;如果水样 pH>7.0 时,则用四硼酸钠标准缓冲溶液定位,以苯二甲酸氢钾或混合磷酸盐标准缓冲溶液复定位。

注:如发现三种缓冲液的定位值不成线性,应检查玻璃电极的质量。

(4)用洗瓶以纯水缓缓淋洗两个电极数次,再以水样淋洗 6～8 次,然后插入水样中,1 min 后直接从仪器上读出 pH 值。

注1:甘汞电极内为氯化钾的饱和溶液,当室温升高后,溶液可能由饱和状态变为不饱和状态,故应保持一定量氯化钾晶体。

注2:pH 值大于 9 的溶液,应使用高碱玻璃电极测定 pH 值。

方法 2:标准缓冲溶液比色法(GB/T 5750.4—2006)

1. 范围

本法适用于色度和浑浊度甚低的生活饮用水及其水源水 pH 值的测定。用本法测定

pH 可准确到 0.1。水样带有颜色、浑浊或含有较多的游离余氯、氧化剂、还原剂时均有干扰。

2. 原理

不同的酸碱指示剂在一定的 pH 范围内显示出不同颜色。在一系列已知 pH 值的标准缓冲溶液及水样中加入相同的指示剂,显色后比对测得水样的 pH 值。

3. 试剂

(1)苯二甲酸氢钾溶液$[c(KHC_8H_4O_4) = 0.10 \text{ mol/L}]$:将苯二甲酸氢钾($KHC_8H_4O_4$)置于 105 ℃烘箱内干燥 2 h,放在硅胶干燥器内冷却 30 min,称取 20.41 g 溶于纯水中,并定容至 1 000 mL。

(2)磷酸二氢钾溶液$[c(KH_2PO_4) = 0.10 \text{ mol/L}]$:将磷酸二氢钾($KH_2PO_4$)置于 105 ℃烘箱内干燥 2 h,于硅胶干燥器内冷却 30 min,称取 13.61 g 溶于纯水中,并定容至 1 000 mL,静置 4 d 后,倾出上层澄清液,贮存于清洁瓶中。所配成的溶液应对甲基红指示剂呈显著红色,对溴酚蓝指示剂呈显著紫蓝色。

(3)硼酸-氯化钾混合溶液$[c(H_3BO_3) = 0.10 \text{ mol/L}, c(KCl) = 0.10 \text{ mol/L}]$:将硼酸($H_3BO_3$)用乳钵研碎,放入硅胶干燥器中,24 h 后取出,称取 6.20 g;另称取 7.456 g 干燥的氯化钾(KCl),一并溶解于纯水中,并定容至 1 000 mL。

注:配制上述缓冲溶液所需的纯水均为新煮沸放冷的蒸馏水。

(4)氢氧化钠溶液$[c(NaOH) = 0.100\ 0 \text{ mol/L}]$:称取 30 g 氢氧化钠($NaOH$),溶于 50 mL 纯水中,倾入 150 mL 锥形瓶内,冷却后用橡皮塞塞紧,静置 4 d 以上,使碳酸钠沉淀。小心吸取上清液约 10 mL,用纯水定容至 1 000 mL。此溶液浓度为 $c(NaOH) = 0.1 \text{ mol/L}$,其准确浓度用苯二甲酸氢钾标定,方法如下:

将苯二甲酸氢钾($KHC_8H_4O_4$)置于 105 ℃烘箱内烘至恒量,称取 0.5 g,精确到 0.1 mg,共称 3 份,分别置于 250 mL 锥形瓶中,加入 100 mL 纯水,使苯二甲酸氢钾完全溶解,然后加入 4 滴酚酞指示剂,用氢氧化钠溶液滴定至淡红色 30 s 内不褪为止。滴定时应不断振摇,但滴定时间不宜太久,以免空气中二氧化碳进入溶液而引起误差。标定时需同时滴定一份空白溶液,并从滴定苯二甲酸氢钾所用的氢氧化钠溶液毫升数中减去此数值,按式公式 6.12 计算出氢氧化钠原液的准确浓度。

$$c_1(NaOH) = \frac{m}{(V - V_0) \times 0.204\ 2} \qquad \text{(公式 6.12)}$$

式中:$c_1(NaOH)$——氢氧化钠溶液浓度,mol/L;

　　　m——苯二甲酸氢钾的质量,g;

　　　V——滴定苯二甲酸氢钾所用氢氧化钠溶液体积,mL;

　　　V_0——滴定空白溶液所用氢氧化钠溶液体积,mL;

　　　0.204 2——与 1.00 mL 氢氧化钠标准溶液$[c(NaOH) = 1.000 \text{ mol/L}]$所相当的苯二甲酸氢钾的质量。

根据氢氧化钠原液的浓度,按公式 6.13 计算配制 0.100 0 mol/L 的氢氧化钠溶液所需原液体积,并用纯水定容至所需体积。

$$V_1 = \frac{V_2 \times 0.1000}{c_1(\text{NaOH})}$$

（公式6.13）

式中：V_1——原液体积，mL；

V_2——稀释后体积，mL；

$c_1(\text{NaOH})$——原液浓度。

（5）氯酚红指示剂：称取 100 mg 氯酚红（$C_{19}H_{12}C_{12}O_5S$），置于玛瑙乳钵中，加入23.6 mL氢氧化钠溶液，研磨至完全溶解后，用纯水定容至 250 mL。此指示剂适用的 pH 值范围为4.8～6.4。

（6）溴百里酚蓝指示剂：称取 100 mg 溴百里酚蓝（$C_{27}H_{28}Br_2O_5S$，又称溴麝香草酚蓝），置于玛瑙乳钵中，加入 16.0 mL 氢氧化钠溶液，研磨至完全溶解后，用纯水定容至 250 mL。此指示剂适用的 pH 范围为6.2～7.6。

（7）酚红指示剂：称取 100 mg 酚红（$C_{19}H_{14}O_5S$），置于玛瑙乳钵中，加入 28.2 mL 氢氧化钠溶液，研磨至完全溶解后，用纯水定容至 250 mL。此指示剂适用的 pH 范围为6.8～8.4。

（8）百里酚蓝指示剂：称取 100 mg 百里酚蓝（$C_{27}H_{30}O_5S$，又称麝香草酚蓝），置于玛瑙乳钵中，加入 21.5 mL 氢氧化钠溶液，研磨至完全溶解后，用纯水定容至 250 mL。此指示剂适用的 pH 范围为8.0～9.6。

（9）酚酞指示剂：称取 50 mg 酚酞（$C_{20}H_{14}O_4$），溶于 50 mL 乙醇$[\varphi(C_2H_5OH)=95\%]$中，再加入 50 mL 纯水，滴加氢氧化钠溶液至溶液刚呈现微红色。

4. 仪器

（1）安瓿，内径 15mm，高约 60mm，无色中性硬质玻璃制成。

（2）pH 比色架，如图 6.1 所示。

（3）玛瑙乳钵或瓷乳钵。

（4）比色管：内径 15 mm，高约 60 mm 的无色中性硬质玻璃管，玻璃质量及壁厚均与安瓿一致。

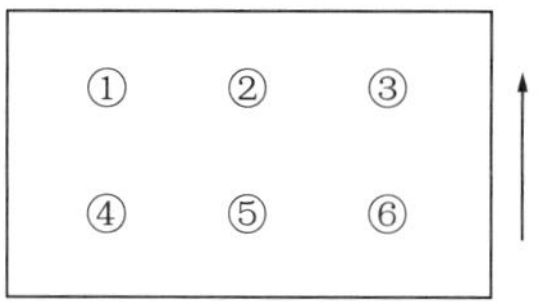

图 6.1　pH 比色架

5. 分析步骤

（1）标准色列的制备

①按表 6.6、表 6.7、表 6.8 所列用量，将苯二甲酸氢钾溶液或磷酸二氢钾溶液或硼酸-氯化钾混合溶液与氢氧化钠溶液混合，配成各种 pH 的标准缓冲溶液。

表 6.6　pH 4.8～5.8 标准缓冲溶液的配制

pH 值	苯二甲酸氢钾溶液体积/mL	氢氧化钠溶液体积/mL	用纯水定容至总体积/mL
4.8	50	16.5	100
5.0	50	22.6	100
5.2	50	28.8	100
5.4	50	34.1	100
5.6	50	38.8	100
5.8	50	42.3	100

表 6.7　pH 6.0～8.0 标准缓冲溶液的配制

pH 值	磷酸二氢钾溶液体积/mL	氢氧化钠溶液体积/mL	用纯水定容至总体积/mL
6.0	50	5.6	100
6.2	50	8.1	100
6.4	50	11.6	100
6.6	50	16.4	100
6.8	50	22.4	100
7.0	50	29.1	100
7.2	50	34.7	100
7.4	50	39.1	100
7.6	50	42.4	100
7.8	50	44.5	100
8.0	50	46.1	100

表 6.8　pH 8.0～9.6 标准缓冲溶液的配制

pH 值	硼酸-氯化钾混合溶液体积/mL	氢氧化钠溶液体积/mL	用纯水定容至总体积/mL
8.0	50	3.9	100
8.2	50	6.0	100
8.4	50	8.6	100
8.6	50	11.8	100
8.8	50	15.8	100
9.0	50	20.8	100
9.2	50	26.4	100
9.4	50	32.1	100
9.6	50	36.9	100

②取 10.0 mL 配成的各种标准缓冲溶液,分别置于内径一致的安瓿中,向 pH 4.8～6.4 的标准缓冲溶液中各加 0.5 mL 氯酚红指示剂;向 pH 6.0～7.6 标准缓冲溶液中各加 0.5 mL 溴百里酚蓝指示剂;向 pH 7.0～8.4 标准缓冲溶液中各加 0.5 mL 酚红指示剂;向 pH 8.0～9.6 标准缓冲溶液中各加 0.5 mL 百里酚蓝指示剂。用喷灯迅速封口,然后放入铁丝筐中,将铁丝筐放在沸水浴内消毒 30 min,每隔 24 h 一次,共消毒三次,置于暗处保存。

(2)水样测定:吸取 10.0 mL 澄清水样,置于与标准系列同型的试管中,加入 0.5 mL 指示剂(指示剂种类与标准色列相同),混匀后放入比色架(图 6.1)中的 5 号孔内。另取 2 支试管,各加入 10 mL 水样,插入 1 号与 3 号孔内。再取标准管 2 支,插入 4 号及 6 号孔内。在 2 号孔内放入 1 支纯水管。从比色架前面迎光观察,记录与水样相近似的标准管的 pH 值。

（七）生活饮用水中溶解性总固体的监测

方法：称量法（GB/T 5750.4—2006）

1. 范围

本法适用于生活饮用水及其水源水中溶解性总固体的测定。

2. 原理

（1）水样经过滤后，在一定温度下烘干，所得的固体残渣称为溶解性总固体，包括不易挥发的可溶性盐类、有机物及能通过滤器的不溶性微粒等。

（2）烘干温度一般采用 105 ℃±3 ℃。但 105 ℃ 的烘干温度不能彻底除去高矿化水样中盐类所含的结晶水。采用 180 ℃±3 ℃ 的烘干温度，可得到较为准确的结果。

（3）当水样的溶解性总固体中含有多量氯化钙、硝酸钙、氯化镁、硝酸镁时，由于这些化合物具有强烈的吸湿性使称量不能恒定质量。此时可在水样中加入适量碳酸钠溶液而得到改进。

3. 试剂

碳酸钠溶液（10 g/L）：称取 10 g 无水碳酸钠（Na_2CO_3），溶于纯水中，稀释至 1 000 mL。

4. 仪器

（1）分析天平，感量 0.1 mg。

（2）水浴锅。

（3）电恒温干燥箱。

（4）瓷蒸发皿：100 mL。

（5）干燥器：用硅胶作干燥剂。

（6）中速定量滤纸或滤膜（孔径 0.45 μm）及相应滤器。

5. 分析步骤

（1）溶解性总固体（在 105 ℃±3 ℃ 烘干）

①将蒸发皿洗净，放在 105 ℃±3 ℃ 烘箱内 30 min。取出，于干燥器内冷却 30 min。

②在分析天平上称量，再次烘烤、称量，直至恒定质量（两次称量相差不超过 0.000 4 g）。

③将水样上清液用滤器过滤。用无分度吸管吸取过滤水样 100 mL 于蒸发皿中，如水样的溶解性总固体过少时可增加水样体积。

④将蒸发皿置于水浴上蒸干（水浴液面不要接触皿底），将蒸发皿移入 105 ℃±3 ℃ 烘箱内，1 h 后取出。干燥器内冷却 30 min，称量。

⑤将称过质量的蒸发皿再放入 105 ℃±3 ℃ 烘箱内 30 min，干燥器内冷却 30 min，称量，直至恒定质量。

（2）溶解性总固体（在 180 ℃±3 ℃ 烘干）

①按（1）步骤将蒸发皿在 180 ℃±3 ℃ 烘干并称量至恒定质量。

②吸取 100 mL 水样于蒸发皿中，精确加入 25.0 mL 碳酸钠溶液［10 g/L：称取 10 g 无水碳酸钠（Na_2CO_3），溶于纯水中，稀释至 1 000 mL］于蒸发皿内，混匀。同时做一个只加 25.0 mL 碳酸钠溶液（10 g/L）的空白。计算水样结果时应减去碳酸钠空白的质量。

6. 计算

按公式 6.14 计算水样中溶解性总固体的质量浓度：

$$\rho(\text{TDS}) = \frac{(m_1 - m_0) \times 1\,000 \times 1\,000}{V} \qquad \text{(公式 6.14)}$$

式中：$\rho(\text{TDS})$——水样中溶解性总固体的质量浓度，mg/L；

m_0——蒸发皿的质量，g；

m_1——蒸发皿和溶解性总固体的质量，g；

V——水样体积，mL。

7. 精密度和准确度

279 个实验室测定溶解性总固体为 170.5 mg/L 的合成水样，105 ℃烘干，测定的相对标准偏差为 4.9%，相对误差为 2.0%；204 个实验室测定同一合成水样，180 ℃烘干测定的相对标准差为 5.4%，相对误差为 0.4%。

(八)生活饮用水中总硬度的监测

方法：乙二胺四乙酸二钠滴定法(GB/T 5750.4—2006)

1. 范围

本法适用于生活饮用水及其水源水总硬度的测定。本法最低检测质量 0.05 mg，若取 50 mL 水样测定，则最低检测质量浓度为 1.0 mg/L。

水的硬度原系指沉淀肥皂的程度。使肥皂沉淀的原因主要是由于水中的钙、镁离子，此外，铁、铝、锰、锶及锌也有同样的作用。

总硬度可将上述各离子的浓度相加进行计算。此法准确，但比较烦琐，而且在一般情况下钙、镁离子以外的其他金属离子的浓度都很低，所以多采用乙二胺四乙酸二钠滴定法测定钙、镁离子的总量，并经过换算，以每升水中碳酸钙的质量表示。

本法主要干扰元素铁、锰、铝、铜、镍、钴等金属离子能使指示剂褪色或终点不明显。硫化钠及氰化钾可隐蔽重金属的干扰，盐酸羟胺可使高铁离子及高价锰离子还原为低价离子而消除其干扰。

由于钙离子与铬黑 T 指示剂在滴定到达终点时的反应不能呈现出明显的颜色转变，所以当水样中镁含量很少时，需要加入已知量的镁盐，使滴定终点颜色转变清晰，在计算结果时，再减去加入的镁盐量，或者在缓冲溶液中加入少量 Mg-EDTA，以保证明显的终点。

2. 原理

水样中的钙、镁离子与铬黑 T 指示剂形成紫红色螯合物，这些螯合物的不稳定常数大于乙二胺四乙酸钙和镁螯合物的不稳定常数，当 pH＝10 时，乙二胺四乙酸二钠先与钙离子，再与镁离子形成螯合物，滴定至终点时，溶液呈现出铬黑 T 指示剂的纯蓝色。

3. 试剂

(1)缓冲溶液(pH＝10)。

①称取 16.9 g 氯化铵，溶于 143 mL 氨水(ρ_{20}＝0.88 g/mL)中。

②称取 0.780 g 硫酸镁(MgSO$_4$ · 7H$_2$O)及 1.178 g 乙二胺四乙酸二钠(Na$_2$EDTA · 2H$_2$O)，溶于 50 mL 纯水中，加入 2 mL 氯化铵-氢氧化铵溶液和 5 滴铬黑 T 指示剂(此时溶液应呈紫红色。若为纯蓝色，应再加极少量硫酸镁使呈紫红色)，用 Na$_2$EDTA 标准溶液滴定至溶液由紫红色变为纯蓝色。合并"①"及"②"溶液，并用纯水稀释至 250 mL，合并后如溶液又

变为紫红色,在计算结果时应扣除试剂空白。

注1:此缓冲溶液应储存于聚乙烯瓶或硬质玻璃瓶中。由于使用中反复开盖使氨逸失而影响 pH 值。缓冲溶液放置时间较长,氨水浓度降低时,应重新配制。

注2:配制缓冲时加入 MgEDTA 是为了使某些含镁较低的水样滴定终点更为敏锐。如果备有市售 Mg-EDTA 试剂,则可直接称取 1.25 g Mg-EDTA,加入 250 mL 缓冲溶液中。

注3:以铬黑 T 为指示剂,用 Na₂EDTA 测定钙、镁离子时,在 pH 的 9.7~11 范围内,溶液愈偏碱性,滴定终点愈敏锐,但可使碳酸钙和氢氧化镁沉淀,从而造成滴定误差,因此滴定 pH 值以 10 为宜。

(2)硫化钠溶液(50 g/L):称取 5.0 g 硫化钠($Na_2S \cdot 9H_2O$)溶于纯水中,并稀释至 100 mL。

(3)盐酸羟胺溶液(10 g/L):称取 1.0 g 盐酸羟胺($NH_2OH \cdot HCl$)溶于纯水中,并稀释至 100 mL。

(4)氰化钾溶液(100 g/L):称取 10.0 g 氰化钾(KCN)溶于纯水中,并稀释至 100 mL。

注意:此溶液剧毒!

(5)Na₂EDTA 标准溶液[$c(Na_2EDTA) = 0.01$ mol/L]:称取 3.72 g 乙二胺四乙酸二钠($Na_2C_{10}H_{14}N_2O_8 \cdot 2H_2O$)溶解于 1 000 mL 纯水中,按如下步骤标定其准确浓度。

①锌标准溶液:称取 0.6~0.7 g 纯锌粒,溶于盐酸溶液(1+1)中,置于水浴上温热至完全溶解,移入容量瓶中,定容至 1 000 mL,并按公式 6.15 计算锌标准溶液的浓度:

$$c(Zn) = \frac{m}{65.39} \qquad (公式 6.15)$$

式中:$c(Zn)$——锌标准溶液的浓度,mol/L;

　　m——锌的质量,g;

　　65.39——1 mol 锌的质量,g。

②吸取 25.00 mL 锌标准溶液于 150 mL 锥形瓶中,加入 25 mL 纯水,加入几滴氨水调节溶液至近中性,再加 5 mL 缓冲溶液和 5 滴铬黑 T 指示剂,在不断振荡下,用 Na₂EDTA 溶液滴定至不变的纯蓝色,按公式 6.16 计算 Na₂EDTA 标准溶液的浓度:

$$c(Na_2EDTA) = \frac{c(Zn) \times V_2}{V_1} \qquad (公式 6.16)$$

式中:$c(Na_2EDTA)$——NaEDTA 标准溶液的浓度,mol/L;

　　$c(Zn)$——锌标准溶液的浓度,mol/L;

　　V_1——消耗 Na₂EDTA 溶液的体积,mL;

　　V_2——所取锌标准溶液的体积,mL。

(6)铬黑 T 指示剂:称取 0.5 g 铬黑 T($C_{20}H_{12}O_7N_3SNa$),用乙醇[$\varphi(C_2H_5OH) = 95\%$]溶解,并稀释至 100 mL。放置于 4 ℃冰箱中保存,可稳定一个月。

4. 仪器

(1)锥形瓶,150 mL。

(2)滴定管,10 mL 或 25 mL。

5. 分析步骤

(1)吸取 50.0 mL 水样(硬度过高的水样,可取适量水样,用纯水稀至 50 mL,硬度过低的水样,可取 100 mL),置于 150 mL 锥形瓶中。

(2)加入 1~2 mL 缓冲溶液、5 滴铬黑 T 指示剂,立即用 Na₂EDTA 标准溶液滴定至溶液从紫红色转变成纯蓝色为止,同时做空白试验,记下用量。

(3)若水样中有金属干扰离子,使滴定终点延迟或颜色变暗,可另取水样,加入 0.5 mL 盐酸羟胺及 1 mL 硫化钠溶液或 0.5 mL 氰化钾溶液再行滴定。

(4)水样中钙、镁的重碳酸盐含量较大时,要预先酸化水样,并加热除去二氧化碳,以防碱化后生成碳酸盐沉淀,影响滴定时反应的进行。

(5)水样中含悬浮性或胶体有机物可影响终点的观察。可预先将水样蒸干并于 550 ℃ 灰化,用纯水溶解残渣后再行滴定。

6. 计算

总硬度按公式 6.17 计算:

$$\rho(CaCO_3) = \frac{(V_1 - V_0) \times c \times 100.09 \times 1\,000}{V} \qquad (公式 6.17)$$

式中:$\rho(CaCO_3)$——总硬度(以 CaCO₃ 计),mg/L;

$\quad V_0$——空白滴定所消耗 Na₂EDTA 标准溶液的体积,mL;

$\quad V_1$——滴定中消耗乙二胺四乙酸二钠标准溶液的体积,mL;

$\quad c$——乙二胺四乙酸二钠标准溶液的浓度,mol/L;

$\quad V$——水样体积,mL;

$\quad 100.09$——与 1.00 mL 乙二胺四乙酸二钠标准溶液[$c(Na_2EDTA) = 1.000$ mol/L] 相当的以毫克表示的总硬度(以 CaCO₃ 计)。

(九)生活饮用水中氯化物的监测

方法 1:硝酸银容量法(GB/T 5750.5—2006)

1. 范围

本法适用于生活饮用水及水源水中氯化物的测定。本法最低检测质量为 0.05 mg,若取 50 mL 水样测定,则最低检测质量浓度为 1.0 mg/L。

溴化物及碘化物均能引起相同反应,并以相当于氯化物的质量计入结果。硫化物、亚硫酸盐、硫代硫酸盐及超过 15 mg/L 的耗氧量可干扰本法测定。亚硫酸盐等干扰可用过氧化氢处理除去。耗氧量较高的水样可用高锰酸钾处理或蒸干后灰化处理。

2. 原理

硝酸银与氯化物生成氯化银沉淀,过量的硝酸银与铬酸钾指示剂反应生成红色铬酸银沉淀,指示反应到达终点。

3. 试剂

(1)高锰酸钾。

(2)乙醇[$\varphi(C_2H_5OH) = 95\%$]。

(3)过氧化氢[$\omega(H_2O_2) = 30\%$]。

(4)氢氧化钠溶液(2 g/L)。

(5)硫酸溶液[$c(1/2\ H_2SO_4) = 0.05$ mol/L]。

（6）氢氧化铝悬浮液：称取 125 g 硫酸铝钾 $[KAl(SO_4)_2 \cdot 12H_2O]$ 或硫酸铝铵 $[NH_4Al(SO_4)_2 \cdot 12H_2O]$，溶于 1 000 mL 纯水中。加热至 60 ℃，缓缓加入 55 mL 氨水 $(\rho_{20} = 0.88 \text{ g/mL})$，使氢氧化铝沉淀完全。充分搅拌后静置，弃去上清液，用纯水反复洗涤沉淀，至倾出上清液中不含氯离子（用硝酸银硝酸溶液试验）为止。然后加入 300 mL 纯水成悬浮液，使用前振摇均匀。

（7）铬酸钾溶液（50 g/L）：称取 5 g 铬酸钾 (K_2CrO_4)，溶于少量纯水中，滴加硝酸银标准溶液至生成红色不褪为止，混匀，静置 24 h 后过滤，滤液用纯水稀释至 100 mL。

（8）氯化钠标准溶液 $[\rho(Cl^-) = 0.5 \text{ mg/mL}]$：称取经 700 ℃烧灼 1 h 的氯化钠（NaCl）8.242 0 g，溶于纯水中并稀释至 1 000 mL。吸取 10.0 mL，用纯水稀释至 100.0 mL。

（9）硝酸银标准溶液 $[c(AgNO_3) = 0.014 \, 00 \text{ mol/L}]$：称取 2.4 g 硝酸银 $(AgNO_3)$，溶于纯水，并定容至 1 000 mL。储存于棕色试剂瓶内。用氯化钠标准溶液 $[\rho(Cl^-) = 0.5 \text{ mg/mL}]$ 标定。

吸取 25.00 mL 氯化钠标准溶液 $[\rho(Cl^-) = 0.5 \text{ mg/mL}]$，置于瓷蒸发皿内，加纯水 25 mL。另取一瓷蒸发皿，加 50 mL 纯水作为空白，各加 1 mL 铬酸钾溶液（50 g/L），用硝酸银标准溶液滴定，直至产生淡橘黄色为止。按公式 6.18 计算硝酸银的浓度。

$$m = \frac{25 \times 0.50}{V_1 - V_0} \qquad （公式6.18）$$

式中：m——1.00 mL 硝酸银标准溶液相当于氯化物（Cl^-）的质量，mg；

　　　V_0——滴定空白的硝酸银标准溶液用量，mL；

　　　V_1——滴定氯化钠标准溶液的硝酸银标准溶液用量，mL。

根据标定的浓度，校正硝酸银标准溶液 $[c(AgNO_3) = 0.014 \, 00 \text{ mol/L}]$ 的浓度，使 1.00 mL 相当于氯化物 0.50 mg（以 Cl^- 计）。

（10）酚酞指示剂（5 g/L）：称取 0.5 g 酚酞 $(C_{20}H_{14}O_4)$，溶于 50 mL 乙醇 $[\varphi(C_2H_5OH) = 95\%]$ 中，加入 50 mL 纯水，并滴加氢氧化钠溶液（2 g/L）使溶液呈微红色。

4. 仪器

（1）锥形瓶：250 mL。

（2）滴定管：25 mL，棕色。

（3）无分度吸管：50 mL 和 25 mL。

5. 分析步骤

（1）水样预处理

①对有色的水样：取 150 mL，置于 250 mL 锥形瓶中。加 2 mL 氢氧化铝悬浮液，振荡均匀，过滤，弃去初滤液 20 mL。

②对含有亚硫酸盐和硫化物的水样：将水样用氢氧化钠溶液（2 g/L）调节至中性或弱碱性，加入 1 mL 过氧化氢 $[\omega(H_2O_2) = 30\%]$，搅拌均匀。

③对耗氧量大于 15 mg/L 的水样：加入少许高锰酸钾晶体，煮沸，然后加入数滴乙醇 $[\varphi(C_2H_5OH) = 95\%]$ 还原过多的高锰酸钾，过滤。

（2）测定

①吸取水样或经过预处理的水样 50.0 mL（或适量水样加纯水稀释至 50 mL），置于瓷蒸发皿内。另取一瓷蒸发皿，加入 50 mL 纯水，作为空白。

②分别加入 2 滴酚酞指示剂(5 g/L),用硫酸溶液[$c(1/2\ H_2SO_4) = 0.05\ mol/L$]或氢氧化钠溶液(2 g/L)调节至溶液红色恰好褪去。各加 1 mL 铬酸钾溶液(50 g/L),用硝酸银标准溶液[$c(AgNO_3) = 0.014\ 00\ mol/L$]滴定,同时用玻璃棒不停搅拌,直至溶液呈橘黄色为止。

注 1:本法只能在中性溶液中进行滴定,因为在酸性溶液中铬酸银溶解度增高,滴定终点时,不能形成铬酸银沉淀。在碱性溶液中将形成氧化银沉淀。

注 2:铬酸钾指示终点的最佳浓度为 $1.3×10^{-2}\ mol/L$。但由于铬酸钾的颜色影响终点的观察,实际使用的浓度为 50 mL 样品中加入 1 mL 铬酸钾溶液(50 g/L),其浓度为 $5.1×10^{-3}\ mol/L$。同时用空白滴定值予以校正。

6. 计算

按公式 6.19 计算水样中氯化物(以 Cl^- 计)的质量浓度。

$$\rho(Cl^-) = \frac{(V_1 - V_0)×0.50×1\ 000}{V} \tag{公式 6.19}$$

式中:$\rho(Cl^-)$——水样用氯化物(以 Cl^- 计)的质量浓度,mg/L;

V_0——空白试验消耗硝酸银标准溶液的体积,mL;

V_1——水样消耗硝酸银标准溶液的体积,mL;

V——水样体积,mL。

7. 精密度和准确度

75 个实验室用本法测定含氯化物 87.9 mg/L 和 18.4 mg/L 的合成水样[含其他离子浓度(mg/L)为:氟化物,1.30 和 0.43;硫酸盐,93.6 和 7.2;可溶性固体,338 和 54;总硬度,136 和20.7]。其相对标准偏差分别为 2.1% 和 3.9%,相对误差分别为 3.0% 和 2.2%。

方法 2:硝酸汞容量法(GB/T 5750.5—2006)

1. 范围

本法适用于生活用水及其水源水中可溶性氯化物的测定。本法最低检测质量为 0.05 mg,若取 50 mL 水样测定,则最低检测质量浓度为 1.0 mg/L(以 Cl^- 计)。

水样中的溴化物及碘化物均能起相同反应,在计算时均以氯化物计入结果。硫化物和大于 10 mg/L 的亚硫酸盐、铬酸盐、高铁离子等能干扰测定。硫化物和亚硫酸盐的干扰可用过氧化氢氧化消除。

2. 原理

氯化物与硝酸汞生成离解度极小的氯化汞,滴定到达终点时,过量的硝酸汞与二苯卡巴腙生成紫色络合物。

3. 试剂

(1)乙醇[$\varphi(C_2H_5OH) = 95\%$]。

(2)高锰酸钾。

(3)过氧化氢[$\omega(H_2O_2) = 30\%$]。

(4)氢氧化钠溶液[$c(NaOH) = 1.0\ mol/L$]。

(5)硝酸[$c(HNO_3) = 1.0\ mol/L$]。

(6)硝酸[$c(HNO_3) = 0.1\ mol/L$]。

(7)氢氧化铝悬浮液:称取 125 g 硫酸铝钾[$KAl(SO_4)_2·12H_2O$]或硫酸铝铵

[$NH_4Al(SO_4)_2 \cdot 12H_2O$],溶于 1 000 mL 纯水中。加热至 60 ℃,缓缓加入 55 mL 氨水($\rho_{20}=$ 0.88 g/mL),使氢氧化铝沉淀完全。充分搅拌后静置,弃去上清液,用纯水反复洗涤沉淀,至倾出上清液中不含氯离子(用硝酸银硝酸溶液试验)为止。然后加入 300 mL 纯水成悬浮液,使用前振摇均匀。

(8)氯化钠标准溶液[$c(NaCl) = 0.014\ 10$ mol/L 或 $\rho(Cl^-) = 0.5$ mg/mL]:称取经 700 ℃烧灼 1 h 的氯化钠($NaCl$)8.242 0 g,溶于纯水中并稀释至 1 000 mL。吸取 10.0 mL,用纯水稀释至 100.0 mL。

(9)硝酸汞标准溶液$\{c[1/2\ Hg(NO_3)_2] = 0.014$ mol/L$\}$:称取 2.5 g 硝酸汞 [$Hg(NO_3)_2 \cdot H_2O$],溶于含 0.25 mL 硝酸($\rho_{20}=1.42$ g/mL)的 100 mL 纯水中,用纯水稀释至 1 000 mL。按以下方法标定。

吸取 25.00 mL 氯化钠标准溶液[$c(NaCl) = 0.014\ 10$ mol/L 或 $\rho(Cl^-) = 0.5$ mg/mL],加纯水至 50 mL。取水样及纯水各 50 mL,分别置于 250 mL 锥形烧瓶中,加 0.2 mL 二苯卡巴腙-溴酚蓝混合指示剂,用硝酸[$c(HNO_3) = 1.0$ mol/L]调节水样 pH 值,使溶液由蓝变成纯黄色$\{$如水样为酸性,先用氢氧化钠溶液[$c(NaOH) = 1.0$ mol/L]调节至呈蓝色$\}$,再加硝酸[$c(HNO_3) = 0.1$ mol/L]0.6 mL,此时溶液 pH 值为 3.0±0.2。按公式 6.20 计算硝酸汞标准溶液的浓度。

注:应严格控制 pH 值,酸度过大,汞离子与指示剂结合的能力减弱,使结果偏高;反之,终点将提前,使结果偏低。

$$m = \frac{25 \times 0.50}{V_1 - V_0} \qquad\qquad (公式\ 6.20)$$

式中:m——1.00 mL 硝酸汞标准溶液$\{c[1/2\ Hg(NO_3)_2] = 0.014$ mol/L$\}$相当于以 mg 表示的氯化物(Cl^-)质量;

V_0——滴定空白消耗的硝酸汞标准溶液体积,mL;

V_1——滴定氯化物标准溶液消耗的硝酸汞标准溶液体积,mL。

0.50——校正硝酸汞标准溶液浓度,使 1.00 mL 含氯化物(以 Cl^- 计)0.50 mg。

(10)二苯卡巴腙-溴酚蓝混合指示剂:称取 0.5 g 二苯卡巴腙($C_6H_5N{=}NCOHNNH \cdot C_6H_5$,又名二苯偶氮碳酰肼)和 0.05 g 溴酚蓝($C_{19}H_{10}Br_4O_5S$),溶于 100 mL 乙醇[$\varphi(C_2H_5OH) = 95\%$]。保存于冷暗处。

4. 仪器

(1)锥形瓶:250 mL。

(2)滴定管:25 mL。

(3)无分度吸管:50 mL。

5. 分析步骤

(1)水样预处理

①对有色的水样:取 150 mL,置于 250 mL 锥形瓶中,加 2 mL 氢氧化铝悬浮液,振荡均匀,过滤,弃去初滤液 20 mL。

②对含有亚硫酸盐和硫化物的水样:将水样用氢氧化钠溶液(2 g/L)调节至中性或弱碱性,加入 1 mL 过氧化氢[$\omega(H_2O_2) = 30\%$],搅拌均匀。

③对耗氧量大于 15 mg/L 的水样:加入少许高锰酸钾晶体,煮沸,然后加入数滴乙醇 $[\varphi(C_2H_5OH)=95\%]$ 还原过多的高锰酸钾,过滤。

(2)取水样及纯水各 50 mL,分别置于 250 mL 锥形烧瓶中,加 0.2 mL 二苯卡巴腙-溴酚蓝混合指示剂,用硝酸 $[c(HNO_3)=1.0 \text{ mol/L}]$ 调节水样 pH 值,使溶液由蓝变成纯黄色{如水样为酸性,先用氢氧化钠溶液 $[c(NaOH)=1.0 \text{ mol/L}]$ 调节至呈蓝色},再加硝酸 $[c(HNO_3)=0.1 \text{ mol/L}]$ 0.6 mL,此时溶液 pH 值为 3.0±0.2。

注:应严格控制 pH 值,酸度过大,汞离子与指示剂结合的能力减弱,使结果偏高;反之,终点将提前,使结果偏低。

(3)用硝酸汞标准溶液 $\{c[1/2\ Hg(NO_3)_2]=0.014 \text{ mol/L}\}$ 滴定,当临近终点时,溶液呈现暗黄色。此时应缓慢滴定,并逐滴充分振摇,当溶液呈淡橙红色,泡沫呈紫色时即为终点。

注:如果水样消耗硝酸汞标准液大于 10 mL,应取少量水样稀释后再测定。

6. 计算

按公式 6.21 计算水样氯化物(以 Cl⁻ 计)的质量浓度。

$$\rho(Cl^-) = \frac{(V_1-V_0)\times 0.50 \times 1\ 000}{V} \qquad (公式 6.21)$$

式中:$\rho(Cl^-)$——水样用氯化物(以 Cl⁻ 计)的质量浓度,mg/L;

V_0——空白试验消耗硝酸汞标准溶液的体积,mL;

V_1——水样消耗硝酸汞标准溶液的体积,mL;

V——水样体积,mL。

7. 精密度和准确度

11 个实验室测定含氯化物 87.9 mg/L 和 18.4 mg/L 的合成水样其他离子浓度(以 mg/L 计)为:F⁻,1.30 和 0.43;NO₃⁻,93.6 和 7.2;溶解性总固体,338 和 54;总硬度 136 和 20.7。测定的相对标准偏差为 2.3% 和 4.8%,相对误差为 1.9% 和 3.3%。

方法 3:离子色谱法(GB/T 5750.5—2006)

1. 范围

本法适用于生活饮用水及水源水中可溶性氟化物、氯化物、硝酸盐和硫酸盐的测定。

本法最低检测质量浓度决定于不同进样量和检测器灵敏度,一般情况下,进样 50 μL,电导检测器量程为 10 μS 时适宜的检测范围为:0.1~1.5 mg/L(以 F⁻ 计);0.15~2.5 mg/L(以 Cl⁻ 和 NO₃⁻-N 计);0.75~12 mg/L(以 SO₄²⁻ 计)。

水样中存在较高浓度的低分子量有机酸时,由于其保留时间与被测组分相似而干扰测定,用加标后测量可以帮助鉴别此类干扰,水样中某一阴离子含量过高时,将影响其他被测离子的分析,将样品稀释可以改善此类干扰。

由于进样量很小,操作中必须严格防止纯水、器皿以及水样预处理过程中的污染,以确保分析的准确性。

为了防止保护柱和分离柱系统堵塞,样品必须经过 0.2 μm 滤膜过滤。为了防止高浓度钙、镁离子在碳酸盐淋洗液中沉淀,可将水样先经过强酸性阳离子交换树脂柱。

不同浓度离子同时分析时的相互干扰,或存在其他组分干扰时可采取水样预浓缩、梯度淋洗或用流出液收集后再进样的方法消除干扰,但必须对所采取方法的精密度及偏性进行确认。

2. 原理

水样中待测阴离子随碳酸盐-重碳酸盐淋洗液进入离子交换柱系统(由保护柱和分离柱组成),根据分离柱对各阴离子的不同的亲和度进行分离,已分离的阴离子流经阳离子交换柱或抑制器系统转换成具高电导度的强酸,淋洗液则转变为弱电导度的碳酸。由电导检测器测量各阴离子组分的电导率,以相对保留时间和峰高或面积进行定性和定量。

3. 试剂

(1)纯水(去离子水或蒸馏水):各种待测阴离子的含量应低于仪器的最低检测限,并经过孔径为 0.2 μm 的滤膜过滤。

(2)淋洗液,碳酸氢钠$[c(NaHCO_3) = 17 \text{ mmol/L}]$-碳酸钠$[c(NaCO_3) = 1.8 \text{ mmol/L}]$溶液:称取 0.571 2 g 碳酸氢钠($NaHCO_3$)和 0.763 2 g 碳酸钠($Na_2CO_3$),溶于纯水中,并稀释到 4 000 mL。

(3)再生液 I(适用于非连续式再生的抑制器):硫酸$[c(H_2SO_4) = 0.5 \text{ mol/L}]$。

(4)再生液 II(适用于连续式再生的抑制器):硫酸$[c(H_2SO_4) = 25 \text{ mmol/L}]$。

(5)氟化物(F^-)标准储备溶液$[\rho(F^-) = 1 \text{ mg/mL}]$:称取经 105 ℃ 干燥 2 h 的氟化钠(NaF)0.221 0 g,溶解于纯水中,并稀释定容至 100 mL。储存于聚乙烯瓶中。

(6)氯化物(Cl^-)标准储备溶液$[\rho(Cl^-) = 1 \text{ mg/mL}]$:称取 1.648 5 g 经 105 ℃ 干燥至恒重的氯化钠(NaCl),溶解于纯水中并稀释至 1 000 mL。

(7)硝酸盐(NO_3^-)标准储备溶液$[\rho(NO_3^-) = 1 \text{ mg/mL}]$:称取 7.218 0 g 经 105 ℃ 干燥至恒重的硝酸钾(KNO_3),溶解于纯水中并稀释至 1 000 mL。

(8)硫酸盐(SO_4^{2-})标准储备溶液$[\rho(SO_4^{2-}) = 1 \text{ mg/mL}]$:称取 1.814 1 g 经 105 ℃ 干燥至恒重的硫酸钾(K_2SO_4),溶解于纯水中并稀释至 1 000 mL。

(9)混合阴离子标准溶液,含 F^- 5 mg/L、Cl^- 8 mg/L、NO_3^--N 8 mg/L、SO_4^{2-} 40 mg/L:分别吸取上述标准储备溶液 5.00 mL 氟化物(F^-)标准储备溶液$[\rho(F^-) = 1 \text{ mg/mL}]$、8.00 mL 氯化物($Cl^-$)标准储备溶液$[\rho(Cl^-) = 1 \text{ mg/mL}]$、8.00 mL 硝酸盐($NO_3^-$)标准储备溶液$[\rho(NO_3^-) = 1 \text{ mg/mL}]$和 40.0 mL 硫酸盐($SO_4^{2-}$)标准储备溶液$[\rho(SO_4^{2-}) = 1 \text{ mg/mL}]$于 1 000 mL 容量瓶中,加纯水至刻度,混匀。此溶液适合进样 50 μL,检测器为 30 μS 量程(见图 6.2)。

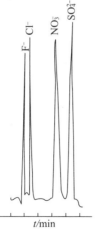

注 1:根据不同仪器的分离柱和检测器灵敏度,可以自行调整混合阴离子标准溶液的浓度。

注 2:根据仪器的量程可以配制不同浓度的混合标准液,或在临用时稀释成适合各种量程的标准溶液。

图 6.2　离子色谱图

4. 仪器

(1)离子色谱仪:包括进样系统、分离柱及保护柱、抑制器(交换柱抑制器、膜抑制器或自动电解抑制器,记录仪、积分仪或计算机)。

(2)滤器及滤膜:0.2 μm。

(3)阳离子交换柱:磺化聚苯乙烯强酸性阳离子交换树脂。

5. 分析步骤

(1)开启离子色谱仪:参照所用仪器说明书调节淋洗液及再生液流速,使仪器达到平衡,并指示稳定的基线。

(2)校准:根据所用的量程,将混合阴离子标准溶液及两次等比稀释的三种不同浓度标准溶液,依次注入进样系统。将峰值或者峰面积绘制工作曲线。

(3)样品的分析

①预处理:将水样经 0.2 μm 滤膜过滤除去浑浊物质。对硬度高的水样,必要时,可先经过阳离子交换树脂柱,再经 0.2 μm 滤膜过滤。对含有机物水样可先经过 C_{18} 柱过滤除去。

②将预处理后的水样注入色谱仪进样系统,记录峰高或峰面积。

6. 计算

各种阴离子的质量浓度(mg/L)可以通过绘制标准曲线建立回归方程计算得到。

四、生活饮用水感官性状和一般化学指标的评价标准

《生活饮用水卫生标准》(GB 5749—2022)对生活饮用水感官性状和一般化学指标的卫生标准限值做出了规定,见表 6.9。

表 6.9 生活饮用水卫生标准限值——感官性状和一般化学指标

类别	序号	指标	限值
1. 感官性状指标	(1)	色度(铂钴色度单位)/度	15
	(2)	浑浊度(散射浑浊度单位)/NTU	1
			3(小型集中式供水和分散式供水因水源与净水技术条件限制时)
	(3)	臭和味	无异臭、异味
	(4)	肉眼可见物	无
2. 金属指标	(1)	铝/(mg/L)	0.2
	(2)	铁/(mg/L)	0.3
	(3)	锰/(mg/L)	0.1
	(4)	铜/(mg/L)	1.0
	(5)	锌/(mg/L)	1.0
3. 非金属化学指标	(1)	pH	$\geqslant 6.5$ 且 $\leqslant 8.5$
	(2)	溶解性总固体/(mg/L)	1 000
	(3)	总硬度(以 $CaCO_3$ 计)/(mg/L)	450
	(4)	挥发酚类(以苯酚计)/(mg/L)	0.002
	(5)	阴离子合成洗涤剂/(mg/L)	0.3
	(6)	氯化物/(mg/L)	250

五、生活饮用水感官性状和一般化学指标的综合评价

利用内梅罗水质指数法综合评价生活饮用水感官性状和一般化学指标。

(一)感官性状指标的综合指数

1. 各感官性状指标分指数

按下式计算各感官性状指标的分指数。

(1)色度分指数:$I_{色度}=C_{色度}/S_{色度}=C_{色度}/15$。

(2)浑浊度分指数:$I_{浑浊}=C_{浑浊}/S_{浑浊}=C_{浑浊}/1$ 或 3。

(3)臭和味分指数:按照表 6.10,将检出的级数(0~5)作为臭和味的分指数 $I_{臭和味}$。

表 6.10　臭和味的强度等级(GB/T 5750.4—2006)

等级	强度	说明
0	无	无任何臭和味
1	微弱	一般饮用者甚难察觉,但臭、味敏感者可以发觉
2	弱	一般饮用者刚能察觉
3	明显	已能明显察觉
4	强	已有很显著的臭味
5	很强	有强烈的恶臭或异味

注:必要时可用活性炭处理过的纯水作为无臭对照水。

(4)肉眼可见物:若检出,则 $I_{物}=1.50$;若未检出,则 $I_{物}=0.10$。

2. 感官性状指标综合指数

计算感官性状指标的平均分指数,然后按公式 6.22 计算感官性状综合指数。

$$\text{WQI}_{感官}=\sqrt{\frac{(\text{WQI}_{i,\text{ave}})^2+(\text{WQI}_{i,\max})^2}{2}} \qquad (公式 6.22)$$

式中:$\text{WQI}_{感官}$——感官性状指标综合指数;

　　$\text{WQI}_{i,\text{ave}}$——各感官性状指标分指数的平均值;

　　$\text{WQI}_{i,\max}$——各感官性状指标分指数的最大值。

(二)一般化学指标的综合指数

1. 各化学指标的分指数

按下式计算各化学指标的分指数。

(1)pH 分指数:pH 属于双向指标,按下式计算 pH 分指数。

$$I_{\text{pH}}=\frac{\left|C_{\text{pH}}-\dfrac{S_{\text{pH,max}}+S_{\text{pH,min}}}{2}\right|}{S_{\text{pH,max}}-\dfrac{S_{\text{pH,max}}+S_{\text{pH,min}}}{2}} \qquad (公式 6.23)$$

式中:I_{pH}——pH 的单项水质指数;

　　C_{pH}——pH 的实测浓度;

$S_{\mathrm{pH,max}}$——pH 的评价标准上限值；

$S_{\mathrm{pH,min}}$——pH 的评价标准下限值。

（2）逆向指标分指数：除 pH 外，一般化学指标中的金属指标和非金属化学指标均为逆向指标，按公式 6.24 计算一般化学指标综合指数。

$$I_i = \frac{C_i}{S_i} \qquad (公式\ 6.24)$$

式中：I_i——一般化学指标 i 的分指数；

C_i——一般化学指标 i 的实测浓度；

S_i——一般化学指标 i 的评价标准。

2. 一般化学指标综合指数

计算一般化学指标的平均分指数，然后按公式 6.25 计算一般化学指标综合指数。

$$WQI_{化学} = \sqrt{\frac{(WQI_{i,\mathrm{ave}})^2 + (WQI_{i,\mathrm{max}})^2}{2}} \qquad (公式\ 6.25)$$

式中：$WQI_{化学}$——一般化学指标综合指数；

$WQI_{i,\mathrm{ave}}$——各化学指标分指数的平均值；

$WQI_{i,\mathrm{max}}$——各化学指标分指数的最大值。

（三）感官性状和一般化学指标的综合指数

可利用感官性状指标和一般化学指标的各分指数，按公式 6.26 计算感官性状和一般化学指标的综合指数。

$$WQI_{感化} = \sqrt{\frac{(WQI_{i,\mathrm{ave}})^2 + (WQI_{i,\mathrm{max}})^2}{2}} \qquad (公式\ 6.26)$$

式中：$WQI_{感化}$——感官性状和一般化学指标综合指数；

$WQI_{i,\mathrm{ave}}$——各分指数的平均值；

$WQI_{i,\mathrm{max}}$——各分指数的最大值。

实训 6.2 生活饮用水毒理指标的监测与评价

一、毒理指标的监测与评价实训

对生活饮用水进行有代表性的采样，对水样中的毒理指标进行全面的监测。参照《生活饮用水卫生标准》（GB 5749—2022），判定评价区域内生活饮用水毒理指标是否超过卫生标准限值，并对其进行水质综合评价，预测对居民健康的可能危害，提出有针对性的防治策略与措施。

请按下述步骤，开展生活饮用水毒理指标的监测，并撰写监测与评价报告。

1. 制定采样计划

确定采样目的、采样时间、采样地点、采样频率、采样数量、监测指标等。

2. 采样容器的选择

选择监测毒理指标的采样容器,并准备必要的工具,如采样标签、采样记录单、记号笔、冷藏箱等。

3. 采样容器的洗涤

洗涤监测毒理指标的采样容器。

4. 采集水样

现场采样监测毒理指标时,采集水样是否需要荡洗采样容器、采样量如何确定要有明确规定。

5. 水样的保存

确定水样保存、送检的条件,并确定保存时间。

6. 水样毒理指标的选择

确定检测指标、检验方法和检测相关指标的注意事项。

7. 监测结果的报告及其判定

根据检测结果对标判定水质状况,并做出综合评价。

8. 撰写水质监测评价报告

(1)概述:包括上述问题1~6;

(2)水样毒理指标的监测结果;

(3)水质评价及结论(包括可能的污染来源);

(4)改善水质的建议。

二、生活饮用水毒理指标的监测方法

参照《生活饮用水卫生标准》(GB 5749—2022),生活饮用水的毒理常规指标包括砷、镉、铬(六价)、铅、汞、氰化物、氟化物和硝酸盐,以及消毒剂指标氯酸盐,消毒副产物指标三氯甲烷、一氯二溴甲烷、二氯一溴甲烷、三溴甲烷、三卤甲烷、二氯乙酸、三氯乙酸、溴酸盐和亚氯酸盐共18项。其中,消毒剂指标、消毒副产物指标在"实训6.5"中介绍。

参照《生活饮用水标准检验方法金属指标》(GB/T 5750.6—2006)对生活饮用水中砷、镉、铬(六价)、铅、汞、硒等金属(类金属)指标实施监测;参照《生活饮用水标准检验方法无机非金属指标》(GB/T 5750.5—2006)对生活饮用水中氰化物、氟化物和硝酸盐等无机非金属指标实施监测。

(一)生活饮用水中砷的监测

方法1:氢化物原子荧光法(GB/T 5750.6—2006)

1. 范围

本法适用于生活饮用水及其水源水中砷的测定。本法最低检测质量为 0.5 ng,若取 0.5 mL 水样测定,则最低检测质量浓度为 0.4 $\mu g/L$。

2. 原理

在酸性条件下,三价砷与硼氢化钠反应生成砷化氢,由载气(氩气)带入石英原子化器,受热分解为原子态,在特制的空心阴极灯的照射下,基态砷原子被激发至高能态,在去活化回到基态时,发射出特征波长的荧光,在一定的浓度范围内,其荧光强度与砷含量成正比,与标准系列比较定量。

3. 试剂

(1)氢氧化钠溶液(2 g/L):称取 1 g 氢氧化钠溶于纯水中,稀释至 500 mL。

(2)硼氢化钠溶液(20 g/L):称取硼氢化钠 10.0 g 溶于 500 mL 氢氧化钠溶液中,混匀。

(3)盐酸(ρ_{20}=1.19 g/mL),优级纯。

(4)盐酸溶液(5+95)。

(5)硫脲-抗坏血酸溶液:称取 10.0 g 硫脲加约 80 mL 纯水,加热溶解,冷却后加入 10.0 g 抗坏血酸,稀释至 100 mL。

(6)砷标准储备液[ρ(As)= 0.1 mg/mL]:称取 0.132 0 g 经 105 ℃ 干燥 2 h 的三氧化二砷(As_2O_3)置于 50 mL 烧杯中,加入 10 mL 氢氧化钠(40 g/L)使之溶解,加 5 mL 盐酸,转入 1 000 mL 容量瓶中用纯水定容至刻度,混匀。

(7)砷标准中间溶液[ρ(As)= 1.0 pg/mL]:吸取 5.00 mL 砷标准储备液于 500 mL 容量瓶中,用纯水定容至刻度。

(8)砷标准使用溶液[ρ(As)= 0.10 g/mL]:吸取 10.00 mL 砷标准中间溶液于 100 mL 容量瓶中,用纯水定容至刻度。

4. 仪器

(1)原子荧光光度计。

(2)砷阴极空心灯。

5. 分析步骤

(1)取 10 mL 水样于比色管中。

(2)标准系列的配制:分别吸取砷标准使用溶液 0 mL、0.10 mL、0.30 mL、0.50 mL、0.70 mL、1.00 mL、2.00 mL 于比色管中,用纯水定容至 10 mL,使砷的浓度分别为 0 μg/L、1.0 μg/L、3.0 μg/L、5.0 μg/L、7.0 μg/L、10.0 μg/L、20.0 μg/L。

(3)分别向水样、空白及标准溶液管中加入 1 mL 盐酸、1.0 mL 硫脲+抗坏血酸溶液,混匀。

(4)仪器条件(参考)

砷灯电流:45 mA;负高压:305 V;原子化器高度:8.5 mm;载气流量:500 mL/min;屏蔽气流量:1 000 mL/min;进样体积:0.5 mL;载流:盐酸溶液。

(5)测定:开机,设定仪器最佳条件,点燃原子化器炉丝,稳定 30 min 后开始测定,绘制标准曲线,计算回归方程($Y = aX+b$)。

6. 计算

以所测样品的荧光强度,由标准曲线所建回归方程计算样品溶液中砷浓度(μg/L)。

7. 精密度和准确度

4 个实验室测定含一定浓度砷的水样,测定 8 次,其相对标准偏差均小于 4.9%,在水样

中加入 $5.0\sim70.0\ \mu g/L$ 的砷标准溶液,其回收率为 $85.7\%\sim113\%$。

方法 2:二乙氨基二硫代甲酸银分光光度法(GB/T 5750.6—2006)

1. 范围

本法适用于生活饮用水及其水源水中砷的测定。本法最低检测质量为 $0.5\ \mu g$,若取 50 mL 水样测定,则最低检测质量浓度为 0.01 mg/L。

钴、镍、汞、银、铂、铬和钼可干扰砷化氢的发生,但饮用水中这些离子通常存在的量不产生干扰。水中的锑含量超过 0.1 mg/L 时对测定有干扰。用本标准测定砷的水样不宜用硝酸保存。

2. 原理

锌与酸作用产生新生态氢,在碘化钾和氯化亚锡存在下,使五价砷还原为三价砷,三价砷与新生态氢生成砷化氢气体。通过用乙酸铅棉花去除硫化氢的干扰,然后与溶于三乙醇胺-三氯甲烷中的二乙氨基二硫代甲酸银作用,生成棕红色的胶态银,比色定量。

3. 试剂

(1)三氯甲烷。

(2)无砷锌粒。

(3)硫酸溶液(1+1)。

(4)碘化钾溶液(150 g/L):称取 15g 碘化钾(KI),溶于纯水中并稀释至 100 mL,储于棕色瓶内。

(5)氯化亚锡(400 g/L):称取 40 g 氯化亚锡($SnCl_2 \cdot 2H_2O$),溶于 40 mL 盐酸($\rho_{20}=$ 1.19 g/L)中,并加纯水稀释至 100 mL,投入数粒金属锡粒。

(6)乙酸铅棉花:将脱脂棉浸入乙酸铅溶液(100 g/L)中,2 h 后取出,让其自然干燥。

(7)吸收溶液:称取 0.25 g 二乙氨基二硫代甲酸银($C_5H_{10}NS_2 \cdot Ag$),研碎后用少量三氯甲烷溶解,加入 1.0 mL 三乙醇胺[$N(CH_2CH_2OH)_3$],再用三氯甲烷稀释到 100 mL。必要时,静置,过滤至棕色瓶内,储存于冰箱中。本试剂溶液中二乙氨基二硫代甲酸银浓度以 $2.0\sim2.5$ g/L 为宜,浓度过低将影响测定的灵敏度及重现性。溶解性不好的试剂应更换。实验室制备的试剂具有很好的溶解度。制备方法:分别溶解 1.7 g 硝酸银、2.3 g 二乙氨基二硫代甲酸钠于 100 mL 纯水中,冷却到 20 ℃以下,缓缓搅拌混合。过滤生成的柠檬黄色银盐沉淀,用冷的纯水洗涤沉淀数次,置于干燥器中,避光保存。

(8)砷标准储备溶液[$\rho(As)=1$ mg/mL]:称取 0.660 0 g 经 105 ℃干燥 2 h 的二氧化二砷(As_2O_3),溶于 5 mL 氢氧化钠溶液(200 g/L)中。用酚酞作指示剂,以硫酸溶液(1+17)中和到中性后再加入 15 mL 硫酸溶液(1+17),转入 500 mL 容量瓶,加纯水至刻度。

(9)砷标准使用溶液[$\rho(As)=1\ \mu g/mL$]:吸取砷标准储备液 10.00 mL,置于 100 mL 容量瓶中,加纯水至刻度,混匀。临用时,吸取此溶液 10.00 mL,置于 1 000 mL 容量瓶中,加纯水至刻度,混匀。

4. 仪器

(1)砷化氢发生器。

(2)分光光度计。

5. 分析步骤

(1)吸取 50.0 mL 水样,置于砷化氢发生瓶中。

（2）另取砷化氢发生瓶 8 个，分别加入砷标准使用溶液 0 mL、0.50 mL、1.00 mL、2.00 mL、3.00 mL、5.00 mL、7.00 mL 和 10.00 mL，各加纯水至 50 mL。

（3）向水样和标准系列中各加 4 mL 硫酸溶液、2.5 mL 碘化钾溶液及 2 mL 氯化亚锡溶液，混匀，放置 15 min。

（4）于各吸收管中分别加入 5.0 mL 吸收溶液，插入塞有乙酸铅棉花的导气管，迅速向各发生瓶中倾入预先称好的 5 g 无砷锌粒，立即塞紧瓶塞，勿使漏气。在室温（低于 15 ℃时可置于 25 ℃温水浴中）反应 1 h，最后用三氯甲烷将吸收液体积补足到 5.0 mL。在 1 h 内于 515 nm 波长处，用 1 cm 比色皿，以三氯甲烷为参比，测定吸光度。

注：颗粒大小不同的锌粒在反应中所需酸量不同，一般为 4～10 mL，需在使用前用标准溶液进行预试验，以选择适宜的酸量。

（5）绘制工作曲线，建立回归方程，计算水样管中砷的质量。

6. 计算

按公式 6.27 计算水样中砷（以 As 计）的质量浓度：

$$\rho(\mathrm{As}) = \frac{m}{V} \qquad \text{（公式 6.27）}$$

式中：$\rho(\mathrm{As})$——水样中砷（以 As 计）的质量浓度，mg/L；

m ——由工作曲线所建回归方程计算的水样管中砷（以 As 计）的质量，μg；

V ——水样体积，mL。

7. 精密度和准确度

54 个实验室用本法测定含砷 61 μg/L 的合成水样。其他成分的浓度（μg/L）分别为：铝，435；铍，183；镉，27；铬，65；钴，96；铜，37；铁，78；铅，113；锰，47；汞，414；镍，96；硒，16；钒，470；锌，26。测定砷的相对标准偏差为 20%，相对误差为 13%。

（二）生活饮用水中镉的监测

方法 1：无火焰原子吸收分光光度法（GB/T 5750.6—2006）

1. 范围

本法适用于生活饮用水及其水源水中镉的测定。本法最低检测质量为 0.01 ng，若取 20 μL 水样测定，则最低检测质量浓度为 0.5 μg/L。水中共存离子一般不产生干扰。

2. 原理

样品经适当处理后，注入石墨炉原子化器，所含的金属离子在石墨管内经原子化高温蒸发解离为原子蒸气，待测元素的基态原子吸收来自同种元素空心阴极灯发出的共振线，其吸收强度在一定范围内与金属浓度成正比。

3. 试剂

（1）镉标准储备溶液[$\rho(\mathrm{Cd}) = 1$ mg/mL]：称取 0.500 0 g 镉（99.9% 以上），溶于 5 mL 硝酸溶液（1+1）中，并用纯水定容至 500 mL。

（2）镉标准中间溶液[$\rho(\mathrm{Cd}) = 1$ μg/mL]：取镉标准储备溶液 5.00 mL 于 100 mL 容量瓶中，用硝酸溶液（1+99）稀释至刻度，摇匀，此溶液 $\rho(\mathrm{Cd}) = 50$ μg/mL。再取此溶液 2.00 mL 于 100 mL 容量瓶中，用硝酸溶液（1+99）定容。

(3)镉标准使用溶液$[\rho(Cd)=100\ ng/mL]$:取镉标准中间溶液 10.00 mL 于 100 mL 容量瓶中,用硝酸溶液(1+99)稀释至刻度,摇匀。

(4)磷酸二氢铵溶液(120 g/L):称取 12 g 磷酸二氢铵($NH_4H_2PO_4$,优级纯),加水溶解并定容至 100 mL。

(5)硝酸镁溶液(50 g/L):称取 5 g 硝酸镁$[Mg(NO_3)_2$,优级纯],加水溶解并定容至 100 mL。

4. 仪器

(1)石墨炉原子吸收分光光度计。

(2)镉元素空心阴极灯。

(3)氩气钢瓶。

(4)微量加液器:20 μL。

(5)聚乙烯瓶:100 mL。

测定镉的仪器参数见表 6.11。

表 6.11　测定镉的仪器参数

元素	波长/nm	干燥温度/℃	干燥时间/s	灰化温度/℃	灰化时间/s	原子化温度/℃	原子化时间/s
Cd	228.8	120	30	900	30	1 800	5

5. 分析步骤

(1)吸取镉标准使用溶液 0 mL、0.50 mL、1.00 mL、3.00 mL、5.00 mL 和 7.00 mL 于 6 个 100 mL 容量瓶内,分别加入 10 mL 磷酸二氢铵溶液、1 mL 硝酸镁用硝酸溶液(1+99)定容至刻度,摇匀,分别配制成 0 ng/mL、0.5 ng/mL、1 ng/mL、3 ng/mL、5 ng/mL 和 7 ng/mL 的标准系列。

(2)吸取 10 mL 水样,加入 1.0 mL 磷酸二氢铵溶液、0.1 mL 硝酸镁溶液,同时取 10 mL 硝酸溶液(1+99),加入等体积磷酸二氢铵溶液和硝酸镁溶液作为空白。

(3)仪器参数设定后依次吸取 20 μL 试剂空白、标准系列和样品,注入石墨管,启动石墨炉控制程序和记录仪,记录吸收峰高或峰面积。

6. 计算

由标准曲线所建回归方程计算镉浓度后,按公式 6.28 计算:

$$\rho(Cd)=\frac{\rho_1\times V_1}{V} \hspace{2cm} \text{(公式 6.28)}$$

式中:$\rho(Cd)$——水样中镉的质量浓度,μg/L;

ρ_1——由标准曲线所建回归方程计算的水样中镉的质量浓度,μg/L;

V——原水样体积,mL;

V_1——测定样品的体积,mL。

方法 2:火焰原子吸收分光光度法(GB/T 5750.6—2006)

1. 范围

本法适用于生活饮用水及水源水中较高浓度镉的测定。本法适宜的测定范围:镉 0.05～2 mg/L。

2. 原理

水样中金属离子被原子化后,吸收来自同种金属元素空心阴极灯发出的共振线(镉,

228.8 nm),吸收共振线的量与样品中该元素的含量成正比。在其他条件不变的情况下,根据测量被吸收后的谱线强度,与标准系列比较定量。

3. 试剂

所用纯水均为去离子蒸馏水。

(1)镉标准储备溶液[$\rho(Cd)=1$ mg/mL]:称取 1.000 g 纯镉粉,溶于 5 mL 硝酸溶液(1+1)中,并用纯水定容至 1 000 mL。

(2)硝酸($\rho_{20}=1.42$ g/mL),优级纯。

(3)盐酸($\rho_{20}=1.19$ g/mL),优级纯。

4. 仪器

所有玻璃器皿,使用前均需先用硝酸溶液(1+9)浸泡,并用纯水清洗。

(1)原子吸收分光光度计及镉空心阴极灯。

(2)电热板。

(3)抽气瓶和玻璃砂芯滤器。

5. 分析步骤

(1)水样的预处理:澄清的水样可直接进行测定;悬浮物较多的水样,分析前需酸化并消化有机物。若需测定溶解的金属,则应在采样时将水样通过 0.45 μm 滤膜过滤,然后按每升水样加 1.5 mL 硝酸酸化使 pH 小于 2。

水样中的有机物一般不干扰测定,为使金属离子全部进入水溶液并促使颗粒物质溶解以有利于萃取和原子化,可采用盐酸-硝酸消化法。于每升酸化水样中加入 5 mL 硝酸,混匀后取定量水样,按每 100 mL 水样加入 5 mL 盐酸的比例加入盐酸。在电热板上加热 15 min。冷却至室温后,用玻璃砂芯漏斗过滤,最后用纯水稀释至一定体积。

(2)水样测定:将各种金属标准储备溶液用每升含 1.5 mL 硝酸的纯水稀释,并配制成 0.30~5.00 mg/L 标准系列。(注:所列测量范围受不同型号仪器的灵敏度及操作条件的影响而变化时,可酌情改变上述测量范围。)将标准、空白溶液和样品溶液依次喷入火焰,测量吸光度。绘制标准曲线,建立回归方程,计算各待测金属元素的质量浓度。

6. 计算

可由标准曲线所建回归方程计算水样中待测金属的质量浓度(mg/L)。

7. 精密度和准确度

18 个实验室用本法测定含镉 27 $\mu g/L$ 的合成水样,其他离子浓度($\mu g/L$)为:汞,4.4;锌,26;铜,37;铁,7.8;锰,47。镉的相对标准偏差为 4.6%,相对误差为 3.7%。

方法 3:双硫腙分光光度法(GB/T 5750.6—2006)

1. 范围

本法适用于生活饮用水及其水源水中镉的测定。本法最低检测质量为 0.25 μg,若取 25 mL 水样测定,则最低检测质量浓度为 0.01 mg/L。

水中多种金属离子的干扰可用控制 pH 和加入酒石酸钾钠、氰化钾等络合剂掩蔽。在本法测定条件下,水中存在下列金属离子不干扰测定:铅,240 mg/L;锌,120 mg/L;铜,40 mg/L;铁,4 mg/L;锰,4 mg/L。镁达 40 mg/L 时需增加酒石酸钾钠。

水样被大量有机污染物污染时将影响比色测定,需预先消化。

2. 原理

在强碱性溶液中,镉离子与双硫腙生成红色螯合物,用三氯甲烷萃取后比色定量。

3. 试剂

配制试剂和稀释水样时,所用纯水均应无镉。

(1)硝酸($\rho_{20}=1.42$ g/mL),优级纯。

(2)高氯酸($\rho_{20}=1.138$ g/mL),优级纯。

(3)三氯甲烷:三氯甲烷应纯净。三氯甲烷中有氧化物存在时可用亚硫酸钠($Na_2SO_3 \cdot 7H_2O$)溶液(200 g/L)萃洗 2 次,重蒸馏后方可使用。或将含有氧化物的三氯甲烷加入适量盐酸羟胺溶液萃取一次后,再用纯水洗去残留的盐酸羟胺。

(4)氢氧化钠溶液(240 g/L)。

(5)双硫腙三氯甲烷储备溶液(1.0 g/L):称取 0.1 g 双硫腙($C_{13}H_{12}N_4S$),溶于三氯甲烷中,并稀释至 100 mL,储存于棕色瓶中,置冰箱内保存。

如双硫腙不纯,按"(3)三氯甲烷"纯化。

(6)双硫腙三氯甲烷溶液:临用前将双硫腙三氯甲烷储备溶液用三氯甲烷稀释(约 10 倍)成吸光度为 0.82(波长 500 nm,1 cm 比色皿)。

(7)吸光度 0.40 的双硫腙三氯甲烷溶液:临用前将双硫腙储备溶液用三氯甲烷稀释(约 50 倍)成吸光度为 0.40(波长 500 nm,1 cm 比色皿)。

(8)氰化钾(10 g/L)-氢氧化钠(400 g/L)溶液:称取 400 g 氢氧化钠(NaOH)和 10 g 氰化钾(KCN),溶于纯水中,并稀释至 1 000 mL。存于聚乙烯瓶中,可稳定 1～2 个月。

注:此溶液剧毒!

(9)氰化钾(0.5 g/L)-氢氧化钠溶液(400 g/L):称取 400 g 氢氧化钠和 0.5 g 氰化钾,溶于纯水中,并稀释至 1 000 mL。储存于聚乙烯瓶中,可稳定 1～2 个月。

注:此溶液剧毒!

(10)盐酸羟胺溶液(200 g/L)。

(11)酒石酸钾钠溶液(250 g/L)。

(12)酒石酸溶液(20 g/L):称取 20 g 酒石酸($H_2C_4H_4O_6$),溶于纯水中并稀释至 1 000 mL。储存于冰箱中。使用时必须保持冰冷。

(13)镉标准储备溶液[$\rho(Cd)=100$ μg/mL]:称取 0.100 0 g 镉(99.9％以上),加入 30 mL硝酸溶液(1+9),使溶解,然后加热煮沸,最后用纯水定容至 1 000 mL。

(14)镉标准使用溶液[$\rho(Cd)=1$ μg/mL]:取镉标准储备溶液 10.00 mL 于 1 000 mL 容量瓶中,加入 10 mL 盐酸($\rho_{20}=1.19$ g/mL),用纯水稀释至刻度。

4. 仪器

所用玻璃仪器均需用硝酸溶液(1+9)浸泡过夜,然后用自来水、纯水淋洗干净。

(1)分液漏斗:125 mL。

(2)具塞比色管:10 mL。

(3)分光光度计。

5. 分析步骤

(1)水样预处理

①如水样污染严重,则准确取适量水样置于 250 mL 高型烧杯中。如采集水样时已在每

1 000 mL 水样中加有 5 mL 硝酸,则不另加硝酸。将水样在电热板上加热蒸发,至剩余约 10 mL,放冷。

②加入 10 mL 硝酸及 5 mL 高氯酸,继续加热消解直至产生浓烈白烟。

如果样品仍不清澈,则再加 10 mL 硝酸,继续加热消解,直到溶液透明无色或略呈浅黄色为止。在消解过程中切勿蒸干。

③冷却后加 20 mL 纯水,继续煮沸约 5 min,取下烧杯,放冷,用纯水稀释定容至 50 mL 或 100 mL。

(2)测定

①吸取水样或消解溶液 25.0 mL,置于分液漏斗中,用氢氧化钠溶液调节 pH 至中性。

②另取分液漏斗 8 个,分别加入镉标准使用溶液 0 mL、0.25 mL、1.00 mL、2.00 mL、4.00 mL、6 mL、8 mL 和 10.00 mL,各加纯水至 25 mL,滴加氢氧化钠溶液调至中性。

③各加 1 mL 酒石酸钾钠溶液、5 mL 氰化钾-氢氧化钠溶液及 1 mL 盐酸羟胺溶液,每加入一种试剂后均需摇匀。

注 1:酒石酸钾钠是含有两个羟基的二元羧酸盐,在强碱介质中,能更有效地络合钙、镁、铁、铝等金属离子,严防产生沉淀而造成镉的损失。

注 2:强碱介质是萃取镉的适宜条件,而铅、锌、锡等两性元素则生成相应的含氧酸阴离子,不能被双硫腙萃取。

注 3:盐酸羟胺作为还原剂,可消除三价铁和其他高价金属的氧化能力,以保护双硫腙不被氧化。

④加入 15 mL 双硫腙三氯甲烷溶液,振摇 1 min,迅速将三氯甲烷相转入已盛有 25 mL 冷酒石酸溶液的第二套分液漏斗中。用 10 mL 三氯甲烷洗涤第一套分液漏斗,合并三氯甲烷于第二套分液漏斗中。

注意:切勿使水相进入第二套分液漏斗中,严防产生剧毒的氰化氢气体!

注:形成的双硫腙镉在被三氯甲烷饱和的强碱性溶液中容易分解,要迅速将三氯甲烷放入事先已准备好的第二套分液漏斗中。

⑤将第二套分液漏斗振摇 2 min,此时镉已被萃取至酒石酸中。弃去双硫腙三氯甲烷溶液,再各加 5 mL 三氯甲烷,振摇 30 s。静置分层,弃去三氯甲烷相。

⑥再各加 0.25 mL 盐酸羟胺溶液、15 mL 吸光度为 0.40 的双硫腙三氯甲烷溶液及 5 mL 氰化钾-氢氧化钠溶液,立即振摇 1 min。

⑦擦干分液漏斗颈管内壁,塞入少许脱脂棉,将三氯甲烷相放入干燥的 10 mL 比色管中。

⑧于 518 nm 波长,用 3 cm 比色皿,以三氯甲烷为参比,测定样品和标准系列溶液的吸光度。

⑨绘制工作曲线,建立回归方程,计算样品管中镉的质量。

6. 计算

按公式 6.29 计算水样中镉的质量浓度:

$$\rho(\mathrm{Cd}) = \frac{m}{V} \tag{公式 6.29}$$

式中:$\rho(\mathrm{Cd})$——水样中镉的质量浓度,mg/L;

m——由工作曲线所建回归方程计算的样品管中镉的质量,μg;

V——水样体积,mL。

7. 精密度和准确度

16 个实验室用本法测定含镉 27 $\mu g/L$ 的合成水样,其他离子浓度($\mu g/L$)为:汞,4.4;锌,26;铜,37;铁,78;锰,47。测得镉的相对标准偏差为 10%,相对误差为 3.7%。

(三)生活饮用水中铬(六价)的监测

方法:二苯碳酰二肼分光光度法(GB/T 5750.6—2006)

1. 范围

本法适用于生活饮用水及其水源水中六价铬的测定。本法最低检测质量为 0.2 μg(以 Cr^{6+} 计)。取 50 mL 水样测定,则最低检测质量浓度为 0.004 mg/L。

铁约 50 倍于六价铬时产生黄色,干扰测定;10 倍于铬的钒可产生干扰,但显色 10 min 后钒与试剂所显色全部消失;200 mg/L 以上的钼与汞有干扰。

2. 原理

在酸性溶液中,六价铬可与二苯碳酰二肼作用,生成紫红色络合物,比色定量。

3. 试剂

(1)二苯碳酰二肼丙酮溶液(2.5 g/L):称取 0.25 g 二苯碳酰二肼[$OC(HNNHC_6H_5)_2$,又名二苯氨基脲],溶于 100 mL 丙酮中,盛于棕色瓶中置冰箱内可保存半月,颜色变深时不能再用。

(2)硫酸溶液(1+7):将 10 mL 硫酸($\rho_{20}=1.84$ g/mL)缓慢加入 70 mL 纯水中。

(3)六价铬标准溶液[$\rho(Cr)=1$ $\mu g/mL$]:称取 0.141 4 g 经 105~110 ℃烘至恒量的重铬酸钾($K_2Cr_2O_7$),溶于纯水中,并于容量瓶中用纯水定容至 500 mL,此浓溶液 1.00 mL 含 100 μg 六价铬。吸取此浓溶液 10.0 mL 于容量瓶中,用纯水定容至 1 000 mL。

4. 仪器

所有玻璃仪器(包括采样瓶)要求内壁光滑,不能用铬酸洗涤液浸泡。可用合成洗涤剂洗涤后再用浓硝酸洗涤,然后用自来水、纯水淋洗干净。

(1)具塞比色管,50 mL。

(2)分光光度计。

5. 分析步骤

(1)吸取 50 mL 水样(含六价铬超过 10 μg 时,可吸取适量水样稀释至 50 mL),置于 50 mL 比色管中。

(2)另取 50 mL 比色管 9 支,分别加入六价铬标准溶液 0 mL、0.20 mL、0.50 mL、1.00 mL、2.00 mL、4.00 mL、6.00 mL、8.00 mL 和 10.00 mL,加纯水至刻度。

(3)向水样及标准管中各加 2.5 mL 硫酸溶液及 2.5 mL 二苯碳酰二肼溶液,立即混匀,放置 10 min。

注:铬与二苯碳酰二肼反应时,酸度对显色反应有影响,溶液的氢离子浓度应控制在 0.05~0.3 mol/L,且以 0.2 mol/L 时显色最稳定。温度和放置时间对显色都有影响,15 ℃ 时颜色最稳定,显色后 2~3 min,颜色可达最深,且于 5~15 min 保持稳定。

（4）于 540 nm 波长，用 3 cm 比色皿，以纯水为参比，测量吸光度。

（5）如水样有颜色时，另取与"步骤（1）"相同量的水样于 100 mL 烧杯中，加入 2.5 mL 硫酸溶液，于电炉上煮沸 2 min，使水样中的六价铬还原为三价。溶液冷却后转入 50 mL 比色管中，加纯水至刻度后再多加 2.5 mL，摇匀后加入 2.5 mL 二苯碳酰二肼溶液，摇匀，放置 10 min。按"步骤（4）"测量水样空白吸光度。

（6）绘制标准曲线，建立回归方程，计算样品管中六价铬的质量。

（7）有颜色的水样应在"步骤（4）"测得样品溶液的吸光度中减去水样空白吸光度后，再通过标准曲线所建回归方程计算样品管中六价铬的质量。

6. 计算

按公式 6.30 计算水样中六价铬质量浓度。

$$\rho(\mathrm{Cr}^{6+}) = \frac{m}{V} \qquad\qquad (公式\ 6.30)$$

式中：$\rho(\mathrm{Cr}^{6+})$——水样中六价铬的质量浓度，mg/L；

m——由标准曲线所建回归方程计算的样品管中六价铬的质量，μg；

V——水样体积，mL。

7. 精密度和准确度

70 个实验室测定含六价铬 304 μg/L 和 65 μg/L 的合成水样，相对标准偏差为 6.7% 及 9.2%，相对误差为 5.3% 和 3.1%。

（四）生活饮用水中铅的监测

方法 1：无火焰原子吸收分光光度法（GB/T 5750.6—2006）

1. 范围

本法适用于生活饮用水及水源水中铅的测定。本法最低检测质量为 0.05 ng 铅，若取 20 μL 水样测定，则最低检测质量浓度为 2.5 μg/L。水中共存离子一般不产生干扰。

2. 原理

样品经适当处理后，注入石墨炉原子化器，所含的金属离子在石墨管内以原子化高温蒸发解离为原子蒸气。待测元素的基态原子吸收来自同种元素空心阴极灯发射的共振线，其吸收强度在一定范围内与金属浓度成正比。

3. 试剂

（1）铅标准储备溶液[$\rho(\mathrm{Pb}) = 1\ \mathrm{mg/mL}$]：称取 0.799 0 g 硝酸铅[$\mathrm{Pb(NO_3)_2}$]，溶于约 100 mL 纯水中，加入硝酸（$\rho_{20} = 1.42\ \mathrm{g/mL}$）1 mL，并用纯水定容至 500 mL。

（2）铅标准中间溶液[$\rho(\mathrm{Pb}) = 50\ \mu\mathrm{g/mL}$]：取铅标准储备溶液 5.00 mL 于 100 mL 容量瓶中，用硝酸溶液（1+99）稀释至刻度，摇匀。

（3）铅标准使用溶液[$\rho(\mathrm{Pb}) = 1\ \mu\mathrm{g/mL}$]：取铅标准中间溶液 2.00 mL 于 100 mL 容量瓶中，用硝酸溶液（1+99）稀释至刻度，摇匀。

（4）磷酸二氢铵溶液（120 g/L）：称取 12 g 磷酸二氢铵（$\mathrm{NH_4H_2PO_4}$，优级纯），加水溶解并定容至 100 mL。

（5）硝酸镁溶液（50 g/L）：称取 5 g 硝酸镁[$\mathrm{Mg(NO_3)_2}$，优级纯]，加水溶解并定容至 100 mL。

4. 仪器

(1)石墨炉原子吸收分光光度计。

(2)铅元素空心阴极灯。

(3)氩气钢瓶。

(4)微量加液器:20 μL。

(5)聚乙烯瓶:100 mL。

测定铅的仪器参数见表6.12。

表 6.12　测定铅的仪器参数

元素	波长/nm	干燥温度/℃	干燥时间/s	灰化温度/℃	灰化时间/s	原子化温度/℃	原子化时间/s
Pb	283.3	120	30	600	30	2 100	5

5. 分析步骤

(1)吸取铅标准使用溶液 0 mL、0.25 mL、0.50 mL、1.00 mL、2.00 mL、3.00 mL 和 4.00 mL 于 7 个 100 mL 容量瓶内,分别加入 10 mL 磷酸二氢铵溶液、1 mL 硝酸镁溶液,用硝酸溶液(1+99)稀释至刻度,摇匀,分别配制成 0 ng/mL、2.5 ng/mL、5.0 ng/mL、10 ng/mL、20 ng/mL、30 ng/mL 和 40 ng/mL 的标准系列。

(2)吸取 10 mL 水样,加入 1.0 mL 磷酸二氢铵溶液、0.1 mL 硝酸镁溶液,同时取 10 mL 硝酸溶液(1+99),加入等量磷酸二氢铵溶液和硝酸镁溶液作为空白。

(3)仪器参数设定后依次吸取 20 μL 试剂空白、标准系列和样品,注入石墨管,启动石墨炉控制程序和记录仪,记录吸收峰高或峰面积。

6. 计算

由标准曲线所建回归方程计算出铅浓度后,按公式 6.31 计算水样中铅的质量浓度。

$$\rho(Pb) = \frac{\rho_1 \times V_1}{V} \qquad (公式 6.31)$$

式中:$\rho(Pb)$——水样中铅的质量浓度,$\mu g/L$;

ρ_1——由标准曲线所建回归方程计算的试样中铅的质量浓度,$\mu g/L$;

V——原水样体积,mL;

V_1——测定样品的体积,mL。

方法 2:火焰原子吸收分光光度法(GB/T 5750.6—2006)

1. 范围

本法适用于生活饮用水及水源水中较高浓度铅的测定。本法适宜的测定范围:铅 1.0～20 mg/L。

2. 原理

水样中金属离子被原子化后,吸收来自同种金属元素空心阴极灯发出的共振线(铅,283.3 nm),吸收共振线的量与样品中该元素的含量成正比。在其他条件不变的情况下,根据测量被吸收后的谱线强度,与标准系列比较定量。

3. 试剂

所用纯水均为去离子蒸馏水。

(1)铅标准储备溶液[$\rho(Pb)=1$ mg/mL]:称取 1.598 5 g 经干燥的硝酸铅[$Pb(NO_3)_2$],溶

于约 200 mL 纯水中,加入 1.5 mL 硝酸($\rho_{20}=1.42$ g/mL),用纯水定容至 1 000 mL。

(2)硝酸($\rho_{20}=1.42$ g/mL),优级纯。

(3)盐酸($\rho_{20}=1.19$ g/mL),优级纯。

4. 仪器

所有玻璃器皿,使用前均需先用硝酸溶液(1+9)浸泡,并直接用纯水清洗。

(1)原子吸收分光光度计及铅空心阴极灯。

(2)电热板。

(3)抽气瓶和玻璃砂芯滤器。

5. 分析步骤

(1)水样的预处理:澄清的水样可直接进行测定;悬浮物较多的水样,分析前需酸化并消化有机物。若需测定溶解的金属,则应在采样时将水样通过 0.45 μm 滤膜过滤,然后按每升水样加 1.5 mL 硝酸酸化使 pH 小于 2。

水样中的有机物一般不干扰测定,为使金属离子能全部进入水溶液,促使颗粒物质溶解以有利于萃取和原子化,可采用盐酸-硝酸消化法。于每升酸化水样中加入 5 mL 硝酸,混匀后取定量水样,按每 100 mL 水样加入 5 mL 盐酸的比例加入盐酸。在电热板上加热 15 min。冷至室温后,用玻璃砂芯漏斗过滤,最后用纯水稀释至一定体积。

(2)水样测定:将各种金属标准储备溶液用每升含 1.5 mL 硝酸的纯水稀释,并配制成 0.30～5.0 mg/L 标准系列。注:所列测量范围受不同型号仪器的灵敏度及操作条件的影响而变化时,可酌情改变上述测量范围。将标准、空白溶液和样品溶液依次喷入火焰,测量吸光度。绘制标准曲线,建立回归方程,计算各待测金属元素的质量浓度。

6. 计算

可从标准曲线所建回归方程计算水样中待测金属的质量浓度(mg/L)。

7. 精密度和准确度

17 个实验室用直接或萃取法测定含铅 383 μg/L 和 13 μg/L 的合成水样,其他成分的浓度(μg/L)为:铝,852 和 435;砷,182 和 61;铍,261 和 183;镉,59 和 11;镍,165 和 96;钴,348 和 96;铬,304 和 65;铜,374 和 37;铁,796 和 78;硒,48 和 16;汞,7.6 和 4.4;锰,478 和 47;钒,848 和 470;锌,478 和 26,测定铅的相对标准偏差分别为 5.5% 和 5.2%,相对误差分别为 0.5% 和 1.8%。

方法 3:双硫腙分光光度法(GB/T 5750.6—2006)

1. 范围

本法适用于生活饮用水及其水源水中铅的测定。本法最低检测质量为 0.5 μg 铅,若取 50 mL 水样测定,则最低检测质量浓度为 0.01 mg/L。

在本法测定条件下,水中大多数金属离子的干扰可以消除,只有大量锡存在时干扰测定。

2. 原理

在弱碱性溶液中(pH 8～9),铅与双硫腙生成红色螯合物,可被四氯化碳、三氯甲烷等有机溶剂萃取。严格控制溶液的 pH,加入掩蔽剂和还原剂,采用反萃取步骤,可使铅与其他干扰金属离子分离后比色定量。

3. 试剂

(1)氨水($\rho_{20}=0.88$ g/mL)：如试剂空白值高,可用扩散吸收法精制。将 500 mL 氨水倾入空干燥器中,将盛有 500 mL 纯水的大的蒸发皿置于干燥器的瓷板上,盖严。在室温下放置 48 h,将大的蒸发皿中的氨水储于试剂瓶中备用。

(2)三氯甲烷。

(3)双硫腙三氯甲烷储备溶液(1.0 g/L)：称取 0.1 g 双硫腙($C_{13}H_{12}N_4S$),溶于三氯甲烷中,并稀释至 100 mL,储存于棕色瓶中,置冰箱内保存。

(4)双硫腙三氯甲烷溶液：临用前取适量双硫腙三氯甲烷储备溶液用三氯甲烷稀释至吸光度为 0.15(波长 500 nm,1 cm 比色皿)。

(5)柠檬酸铵溶液(500 g/L)：称取 50 g 柠檬酸铵$[(NH_4)_3C_6H_5O_7]$,加纯水溶解,并稀释至 100 mL。加入 5 滴百里酚蓝指示剂,摇匀,滴加氨水至溶液呈绿色。移入分液漏斗中,每次用 5 mL 双硫腙三氯甲烷溶液反复萃取,至有机相呈绿色为止,弃去有机相。再每次用 10 mL 三氯甲烷萃取除去水相中残留的双硫腙,至三氯甲烷相无色为止。弃去有机相,将水相经脱脂棉滤入试剂瓶中。

(6)氰化钾溶液(100 g/L)：称取 10 g 氰化钾(KCN),溶于纯水中并稀释至 100 mL。

注意：此溶液剧毒！

如试剂需纯化时,应先将 10 g 氰化钾溶于 20 mL 纯水中,按"步骤(5)"纯化后,再稀释至 100 mL。经纯化处理过的氰化钾溶液容易变为黄色,最好临用前进行纯化处理。

(7)盐酸羟胺溶液(100 g/L)：称取 10 g 盐酸羟胺($NH_2OH \cdot HCl$),溶于纯水中并稀释至 100 mL。必要时,按"步骤(5)"纯化。

(8)过氧化氢溶液$[\varphi(H_2O_2)=30\%]$。

(9)硝酸溶液(3+97)。

(10)铅标准储备溶液$[\rho(Pb)=100\ \mu g/mL]$：称取 0.159 8 g 经 105 ℃ 烘烤过的硝酸铅$[Pb(NO_3)_2]$,溶于含有 1 mL 硝酸($\rho_{20}=1.42$ g/mL)的纯水中,并用纯水定容成 1 000 mL。

(11)铅标准使用溶液$[\rho(Pb)=1\ \mu g/mL]$：临用前吸取 10.0 mL 铅标准储备溶液于 1 000 mL 容量瓶中,用纯水稀释至刻度。

(12)百里酚蓝指示剂(1.0 g/L)：称取 0.1 g 百里酚蓝($C_{11}H_{30}O_5S$),溶于 20 mL 乙醇$[\varphi(C_2H_5OH)=95\%]$中,再加纯水至 100 mL。

4. 仪器

所用玻璃仪器均需以硝酸(1+9)浸泡过夜,再依次用自来水、纯水淋洗干净。

(1)分液漏斗：125 mL。

(2)具塞比色管：10 mL。

(3)分光光度计。

5. 分析步骤

(1)消化

澄清,无色,不含有机物、硫化物等干扰物质的水样,可直接吸取 50.0 mL 于 125 mL 分液漏斗中按下面的"步骤(2)"操作。污染严重的水样需进行消化,并同时做试剂空白。

①取适量水样(含铅 0.5~10 μg)于蒸发皿中,加入 3 mL 硝酸($\rho_{20}=1.42$ g/mL)及 1 mL 过氧化氢溶液,置电热板上蒸发至干。所剩残渣应为白色或浅黄色。若残渣呈棕黑

色,需按上法反复处理,至呈白色或浅黄色。若反复处理后仍呈棕黑色,可将蒸干后的残渣放入 450 ℃ 高温炉灰化。

②取出蒸发皿,室温冷却,加入 5 mL 硝酸溶液,微热使残渣溶解。加 20 mL 纯水,使溶液与全部蒸发皿内壁接触,然后移入 125 mL 分液漏斗中,再用 25 mL 纯水分三次洗涤蒸发皿,洗液并入分液漏斗中。

（2）测定

①另取分液漏斗 8 个,分别加入铅标准使用溶液 0 mL、0.50 mL、1.00 mL、2.00 mL、4.00 mL、6.00 mL、8.00 mL 和 10.0 mL,各加纯水至 50 mL。

②向水样及标准系列的各分液漏斗中加入 5 mL 柠檬酸铵溶液、1 mL 盐酸羟胺溶液及 3 滴百里酚蓝指示剂,摇匀,用氨水调至溶液呈绿色（注意:样品及标准液的色调应一致,否则将影响测定结果）,再各加 2.0 mL 氰化钾溶液,摇匀。

③各加 10.0 mL 双硫腙三氯甲烷溶液,振摇 1 min,静置分层。

④将三氯甲烷放入第二个分液漏斗中,加入 10 mL 硝酸溶液,振摇 1 min,静置分层后弃去三氯甲烷相。将分液漏斗中的水溶液,按照上述"步骤②"和"步骤③"操作,如水样中无大量锡、铋等离子,可省略本操作。

⑤在分液漏斗颈内塞入少量脱脂棉,将三氯甲烷相放入干燥的 10 mL 比色管中。

⑥于 510 nm 波长处,用 1 cm 比色皿,以三氯甲烷为参比,测量水样和标准系列溶液的吸光度。

⑦绘制标准曲线,建立回归方程,计算样品管中铅的质量。

6. 计算

按公式 6.32 计算水中铅的质量浓度。

$$\rho(\mathrm{Pb}) = \frac{m}{V} \qquad \text{（公式 6.32）}$$

式中:$\rho(\mathrm{Pb})$——水样中铅的质量浓度,mg/L;

m——由工作曲线建立回归方程计算的样品管中铅的质量,μg;

V——水样体积,mL。

7. 精密度和准确度

29 个实验室用本法测定含铅 54 μg/L 的合成水样,相对标准偏差为 10%,相对误差为 19%。

（五）生活饮用水中汞的监测

方法:原子荧光法（GB/T 5750.6—2006）

1. 范围

本法适用于生活饮用水及清洁水源水中汞的测定。本法最低检测质量为 0.05 ng,若取 0.50 mL 水样测定,则最低检测质量浓度为 0.1 μg/L。

2. 原理

在一定酸度下,溴酸钾与溴化钾反应生成溴,可将试样消解使所含汞全部转化为二价无机汞,用盐酸羟胺还原过剩的氧化剂,用硼氢化钠将二价汞还原成原子态汞,由载气（氩气）

将其带入原子化器,在特制汞空心阴极灯的照射下,基态汞原子被激发至高能态,在去活化回到基态时,发射出特征波长的荧光。在一定的浓度范围内,荧光强度与汞的含量成正比,与标准系列比较定量。

3. 试剂

(1)氢氧化钠溶液(2 g/L):称取 1 g 氢氧化钠溶于纯水中,稀释至 500 mL。

(2)硼氢化钠溶液(20 g/L):称取 10.0 g 硼氢化钠(NaBH$_4$)溶于 500 mL 氢氧化钠溶液中,混匀。

(3)盐酸(ρ_{20}=1.19 g/mL),优级纯。

(4)盐酸溶液(5+95):取 25 mL 盐酸,用纯水稀释至 500 mL。

(5)溴酸钾-溴化钾溶液:称取 2.784 g 无水溴酸钾(KBrO$_3$)及 10 g 溴化钾(KBr),用纯水溶解稀释至 1 000 mL。

(6)盐酸羟胺溶液(100 g/L):称取 10 g 盐酸羟胺,用纯水溶解并稀释至 100 mL。

(7)硝酸溶液(1+19):取 50 mL 硝酸(ρ_{20}=1.42 g/mL),用纯水稀释至 1 000 mL,混匀。

(8)重铬酸钾硝酸溶液(0.5 g/L):称取 0.5 g 重铬酸钾(K$_2$Cr$_2$O$_7$),用硝酸溶液溶解,并稀释为 1 000 mL。

(9)汞标准储备溶液[ρ(Hg)= 100.0 μg/mL]:称取 0.135 4 g 经硅胶干燥器放置 24 h 的氯化汞(HgCl$_2$),溶于重铬酸钾硝酸溶液,并将此溶液定容至 1 000 mL。

(10)汞标准中间溶液[ρ(Hg)= 0.10 μg/mL]:吸取汞标准储备溶液 10.00 mL 于 1 000 mL 容量瓶中,用重铬酸钾硝酸溶液稀释定容至 1 000 mL。再吸取此溶液 10.00 mL 于 100 mL 容量瓶中,用重铬酸钾硝酸溶液定容至 100 mL。

(11)汞标准使用溶液[ρ(Hg)= 0.010 μg/mL]:临用前,吸取汞标准中间溶液 10.00 mL 于 100 mL 容量瓶中,用重铬酸钾硝酸溶液定容至 100 mL。

4. 仪器

(1)原子荧光光度计。

(2)汞特种空心阴极灯。

5. 分析步骤

(1)取 10 mL 水样于比色管中。

(2)标准系列的配制:分别吸取汞标准使用溶液 0 mL、0.10 mL、0.20 mL、0.40 mL、0.60 mL、0.80 mL、1.00 mL 于比色管中,用纯水定容至 10 mL,使汞的浓度分别为 0 μg/L、0.10 μg/L、0.20 μg/L、0.40 μg/L、0.60 μg/L、0.80 μg/L、1.00 μg/L。

(3)分别向水样、空白及标准溶液管中加入 1 mL 盐酸,加入 0.5 mL 溴酸钾-溴化钾溶液,摇匀放置 20 min 后,加入 1～2 滴盐酸羟胺溶液使黄色褪尽,混匀。

(4)仪器条件(参考):汞灯电流,30 mA;负高压,260 V;原子化器高度,8.5 mm;载气流量,500 mL/min;屏蔽气流量,1 000 mL/min;进样体积,0.5 mL;载流,盐酸溶液。

(5)测定:开机,设定仪器最佳条件,稳定 30 min 后开始测定,连续使用标准系列空白进样,待读数稳定后,转入标准系列测定,绘制标准曲线。随后依次测定未知样品溶液。绘制标准曲线,计算回归方程($Y = aX+b$)。

6. 计算

以所测样品的荧光强度,代入由标准曲线所建回归方程计算样品溶液中汞的浓度(μg/L)。

7. 精密度和准确度

4 个实验室测定含一定浓度汞的水样,测定 8 次,其相对标准偏差均小于 6.8%,在水样中加入 0.1~1.0 $\mu g/L$ 汞标准溶液,其回收率为 86.7%~120%。

(六)生活饮用水中氰化物的监测

方法 1:异烟酸-吡唑酮分光光度法(GB/T 5750.5—2006)

1. 范围

本法适用于生活饮用水及其水源水中氰化物的测定。本法最低检测质量为 0.1 μg 氰化物。若取 250 mL 水样蒸馏测定,则最低检测质量浓度为 0.002 mg/L。

氧化剂如余氯等可破坏氰化物,可在水样中加 0.1 g/L 亚砷酸钠或小于 0.1 g/L 的硫代硫酸钠除去干扰。

2. 原理

在 pH＝7.0 的溶液中,用氯胺 T 将氰化物转变为氯化氰,再与异烟酸-吡唑酮作用,生成蓝色染料,比色定量。

3. 试剂

(1)酒石酸($C_4H_6O_6$):固体。

(2)乙酸锌溶液(100 g/L):称取 50 g 乙酸锌[$Zn(CH_3COO)_2 \cdot 2H_2O$],溶于纯水中,并稀释至 500 mL。

(3)氢氧化钠溶液(20 g/L):称取 2.0 g 氢氧化钠溶液(NaOH),溶于纯水中,并稀释至 100 mL。

(4)氢氧化钠溶液(1 g/L):将 20 g/L 氢氧化钠溶液用纯水稀释 20 倍。

(5)磷酸盐缓冲溶液(pH＝7.0):称取 34.0 g 磷酸二氢钾(KH_2PO_4)和 35.5g 磷酸氢二钠(Na_2HPO_4)溶于纯水中,并稀释至 1 000 mL。

(6)异烟酸-吡唑酮溶液:称取 1.5 g 异烟酸($C_6H_5O_2N$),溶于 24 mL 氢氧化钠溶液(20 g/L)中,用纯水稀释至 100 mL;另取 0.25 g 吡唑酮($C_{10}H_{10}NO_2$),溶于 20 mL N-二甲基甲酰胺[$HCON(CH_3)_2$]中,合并两种溶液,混匀。

(7)氯胺 T 溶液(10 g/L):称取 1 g 氯胺 T($C_7H_7SO_2NClNa \cdot 3H_2O$),溶于纯水中,并稀释至 100 mL,临用时配制。

注:氯胺 T 的有效氯含量对本法影响很大,氯胺 T 有效氯含量为 22% 以上。必要时需要碘量法测定有效氯含量后再用。

(8)硝酸银标准溶液[$c(AgNO_3)$＝0.019 20 mol/L]:称取 3.261 7 g 的硝酸银($AgNO_3$),溶于纯水,并定容在 1 000 mL 容量瓶中,按照氯化物测定方法标定。此溶液 1.00 mL 相当于 1.00 mg 氰化物。

(9)氰化钾标准溶液[$\rho(CN^-)$＝100 $\mu g/mL$]:称取 0.25 g 氰化钾(KCN),溶于纯水中,并定容至 1 000 mL。此溶液 1 mL 约含 0.1 mg(CN^-)。其准确浓度可在使用前用硝酸银标准溶液标定,计算溶液中氰化物的含量。再用氢氧化钠溶液稀释成 $\rho(CN^-)$＝1.00 $\mu g/mL$ 的标准使用溶液。

注意:此溶液剧毒!

氰化钾标准溶液标定方法如下:吸取 10.00 mL 氰化钾溶液于 100 mL 锥形瓶中,加入 1 mL 氢氧化钠溶液使 pH 在 11 以上,加入 0.1 mL 试银灵指示剂,用硝酸银标准溶液滴定至溶液由黄色变为橙色。消耗硝酸银溶液的毫升数即为该 10.00 mL 氰化钾标准溶液中氰化物(以 CN⁻ 计)的毫克数。

(10)试银灵指示剂(0.2 g/L):称取 0.02 g 试银灵(对二甲氨基亚苄基罗丹明, $C_{12}H_{12}NO_2S_2$)溶于 100 mL 丙酮中。

(11)甲基橙指示剂(0.5 g/L):称取 50 mg 甲基橙,溶于纯水中,并稀释至 100 mL。

4. 仪器

(1)全玻璃蒸馏器:500 mL。

(2)具塞比色管:25 mL 和 50 mL。

(3)恒温水浴锅。

(4)分光光度计。

5. 分析步骤

(1)量取 250 mL 水样(氰化物含量超过 20 μg 时,可取适量水样,加纯水稀释至250 mL),置于 500 mL 全玻璃蒸馏器内,加入数滴甲基橙指示剂,再加 5 mL 乙酸锌溶液,加入 1~2 g 固体酒石酸。此时溶液颜色由橙黄变成橙红,迅速进行蒸馏。蒸馏速度控制在每分钟 2~3 mL。收集馏出液于 50 mL 具塞比色管中(管内预先放置 5 mL 氢氧化钠溶液为吸收液),冷凝管下端应插入吸收液中。收集馏出液至 50 mL,混合均匀。取 10.0 mL 馏出液,置 25 mL 具塞比色管中。

(2)另取 25 mL 具塞比色管 9 支,分别加入氰化钾标准使用溶液 0 mL、0.10 mL、0.20 mL、0.40 mL、0.60 mL、0.80 mL、1.00 mL、1.50 mL 和 2.00 mL,加氢氧化钠溶液至 10.0 mL。

(3)向水样管和标准管中加 5.0 mL 磷酸盐缓冲溶液,置于 37 ℃左右恒温水浴中,加入 0.25 mL 氯胺 T 溶液,加塞混合,放置 5 min,然后加入 5.0 mL 异烟酸-吡唑酮溶液,加纯水至 25 mL,混匀。于 25~40 ℃放置 40 min。于 638 nm 波长处,用 3 cm 比色皿,以纯水作参比,测量吸光度。

(4)绘制标准曲线,建立回归方程,计算样品管中氰化物质量。

6. 计算

按公式 6.33 计算水样中氰化物(以 CN⁻ 为计)的质量浓度。

$$\rho(CN^-) = \frac{m \times V_1}{V \times V_2} \qquad \text{(公式 6.33)}$$

式中:$\rho(CN^-)$——水样中氰化物(以 CN⁻ 计)的质量浓度,mg/L;

　　　m——由标准曲线建立回归方程计算的样品管中氰化物(以 CN⁻ 计)的质量,μg;

　　　V_1——馏出液总体积,mL;

　　　V_2——比色所用馏出液体积,mL;

　　　V——水样体积,mL。

7. 精密度和准确度

单个实验室测定 6 个不同地方的矿泉水,平均回收率为 86%,回收范围为 80%~92%。

方法 2：异烟酸-巴比妥酸分光光度法（GB/T 5750.5—2006）

1. 范围

本法适用于生活饮用水及其水源水中氰化物的测定。本法最低检测质量为 0.1 μg 氰化物。若取 250 mL 水样蒸馏测定，则最低检测质量浓度为 0.002 mg/L。

2. 原理

水样中的氰化物经蒸馏后被碱性溶液吸收，与氯胺 T 的活性氯作用生成氯化氰，再与异烟酸-巴比妥酸试剂反应生成紫蓝色化合物，于 600 nm 波长比色定量。

3. 试剂

(1)酒石酸（$C_4H_6O_6$）：固体。

(2)乙酸锌溶液（100 g/L）：称取 50 g 乙酸锌[$Zn(CH_3COO)_2 \cdot 2H_2O$]，溶于纯水中，并稀释至 500 mL。

(3)氢氧化钠溶液（20 g/L）：称取 2.0 g 氢氧化钠溶液（NaOH），溶于纯水中，并稀释至 100 mL。

(4)乙酸溶液（3＋97）。

(5)磷酸二氢钾溶液（136 g/L）：称取 13.6 g 磷酸二氢钾（KH_2PO_4），溶于纯水中，并稀释至 100 mL。

(6)氯胺 T 溶液（10 g/L）：称取 1 g 氯胺 T（$C_7H_7SO_2NClNa \cdot 3H_2O$），溶于纯水中，并稀释至 100 mL，临用时配制。

注：氯胺 T 的有效氯含量对该方法影响很大，氯胺 T 有效氯含量为 22% 以上。必要时需要碘量法测定有效氯含量后再用。

(7)氢氧化钠溶液（12 g/L）：称取 1.2 g 氢氧化钠（NaOH），溶于纯水中，并稀释至 100 mL。

(8)异烟酸-巴比妥酸试剂：称取 2.0 g 异烟酸（$C_6H_5O_2N$）和 1.0 g 巴比妥酸（$C_4H_4N_2O_3$），加到 100 mL 60～70 ℃的氢氧化钠溶液（12 g/L）中，搅拌至溶解，冷却后加纯水至 100 mL。此试剂 pH 约为 12，呈无色或极浅黄色，于冰箱中可保存 30 d。

(9)甲基橙溶液（0.5 g/L）：称取 50 mg 甲基橙，溶于纯水中，并稀释至 100 mL。

(10)氰化钾标准溶液[$\rho(CN^-)=100\ \mu g/mL$]：称取 0.25 g 氰化钾（KCN），溶于纯水中，并定容至 1 000 mL。此溶液 1 mL 约含 0.1 mg（CN^-）。其准确浓度可在使用前用硝酸银标准溶液标定，计算溶液中氰化物的含量。再用氢氧化钠溶液稀释成 $\rho(CN^-)=1.00\ \mu g/mL$ 的标准使用溶液。

注意：此溶液剧毒！

氰化钾标准溶液标定方法如下：吸取 10.00 mL 氰化钾溶液于 100 mL 锥形瓶中，加入 1 mL 氢氧化钠溶液使 pH 在 11 以上，加入 0.1 mL 试银灵指示剂，用硝酸银标准溶液滴定至溶液由黄色变为橙色。消耗硝酸银溶液的毫升数即为该 10.00 mL 氰化钾标准溶液中氰化物（以 CN^- 计）的毫克数。

(11)酚酞溶液（1 g/L）。

4. 仪器

(1)全玻璃蒸馏器：500 mL。

（2）具塞比色管：25 mL 和 50 mL。

（3）分光光度计。

5. 分析步骤

（1）水样预处理：量取 250 mL 水样（氰化物含量超过 20 μg 时，可取适量水样，加纯水稀释至 250 mL）。置于 500 mL 全玻璃蒸馏器内，加入数滴甲基橙指示剂，再加 5 mL 乙酸锌溶液，加入 1~2 g 固体酒石酸。此时溶液颜色由橙黄变成橙红，迅速进行蒸馏。蒸馏速度控制在每分钟 2~3 mL。收集馏出液于 50 mL 具塞比色管中（管内预先加入 5 mL 氢氧化钠溶液为吸收液），冷凝管下端应插入吸收液中。收集馏出液至 50 mL，混合均匀。取 10.0 mL 馏出液，置 25 mL 具塞比色管中。

（2）测定

①吸取 10.0 mL 馏出吸收溶液，置于 25 mL 具塞比色管中。

②另取 25 mL 具塞比色管 9 支，分别加入氰化钾标准溶液 0 mL、0.10 mL、0.20 mL、0.40 mL、0.6 mL、0.80 mL、1.00 mL、1.50 mL 和 2.00 mL，加氢氧化钠溶液（12 g/L）至 10.0 mL。

③向水样及标准系列管各加 1 滴酚酞溶液（1 g/L），用乙酸溶液（3+97）调至红色刚好消失。

注：试验表明溶液 pH 值在 5~8 范围内，加入缓冲液后可使显色液 pH 在 5.6~6.0 之间，在此条件下吸光度最大且稳定。

④向各管加入 3.0 mL 磷酸二氢钾溶液（136 g/L）和 0.25 mL 氯胺 T 溶液（10 g/L），混匀。

⑤放置 1~2 min 后，向各管加入 5.0 mL 异烟酸-巴比妥酸试剂，在 25 ℃下使溶液显色 15 min。

注：溶液在 25 ℃显色 15 min 可获最大吸光度并能稳定 30 min。

⑥于 600 nm 波长处，用 3 cm 比色皿，以纯水为参比，测量吸光度。

⑦绘制标准曲线，建立回归方程，计算样品管中氰化物的质量。

6. 计算

按公式 6.34 计算水样中氰化物（以 CN^- 计）的质量浓度。

$$\rho(CN^-) = \frac{m \times V_1}{V \times V_2} \qquad （公式 6.34）$$

式中：$\rho(CN^-)$——水样中氰化物（以 CN^- 计）的质量浓度，mg/L；

$\quad$ m——由标准曲线建立回归方程计算的样品管中氰化物（以 CN^- 计）的质量，μg；

$\quad$ V_1——馏出液总体积，mL；

$\quad$ V_2——比色所用馏出液体积，mL；

$\quad$ V——水样体积，mL。

7. 精密度和准确度

单个实验室测定 7.96 μg/L 氰化物（以 CN^- 计）合成水样 15 次，相对标准偏差为 2.0%；向 250 mL 地面水、塘水等加入 0.5~2.0 μg 氰化物，测定 15 次，平均回收率为 99%~100%。

（七）生活饮用水中氟化物的监测

方法 1：离子选择电极法（GB/T 5750.5—2006）

1. 范围

本法适用于生活饮用水及其水源水中可溶性氟化物的测定。本法最低检测质量为

$2~\mu g$,若取 10 mL 水样测定,则最低检测质量浓度为 0.2 mg/L。

色度、浑浊度较高及干扰物质较多的水样可用本法直接测定。为消除 OH^- 对测定的干扰,将测定的水样 pH 值控制在 5.5～6.5 之间。

2. 原理

氟化镧单晶对氟化物离子有选择性,在氟化镧电极膜两侧的不同浓度氟溶液之间存在电位差,这种电位差通常称为膜电位。膜电位的大小与氟化物溶液的离子活度有关。氟电极与饱和甘汞电极组成一对原电池。利用电动势与离子活度负对数值的线性关系直接求出水样中氟离子的浓度。

3. 试剂

(1)冰乙酸($\rho_{20} = 1.06$ g/mL)。

(2)氢氧化钠溶液(400 g/L):称取 40 g 氢氧化钠,溶于纯水中并稀释至 100 mL。

(3)盐酸溶液(1+1):将盐酸($\rho_{20} = 1.19$ g/mL)与纯水等体积混合。

(4)离子强度缓冲液Ⅰ:称取 348.2 g 柠檬酸三钠($Na_3C_6H_5O_7 \cdot 5H_2O$),溶于纯水中。用盐酸溶液(1+1)调节 pH 为 6 后,用纯水稀释至 1 000 mL。

(5)离子强度缓冲液Ⅱ:称取 59 g 氯化钠(NaCl)、3.48 g 柠檬酸三钠($Na_3C_6H_5O_7 \cdot 5H_2O$),量取 57 mL 冰乙酸,溶于纯水中,用氢氧化钠溶液(400 g/L)调节 pH 为 5.0～5.5 后,用纯水稀释至 1 000 mL。

(6)氟化物标准储备溶液[$\rho(F^-) = 1$ mg/mL]:称取经 105 ℃ 干燥 2 h 的氟化钠(NaF) 0.221 0 g,溶解于纯水中,并稀释定容至 100 mL。储存于聚乙烯瓶中。

(7)氟化物标准使用溶液[$\rho(F^-) = 10~\mu g$/mL]:吸取氟化物标准储备溶液 5.00 mL,于 500 mL 容量瓶中用纯水稀释到刻度。

4. 仪器

(1)氟离子选择电极和饱和甘汞电极。

(2)离子活度计或精密酸度计。

(3)电磁搅拌器。

5. 分析步骤

(1)标准曲线法

①吸取 10 mL 水样于 50 mL 烧杯中。若水样总离子强度过高,应取适量水样稀释到 10 mL。

②分别吸取氟化物标准使用溶液 0 mL、0.20 mL、0.40 mL、0.60 mL、1.00 mL、2.00 mL 和 3.00 mL 于 50 mL 烧杯中,各加纯水至 10 mL。加入与水样相同的离子强度缓冲液Ⅰ或离子强度缓冲液Ⅱ。此标准系列浓度分别为 0 mg/L、0.20 mg/L、0.40 mg/L、0.60 mg/L、1.00 mg/L、2.00 mg/L 和 3.00 mg/L(以 F^- 计)。

③加 10 mL 离子强度缓冲液(水样中干扰物质较多时用离子强度缓冲液Ⅰ,较清洁水样用离子强度缓冲液Ⅱ)。放入搅拌子于电磁搅拌器上搅拌水样溶液,插入氟离子电极和甘汞电极,在搅拌下读取平衡电位值(指每分钟电位值改变小于 0.5 mV,当氟化物浓度甚低时,需 5 min 以上)。

④以电位值(mV)为纵坐标,氟化物活度[$\rho(F^-) = -\lg \alpha_{F^-}$]为横坐标,绘制标准曲线。通过标准曲线所建回归方程计算水样中氟化物的质量浓度。

注:标准溶液系列与水样的测定应保持温度一致。

（2）标准加入法

①吸取 50 mL 水样于 200 mL 烧杯中，加 50 mL 离子强度缓冲液（水样中干扰物质较多时用离子强度缓冲液Ⅰ，较清洁水样用离子强度缓冲液Ⅱ）。放入搅拌子于电磁搅拌器上搅拌水样溶液，插入氟离子电极和甘汞电极，在搅拌下读取平衡电位值（E_1，mV）。

②于水样中加入一小体积（小于 0.5 mL）的氟化物标准储备液，在搅拌下读取平衡电位值（E_2，mV）。

注：E_1 与 E_2 应相差 30～40 mV。

6. 计算

（1）标准曲线法：氟化物质量浓度（F^-，mg/L）可通过标准曲线建立的回归方程计算得到。

（2）标准加入法：按公式 6.35 计算水样中氟化物的质量浓度。

$$\rho(F^-) = \frac{\dfrac{\rho_1 \times V_1}{V_2}}{\lg^{-1}\left(\dfrac{E_2 - E_1}{K}\right) - 1} \qquad \text{（公式 6.35）}$$

式中：$\rho(F^-)$——水样中氟化物的质量浓度，mg/L；

ρ_1——加入标准储备溶液的质量浓度，mg/L；

V_1——加入标准储备溶液的体积，mL；

V_2——水样体积，mL；

K——测定水样的温度 t（℃）时的斜率，其值为 $0.198\ 5 \times (273 + t)$。

7. 精密度和准确度

26 个实验室用该方法测定含氟化物 1.25 mg/L 的合成水样，其他组分浓度（mg/L）为：硝酸盐，25；硫酸盐，20；氯化物，55。相对标准差为 1.9%，相对误差为 0.8%。

方法 2：离子色谱法（GB/T 5750.5—2006）

详见"实训 6.1 三、生活饮用水一般化学指标的监测方法（九）生活饮用水中氯化物的监测"之"方法 3：离子色谱法"。

方法 3：氟试剂分光光度法（GB/T 5750.5—2006）

1. 范围

本法适用于生活饮用水及其水源水中可溶性氟化物的测定。本法最低检测质量为 2.5 μg，若取 25 mL 水样测定，则最低检测质量浓度为 0.1 mg/L。

水样中存在 Al^{3+}、Fe^{2+}、Pb^{2+}、Zn^{2+}、Ni^{2+} 和 Co^{2+} 等金属离子均能干扰测定，Al^{3+} 能生成稳定的 AlF_6^{3-}，微克水平的 Al^{3+} 含量即可干扰测定。草酸、酒石酸、柠檬酸盐也干扰测定。大量的氯化物、硫酸盐、过氯酸盐也能引起干扰，因此当水样含干扰物质多时应经蒸馏法预处理。

2. 原理

氟化物与氟试剂和硝酸镧反应，生成蓝色络合物，颜色深度与氟离子浓度在一定范围内呈线性关系。当 pH 为 4.5 时，生成的颜色可稳定 24 h。

3. 试剂

（1）硫酸（$\rho_{20} = 1.84$ g/mL）。

（2）硫酸银（Ag_2SO_4）。

(3)丙酮。

(4)氢氧化钠溶液(40 g/L)。

(5)盐酸溶液(1+11)。

(6)缓冲溶液:称取 85 g 乙酸钠($NaC_2H_3O_2 \cdot 3H_2O$),溶于 800 mL 纯水中,加入 60 mL 冰乙酸($\rho_{20}=1.06$ g/mL),用纯水稀释至 1 000 mL。此溶液的 pH 值应为 4.5,否则用乙酸或乙酸钠调节 pH 至 4.5。

(7)硝酸镧溶液:称取 0.433 g 硝酸镧[$La(NO_3)_3 \cdot 6H_2O$],滴加盐酸溶液溶解,加纯水至 500 mL。

(8)氟试剂溶液:称取 0.385 g 氟试剂($C_{19}H_{15}NO_8$,又名茜素络合酮或 1,2-羟基蒽醌-3-甲胺-N,N-二乙酸),于少量纯水中,滴加氢氧化钠溶液使之溶解。然后加入 0.125 g 乙酸钠($NaC_2H_3O_2 \cdot 3H_2O$),加纯水至 500 mL。储存于棕色瓶内,保存在冷暗处。

(9)氟化物标准储备溶液[$\rho(F^-)=1$ mg/mL]:称取经 105 ℃ 干燥 2 h 的氟化钠(NaF)0.221 0 g,溶解于纯水中,并稀释定容至 100 mL。储存于聚乙烯瓶中。

(10)氟化物标准使用溶液[$\rho(F^-)=10$ μg/mL]:吸取氟化物标准储备溶液 5.00 mL,于 500 mL 容量瓶中用纯水稀释到刻度。

(11)酚酞溶液(1 g/L):称取 0.1 g 酚酞($C_{20}H_{14}O_4$),溶于乙醇溶液[$\varphi(C_2H_5OH)=50\%$]中。

4.仪器

(1)全玻璃蒸馏器:1000 mL。

(2)具塞比色管:50 mL。

(3)分光光度计。

5.分析步骤

(1)水样预处理:水样中有干扰物质时,需将水样在全玻璃蒸馏器(图 6.3)中蒸馏。将 400 mL 纯水置于 1 000 mL 蒸馏瓶中,缓缓加入 200 mL 硫酸混匀,放入 20~30 粒玻璃珠,加热蒸馏至液体温度升高到 180 ℃ 时为止,弃去馏出液,待瓶内液体温度冷却至 120 ℃ 以下,加入 250 mL 水样。若水样中含有氯化物,蒸馏前可按每毫克氯离子加入 5 mg 硫酸银的比例加入固体硫酸银。加热蒸馏至瓶内温度接近至 180 ℃ 时为止,收集馏液于 250 mL 容量瓶中,加纯水至刻度。

(2)测定

①吸取 25.0 mL 澄清水样或经蒸馏法预处理的试样液,置于 50 mL 比色管中。如氟化物大于 50 μg,可取适量水样,用纯水稀释至 25.0 mL。

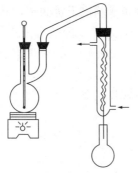

图 6.3 氟化物蒸馏装置

注 1:蒸馏水样时,勿使温度超过 180 ℃,以防硫酸过多蒸出。

注 2:连续蒸馏几个水样时,可待瓶内硫酸溶液温度降至 120 ℃ 以下时,再加入另一个水样。蒸馏过一个含氟高的水样后,应在蒸馏另一个水样前加入 250 mL 纯水,用同法蒸馏,以清除可能存留在蒸馏器中的氟化物。

注 3:蒸馏瓶中的硫酸可以多次使用,直至变黑为止。

②吸取氟化物标准使用溶液 0 mL、0.25 mL、0.50 mL、1.00 mL、2.00 mL、3.00 mL、4.00 mL 和 5.00 mL,分别置于 50 mL 具塞比色管中,加纯水至 25 mL。

③加入 5 mL 氟试剂溶液及 2 mL 缓冲液,混匀。

注:由于反应生成的蓝色三元络合物随 pH 增高而变深,为使标准与试样的 pH 值一致,必要时可用酚酞指示剂。调节 pH 至中性后再加入缓冲溶液,使各管的 pH 值均在 4.1~4.6 之间。

缓缓加入硝酸镧溶液 5 mL,摇匀。加入 10 mL 丙酮,加纯水至 50 mL,摇匀。在室温放置 60 min,于 620 nm 波长处,1 cm 比色皿,以纯水为参比,测量吸光度。

④绘制标准曲线,建立回归方程,计算氟化物质量。

6. 计算

按公式 6.36 计算水样中氟化物的质量浓度。

$$\rho(\mathrm{F}^-)=\frac{m}{V} \qquad (公式 6.36)$$

式中:$\rho(\mathrm{F}^-)$——水样中氟化物(以 F^- 计)的质量浓度,mg/L;

m——由标准曲线建立回归方程计算的氟化物的质量,μg;

V——水样体积,mL。

7. 精密度和准确度

13 个实验用该方法测定含氟 1.25 mg/L 的合成水样,相对标准偏差为 3.2%,相对误差为 2.4%。合成水样其他组分含量(mg/L)为:硝酸盐,25;氯化物,55。

(八)生活饮用水中硝酸盐氮的监测

方法 1:麝香草酚分光光度法(GB/T 5750.5—2006)

1. 范围

本法适用于生活饮用水及其水源水中硝酸盐氮的测定。本法最低检测质量为 0.5 μg 硝酸盐氮,若取 1.00 mL 水样测定,则最低检测质量浓度为 0.5 mg/L。

亚硝酸盐对本标准呈正干扰,可用氨基磺酸铵除去;氯化物对本标准呈负干扰,可用硫酸银消除。

2. 原理

硝酸盐和麝香草酚在浓硫酸溶液中形成硝基酚化合物,在碱性溶液中发生分子重排,生成黄色化合物,比色测定。

3. 试剂

(1)氨水($\rho_{20}=0.88$ g/mL)。

(2)乙酸溶液(1+4)。

(3)氨基磺酸铵溶液(20 g/L):称取 2.0 g 氨基磺酸铵($\mathrm{NH_4SO_3NH_2}$),用乙酸溶液溶解,并稀释为 100 mL。

(4)麝香草酚乙醇溶液(5 g/L):称取 0.5 g 麝香草酚[$(\mathrm{CH_2})(\mathrm{C_3H_7})\mathrm{C_6H_3OH}$,Thymol,又名百里酚],溶于无水乙醇中,并稀释至 100 mL。

(5)硫酸银硫酸溶液(10 g/L):称取 1.0 g 硫酸银($\mathrm{Ag_2SO_4}$),溶于 100 mL 硫酸($\rho_{20}=1.84$ g/mL)中。

（6）硝酸盐氮标准储备溶液[ρ（NO_3^--N）＝1 mg/ mL]：称取 7.218 0 g 经 105～110 ℃干燥 1 h 的硝酸钾（KNO_3），溶于纯水中，并定容至 1 000 mL。加 2 mL 三氯甲烷为保存剂。

（7）硝酸盐氮标准使用溶液[ρ（NO_3^--N）＝10 μg/ mL]：吸取 5.00 mL 硝酸盐氮标准 储备溶液定容至 500 mL。

4．仪器

（1）具塞比色管：50 mL。

（2）分光光度计。

5．分析步骤

（1）取 1.00 mL 水样于干燥的 50 mL 比色管中。

（2）另取 50 mL 比色管 6 支，分别加入硝酸盐氮标准使用溶液 0 mL、0.05 mL、0.10 mL、 0.30 mL、0.50 mL、0.70 mL 和 1.00 mL，用纯水稀释至 1.00 mL。

（3）向各管加入 0.1 mL 氨基磺酸铵溶液，摇匀后放置 5 min。

（4）各加 0.2 mL 麝香草酚乙醇溶液。

注：由比色管中央直接滴加到溶液中，勿沿管壁流下。

（5）摇匀后加 2 mL 硫酸银硫酸溶液，混匀后放置 5 min。

（6）加 8 mL 纯水，混匀后滴加氨水至溶液黄色到达最深，并使氯化银沉淀溶解为止（约 加 9 mL），加纯水至 25 mL 刻度，混匀。

（7）于 415 nm 波长处，2 cm 比色皿，以纯水为参比，测量吸光度。

（8）绘制标准曲线，建立回归方程，计算样品中硝酸盐氮的质量。

6．计算

按公式 6.37 计算水样中硝酸盐氮的质量浓度。

$$\rho（NO_3^-\text{-N}）＝\frac{m}{V} \qquad （公式 6.37）$$

式中：ρ（NO_3^--N）——水样中硝酸盐氮的质量浓度，mg/L；

　　　m——由标准曲线建立回归方程计算的硝酸盐氮的质量，μg；

　　　V——水样体积，mL。

7．精密度和准确度

4 个实验室用本法测定含 5.6 mg/L 硝酸盐氮的合成水样，相对标准偏差为 3.8％，相对 误差为 1.4％。

方法 2：紫外分光光度法（GB/T 5750.5—2006）

1．范围

本法适用于未受污染的天然水及经净化处理的生活饮用水及其水源水中硝酸盐氮的测 定。本法最低检测质量为 10 μg，若取 50 mL 水样测定，则最低检测质量浓度为 0.2 mg/L。 本法适用于测定硝酸盐氮浓度范围为 0～11 mg/L 的水样。

可溶性有机物、表面活性剂、亚硝酸盐和 Cr^{6+} 对本法有干扰，次氯酸盐和氯酸盐也能干扰 测定。低浓度的有机物可以测定不同波长的吸收值予以校正。浊度的干扰可以经孔径为 0.45 μm 的滤膜过滤除去。氯化物不干扰测定，氢氧化物和碳酸盐（浓度可达 1 000 mg/L $CaCO_3$）的干扰可用盐酸[c（HCl）＝1 mol/L]酸化予以消除。

2. 原理

利用硝酸盐在 220 nm 波长具有紫外吸收和在 275 nm 波长不具吸收的性质进行测定，于 275 nm 波长测出有机物的吸收值在测定结果中校正。

3. 试剂

(1)无硝酸盐纯水：采用重蒸馏或蒸馏去离子法制备，用于配制试剂及稀释样品。

(2)盐酸溶液(1+11)。

(3)硝酸盐氮标准储备溶液[ρ(NO$_3^-$-N)＝100 μg/mL]：称取经 105 ℃ 烤箱干燥 2 h 的硝酸钾(KNO$_3$)0.721 8 g，溶于纯水中并定容至 1 000 mL，每升中加入 2 mL 三氯甲烷，至少可稳定 6 个月。

(4)硝酸盐氮标准使用溶液[ρ(NO$_3^-$-N)＝10 μg/mL]。

4. 仪器

(1)紫外分光光度计及石英比色皿。

(2)具塞比色管：50 mL。

5. 分析步骤

(1)水样预处理：吸取 50 mL 水样于 50 mL 比色管中(必要时应用滤膜除去浑浊物质)，加 1 mL 盐酸溶液酸化。

(2)标准系列制备：分别吸取硝酸盐氮标准使用溶液 0 mL、1.00 mL、5.00 mL、10.0 mL、20.0 mL、30.0 mL 和 35.0 mL 于 50 mL 比色管中，配成 0～7 mg/L 硝酸盐氮标准系列，用纯水稀释至 50 mL，各加 1 mL 盐酸溶液。

(3)用纯水调节仪器吸光度为 0，分别在 220 nm 和 275 nm 波长测量吸光度。

6. 计算

在标准及样品的 220 nm 波长吸光度中减去 2 倍于 275 nm 波长的吸光度，绘制标准曲线，建立回归方程，计算样品中的硝酸盐氮的质量浓度(NO$_3^-$-N，mg/L)。

注：若 275 nm 波长吸光度的 2 倍大于 220 nm 波长吸光度的 10％，该方法将不能适用。

方法 3：离子色谱法(GB/T 5750.5—2006)

详见"实训 6.1 三、生活饮用水一般化学指标的监测方法(九)生活饮用水中氯化物的监测"之"方法 3：离子色谱法"。

三、生活饮用水毒理指标的评价标准

《生活饮用水卫生标准》(GB 5749—2022)对生活饮用水毒理指标的卫生标准限值做出了规定，见表 6.13。

表 6.13　生活饮用水卫生标准限值——毒理指标

类别	序号	指标	限值/(mg/L)
1. 金属(类金属)指标	(1)	砷	0.01
	(2)	镉	0.005
	(3)	铬(六价)	0.05
	(4)	铅	0.01
	(5)	汞	0.001
	(6)	硒	0.01

续表

类别	序号	指标	限值/(mg/L)
2. 无机非金属指标	(1)	氰化物	0.05
	(2)	氟化物	1.0[a]
	(3)	硝酸盐(以 N 计)	10[a]

a. 小型集中式供水和分散式供水因水源与净水技术限制时,氟化物指标限值按 1.2 mg/L 执行,硝酸盐(以 N 计)指标限值按 20 mg/L 执行。

四、生活饮用水毒理指标的综合评价

利用最差因子判别法、比值算术均数型水质指数法综合评价生活饮用水毒理指标。

(一)金属毒理指标的综合指数

1. 各金属毒理指标分指数

按公式 6.38 计算各金属毒理指标的分指数。

$$I_i = \frac{C_i}{S_i}$$（公式 6.38）

式中:I_i——金属毒理指标 i 的分指数;

C_i——金属毒理指标 i 的实测浓度;

S_i——金属毒理指标 i 的评价标准(表 6.13 的卫生标准值)。

2. 金属毒理指标综合指数

分别按照下述两种方法,计算金属毒理指标的综合指数。

(1)最差因子判别法

根据上述计算得到的各金属毒理指标的分指数,选择数值最大的分指数,作为金属毒理指标的综合指数。

(2)比值算术均数型水质指数法

根据上述计算得到的各金属毒理指标的分指数,按公式 6.39 计算比值算术均数型水质指数,作为金属毒理指标的综合指数。

$$I_{金属} = \frac{1}{n}\sum_{i=1}^{n} I_i$$（公式 6.39）

式中:$I_{金属}$——金属毒理指标综合指数;

I_i——各金属毒理指标分指数;

n——参与评价的分指数个数。

(二)非金属毒理指标的综合指数

1. 各非金属毒理指标分指数

计算各非金属毒理指标的分指数。

2. 非金属毒理指标综合指数

分别按照下述两种方法,计算非金属毒理指标的综合指数。

（1）最差因子判别法

根据计算得到的各非金属毒理指标的分指数，选择数值最大的分指数，作为非金属毒理指标的综合指数。

（2）比值算术均数型水质指数法

根据上述计算得到的各非金属毒理指标的分指数，按公式 6.40 计算比值算术均数型水质指数，作为非金属毒理指标的综合指数。

$$I_{非金属} = \frac{1}{n} \sum_{i=1}^{n} I_i \qquad （公式 6.40）$$

计算方法同"实训 6.2 四（一）金属毒理指标的综合指数"。

（三）生活饮用水毒理指标的综合指数

可利用金属毒理指标、非金属毒理指标、消毒剂与消毒副产物指标的各分指数，按公式 6.41 计算生活饮用水毒理指标综合指数。

$$I_{毒理} = \frac{1}{n} \sum_{i=1}^{n} I_i \qquad （公式 6.41）$$

式中：$I_{毒理}$——毒理指标综合指数；

I_i——各类指标的综合指数；

n——参与评价的综合指数个数。

实训 6.3　生活饮用水微生物指标的监测与评价

一、微生物指标的监测与评价实训

对生活饮用水进行有代表性的采样（注意无菌操作），对水样中的微生物指标进行有针对性的监测。参照《生活饮用水卫生标准》（GB 5749—2006），判定评价区域内生活饮用水微生物指标是否超过卫生标准限值，对生活饮用水微生物指标进行综合评价，预测对居民健康的可能危害，提出有针对性的防制策略与措施。

请按下述步骤，开展生活饮用水微生物指标的监测，并撰写监测与评价报告。

1. 制定采样计划。

2. 采样容器的选择。

3. 采样容器的洗涤。

4. 现场采样的方法。

5. 水样的保存。

6. 水样毒理指标的检测。

7. 监测结果的报告及其判定。

8. 撰写水质监测评价报告。

（1）概述：包括上述问题 1～6，见第一章、第二章相关内容；

（2）水样微生物指标的监测结果；

267

（3）水质评价及结论（包括可能的污染来源）；

（4）改善水质的建议。

二、生活饮用水微生物指标的监测方法

参照《生活饮用水卫生标准》（GB 5749—2022），生活饮用水的微生物指标包括菌落总数、总大肠菌群和大肠埃希氏菌共 3 项。参照《生活饮用水标准检验方法 微生物指标》（GB/T 5750.12—2006）对菌落总数、总大肠菌群和大肠埃希氏菌等微生物指标实施监测。

（一）生活饮用水中菌落总数的监测

方法：平皿计数法（GB/T 5750.12—2006）

1. 范围

本法适用于生活饮用水及其水源水中菌落总数的测定。

2. 术语和定义

菌落总数（standard plate-count bacteria）：水样在营养琼脂上，37 ℃有氧条件下培养 48 h 后，所得 1 mL 水样所含菌落的总数。

3. 营养琼脂培养基

（1）成分：①蛋白胨，10 g；②牛肉膏，3 g；③氯化钠，5 g；④琼脂，10～20 g；⑤蒸馏水，1 000 mL。

（2）制法：将上述成分混合后，加热溶解，调整 pH 7.4～7.6，分装于玻璃容器中（如用含杂质较多的琼脂时，应先过滤），经 103.43 kPa（121℃，15 lb）灭菌 20 min，储存于冷暗处备用。

4. 仪器

（1）高压蒸汽灭菌器。

（2）干热灭菌箱。

（3）培养箱 36 ℃±1 ℃。

（4）电炉。

（5）天平。

（6）冰箱。

（7）放大镜或菌落计数器。

（8）pH 计或精密 pH 试纸。

（9）灭菌试管、平皿（直径 9 cm）、刻度吸管、采样瓶等。

5. 检验步骤

（1）生活饮用水

①以无菌操作方法用灭菌吸管吸取 1 mL 充分混匀的水样，注入灭菌平皿中，倾注约 15 mL 已融化并冷却到 45 ℃左右的营养琼脂培养基，并立即旋摇平皿，使水样与培养基充分混匀，每次检验时应做一平行接种，同时另用一个平皿只倾注营养琼脂培养基作为空白对照。

②待冷却凝固后，翻转平皿，使底面向上，置于 36 ℃±1 ℃培养箱内培养 48 h，进行菌落计数，即为水样 1 mL 中的菌落总数。

（2）水源水

①以无菌操作方法吸取 1 mL 充分混匀的水样，注入盛有 9 mL 灭菌生理盐水的试管中，混匀成 1：10 稀释液。

②吸取 1∶10 的稀释液 1 mL 注入盛有 9 mL 灭菌生理盐水的试管中,混匀成 1∶100 稀释液,按同法依次稀释成 1∶1 000、1∶10 000 稀释液等备用。如此递增稀释一次,必须更换一支 1 mL 灭菌吸管。

③用灭菌吸管取未稀释的水样和 2～3 个适宜稀释度的水样 1 mL,分别注入灭菌平皿内。以下操作步骤同生活饮用水的检验。

6. 菌落计数及报告方法

做平皿菌落计数时,可用眼睛直接观察,必要时用放大镜检查,以防遗漏。在记下各平皿的菌落数后,应求出同稀释度的平均菌落数,供下一步计算时应用。在求同稀释度的平均数时,若其中一个平皿有较大片状菌落生长时,则不宜采用,而应以无片状菌落生长的平皿作为该稀释度的平均菌落数。若片状菌落不到平皿的一半,而其余一半中菌落数分布又很均匀,则可将此半皿计数后乘 2 以代表全皿菌落数,再求该稀释度的平均菌落数。

7. 不同稀释度的选择及报告方法

(1)首先选择平均菌落数在 30～300 之间者进行计算,若只有一个稀释度的平均菌落数符合此范围时,则将该菌落数乘以稀释倍数报告之(见表 6.14 中实例 1)。

(2)若有两个稀释度,其生长的菌落数均在 30～300 之间,则视二者之比值来决定,若其比值小于 2,则应报告两者的平均数(如表 6.14 中实例 2);若大于 2,则报告其中稀释度较小的菌落总数(如表 6.14 中实例 3);若等于 2,亦报告其中稀释度较小的菌落数(见表 6.14 中实例 4)。

(3)若所有稀释度的平均菌落数均大于 300,则应按稀释度最高的平均菌落数乘以稀释倍数报告之(见表 6.14 中实例 5)。

(4)若所有稀释度的平均菌落数均小于 30,则应按稀释度最低的平均菌落数乘以稀释倍数报告之(见表 6.14 中实例 6)。

(5)若所有稀释度的平均菌落数均不在 30～300 之间,则应以最接近 30 或 300 的平均菌落数乘以稀释倍数报告之(见表 6.14 中实例 7)。

(6)若所有稀释度的平板上均无菌落生长,则以未检出报告之。

(7)如果所有平板上都菌落密布,不要用"多不可计"报告,而应在稀释度最大的平板上,任意数其中 2 个平板 1 cm² 中的菌落数,除 2 以求出每平方厘米内平均菌落数,乘以皿底面积 63.6 cm²,再乘其稀释倍数作报告。

(8)菌落计数的报告:菌落数在 100 以内按实有数报告,大于 100 时,应四舍五入保留两位有效数字,也可用 10 的指数来表示(见表 6.14"报告方式")。

表 6.14 稀释度选择与菌落总数报告方式

实例	不同稀释度的平均菌落数			两个稀释度菌落数之比	菌落总数/(CFU/mL)	报告方式/(CFU/mL)
	10^{-1}	10^{-2}	10^{-3}			
1	1 365	164	20	—	16 400	16 000 或 1.6×10^4
2	2 760	295	46	1.6	37 750	38 000 或 3.8×10^4
3	2 890	271	60	2.2	27 100	27 000 或 2.7×10^4
4	150	30	8	2	1 500	1 500 或 1.5×10^2
5	多不可计	1 650	513	—	513 000	510 000 或 5.1×10^5
6	27	11	5	—	270	270 或 2.7×10^2
7	多不可计	305	12	—	30 500	31 000 或 3.1×10^4

(二)生活饮用水中总大肠菌群的监测

方法 1：多管发酵法(GB/T 5750.12—2006)

1. 范围

本法适用于生活饮用水及其水源水中总大肠菌群的测定。

2. 术语和定义

总大肠菌群(total coliforms)：指一群在 37 ℃培养 24 h 能发酵乳糖、产酸产气、需氧和兼性厌氧的革兰氏阴性无芽孢杆菌。

3. 培养基与试剂

(1)乳糖蛋白胨培养液

成分：①蛋白胨，10 g；②牛肉膏，3 g；③乳糖，5 g；④氯化钠，5 g；⑤溴甲酚紫乙醇溶液(16 g/L)，1 mL；⑥蒸馏水，1 000 mL。

制法：将蛋白胨、牛肉膏、乳糖及氯化钠溶于蒸馏水中，调整 pH 为 7.2～7.4，再加入 1 mL 16 g/L 的溴甲酚紫乙醇溶液，充分混匀，分装于装有倒管的试管中，68.95 kPa(115 ℃，10 lb)高压灭菌 20 min，贮存冷暗处备用。

(2)二倍浓缩乳糖蛋白胨培养液：按上述乳糖蛋白胨培养液，除蒸馏水外，其他成分量加倍。

(3)伊红美蓝培养基

成分：①蛋白胨，10 g；②乳糖，10 g；③磷酸氢二钾，2 g；④琼脂，20～30 g；⑤蒸馏水，1 000 mL；⑥伊红水溶液(20 g/L)，20 mL；⑦美蓝水溶液(5 g/L)，13 mL。

制法：将蛋白胨、磷酸盐和琼脂溶解于蒸馏水中，校正 pH 为 7.2，加入乳糖，混匀后分装，以 68.95 kPa(115 ℃，10 lb)高压灭菌 20 min。临用时加热融化，冷却至 50～55 ℃，加入伊红和美蓝溶液，混匀，倾注平皿。

(4)革兰氏染色液

①结晶紫染色液

成分：a.结晶紫，1 g；b.乙醇(95％，体积分数)，20 mL；c.草酸铵水溶液(10 g/L)，80 mL。

制法：将结晶紫溶于乙醇中，然后与草酸铵溶液混合。

注：结晶紫不可用龙胆紫代替，前者是纯品，后者不是单一成分，易出现假阳性。结晶紫溶液放置过久会产生沉淀，不能再用。

②革兰氏碘液

成分：a.碘，1 g；b.碘化钾，2 g；c.蒸馏水，300 mL。

制法：将碘和碘化钾先进行混合，加入蒸馏水少许，充分振摇，待完全溶解后，再加入蒸馏水。

③脱色剂：乙醇(95％，体积分数)。

④沙黄复染液

成分：a.沙黄，0.25 g；b.乙醇(95％，体积分数)，10 mL；c.蒸馏水，90 mL。

制法：将沙黄溶解于乙醇中，待完全溶解后加入蒸馏水。

⑤染色法

a.将培养 18～24 h 的培养物涂片。

b.将涂片在火焰上固定,滴加结晶紫染色液,染 1 min,水洗。

c.滴加革兰氏碘液,作用 1 min,水洗。

d.滴加脱色剂,摇动玻片,直至无紫色脱落为止,约 30 s,水洗。

e.滴加复染剂,复染 1 min,水洗,待干,镜检。

4. 仪器

(1)培养箱:36 ℃±1 ℃。

(2)冰箱:0～4 ℃。

(3)天平。

(4)显微镜。

(5)平皿:直径为 9 cm。

(6)试管。

(7)分度吸管:1 mL,10 mL。

(8)锥形瓶。

(9)小倒管。

(10)载玻片。

5. 检验步骤

(1)乳糖发酵试验

①取 10 mL 水样接种到 10 mL 双料乳糖蛋白胨培养液中,取 1 mL 水样接种到 10 mL 单料乳糖蛋白胨培养液中,另取 1 mL 水样注入 9 mL 灭菌生理盐水中,混匀后吸取 1 mL (即 0.1 mL 水样)注入 10 mL 单料乳糖蛋白胨培养液中,每一稀释度接种 5 管。

对已处理过的出厂自来水,需经常检验或每天检验一次的,可只接种 5 份 10 mL 水样双料培养基,每份接种 10 mL 水样。

②检验水源水时,如污染较严重,应加大稀释度,可接种 1 mL、0.1 mL、0.01 mL 甚至 0.1 mL、0.01 mL、0.001 mL,每个稀释度接种 5 管,每个水样共接种 15 管,接种 1 mL 以下水样时,必须做 10 倍递增稀释后,取 1 mL 接种,每递增稀释一次,换用 1 支 1 mL 灭菌刻度吸管。

③将接种管置 36 ℃±1 ℃培养箱内,培养 24 h±2 h,如所有乳糖蛋白胨培养管都不产气产酸,则可报告为总大肠菌群阴性,如有产酸产气者,则按下列步骤进行。

(2)分离培养:将产酸产气的发酵管分别转种在伊红美蓝琼脂平板上,于 36 ℃±1 ℃培养箱内培养 18～24 h,观察菌落形态,挑取符合下列特征的菌落做革兰氏染色、镜检和证实试验:

①深紫黑色、具有金属光泽的菌落;

②紫黑色、不带或略带金属光泽的菌落;

③淡紫红色、中心较深的菌落。

(3)证实试验:经上述染色镜检为革兰氏阴性无芽孢杆菌,同时接种乳糖蛋白胨培养液,置 36 ℃±1 ℃培养箱中培养 24 h±2 h,有产酸产气者,即证实有总大肠菌群存在。

6. 结果报告

根据证实为总大肠菌群阳性的管数,查最可能数 MPN(most probable number)检索表,报告每 100 mL 水样中的总大肠菌群 MPN 值。5 管法结果见表 6.15,15 管法结果见表 6.16。稀释样品查表后所得结果应乘稀释倍数。如所有乳糖发酵管均阴性时,可报告总大肠菌群未检出。

表 6.15　用 5 份 10 mL 水样时各种阳性和阴性结果组合时的最可能数(MPN)

5 个 10 mL 管中阳性管数	最可能数/MPN
0	<2.2
1	2.2
2	5.1
3	9.2
4	16.0
5	>16

表 6.16　总大肠菌 MPN 检索表

(总接种量 55.5 mL,其中 5 份 10 mL 水样,5 份 1 mL 水样,5 份 0.1 mL 水样)

接种量/mL			总大肠菌群/	接种量/mL			大肠菌群/
10	1	0.1	(MPN/100 mL)	10	1	0.1	(MPN/100 mL)
0	0	0	<2	1	0	0	2
0	0	1	2	1	0	1	4
0	0	2	4	1	0	2	6
0	0	3	5	1	0	3	8
0	0	4	7	1	0	4	10
0	0	5	9	1	0	5	12
0	1	0	2	1	1	0	4
0	1	1	4	1	1	1	6
0	1	2	6	1	1	2	8
0	1	3	7	1	1	3	10
0	1	4	9	1	1	4	12
0	1	5	11	1	1	5	14
0	2	0	4	1	2	0	6
0	2	1	6	1	2	1	8
0	2	2	7	1	2	2	10
0	2	3	9	1	2	3	12
0	2	4	11	1	2	4	15
0	2	5	13	1	2	5	17
0	3	0	6	1	3	0	8
0	3	1	7	1	3	1	10
0	3	2	9	1	3	2	12
0	3	3	11	1	3	3	15
0	3	4	13	1	3	4	17
0	3	5	15	1	3	5	19

接种量/mL			总大肠菌群/	接种量/mL			大肠菌群/
10	1	0.1	(MPN/100 mL)	10	1	0.1	(MPN/100 mL)
0	4	0	8	1	4	0	11
0	4	1	9	1	4	1	13
0	4	2	11	1	4	2	15
0	4	3	13	1	4	3	17
0	4	4	15	1	4	4	19
0	4	5	17	1	4	5	22
0	5	0	9	1	5	0	13
0	5	1	11	1	5	1	15
0	5	2	13	1	5	2	17
0	5	3	15	1	5	3	19
0	5	4	17	1	5	4	22
0	5	5	19	1	5	5	24
2	0	0	5	3	0	0	8
2	0	1	7	3	0	1	11
2	0	2	9	3	0	2	13
2	0	3	12	3	0	3	16
2	0	4	14	3	0	4	20
2	0	5	16	3	0	5	23
2	1	0	7	3	1	0	11
2	1	1	9	3	1	1	14
2	1	2	12	3	1	2	17
2	1	3	14	3	1	3	20
2	1	4	17	3	1	4	23
2	1	5	19	3	1	5	27
2	2	0	9	3	2	0	14
2	2	1	12	3	2	1	17
2	2	2	14	3	2	2	20
2	2	3	17	3	2	3	24
2	2	4	19	3	2	4	27
2	2	5	22	3	2	5	31
2	3	0	12	3	3	0	17
2	3	1	14	3	3	1	21
2	3	2	17	3	3	2	24
2	3	3	20	3	3	3	28
2	3	4	22	3	3	4	32
2	3	5	25	3	3	5	36
2	4	0	15	3	4	0	21
2	4	1	17	3	4	1	24
2	4	2	20	3	4	2	28
2	4	3	23	3	4	3	32
2	4	4	25	3	4	4	36
2	4	5	28	3	4	5	40
2	5	0	17	3	5	0	25
2	5	1	20	3	5	1	29
2	5	2	23	3	5	2	32
2	5	3	26	3	5	3	37
2	5	4	29	3	5	4	41
2	5	5	32	3	5	5	45

续表

接种量/mL			总大肠菌群/	接种量/mL			大肠菌群/
10	1	0.1	(MPN/100 mL)	10	1	0.1	(MPN/100 mL)
4	0	0	13	5	0	0	23
4	0	1	17	5	0	1	31
4	0	2	21	5	0	2	43
4	0	3	25	5	0	3	58
4	0	4	30	5	0	4	76
4	0	5	36	5	0	5	95
4	1	0	17	5	1	0	33
4	1	1	21	5	1	1	46
4	1	2	26	5	1	2	63
4	1	3	31	5	1	3	84
4	1	4	36	5	1	4	110
4	1	5	42	5	1	5	130
4	2	0	22	5	2	0	49
4	2	1	26	5	2	1	70
4	2	2	32	5	2	2	94
4	2	3	38	5	2	3	120
4	2	4	44	5	2	4	150
4	2	5	50	5	2	5	180
4	3	0	27	5	3	0	79
4	3	1	33	5	3	1	110
4	3	2	39	5	3	2	140
4	3	3	45	5	3	3	180
4	3	4	52	5	3	4	210
4	3	5	59	5	3	5	250
4	4	0	34	5	4	0	130
4	4	1	40	5	4	1	170
4	4	2	47	5	4	2	220
4	4	3	54	5	4	3	280
4	4	4	62	5	4	4	350
4	4	5	69	5	4	5	430
4	5	0	41	5	5	0	240
4	5	1	48	5	5	1	350
4	5	2	56	5	5	2	540
4	5	3	64	5	5	3	920
4	5	4	72	5	5	4	1 600
4	5	5	81	5	5	5	>1 600

方法 2:滤膜法(GB/T 5750.12—2006)

1. 范围

本法适用于生活饮用水及其水源水中总大肠菌群的测定。

2. 术语和定义

总大肠菌群滤膜法(membrane filter technique for total coliforms):指用孔径为 0.45 μm 的微孔滤膜过滤水样,将滤膜贴在添加乳糖的选择性培养基上 37 ℃培养 24 h,能形成特征性菌落的需氧和兼性厌氧的革兰氏阴性无芽孢杆菌以检测水中总大肠菌群的方法。

3. 培养基与试剂

(1)品红亚硝酸钠培养基

成分：①蛋白胨，10 g；②酵母浸膏，5 g；③牛肉膏，5 g；④乳糖，10 g；⑤琼脂，15～20 g；⑥磷酸氢二钾，3.5 g；⑦无水亚硫酸钠，5 g；⑧碱性品红乙醇溶液(50 g/L)，20 mL；⑨蒸馏水，1 000 mL。

储备培养基的制备：先将琼脂加到 500 mL 蒸馏水中，煮沸溶解，于另 500 mL 蒸馏水中加入磷酸氢二钾、蛋白胨、酵母浸膏和牛肉膏，加热溶解，倒入已溶解的琼脂，补足蒸馏水至 1 000 mL，混匀后调 pH 为 7.2～7.4，再加入乳糖，分装，68.95 kPa(115 ℃，10 lb)高压灭菌 20 min，储存于冷暗处备用。

本培养基也可不加琼脂，制成液体培养基，使用时加 2～3 mL 于灭菌吸收垫上，再将滤膜置于培养垫上培养。

平皿培养基的配制：将上法制备的储备培养基加热融化，用灭菌吸管按比例吸取一定量的 50 g/L 的碱性品红乙醇溶液置于灭菌空试管中，再按比例称取所需的无水亚硫酸钠置于另一灭菌试管中，加灭菌水少许，使其溶解后，置沸水浴中煮沸 10 min 以灭菌。

用灭菌吸管吸取已灭菌的亚硫酸钠溶液，滴加于碱性品红乙醇溶液至深红色褪成淡粉色为止，将此亚硫酸钠与碱性品红的混合液全部加到已融化的储备培养基内，并充分混匀(防止产生气泡)，立即将此种培养基 15 mL 倾入已灭菌的空平皿内。待冷却凝固后置冰箱内备用。此种已制成的培养基于冰箱内保存不宜超过两周。如培养基已由淡粉色变成深红色，则不能再用。

(2)乳糖蛋白胨培养液

成分：①蛋白胨，10 g；②牛肉膏，3 g；③乳糖，5 g；④氯化钠，5 g；⑤溴甲酚紫乙醇溶液(16 g/L)，1 mL；⑥蒸馏水，1 000 mL。

制法：将蛋白胨、牛肉膏、乳糖及氯化钠溶于蒸馏水中，调整 pH 为 7.2～7.4，再加入 1 mL 16 g/L 的溴甲酚紫乙醇溶液，充分混匀，分装于装有倒管的试管中，68.95 kPa(115 ℃，10 lb)高压灭菌 20 min，贮存冷暗处备用。

4. 仪器

(1)滤器。

(2)滤膜，孔径 0.45 μm。

(3)抽滤设备。

(4)无齿镊子。

(5)培养箱：36 ℃±1 ℃。

(6)冰箱：0～4 ℃。

(7)天平。

(8)显微镜。

(9)平皿：直径为 9 cm。

(10)试管。

(11)分度吸管：1 mL，10 mL。

(12)锥形瓶。

(13)小倒管。

(14)载玻片。

5. 检验步骤

(1)准备工作

①滤膜灭菌:将滤膜放入烧杯中,加入蒸馏水,置于沸水浴中煮沸灭菌 3 次,每次 15 min。前两次煮沸后需更换水洗涤 2~3 次,以除去残留溶剂。

②滤器灭菌:用点燃的酒精棉球火焰灭菌,也可用蒸汽灭菌器 103.43 kPa(121 ℃, 15 lb)高压灭菌 20 min。

(2)过滤水样:用无菌镊子夹取灭菌滤膜边缘部分,将粗糙面向上,贴放在已灭菌的滤床上,固定好滤器,将 100 mL 水样(如水样含菌数较多,可减少过滤水样量,或将水样稀释)注入滤器中,打开滤器阀门,在 -5.07×10^4 Pa(负 0.5 大气压)下抽滤。

(3)培养:水样滤完后,再抽气约 5 s,关上滤器阀门,取下滤器,用灭菌镊子夹取滤膜边缘部分,移放在品红亚硫酸钠培养基上,滤膜截留细菌面向上,滤膜应与培养基完全贴紧,两者间不得留有气泡,然后将平皿倒置,放入 37 ℃恒温箱内培养 24 h±2 h。

6. 结果观察与报告

挑取符合下列特征菌落进行革兰氏染色、镜检:①紫红色、具有金属光泽的菌落;②深红色、不带或略带金属光泽的菌落;③淡红色、中心色较深的菌落。

(1)凡革兰氏染色为阴性的无芽孢杆菌,再接种乳糖蛋白胨培养液,于 37 ℃培养 24 h,有产酸产气者,则判定为总大肠菌群阳性。

(2)按公式 6.42 计算滤膜上生长的总大肠菌群数,以每 100 mL 水样中的总大肠菌群数(CFU/100 mL)报告之。

$$总大肠菌群菌落数(CFU/100mL) = \frac{数出的总大肠菌群菌落数 \times 100}{过滤的水样体积(mL)} \qquad (公式 6.42)$$

方法 3:酶底物法(GB/T 5750.12—2006)

1. 范围

本法适用于生活饮用水及其水源水中总大肠菌群的检测。本法可在 24 h 判断水样中是否含有总大肠菌群及含有的总大肠菌群的最可能数(MPN)。本法可同时检测大肠埃希氏菌。

2. 术语和定义

总大肠菌群酶底物法(enzyme substrate technique for total coliforms):是指在选择性培养基上能产生 β-半乳糖苷酶(β-galactosidase)的细菌群组,该细菌群组能分解色原底物释放出色原体使培养基呈现颜色变化,以此检测水中总大肠菌群的方法。

3. 培养基与试剂

(1)培养基:在本法中酶底物法采用固定底物技术(defined substrate technology,DST),本方法采用(MMO-MUG)(mini-mal medium ONPG-MUG)培养基,可选用市售商品化制品。每 1 000 mL MMO-MUG 培养基所含基本成分为:①硫酸铵[$(NH_4)_2SO_4$],5.0 g;②硫酸锰($MnSO_4$),0.5 mg;③硫酸锌($ZnSO_4$),0.5 mg;④硫酸镁($MgSO_4$),100 mg;⑤氯化钠($NaCl$),10 g;⑥氯化钙($CaCl_2$),50 mg;⑦亚硫酸钠(Na_2SO_3),40 mg;⑧两性霉素 B(Amphotericin B),1 mg;⑨邻硝基苯-β-D-吡喃半乳糖苷(ONPG),500 mg;⑩4-甲基伞形酮-β-D-葡萄糖醛酸苷(MUG),75 mg;⑪茄属植物萃取物(Solanium 萃取物),500 mg;⑫N-2-羟乙基哌嗪-N-2-乙磺酸钠盐(HEPES 钠盐),5.3 g;⑬N-2-羟乙基哌嗪-N2-乙磺酸(HEPES),6.9 g。

（2）生理盐水：8.5 g/L 的生理盐水，用于稀释样品。称取 8.5 g 氯化钠，加蒸馏水至 1 000 mL。溶解后，分装到稀释瓶内，每瓶 90 mL 103.43 kPa(121 ℃,15 lb)20 min 高压灭菌。

4. 仪器设备

（1）量筒：100 mL、500 mL、1 000 mL。

（2）吸管：1 mL、5 mL 及 10 mL 的无菌玻璃吸管或塑料一次性吸管。

（3）稀释瓶：100 mL、250 mL、500 mL 及 1 000 mL 能耐高压的灭菌玻璃瓶。

（4）试管：可高压灭菌的玻璃或塑料试管，大小约 15 mm×10 cm。

（5）培养箱：36 ℃±1 ℃。

（6）高压蒸汽灭菌器。

（7）干热灭菌器(烤箱)。

（8）定量盘：定量培养用无菌塑料盘，含 51 个空穴，每一空穴可容纳 2 mL 水样。

（9）程控定量封口机：用于 51 孔或 97 孔法(最可能数法,MPN 法)定量盘的封口。

5. 检验步骤

（1）水样稀释：检测所需水样为 100 mL。若水样污染严重，可对水样进行稀释。取 10 mL 水样加入 90 mL 灭菌生理盐水中，必要时可加大稀释度。

（2）定性反应：用 100 mL 的无菌稀释瓶量取 100 mL 水样，加入 2.7 g±0.5 g MMO-MUG 培养基粉末，混摇均匀使之完全溶解后，放入 36 ℃±1 ℃的培养箱内培养 24 h。

（3）10 管法

①用 100 mL 的无菌稀释瓶量取 100 mL 水样，加入 2.7 g±0.5 g MMO-MUG 培养基粉末，混摇均匀使之完全溶解。

②准备 10 支 15 mm×10 cm 或适当大小的灭菌试管，用无菌吸管分别从前述稀释瓶中吸取 10 mL 水样至各试管中，放入 36 ℃±1 ℃的培养箱中培养 24 h。

（4）51 孔定量盘法

①用 100 mL 的无菌稀释瓶量取 100 mL 水样，加入 2.7 g±0.5 g MMO-MUG 培养基粉末，混摇均匀使之完全溶解。

②将前述 100 mL 水样全部倒入 51 孔无菌定量盘内，以手抚平定量盘背面以赶除空穴内气泡，然后用程控定量封口机封口，放入 36 ℃±1 ℃的培养箱中培养 24 h。

6. 结果报告

（1）结果判读：将水样培养 24 h 后进行结果判读，如果结果为可疑阳性，可延长培养时间到 28 h 进行结果判读，超过 28 h 之后出现的颜色反应不作为阳性结果。

（2）定性反应：水样经 24 h 培养之后如果颜色变成黄色，判断为阳性反应，表示水中含有总大肠菌群。水样颜色未发生变化，判断为阴性反应。定性反应结果以总大肠菌群检出或未检出报告。

（3）10 管法

①将培养 24 h 之后的试管取出观察，如果试管内水样变成黄色则表示该试管含有总大肠菌群。

②计算有黄色反应的试管数，对照表 6.17 查出其代表的总大肠菌群最可能数(MPN)。结果以 MPN/100 mL 表示。如所有管均未产生黄色，则可报告为总大肠菌群未检出。

表 6.17　10 管法不同阳性结果的最可能数(MPN)及 95%可信范围

阳性试管数	总大肠菌群/ (MPN/100 mL)	95%可信范围	
		下限	上限
0	<1.1	0	3.0
1	1.1	0.03	5.9
2	2.2	0.26	8.1
3	3.6	0.69	10.6
4	5.1	1.3	13.4
5	6.9	2.1	16.8
6	9.2	3.1	21.1
7	12.0	4.3	27.1
8	16.1	5.9	36.8
9	23.0	8.1	59.5
10	>23.0	13.5	—

(4)51 孔定量盘法

①将培养 24 h 之后的定量盘取出观察,如果孔穴内的水样变成黄色则表示该孔穴中含有总大肠菌群。

②计算有黄色反应的孔穴数,对照表 6.18 查出其代表的总大肠菌群最可能数(MPN),结果以 MPN/100 mL 表示。如所有孔未产生黄色,则可报告为总大肠菌群未检出。

表 6.18　51 管法不同阳性结果的最可能数(MPN)及 95%可信范围

阳性试管数	总大肠菌群/ (MPN/100 mL)	95%可信范围	
		下限	上限
0	<1	0.0	3.7
1	1.0	0.3	5.6
2	2.0	0.6	7.3
3	3.1	1.1	9.0
4	4.2	1.7	10.7
5	5.3	2.3	12.3
6	6.4	3.0	13.9
7	7.5	3.7	15.5
8	8.7	4.5	17.1
9	9.9	5.3	18.8
10	11.1	6.1	20.5
11	12.4	7.0	22.1

阳性试管数	总大肠菌群/	95%可信范围	
	(MPN/100 mL)	下限	上限
12	13.7	7.9	23.9
13	15.0	8.8	25.7
14	16.4	9.8	27.5
15	17.8	10.8	29.4
16	19.2	11.9	31.3
17	20.7	13.0	33.3
18	22.2	14.1	35.2
19	23.8	15.3	37.3
20	25.4	16.5	39.4
21	27.1	17.7	41.6
22	28.8	19.0	43.9
23	30.6	20.4	46.3
24	32.4	21.8	48.7
25	34.4	23.3	51.2
26	36.4	24.7	53.9
27	38.4	26.4	56.6
28	40.6	28.0	59.5
29	42.9	29.7	62.5
30	45.3	31.5	65.6
31	47.8	33.4	69.0
32	50.4	35.4	72.5
33	53.1	37.5	76.2
34	56.0	39.7	80.1
35	59.1	42.0	84.4
36	62.4	44.6	88.8
37	65.9	47.2	93.7
38	69.7	50.0	99.0
39	73.8	53.1	104.8
40	78.2	56.4	111.2
41	83.1	59.9	118.3
42	88.5	63.9	126.2
43	94.5	68.2	135.4

续表

阳性试管数	总大肠菌群/ (MPN/100 mL)	95%可信范围	
		下限	上限
44	101.3	73.1	146.0
45	109.1	78.6	158.7
46	118.4	85.0	174.5
47	129.8	92.7	195.0
48	144.5	102.3	224.1
49	165.2	115.2	272.2
50	200.5	135.8	387.6
51	>200.5	146.1	—

(三)生活饮用水中大肠埃希氏菌的监测

方法 1:多管发酵法(GB/T 5750.12—2006)

1. 范围

本法适用于生活饮用水及其水源水中大肠埃希氏菌的测定。

2. 术语和定义

大肠埃希氏菌多管发酵法(multiple tube fermentation technique for *Escherichia coli*):是指多管发酵法总大肠菌群阳性,在含有荧光底物的培养基上 44.5 ℃培养 24 h 产生 β-葡萄糖醛酸酶(β-glucuronidase),分解荧光底物释放出荧光产物,使培养基在紫外光下产生特征性荧光的细菌,以此来检测水中大肠埃希氏菌的方法。

3. 培养基与试剂

EC-MUG 培养基:

(1)成分:①胰蛋白胨,20.0 g;②乳糖,5.0 g;③3 号胆盐或混合胆盐,1.5 g;④磷酸氢二钾,4.0 g;⑤磷酸二氢钾,1.5 g;⑥氯化钠,5.0 g;⑦4-甲基伞形酮-β-D-葡萄糖醛酸苷(MUG),0.05 g。

(2)制法:将干燥成分加入水中,充分混匀,加热溶解,在 366 nm 紫外光下检查无自发荧光后分装于试管中,68.95 kPa(115 ℃,10 lb)高压灭菌 20 min,最终 pH 为 6.9±0.2。

4. 仪器

(1)紫外光灯:6 W、波长 366 nm 的紫外灯,用于观测荧光反应。

(2)培养箱:36 ℃±1 ℃。

(3)天平。

(4)平皿:直径为 9 cm。

(5)试管。

(6)分度吸管:1 mL、10 mL。

(7)锥形瓶。

(8)小倒管。

(9)金属接种环。

(10)冰箱:0~4 ℃。

5. 检验步骤

(1)接种:将总大肠菌群多管发酵法初发酵产酸或产气的管进行大肠埃希氏菌检测。用烧灼灭菌的金属接种环或无菌棉签将上述试管中液体接种到 EC-MUG 管中。

(2)培养:将已接种的 EC-MUG 管在培养箱或恒温水浴中 44.5 ℃±0.5 ℃培养 24 h±2 h。如使用恒温水浴,在接种后 30 min 内进行培养,使水浴的液面超过 EC-MUG 管的液面。

6. 结果观察与报告

将培养后的 EC-MUG 管在暗处用波长 366 nm 功率 6 W 的紫外光灯照射,如果有蓝色荧光产生则表示水样中含有大肠埃希氏菌。

计算 EC-MUG 阳性管数,查对应的最可能数(MPN)表得出大肠埃希氏菌的最可能数,结果以 MPN/100 mL 报告。

方法 2:滤膜法(GB/T 5750.12—2006)

1. 范围

本法适用于生活饮用水及其水源水中大肠埃希氏菌的测定。

2. 术语和定义

大肠埃希氏菌滤膜法(membrane filter technique for *Escherichia coli*):用滤膜法检测水样后,将总大肠菌群阳性的滤膜在含有荧光底物的培养基上培养,能产生 β-葡萄糖醛酸酶,分解荧光底物释放出荧光产物,使菌落能够在紫外光下产生特征性荧光,以此来检测水中大肠埃希氏菌。

3. 培养基与试剂

MUG 营养琼脂培养基(NA-MUG)

(1)成分:①蛋白胨,5.0 g;②牛肉浸膏,3.0 g;③琼脂,15.0 g;④4-甲基伞形酮-β-D-葡萄糖醛酸苷(MUG),0.1 g;⑤蒸馏水,1 000 mL。

(2)制法:将干燥成分加入水中,充分混匀,加热溶解,103.43 kPa(121 ℃,15 lb)高压灭菌 15 min,最终 pH 为 6.8±0.2。在无菌操作条件下倾倒至直径 50 mm 平板备用。倾倒好的平板在 4 ℃条件下可保存两个星期。

本培养基也可不加琼脂,制成液体培养基,使用时加 2~3 mL 于灭菌吸收垫上,再将滤膜置于培养垫上培养。

4. 仪器

(1)紫外光灯:6 W、波长 366 nm 的紫外灯,用于观测荧光反应。

(2)滤器。

(3)滤膜,孔径 0.45 μm。

(4)抽滤设备。

(5)无齿镊子。

(6)培养箱:36 ℃±1 ℃。

(7)冰箱:0~4 ℃。

(8)天平。

(9)显微镜。

(10)平皿:直径为 9 cm。

(11)试管。

(12)分度吸管:1 mL、10 mL。

(13)锥形瓶。

(14)小倒管。

(15)载玻片。

5. 检验步骤

(1)接种:将总大肠菌群滤膜法有典型菌落生长的滤膜进行大肠埃希氏菌检测。在无菌操作条件下将滤膜转移到 NA-MUG 平板上,细菌截留面朝上,进行培养。

(2)培养:将已接种的 NA-MUG 平板 36 ℃±1 ℃培养 4 h。

6. 结果观察与报告

将培养后的 NA-MUG 平板在暗处用波长 366 nm 功率 6 W 的紫外光照射,如果菌落边缘或菌落背面有蓝色荧光产生则表示水样中含有大肠埃希氏菌。

记录有蓝色荧光产生的菌落数并报告,报告格式同总大肠菌群滤膜法格式。

方法 3:酶底物法(GB/T 5750.12—2006)

1. 范围

本法适用于生活饮用水及其水源水中大肠埃希氏菌的检测。本法可在 24 h 判断水样中是否含有大肠埃希氏菌及含有大肠埃希氏菌的最可能数(MPN)值。本法可同时检测总大肠菌群。

2. 术语和定义

大肠埃希氏菌酶底物法(enzyme substrate technique for *Escherichia coli*):在选择性培养基上能产生 β-半乳糖苷酶(β-D-galactosidase),分解色原底物释放出色原体使培养基呈现颜色变化,并能产生 β-葡萄糖醛酸酶(β-glucuronidase),分解荧光底物释放出荧光产物,使菌落能够在紫外光下产生特征性荧光,以此技术来检测大肠埃希氏菌的方法为大肠埃希氏菌酶底物法。

3. 培养基与试剂

(1)培养基:在本标准中酶底物法采用固定底物技术(defined substrate technology,DST),本方法采用 mini-mal medium ONPG-MUG(MMO-MUG)培养基,可选用市售商品化制品。

(2)生理盐水:8.5 g/L 的生理盐水,用于稀释样品。称取 8.5 g 氯化钠,加蒸馏水至 1 000 mL。溶解后,分装到稀释瓶内,每瓶 90 mL,103.43 kPa(121 ℃,15 lb)20 min 高压灭菌。

4. 仪器设备

(1)量筒:100 mL、500 mL、1 000 mL。

(2)吸管:1 mL、5 mL 及 10 mL 的无菌玻璃吸管或塑料一次性吸管。

(3)稀释瓶:100 mL、250 mL、500 mL 及 1 000 mL 能耐高压的灭菌玻璃瓶。

(4)试管:可高压灭菌的玻璃或塑料试管,大小约 15 mm×10 cm。

(5)培养箱:36 ℃±1 ℃。

(6)高压蒸汽灭菌器。

(7)干热灭菌器(烤箱)。

(8)定量盘:定量培养用无菌塑料盘,含51个空穴,每一空穴可容纳2 mL水样。

(9)程控定量封口机:用于51孔或97孔法(MPN法,最可能数法)定量盘的封口。

(10)紫外光灯:6 W、波长366 nm的紫外灯,用于观测荧光反应。

5. 检验步骤

(1)水样稀释:检测所需水样为100 mL。若水样污染严重,可对水样进行稀释。取10 mL水样加入90 mL灭菌生理盐水中,必要时可加大稀释度。

(2)定性反应:用100 mL的无菌稀释瓶量取100 mL水样,加入2.7 g±0.5 g MMO-MUG培养基粉末,混摇均匀使之完全溶解后,放入36 ℃±1 ℃的培养箱内培养24 h。

(3)10管法

①用100 mL的无菌稀释瓶量取100 mL水样,加入2.7 g±0.5 g MMO-MUG培养基粉末,混摇均匀使之完全溶解。

②准备10支15 mm×10 cm或适当大小的灭菌试管,用无菌吸管分别从前述稀释瓶中吸取10 mL水样至各试管中,放入36 ℃±1 ℃的培养箱中培养24 h。

(4)51孔定量盘法

①用100 mL的无菌稀释瓶量取100 mL水样,加入2.7 g±0.5 g MMO-MUG培养基粉末,混摇均匀使之完全溶解。

②将前述100 mL水样全部倒入51孔无菌定量盘内,以手抚平定量盘背面以赶除空穴内气泡,然后用程控定量封口机封口,放入36 ℃±1 ℃的培养箱中培养24 h。

6. 结果观察与报告

(1)结果判读:将水样培养24 h后进行结果判读,如果结果为可疑阳性,可延长培养时间到28 h进行结果判读,超过28 h之后出现的颜色反应不作为阳性结果。对照表同表6.17与表6.18,水样变黄色同时有蓝色荧光判断为大肠埃希氏菌阳性,水样未变黄色而有荧光产生判定为大肠埃希氏菌阴性。

(2)定性反应:将经过24 h培养颜色变成黄色的水样在暗处用波长为366 nm的紫外光灯照射,如果有蓝色荧光产生判断为阳性反应,表示水中含有大肠埃希氏菌。水样未产生蓝色荧光判断为阴性反应。结果以大肠埃希氏菌检出或未检出报告。

(3)10管法:将培养24 h颜色变成黄色的水样的试管在暗处用波长为366 nm的紫外光灯照射,如果有蓝色荧光产生则表示有大肠埃希氏菌存在。

计算有荧光反应的试管数,对照表6.17查出其代表的大肠埃希氏菌最可能数,结果以MPN/100 mL表示。如所有管未产生荧光,则可报告大肠埃希氏菌未检出。

(4)51孔定量盘法:将培养24 h颜色变成黄色的水样的定量盘在暗处用波长为366 nm紫外光灯照射,如果有蓝色的荧光产生则表示该定量盘孔穴中含有大肠埃希氏菌。

计算有荧光反应的孔穴数,对照表6.18查出其代表的大肠埃希氏菌最可能数,结果以MPN/100 mL表示,如所有孔未产生荧光,则报告为大肠埃希氏菌未检出。

三、生活饮用水微生物指标的评价标准

《生活饮用水卫生标准》(GB 5749—2022)对生活饮用水微生物指标的卫生标准限值做出了规定,见表6.19。

表 6.19　生活饮用水卫生标准限值——微生物指标

序号	指标	限值
1	菌落总数/(MPN/100 mL 或 CFU/100 mL)	不得检出
2	总大肠菌群/(MPN/100 mL 或 CFU/100 mL)	不得检出
3	大肠埃希氏菌/(CFU/mL)	100

四、生活饮用水微生物指标的综合评价

利用最差因子判别法、比值算术均数型水质指数法综合评价生活饮用水毒理指标。

1. 各微生物指标分指数

按下式计算各微生物指标的分指数。

(1)细菌总数分指数:若实测值低于卫生标准限值(100 CFU/mL),则 $I_i =$ 实测值/100;若实测值高于卫生标准限值(100 CFU/mL),则 $I_i = 1.00 + \lg 10(C_i/S_i)$。

(2)总大肠菌群分指数:若检出,其检出数为 n 时,则 $I_i = 1.00 + 0.50(n-1)$;若未检出,则 $I_i = 0.10$。

(3)耐热大肠菌群分指数:若检出,其检出数为 n 时,则 $I_i = 1.00 + 0.50(n-1)$;若未检出,则 $I_i = 0.10$。

(4)大肠埃希氏菌分指数:若检出,其检出数为 n 时,则 $I_i = 1.00 + 0.50(n-1)$;若未检出,则 $I_i = 0.10$。

2. 微生物指标综合指数

分别按照下述两种方法,计算微生物指标的综合指数:

(1)最差因子判别法:根据上述计算得到的各微生物指标的分指数,选择数值最大的分指数,作为微生物指标的综合指数。

(2)比值算术均数型水质指数法:根据上述计算得到的各微生物指标的分指数,按公式 6.43 计算比值算术均数型水质指数,作为微生物指标的综合指数。

$$I_{微生物} = \frac{1}{n} \sum_{i=1}^{n} I_i \qquad (公式 6.43)$$

式中:$I_{微生物}$——微生物指标综合指数;

I_i——各微生物指标分指数;

n——参与评价的分指数个数。

实训 6.4　生活饮用水有机污染综合指标的监测与评价

一、有机污染综合指标的监测与评价实训

本节内容主要是对生活饮用水进行有代表性的采样,对水样中的有机污染综合指标进行监测,并依据《生活饮用水卫生标准》(GB 5749—2022),判定评价区域内生活饮用水有机污染综合指标是否超过卫生标准限值,对生活饮用水有机污染综合指标进行综合评价,预测

对居民健康的可能危害,提出有针对性的防治策略与措施。

请按下述步骤,开展生活饮用水有机污染综合指标的监测,并撰写监测与评价报告。

1. 制定采样计划

确定采样目的、采样时间、采样地点、采样频率、采样数量、监测指标等,以保证生活饮用水监测过程中的质量。

2. 采样容器的选择

明确监测有机污染综合指标的采样容器。请准备必要的工具,如采样标签、采样记录单、记号笔、盐酸、抗坏血酸、冷藏箱等。

3. 采样容器的洗涤

明确监测有机污染综合指标的采样容器的洗涤方法。洗涤液(由重铬酸钾与浓硫酸配制)浸泡数分钟至数小时,自来水冲洗7~10次,纯水淋洗3次,烤箱烘干。或合成洗涤液洗涤干净后,10%硝酸浸泡8 h,250 ℃烤箱烘烤2 h,冷却后使用。

4. 现场采样的方法

明确监测有机污染综合指标的水样采集方法和采样量。根据待测组分选择合适的采样容器,有机物测定水样应使用玻璃材质的采样容器。采样量应根据测定指标、测试方法、平行样检测等所需样品量确定采样量。

5. 水样的保存

明确水样的保存、送检方法和时间。按待测物的浓度、化学组成和理化性质选择保存方法和保存时限。送检方式应注意避免溢洒、冻裂或超时延误。每批样品设置至少一个空白。

6. 水样有机污染综合指标的检测

明确检测的指标、方法及其注意事项。

7. 监测结果的报告及其判定

请对标判定水质状况,并做出综合评价。

8. 撰写水质监测评价报告

(1)概述:包括上述问题1~6;

(2)水样有机污染综合指标的监测结果;

(3)水质评价及结论(包括可能的污染来源);

(4)改善水质的建议。

二、生活饮用水有机污染综合指标的监测方法

参照《生活饮用水卫生标准》(GB 5749—2022)和《生活饮用水标准检验方法　有机物综合指标》(GB/T 5750.7—2006),生活饮用水有机污染的指标包括高锰酸盐指数、生化需氧量、石油和总有机碳等有机物综合指标,以及氨氮、亚硝酸盐氮和硫酸盐等无机非金属指标共7项。其中,有环境卫生/质量标准限值的指标包括高锰酸盐指数、石油、氨氮、亚硝酸盐氮和硫酸盐共5项。本节内容参照《生活饮用水标准检验方法　有机物综合指标》(GB/T 5750.7—2006)对高锰酸盐指数、石油实施检测;参照《生活饮用水标准检验方法　无机非金属指标》(GB/T 5750.5—2006)对氨氮、亚硝酸盐氮和硫酸盐实施检测。对标准中的明显疏漏或错误进行了修正。

(一)生活饮用水中高锰酸盐指数的监测

方法 1:酸性高锰酸钾滴定法(GB/T 5750.7—2006)

1. 范围

本法适用于氯化物质量浓度低于 300 mg/L(以 Cl⁻ 计)的生活饮用水及其水源水中高锰酸盐指数的测定。本法最低检测质量浓度(取 100 mL 水样时)为 0.05 mg/L,最高可测定高锰酸盐指数为 5.00 mg/L(以 O_2 计)。

2. 原理

高锰酸钾在酸性溶液中将还原性物质氧化,过量的高锰酸钾用草酸还原,根据高锰酸钾消耗量表示高锰酸盐指数(以 O_2 计)。

3. 试剂

(1)硫酸溶液(1+3):将 1 体积硫酸(ρ_{20} = 1.84 g/mL)在水浴冷却下缓缓加到 3 体积纯水中,煮沸,滴加高锰酸钾溶液至溶液保持微红色。

(2)草酸钠标准储备溶液[$c(1/2\ Na_2C_2O_4)$ = 0.100 0 mol/L(当量浓度)]:称取 6.701 g 草酸钠($Na_2C_2O_4$),溶于少量纯水中,并于 1 000 mL 容量瓶中用纯水定容。置于暗处保存。

(3)高锰酸钾溶液[$c(1/5\ KMnO_4)$ = 0.100 0 mol/L(当量浓度)]:称取 3.3 g 高锰酸钾($KMnO_4$),溶于少量纯水中,并稀释至 1 000 mL,煮沸 15 min,静置 2 周。然后用玻璃砂芯漏斗过滤至棕色瓶中,置暗处保存并按下述方法标定浓度:

①吸取 25.00 mL 草酸钠标准储备溶液于 250 mL 锥形瓶中,加入 75 mL 新煮沸放冷的纯水及 2.5 mL 硫酸(ρ_{20} = 1.84 g/mL)。

②迅速自滴定管中加入约 24 mL 高锰酸钾溶液,待褪色后加热至 65 ℃,再继续滴定呈微红色并保持 30 s 不褪。当滴定终了时,溶液温度不低于 55 ℃。记录高锰酸钾溶液用量。

按公式 6.44 计算高锰酸钾溶液的浓度:

$$c(1/5\ KMnO_4) = \frac{0.100\ 0 \times 25.00}{V} \qquad (公式\ 6.44)$$

式中:$c(1/5\ KMnO_4)$——高锰酸钾溶液的当量浓度,mol/L;

V——高锰酸钾溶液的用量,mL;

③以新煮沸放冷却的纯水校正高锰酸钾溶液的当量浓度 $c(1/5\ KMnO_4)$ 为 0.100 0 mol/L。

(4)高锰酸钾标准溶液[$c(1/5\ KMnO_4)$ = 0.010 0 mol/L(当量浓度)]:将校正高锰酸钾溶液用新煮沸放冷却的纯水准确稀释 10 倍。

(5)草酸钠标准使用溶液[$c(1/2\ Na_2C_2O_4)$ = 0.010 0 mol/L(当量浓度)]:将草酸钠标准储备溶液用新煮沸放冷却的纯水准确稀释 10 倍。

4. 仪器

(1)电热恒温水浴锅(可调至 100 ℃)。

(2)锥形瓶:250 mL。

(3)滴定管。

5. 分析步骤

(1)锥形瓶的预处理:向 250 mL 锥形瓶内加入 1 mL 硫酸溶液(1+3)及少量高锰酸钾

标准溶液。煮沸数分钟,取下锥形瓶用草酸钠标准使用溶液滴定至微红色,将溶液弃去。

(2)吸取 100 mL 充分混匀的水样(若水样中有机物含量较高,可取适量水样以纯水稀释至 100 mL),置于上述处理过的锥形瓶中,加入 5 mL 硫酸溶液(1+3),用滴定管加入 10.00 mL 高锰酸钾标准溶液。

(3)将锥形瓶放入沸腾的水浴中,准确放置 30 min。如加热过程中红色明显减褪,需将水样稀释重做。

(4)取下锥形瓶,趁热加入 10.00 mL 草酸钠标准使用溶液,充分振摇,使红色褪尽。

(5)于白色背景上,自滴定管滴入高锰酸钾标准溶液,至溶液呈微红色即为终点,记录用量 V_1(mL)。

注:测定时如水样消耗的高锰酸钾标准溶液超过了加入量的一半,由于高锰酸钾标准溶液的浓度过低,影响了氧化能力,使测定结果偏低。遇此情况,应取少量样品稀释重做。

(6)向滴定至终点的水样中,趁热(70~80 ℃)加 10.00 mL 草酸钠标准使用溶液,立即用高锰酸钾标准溶液滴定至微红色,记录用量 V_2(mL)。如高锰酸钾标准溶液物质的量浓度为准确的 0.010 0 mol/L,滴定时用量应为 10.00 mL,否则可求一校正系数(K),按公式 6.45 计算:

$$K = \frac{10}{V_2} \qquad\qquad (公式\ 6.45)$$

式中:K——校正系数;

　　V_2——高锰酸钾标准溶液用量。

(7)如水样用纯水稀释,则另取 100 mL 纯水,同上述步骤滴定,记录高锰酸钾标准溶液消耗量 V_0(mL)。

6. 计算

按公式 6.46 计算耗氧量浓度:

$$\rho(O_2) = \frac{\{[(10+V_1)K-10]-[(10+V_0)K-10]R\} \times c \times 8 \times 1\,000}{V_3} \qquad (公式\ 6.46)$$

式中:$\rho(O_2)$——耗氧量的浓度,mg/L;

　　R——稀释水样时,稀释后 100 mL 体积纯水所占的比例值[例如,25 mL 水样用纯水

　　　　稀释至 100 mL,则 $R = \frac{100-25}{100} = 0.75$,如果不稀释,$R=0$];

　　c——高锰酸钾标准溶液的当量浓度[$c(1/5\ KMnO_4) = 0.010\ 0$ mol/L];

　　8——1.00 mL 高锰酸钾标准溶液[$c(1/5\ KMnO_4) = 1.000\ 0$ mol/L,当量浓度]氧化

　　　　的有机物耗氧量估算值为 8 mg;

　　V_3——水样体积,mL;

　　V_1、K、V_0——分别见分析步骤(5)、(6)、(7)。

方法 2:碱性高锰酸钾滴定法(GB/T 5750.7—2006)

1. 范围

本法适用于氯化物质量浓度高于 300 mg/L(以 Cl⁻ 计)的生活饮用水及其水源水中耗氧量的测定。本法最低检测质量浓度(取 100 mL 水样时)为 0.05 mg/L,最高可测定耗氧量为 5.0 mg/L(以 O_2 计)。

2. 原理

高锰酸钾在碱性溶液中将还原性物质氧化,酸化后过量的高锰酸钾用草酸钠溶液滴定。

3. 试剂

(1)氢氧化钠溶液(500 g/L):称取 50 g 氢氧化钠(NaOH),溶于纯水中,稀释至 100 mL。

(2)硫酸溶液(1+3):将 1 体积硫酸(ρ_{20}＝1.84 g/mL)在水浴冷却下缓缓加到 3 体积纯水中,煮沸,滴加高锰酸钾溶液至溶液保持微红色。

(3)高锰酸钾溶液[$c(1/5\ KMnO_4)$＝0.100 0 mol/L,当量浓度]:称取 3.3 g 高锰酸钾(KMnO$_4$),溶于少量纯水中,并稀释至 1 000 mL,煮沸 15 min,静置 2 周。然后用玻璃砂芯漏斗过滤至棕色瓶中,置暗处保存并按下述方法标定浓度:

①吸取 25.00 mL 草酸钠溶液[$c(1/2\ Na_2C_2O_4)$＝0.100 0 mol/L,当量浓度]于 250 mL 锥形瓶中,加入 75 mL 新煮沸放冷的纯水及 2.5 mL 硫酸(ρ_{20}＝1.84 g/mL)。

②迅速自滴定管向锥形瓶中加入约 24 mL 高锰酸钾溶液,待褪色后加热至 65 ℃,再继续滴定呈微红色并保持 30 s 不褪。滴定终了时,溶液温度不低于 55 ℃。记录高锰酸钾溶液用量。

按公式 6.47 计算高锰酸钾溶液的当量浓度:

$$c(1/5\ KMnO_4) = \frac{0.100\ 0 \times 25.00}{V} \qquad \text{(公式 6.47)}$$

式中:$c(1/5\ KMnO_4)$——高锰酸钾溶液的当量浓度,mol/L;

V——高锰酸钾溶液的用量,mL;

(4)高锰酸钾标准溶液[$c(1/5\ KMnO_4)$＝0.010 0 mol/L,当量浓度]:由标定浓度的高锰酸钾溶液稀释所得。

(5)草酸钠标准储备溶液[$c(1/2\ Na_2C_2O_4)$＝0.100 0 mol/L,当量浓度]:称取 6.701 g 草酸钠(Na$_2$C$_2$O$_4$),溶于少量纯水中,并于 1 000 mL 容量瓶中用纯水定容。置于暗处保存。

(6)草酸钠标准使用溶液[$c(1/2\ Na_2C_2O_4)$＝0.010 0 mol/L]:将草酸钠标准储备溶液准确稀释 10 倍。

4. 仪器

(1)电热恒温水浴锅(可调至 100 ℃)。

(2)锥形瓶:250 mL。

(3)滴定管。

5. 分析步骤

(1)吸取 100 mL 水样于 250 mL 处理过的锥形瓶内[处理方法:向 250 mL 锥形瓶内加入 1 mL 硫酸溶液(1+3)及少量高锰酸钾标准溶液。煮沸数分钟,取下锥形瓶用草酸钠标准使用溶液滴定至微红色,将溶液弃去],加入 0.5 mL 氢氧化钠溶液及 10.00 mL 高锰酸钾标准溶液。

(2)于沸水浴中准确加热 30 min。

(3)取下锥形瓶,趁热(70～80 ℃)加入 5 mL 硫酸溶液(1+3)及 10.00 mL 草酸钠标准使用溶液,振摇均匀至红色褪尽。

(4)自滴定管滴加高锰酸钾标准溶液,至淡红色,即为终点,记录用量 V_1(mL)。

(5)按如下步骤计算高锰酸钾标准溶液的校正系数:

向滴定至终点的水样中,趁热(70～80 ℃)加 10.00 mL 草酸钠标准使用溶液,立即用高锰酸钾标准溶液滴定至微红色,记录用量 V_2(mL)。如高锰酸钾标准溶液物质的量浓度为准确的 0.010 0 mol/L,滴定时用量应为 10.00 mL,否则可求一校正系数(K),按公式 6.45 计算。

(6)如水样需纯水稀释后测定,则另取 100 mL 纯水,同上述步骤滴定,计算 100 mL 纯水中的耗氧量,记录高锰酸钾标准溶液消耗量 V_0(mL)。

6. 计算

按公式 6.46 计算耗氧量浓度,详见本节方法 1。

(二)生活饮用水中石油的监测

方法 1:称量法(GB/T 5750.7—2006)

1. 范围

本法适用于生活饮用水及其水源水中石油的测定。水中含有环烷酸及磺化环烷酸盐类将干扰测定,可用硫酸酸化水样消除干扰。

2. 原理

水样经石油醚萃取后,蒸发去除石油醚,称量,计算水中石油的含量。该方法测定的结果是水中可被石油醚萃取物质的总量。

3. 试剂

(1)硫酸(ρ_{20}＝1.84 g/mL)。

(2)石油醚(沸程 30～60 ℃):经 70 ℃ 水浴重蒸馏。

(3)无水硫酸钠:于 250 ℃ 干燥 1～2 h。

(4)氯化钠饱和溶液。

4. 仪器

(1)分液漏斗:1 000 mL。

(2)恒温箱。

(3)水浴锅。

5. 分析步骤

(1)将样品瓶中的水样全部倾入 1 000 mL 分液漏斗中,记录瓶上标示的水样体积。加入 5 mL 硫酸(ρ_{20}＝1.84 g/mL),摇匀,放置 15 min。如采样瓶壁上有沾着的石油,应先用石油醚洗涤水样瓶,将石油醚并入分液漏斗中。

(2)每次用 20 mL 石油醚,充分振摇萃取 5 min,连续萃取 2～3 次,弃去水样,合并石油醚萃取液于原分液漏斗中。每次用 20 mL 氯化钠饱和溶液洗涤石油醚萃取液 2～3 次。

(3)将石油醚萃取液移入 150 mL 锥形瓶中,加入 5～10 g 无水硫酸钠脱水,放置过夜。用预先经石油醚洗涤的滤纸过滤,收集滤液于经 70 ℃ 干燥至恒量的烧杯中,用少量石油醚依次洗涤锥形瓶、无水硫酸钠和滤纸,合并洗液于滤液中。

(4)将烧杯于 70 ℃ 水浴上蒸去石油醚。于 70 ℃ 恒温箱中干燥 1 h,取出烧杯于干燥器内,冷却 30 min 后称量。

注:只需称量一次,不必称至恒重。

6. 计算

按公式 6.48 计算水样中石油的质量浓度。

$$\rho(B) = \frac{(m_1 - m_0) \times 1\,000 \times 1\,000}{V}$$ （公式 6.48）

式中：$\rho(B)$——水样中石油的质量浓度，mg/L；

m_0——烧杯质量，g；

m_1——烧杯和萃取物质量，g；

V ——水样体积，mL。

方法 2：紫外分光光度法（GB/T 5750.7—2006）

1. 范围

本法适用于生活饮用水及其水源水中石油的测定。本法最低检测质量为 5 μg，若取 1 000 mL 水样测定，则最低检测质量浓度为 0.005 mg/L。

2. 原理

石油组成中所含的具有共轭体系的物质在紫外区有特征吸收。具苯环的芳烃化合物主要吸收波长位于 250～260 nm；具共轭双键的化合物主要吸收波长位于 215～230 nm；一般原油的两个吸收峰位于 225 nm 和 256 nm；其他油品（如燃料油、润滑油）的吸收峰与原油相近，部分油品仅一个吸收峰。经精炼的一些油品（如汽油）则无吸收。因此在测量中应注意选择合适的标准，原油和重质油可选 256 nm；轻质油可选 225 nm，有条件时可从污染的水体中萃取或从污染源中取得测定的标准物。

3. 试剂

(1)无水硫酸钠：经 400 ℃干燥 1 h，冷却后储存于密塞的试剂瓶中。

(2)石油醚(沸程 60～90 ℃或 30～60 ℃)：石油醚应不含芳烃类杂质。以纯水为参比在 256 nm 的透光率应大于 85％，否则应纯化。

石油醚脱芳烃方法：将 60～100 目的粗孔微球硅胶和 70～120 目中性层析用氧化铝于 150～160 ℃加热活化 4 h，趁热装入直径 2.5 cm、长 75 cm 的玻璃柱中，硅胶层高 60 cm，覆盖 5 cm 氧化铝层。将石油醚通过该柱，收集流出液于洁净的试剂瓶中。

(3)氯化钠。

(4)硫酸溶液(1＋1)。

(5)石油标准储备溶液[ρ(石油) = 1.00 mg/mL]：称取石油标准品 0.100 0 g，置于 100 mL容量瓶中，加石油醚溶解，并稀释至刻度。

(6)石油标准使用溶液[ρ(石油)＝ 10.00 μg/mL]：将石油标准储备溶液用石油醚准确稀释 10 倍。

4. 仪器

(1)紫外分光光度计，1 cm 石英比色皿。

(2)分液漏斗：1 000 mL。

(3)具塞比色管：10 mL。

5. 分析步骤

(1)将水样(500～1 000 mL)全部倾入 1 000 mL分液漏斗中，记录体积，并按每升水样加入 5 mL 硫酸溶液(1+1),20 g 氯化钠,摇匀使溶解。用 15 mL 石油醚洗涤采样瓶,将洗涤液倒入分液漏斗中,充分振摇 3 min(注意放气),静置分层,将水样放入原采样瓶中,收集石油醚萃取液于 25 mL 容量瓶中。另取 10 mL 石油醚按上述步骤再萃取一次,合并萃取液于 25 mL 容量瓶中,加石油醚至刻度,摇匀。用无水硫酸钠脱水。

(2)于 8 支 10 mL 具塞比色管中,分别加入石油标准使用溶液 0.20 mL、0.50 mL、1.00 mL、2.00 mL、3.00 mL、5.00 mL、7.00 mL、10.00 mL,用石油醚稀释至刻度,配成含石油为 0.20 mg/L、0.50 mg/L、1.00 mg/L、2.00 mg/L、3.00 mg/L、5.00 mg/L、7.00 mg/L、10.00 mg/L 的标准系列。于 256 nm 波长处,1 cm 石英比色皿,以石油醚为参比,测量样品管和标准系列的吸光度。

注:每次测量,包括标准液配制,萃取样品和参比溶剂均应使用同批石油醚。

(3)绘制标准曲线,建立回归方程,计算水样的石油质量浓度。

6. 计算

按公式 6.49 计算水样中石油的质量浓度。

$$\rho(B) = \frac{\rho_1 \times V_1}{V}$$ （公式 6.49）

式中:$\rho(B)$——水样中石油的质量浓度,mg/L;

ρ_1——由标准曲线所建回归方程计算的石油的质量浓度,mg/L;

V_1——萃取液定容体积,mL;

V——水样体积,mL。

方法 3:荧光光度法(GB/T 5750.7—2006)

1. 范围

本法适用于生活饮用水及其水源水中石油的测定。本法最低检测质量为 5 μg。若取 200 mL 水样测定,则最低检测质量浓度为 0.025 mg/L。

2. 原理

水中微量石油经二氯甲烷萃取后,在紫外线激发下可产生荧光。荧光强度与石油含量呈线性关系,可用荧光光度计或在紫外线灯下目视比较定量。萃取物组成中所含具有共轭体系的物质在紫外区有特征吸收。

3. 试剂

(1)二氯甲烷:应于每 500 mL 溶液中加入数克活性炭,混匀,在水浴上重蒸馏精制,收集 39～41 ℃沸程的馏出液以去除可能含有的荧光物质。

(2)磷酸盐缓冲溶液(pH 7.4):称取 7.15 g 无水磷酸二氢钾(KH_2PO_4)及 45.08 g 磷酸氢二钾($K_2HPO_4 \cdot 3H_2O$)溶于纯水中并稀释至 500 mL。

(3)硫酸溶液[$c(H_2SO_4) = 0.5$ mol/L]。

(4)硫酸喹啉标准储备溶液(100 mg/L):称取 50.0 mg 硫酸喹啉[$(C_{20}H_{24}N_2O_2)_2 \cdot H_2SO_4 \cdot 2H_2O$]溶于硫酸溶液中,并稀释至 500 mL。

(5)硫酸喹啉标准使用溶液(0.40 mg/L):取 0.20 mL 硫酸喹啉标准储备溶液于 50 mL 容量瓶内,加硫酸溶液至刻度。

(6)石油标准溶液[ρ(石油) = 10.00 μg/mL]:称取石油标准 0.010 0 g,置于 100 mL 容

量瓶中,用二氯甲烷溶解,并稀释至刻度。吸取 10.0 mL 于另一个 100 mL 容量瓶中,加二氯甲烷稀释至刻度。

注:由于不同石油品种的荧光强度不一,本法所用石油标准应取污染水体的石油品种为标准,或者可取污染源水 2 000 mL 调节 pH 为 6～7 后,用二氯甲烷萃取,萃取液于 50 ℃ 水浴上蒸去溶剂,称取萃取物配制。

4. 仪器

(1)荧光光度计,365 nm 滤色片及绿色滤色片。

(2)石英比色管:10 mL。

(3)分液漏斗:250 mL。

(4)具塞比色管:25 mL。

5. 分析步骤

(1)取 200 mL 水样(若石油含量大于 0.1 mg,可取适量水样,加纯水稀释至 200 mL)置于 250 mL 分液漏斗中。对非中性水样可用稀磷酸或氢氧化钠调节水样 pH 为中性。加 4 mL 磷酸盐缓冲溶液(pH 7.4)、15 mL 二氯甲烷,猛烈振摇 2 min,静置分层,用脱脂棉拭去漏斗颈内积水。收集二氯甲烷萃取液于石英比色管中。

(2)取石油标准溶液 0.00 mL、0.50 mL、1.00 mL、2.00 mL、4.00 mL、8.00 mL 及 10.00 mL 于 25 mL 比色管中,加二氯甲烷至 15.0 mL,制成含石油 0.00 μg、5.00 μg、10.00 μg、20.00 μg、40.00 μg、80.00 μg、100.00 μg 的标准系列。

(3)荧光光度计的校正:取硫酸喹咛标准使用溶液调节仪器荧光强度为 95%。

(4)将样品及标准系列用相同的比色皿于荧光光度计 365 nm 波长测量荧光强度。

(5)绘制标准曲线,建立回归方程,计算石油的质量。

6. 计算

按公式 6.50 计算水样中石油的质量浓度。

$$\rho(B) = \frac{m}{V} \qquad \text{(公式 6.50)}$$

式中:$\rho(B)$——水样中石油的质量浓度,mg/L;

m——由标准曲线所建回归方程计算的石油的质量,μg;

V——水样体积,mL。

(三)生活饮用水中氨氮的监测

方法 1:纳氏试剂分光光度法(GB/T 5750.5—2006)

1. 范围

本标准规定了用纳氏试剂分光光度法测定生活饮用水及其水源水中的氨氮。本法适用于生活饮用水及其水源水中氨氮的测定。本法最低检测质量为 1.0 μg,若取 50 mL 水样测定,则最低检测质量浓度为 0.02 mg/L。

水中常见的钙、镁、铁等离子能在测定过程中生成沉淀,可加入酒石酸钾钠掩蔽。水样中余氯与氨结合成氯胺,可用硫代硫酸钠脱氯。水中悬浮物可用硫酸锌和氢氧化钠混凝沉淀除去。

硫化物、铜、醛等亦可引起溶液浑浊。脂肪胺、芳香胺、亚铁等可与碘化汞钾产生颜色。水中带有颜色的物质,亦能发生干扰。遇此情况,可用蒸馏法除去。

2. 原理

水中氨与纳氏试剂(K_2HgI_4)在碱性条件下产生黄至棕色的化合物(NH_2Hg_2OI),其色度与氨氮含量成正比。

3. 试剂

本法所有试剂均需用不含氨的纯水配制。无氨水可用一般纯水通过强酸型阳离子交换树脂或者加硫酸和高锰酸钾后重蒸馏制得。

(1)硫代硫酸钠溶液(3.5 g/L):称取 0.35 g 硫代硫酸钠($Na_2S_2O_3 \cdot 5H_2O$)溶于纯水中,并稀释至 100 mL。此溶液 0.4 mL 能除去 200 mL 水样中含 1 mg/L 的余氯。使用时可按水样中余氯的质量浓度计算加入量。

(2)四硼酸钠溶液(9.5 g/L):称取 9.5 g 四硼酸钠($Na_2B_4O_7 \cdot 10H_2O$)用纯水溶解,并稀释为 1 000 mL。

(3)氢氧化钠溶液(4 g/L)。

(4)硼酸盐缓冲溶液:量取 88 mL 氢氧化钠溶液(4 g/L),用四硼酸钠溶液(9.5 g/L)稀释至 1 000 mL。

(5)硼酸溶液(20 g/L)。

(6)硫酸锌溶液(100 g/L):称取 10 g 硫酸锌($ZnSO_4 \cdot 7H_2O$),溶于纯水中,并稀释至 100 mL。

(7)氢氧化钠溶液(240 g/L)。

(8)酒石酸钾钠溶液(500 g/L):称取 50 g 酒石酸钾钠($KNaC_4H_4O_6 \cdot 4H_2O$),溶于 100 mL纯水中,加热煮沸至不含氨为止,冷却后再用纯水补充至 100 mL。

(9)氢氧化钠溶液(320 g/L)。

(10)纳氏试剂:称取 100 g 碘化汞(HgI_2)及 70 g 碘化钾(KI),溶于少量纯水中,将此溶液缓缓倾入已冷却的 500 mL 氢氧化钠溶液(320 g/L)中,并不停搅拌,然后以纯水稀释至 1 000 mL,储于棕色瓶中,用橡胶塞塞紧,避光保存。试剂有毒,应谨慎使用。

注:储存已久的纳氏试剂,使用前应先用已知量的氨氮标准溶液显色,并核对吸光度;加入试剂后 2 h 内不得出现浑浊,否则应重新配制。

(11)氨氮标准储备溶液[$\rho(NH_3\text{-}N) = 1.00$ mg/mL]:将氯化铵(NH_4Cl)置于烘箱内,在 105 ℃ 烘烤 1 h,冷却后称取 3.819 0 g,溶于纯水中,于容量瓶内定容至 1 000 mL。

(12)氨氮标准使用液[$\rho(NH_3\text{-}N) = 10.00$ μg/mL]:吸取 10.00 mL 氨氮标准储备溶液,用纯水稀释,定容到 1 000 mL,现用现配。

4. 仪器

(1)全玻璃蒸馏器:500 mL。

(2)具塞比色管:50 mL。

(3)分光光度计。

5. 样品的预处理

水样中氨氮不稳定,采样时每升水样加 0.8 mL 硫酸($\rho_{20} = 1.84$ mg/L),4 ℃ 保存并尽快分析。无色澄清的水样可直接测定。色度、浑浊度较高和干扰物质较多的水样,需经过蒸馏或混凝沉淀等预处理步骤。

（1）蒸馏

①取 200 mL 纯水于全玻璃蒸馏器中，加入 5 mL 硼酸盐缓冲液及数粒玻璃珠，加热蒸馏，直至馏出液用纳氏试剂检不出氨为止。稍冷后倾出并弃去蒸馏瓶中残液，量取 200 mL 水样（或取适量，加纯水稀释至 200 mL）于蒸馏瓶中，根据水中余氯含量，计算并加入适量硫代硫酸钠溶液（3.5 g/L）脱氯，再用氢氧化钠溶液（4 g/L）调节水样至呈中性。

②加入 5 mL 硼酸盐缓冲液，加热蒸馏。用 200 mL 容量瓶为接收瓶，内装 20 mL 硼酸溶液（20 g/L）作为吸收液。蒸馏器的冷凝管末端要插入吸收液中。待蒸出 150 mL 左右，使冷凝管末端离开液面，继续蒸馏以清洗冷凝管。最后用纯水稀释至刻度，摇匀，供比色用。

（2）混凝沉淀：取 200 mL 水样，加入 2 mL 硫酸锌溶液（100 g/L），混匀，加入 0.8～1 mL 氢氧化钠溶液（240 g/L），使 pH 值为 10.5，静置数分钟，倾出上清液供比色用。

经硫酸锌和氢氧化钠沉淀的水样，静置后一般均能澄清。如需过滤，要防止滤纸中铵盐对水样污染，需将滤纸用无氨纯水反复淋洗至用纳氏试剂检查不出氨后再使用。

6. 分析步骤

（1）取 50.0 mL 澄清水样或经预处理的水样（如氨氮含量大于 0.1 mg，则取适量水样加纯水稀释）于 50 mL 比色管中。

（2）另取 50 mL 比色管 8 支，分别加入氨氮标准使用溶液 0 mL、0.10 mL、0.20 mL、0.30 mL、0.50 mL、0.70 mL、0.90 mL 及 1.20 mL，对高浓度氨氮的标准系列，则分别加入氨氮标准使用溶液 0 mL、0.50 mL、1.00 mL、2.00 mL、4.00 mL、6.00 mL、8.00 mL 及 10.00 mL，用纯水稀释至 50 mL，制成含氨氮 0.00 μg、1.00 μg、2.00 μg、3.00 μg、5.00 μg、7.00 μg、9.00 μg、12.00 μg 的低标准系列，或含氨氮 0.00 μg、5.00 μg、10.00 μg、20.00 μg、40.00 μg、60.00 μg、80.00 μg、100.00 μg 的标准系列。

（3）向水样及标准溶液管内分别加入 1 mL 酒石酸钾钠溶液（经蒸馏预处理过的水样，水样及标准管中均不加此试剂），混匀，加 1.0 mL 纳氏试剂混匀后放置 10 min，于 420 nm 波长下，用 1 cm 比色皿，以纯水作参比，测定吸光度；如氨氮含量低于 30 μg，改用 3 cm 比色皿，低于 10 μg 可用目视比色。

注：经蒸馏处理的水样，只向水样和各标准管中各加 5 mL 硼酸溶液，再向水样及标准管各加 2 mL 纳氏试剂，然后比色。

（4）绘制标准曲线，建立回归方程，计算样品管中氨氮含量，或目视比色记录水样中相当于氨氮标准的质量。

7. 计算

按公式 6.51 计算水样中氨氮的质量浓度。

$$\rho(NH_3\text{-}N) = \frac{m}{V} \qquad (公式 6.51)$$

式中：$\rho(NH_3\text{-}N)$——水样中氨氮的质量浓度，mg/L；

m ——由标准曲线所建回归方程计算的样品管中氨氮的质量，μg；

V ——水样体积，mL。

8. 精密度和准确度

65 个实验室用该方法测定含氨氮 1.3 mg/L 的合成水样，其他离子质量浓度（mg/L）分别为:硝酸盐氮,1.59;正磷酸盐,0.154,测定氨氮的相对标准偏差为6%,相对误差为0。

方法2:酚盐分光光度法(GB/T 5750.5—2006)

1. 范围

本法适用于无色澄清的生活饮用水及其水源水中氨氮的测定。本法最低检测质量为0.25 μg,若取10 mL水样测定,则最低检测质量浓度为0.025 mg/L。单纯的悬浮物可通过0.45 μm滤膜过滤,干扰物较多的水样需经蒸馏后再进行测定。

2. 原理

氨在碱性溶液中与次氯酸盐生成一氯胺,在亚硝基铁氰化钠催化下与酚生成吲哚酚蓝染料,比色定量。一氯胺和吲哚酚蓝的形成均与溶液pH值有关。次氯酸与氨在pH 7.5以上主要生成二氯胺,当pH降低到5~7和4.5以下,则分别生成二氯胺和三氯胺。在pH 10.5~11.5之间,生成的一氯胺和吲哚酚蓝都较为稳定,且呈色最深。用直接法比色测定时,需加入柠檬酸防止水中钙、镁离子生成沉淀。

3. 试剂

本法所用试剂均需用不含氨的纯水配制。无氨水的制备方法:可用一般纯水通过强酸型阳离子交换树脂或者加硫酸和高锰酸钾后重蒸馏制得。

(1)酚-乙醇溶液:称取62.5 g精制过的苯酚(无色),溶于45 mL乙醇[φ(C_2H_5OH)=95%]中,保存于冰箱中,如发现空白值增高,应重配。

(2)亚硝基铁氰化钠溶液(10 g/L):称取1 g亚硝基铁氰化钠[$Na_2Fe(CN)_5 \cdot NO \cdot 2H_2O$,又名硝普钠],溶于少量纯水中,稀释至100 mL,储于冰箱中。如发现空白值增高,应重配。

(3)氢氧化钠溶液(240 g/L):称取120 g氢氧化钠,溶于550 mL纯水中,煮沸并蒸发至450 mL,冷却后加纯水稀释到500 mL。

(4)柠檬酸钠溶液(400 g/L):称取200 g柠檬酸钠($C_6H_5O_7Na_3 \cdot 2H_2O$)溶于600 mL纯水中,煮沸蒸发至450 mL,冷却后加纯水稀释至500 mL。

(5)酚盐-柠檬酸盐溶液:将3.0 mL亚硝基铁氰化钠溶液(10 g/L)、5.0 mL酚-乙醇溶液、6.5 mL氢氧化钠溶液(240 g/L)及50 mL柠檬酸钠溶液(400 g/L)混合均匀。在冰箱中保存,可使用2~3 d。

(6)含氯缓冲溶液:称取12 g无水碳酸钠(Na_2CO_3)及0.8 g碳酸氢钠($NaHCO_3$),溶于100 mL纯水中,加入34 mL次氯酸钠溶液(30 g/L,又称为安替福明),并加纯水至200 mL,放置1 h后即可使用。本试剂1 mL用纯水稀释到50 mL,加入1 g碘化钾及3滴硫酸(ρ_{20}=1.84 g/mL),以淀粉溶液作指示剂,用硫代硫酸钠标准溶液[$c(Na_2S_2O_3)$=0.025 00 mol/L]滴定生成的碘,应消耗5.6 mL左右。如低于4.5 mL应补加次氯酸钠溶液。酚盐-柠檬酸盐溶液和含氯缓冲溶液两种试剂混合后pH值的校正:加1.0 mL酚盐-柠檬酸盐溶液和0.4 mL含氯缓冲溶液于10 mL纯水中,其pH应在11.4~11.8之间,否则应在酚盐-柠檬酸盐溶液中再加入适量氢氧化钠溶液(240 g/L)。

(7)氨氮标准储备溶液[ρ(NH_3-N)=1.00 mg/mL]:将氯化铵(NH_4Cl)置于烘箱内,在105 ℃烘烤1 h,冷却后称取3.819 0 g,溶于纯水中,于容量瓶内定容至1 000 mL。

(8)氨氮标准使用液[ρ(NH_3-N)=5 μg/mL]:吸取5.00 mL氨氮标准储备溶液于1 000 mL容量瓶中,加纯水稀释至刻度。临用时配制。

(9)淀粉溶液[$\rho(C_6H_{10}O_5)_n = 5.0$ g/L]:称取 0.5 g 可溶性淀粉于 100 mL 小烧杯中,用少量水搅匀后,加入 100 mL 沸水中搅匀,达到完全溶解即可。

4. 仪器

(1)具塞比色管:10 mL。

(2)分光光度计。

5. 水样的采集及储存

于每升水样中,加入 0.8 mL 硫酸($\rho_{20} = 1.84$ g/mL),并在 4 ℃保存。如有可能,最好在采样时立即过滤,并加入试剂显色,使测定结果更为准确。

注:对于直接测定的水样,加硫酸固定时必须注意酸的用量。一般水样,每升加 0.8 mL 硫酸已足够,碱度大的水样可适当增加。应注意勿使过量,以免使加显色剂后 pH 值不能控制在 10.5~11.5。

6. 分析步骤

(1)试剂空白值:取 10 mL 纯水,置于 10 mL 具塞比色管中,加入 0.4 mL 含氯缓冲溶液,混匀,静置 0.5 h,将存在于水中的微量氨氧化分解,然后加入 1.0 mL 酚盐-柠檬酸盐溶液,静置 90 min,测定吸光度,即为不包括稀释水在内的试剂空白值。

(2)取 10.0 mL 澄清水样或水样蒸馏液,于 10 mL 具塞比色管中。

注:用蒸馏法预处理水样时可按氨氮测定"方法 1:纳氏试剂分光光度法"中样品的预处理中蒸馏的步骤①操作,改用 50 mL 硫酸[$c(H_2SO_4) = 0.02$ mol/L]为吸收液。

(3)标准系列的制备:分别吸取氨氮标准使用液[$\rho(NH_3\text{-}N) = 5$ μg/mL]0 mL、0.05 mL、0.10 mL、0.50 mL、1.00 mL、1.50 mL、2.00 mL 和 4.00 mL 于 8 支 10 mL 具塞比色管中,加纯水至 10 mL 刻度。

(4)向水样及标准管中各加入 1.0 mL 酚盐-柠檬酸盐溶液,立即加入 0.4 mL 含氯缓冲溶液,充分混匀,静置 90 min 后,于 630 nm 波长下,用 1 cm 比色皿,以纯水作参比,测定吸光度。

(5)绘制标准曲线,建立回归方程,计算样品管中氨氮的质量。

7. 计算

按公式 6.52 计算水样中氨氮的质量浓度

$$\rho(NH_3\text{-}N) = \frac{m}{V} \qquad\qquad (公式\ 6.52)$$

式中:$\rho(NH_3\text{-}N)$——水样中氨氮的质量浓度,mg/L;

　　　m——从标准曲线所建回归方程计算样品管中氨氮的质量,μg;

　　　V——水样体积,mL。

方法 3:水杨酸盐分光光度法(GB/T 5750.5—2006)

1. 范围

本法适用于生活饮用水及其水源水中氨氮的测定。本法最低检测质量为 0.25 μg,若取 10 mL 水样测定,则最低检测质量浓度为 0.025 mg/L。

2. 原理

在亚硝基铁氰化钠存在下,氨氮在碱性溶液中与水杨酸盐-次氯酸盐生成蓝色化合物,其色度与氨氮含量成正比。

3. 试剂

(1)亚硝基铁氰化钠溶液(10 g/L):称取 1 g 亚硝基铁氰化钠[$Na_2Fe(CN)_5 \cdot NO \cdot 2H_2O$,又名硝普钠],溶于少量纯水中,稀释至 100 mL,储于冰箱中。如发现空白值增高,应重配。

(2)氢氧化钠溶液(280 g/L):称取 140 g 氢氧化钠溶于 550 mL 纯水中,煮沸并蒸发至约为 450 mL,冷却后用纯水稀释至 500 mL。

(3)柠檬酸钠溶液(400 g/L):称取 200 g 柠檬酸钠($C_6H_5O_7Na_3 \cdot 2H_2O$)溶于 600 mL 纯水中,煮沸蒸发至 450 mL,冷却后加纯水稀释至 500 mL。

(4)含氯缓冲溶液:称取 12 g 无水碳酸钠(Na_2CO_3)及 0.8 g 碳酸氢钠($NaHCO_3$),溶于 100 mL 纯水中。加入 34 mL 次氯酸钠溶液(30 g/L)(又称为安替福明),并加纯水至 200 mL,放置 1 h 后即可使用。本试剂 1 mL 用纯水稀释到 50 mL,加入 1 g 碘化钾及 3 滴硫酸($\rho_{20} = 1.84$ g/mL),以淀粉溶液作指示剂,用硫代硫酸钠标准溶液[$c(Na_2S_2O_3) = 0.025$ 00 mol/L]滴定生成的碘,应消耗 5.6 mL 左右。如低于 4.5 mL 应补加次氯酸钠溶液。

(5)水杨酸-柠檬酸盐溶液(显色剂):称取 3.5 g 水杨酸($C_6H_4OHCOOH$),加入 5.0 mL 氢氧化钠溶液(280 g/L),水杨酸溶解后,加 1.5 mL 亚硝基铁氰化钠溶液(10 g/L)和 25 mL 柠檬酸钠溶液(400 g/L),摇匀。临用时配制。

(6)氨氮标准储备溶液[$\rho(NH_3\text{-}N) = 1.00$ mg/mL]:将氯化铵(NH_4Cl)置于烘箱内,在 105 ℃ 烘烤 1 h,冷却后称取 3.819 0 g,溶于纯水中,于容量瓶内定容至 1 000 mL。

(7)氨氮标准使用液[$\rho(NH_3\text{-}N) = 5$ μg/mL]:吸取 5.00 mL 氨氮标准储备溶液于 1 000 mL 容量瓶中,加纯水稀释至刻度。临用时配制。

4. 仪器

(1)具塞比色管:10 mL。

(2)分光光度计。

5. 样品预处理

如样品需经过蒸馏处理时,用 50 mL 硫酸[$c(H_2SO_4) = 0.02$ mol/L]作为吸收液。

6. 分析步骤

(1)试剂空白的制备:吸取 0.4 mL 含氯缓冲液加到 10 mL 纯水中,混匀,静置半小时后加 1.0 mL 水杨酸-柠檬酸盐溶液。

(2)吸取 10.0 mL 澄清水样或水样蒸馏液于 10 mL 具塞比色管中。

(3)标准系列的制备:分别吸取氨氮标准使用溶液 0 mL、0.05 mL、0.10 mL、0.50 mL、1.00 mL、1.50 mL、2.00 mL 和 4.00 mL 于 8 支 10 mL 具塞比色管中,加纯水至 10 mL。

(4)向水样管及标准管中各加 1.0 mL 水杨酸柠檬酸盐溶液,立即加入 0.4 mL 含氯缓冲溶液,充分混匀,静置 90 min 后测定,颜色可稳定 24 h。

(5)于 655 nm 波长下,用 1 cm 比色皿,以纯水为参比,测定吸光度。

(6)绘制标准曲线,建立回归方程,计算水样中氨氮质量。

7. 计算

按公式 6.53 计算水样中氨氮质量浓度。

$$\rho(NH_3\text{-}N) = \frac{m}{V} \qquad (公式 6.53)$$

式中:$\rho(NH_3\text{-}N)$——水样中氨氮质量浓度,mg/L;

m——由标准曲线所建回归方程计算的样品管中氨氮质量,μg;

V——水样体积,mL。

8. 精密度和准确度

测定氨氮为 0.025～0.75 mg/L 时,相对标准偏差为 1.4%～0.6%;对不同类型水样,加入氨氮 2.5～250 μg/L,回收率为 98.0%～100%。

(四)生活饮用水中亚硝酸盐氮的监测

方法:重氮偶合分光光度法(GB/T 5750.5—2006)

1. 范围

本法适用于生活饮用水及其水源水中亚硝酸盐氮的测定。本法最低检测质量为 0.05 μg,若取 50 mL 水样测定,则最低检测质量浓度为 0.001 mg/L。

水中三氯胺产生红色干扰。铁、铅等离子可产生沉淀引起干扰。铜离子起催化作用,可分解重氮盐使结果偏低。有色离子有干扰。

2. 原理

在 pH 1.7 以下,水中亚硝酸盐与对氨基苯磺酰胺重氮化,再与盐酸 N-(1-萘)-乙二胺产生偶合反应,生成紫红色的偶氮染料,比色定量。

3. 试剂

(1)氢氧化铝悬浮液:称取 125 g 硫酸铝钾[$KAl(SO_4)_2 \cdot 12H_2O$]或硫酸铝铵[$NH_4Al(SO_4)_2 \cdot 12H_2O$],溶于 1 000 mL 纯水中。加热至 60 ℃,缓缓加入 55 mL 氨水(ρ_{20} = 0.88 g/mL),使氢氧化铝沉淀完全。充分搅拌后静置,弃去上清液,用纯水反复洗涤沉淀,至倾出上清液中不含氯离子(用硝酸银硝酸溶液试验)为止,然后加入 300 mL 纯水成悬浮液。使用前振摇均匀。

(2)对氨基苯磺酰胺溶液(10 g/L):称取 5 g 对氨基苯磺酰胺($H_2NC_6H_4SO_3NH_2$),溶于 350 mL 盐酸溶液(1+6)中,用纯水稀释至 500 mL。

(3)盐酸 N-(1-萘基)-乙二胺(又名 NEDD)溶液(1.0 g/L):称取 0.2 g 盐酸 N-(1-萘基)-乙二胺($C_{10}H_7NH_2CHCH_2 \cdot NH_2 \cdot 2HCl$),溶于 200 mL 纯水中。储存于冰箱内,可稳定数周,如试剂色变深,应弃去重配。

(4)亚硝酸盐氮标准储备液[$\rho(NO_2\text{-}N)$ = 50 μg/mL]:称取 0.246 3 g 在玻璃干燥器内放置 24 h 的亚硝酸钠($NaNO_2$),溶于纯水中,并定容至 1 000 mL。每升中加 2 mL 三氯甲烷保存。

(5)亚硝酸盐氮标准使用溶液[$\rho(NO_2\text{-}N)$ = 0.10 μg/mL]:取 10.00 mL 亚硝酸盐氮标准储备液于容量瓶中,用纯水定容至 500 mL,再从中吸取 10.00 mL,用纯水于容量瓶中定容至 100 mL。

4. 仪器

(1)具塞比色管:50 mL。

(2)分光光度计。

5. 分析步骤

(1)若水样浑浊或色度较深,可先取 100 mL,加入 2 mL 氢氧化铝悬浮液,搅拌后静置数分钟,过滤。

(2)先将水样或处理后的水样用酸或碱调至近中性,取 50.0 mL 置于比色管中。

(3)另取 50 mL 比色管 8 支,分别加入亚硝酸盐氮标准使用溶液 0 mL、0.50 mL、1.00 mL、2.50 mL、5.00 mL、7.50 mL、10.00 mL 和 12.50 mL,用纯水稀释至 50 mL。

(4)向水样及标准色列管中分别加入 1 mL 对氨基苯磺酰胺溶液,摇匀后放置 2~8 min。加入 1.0 mL 盐酸 N-(1 萘)-乙二胺溶液,立即混匀。

(5)于 540 nm 波长,用 1 cm 比色皿,以纯水作参比,在 10 min 至 2 h 内,测定吸光度。如亚硝酸盐氮浓度低于 4 μg/L 时,改用 3 cm 比色皿。

(6)绘制标准曲线,建立回归方程,计算水样中亚硝酸盐氮的含量。

6. 计算

按公式 6.54 计算水样中亚硝酸盐氮的质量浓度。

$$\rho(NH_3\text{-}N) = \frac{m}{V} \qquad\qquad (公式 6.54)$$

式中:$\rho(NH_3\text{-}N)$——水样中亚硝酸盐氮的质量浓度,mg/L;

　　m——由标准曲线所建回归方程计算的样品管中亚硝酸盐氮的质量,μg;

　　V——水样体积,mL。

7. 精密度和准确度

3 个实验室测定了含 NO$_2$-N 0.026~0.082 mg/L 的加标水样,单个实验室的相对标准偏差小于 9.3%,回收率范围 90.0%~114%。5 个实验室测定了含 NO$_2$-N 0.083~0.18 mg/L 的加标水样,单个实验室的相对标准偏差小于 2.8%,回收率范围为 96.0%~102%。

(五)生活饮用水中硫酸盐的监测

方法 1:硫酸钡比浊法(GB/T 5750.5—2006)

1. 范围

本法适用于生活饮用水及其水源水中可溶性硫酸盐的测定。本法最低检测质量 0.25 mg,若取 50 mL 水样测定,则最低检测质量浓度为 5.0 mg/L。本法适用于测定低于 40 mg/L 硫酸盐的水样。搅拌速度、时间、温度及试剂加入方式均能影响比浊法的测定结果,因此实验条件要严格一致。

2. 原理

水中硫酸盐和钡离子生成硫酸钡沉淀,形成浑浊,其浑浊程度和水样中硫酸盐含量呈正比。

3. 试剂

(1)硫酸盐标准溶液[$\rho(SO_4^{2-}) = 1$ mg/mL]:称取 1.478 6 g 无水硫酸钠(Na$_2$SO$_4$)或 1.814 1 g 无水硫酸钾(K$_2$SO$_4$),溶于纯水中,并定容至 1 000 mL。

(2)稳定剂溶液:称取 75 g 氯化钠(NaCl),溶于 300 mL 纯水中,加入 30 mL 盐酸($\rho_{20} = 1.19$ g/mL)、50 mL 甘油(丙三醇)和 100 mL 乙醇[$\varphi(C_2H_5OH) = 95\%$],混合均匀。

(3)氯化钡晶体(BaCl$_2 \cdot$ 2H$_2$O),20~30 目。

4. 仪器

(1)磁力搅拌器。

(2)浊度仪或分光光度计。

5. 分析步骤

(1)吸取 50 mL 水样于 100 mL 烧杯中,若水样中硫酸盐浓度超过 40 mg/L,取适量水样并稀释至 50 mL。

(2)加入 2.5 mL 稳定剂溶液,调节电磁搅拌器速度,使溶液在搅拌时不溅出,并能使 0.2 g 氯化钡晶体在 10~30 s 之间溶解。固定此条件,在同批测定中不应改变。

(3)取同型 100 mL 烧杯 6 个分别加入硫酸盐标准溶液 0 mL、0.25 mL、0.50 mL、1.00 mL、1.50 mL 和 2.00 mL,各加纯水至 50 mL,使硫酸盐浓度分别为 0 mg/L、5.0 mg/L、10.0 mg/L、20.0 mg/L、30.0 mg/L 和 40.0 mg/L(以 SO_4^{2-} 计)。

(4)另取 50 mL 水样,与标准系列在同一条件下,在水样与标准系列中各加入 2.5 mL 稳定剂溶液,待搅拌速度稳定后加入 0.2 g 氯化钡晶体并立即计时,搅拌 60 s±5 s。各烧杯均从加入氯化钡晶体起计时,10 min 时于 420 nm 波长处,用 3 cm 比色皿,以纯水为参比,测量吸光度,或用浊度仪测定浑浊度。

(5)绘制工作曲线,建立回归方程,计算样品中硫酸盐质量。

6. 计算

按公式 6.55 计算水样中硫酸盐(SO_4^{2-})质量浓度。

$$\rho(SO_4^{2-}) = \frac{m \times 1\,000}{V} \qquad (公式\ 6.55)$$

式中:$\rho(SO_4^{2-})$——水样中硫酸盐(SO_4^{2-})质量浓度,mg/L;

$\quad m$——由标准曲线所建回归方程计算的硫酸盐质量,mg;

$\quad V$——水样体积,mL。

方法 2:离子色谱法(GB/T 5750.5—2006)

详见"实训 6.1 三、生活饮用水一般化学指标的监测方法(九)生活饮用水中氯化物的监测"之"方法 3:离子色谱法"。

三、生活饮用水有机污染综合指标的评价标准

《生活饮用水卫生标准》(GB 5749—2022)对生活饮用水有机污染综合指标的卫生标准限值做出了规定,见表 6.20。

表 6.20 生活饮用水卫生标准限值——有机污染综合指标

类别	序号	指标/(mg/L)	限值
1. 有机物综合指标	(1)	耗氧量(COD$_{Mn}$法,以 O$_2$ 计)	3
	(2)	石油(总量)*	0.05
2. 无机非金属指标	(1)	氨氮(以 N 计)	0.5
	(2)	亚硝酸盐氮*	1
	(3)	硫酸盐	250

* GB 5749—2022 中的附录 A(资料性附录)生活饮用水水质参考指标及限值。

四、生活饮用水有机污染综合指标的综合评价

利用最差因子判别法、比值算术均数型水质指数法综合评价生活饮用水有机污染综合指标。

(一)各有机污染综合指标的分指数

按公式 6.56 计算各有机污染综合指标的分指数。

$$I_i = \frac{C_i}{S_i} \tag{公式 6.56}$$

式中:I_i——有机污染综合指标 i 的分指数;

C_i——有机污染综合指标 i 的实测浓度(表 6.20 的指标);

S_i——有机污染综合指标 i 的评价标准(表 6.20 的限值)。

(二)有机污染综合指标的综合指数

分别按照下述两种方法,计算有机污染综合指标的综合指数。

(1)最差因子判别法:根据上述计算得到的各有机污染综合指标的分指数,选择数值最大的分指数,作为有机污染综合指标的综合指数。

(2)比值算术均数型水质指数法:根据上述计算得到的各有机污染综合指标的分指数,按公式 6.57 计算比值算术均数型水质指数,作为有机污染综合指标的综合指数。

$$I_{有机} = \frac{1}{n}\sum_{i=1}^{n} I_i \tag{公式 6.57}$$

式中:$I_{有机}$——有机污染综合指标综合指数;

I_i——各有机污染综合指标的分指数;

n——参与评价的分指数个数。

实训 6.5　生活饮用水氯化消毒及消毒副产物的监测与评价

生活饮用水消毒的方法主要有氯化消毒、二氧化氯消毒、紫外线消毒和臭氧消毒。其中,对不符合《生活饮用水卫生标准》(GB 5749—2022)的水质进行氯化消毒,是经济、高效的手段和措施。但是,在氯化消毒杀灭水中病原微生物的同时,氯与水中的有机物反应,可产生一系列氯化消毒副产物。

一、含氯消毒剂及其有效氯含量的测定

含氯消毒剂是指溶于水中能产生次氯酸的消毒剂,即以有效氯为主要杀菌成分的消毒剂。含氯消毒剂的种类包括次氯酸钠、次氯酸钙(漂粉精)、液氯、氯胺、二氯异氰脲酸钠、三氯异氰脲酸、氯化磷酸三钠、二氯海因、次氯酸等。含氯消毒剂的氧化能力相当于氯的量,是衡量含氯消毒剂氧化能力的标志,有效氯含量用 mg/L 或 % 表示。

(一)含氯消毒剂有效氯含量的测定

参照《生活饮用水标准检验方法 消毒剂指标》(GB/T 5750.11—2006)对含氯消毒剂中有效氯的含量进行测定。

方法:碘量法(GB/T 5750.11—2006)

1. 范围

本法适用于固体或液体含氯消毒剂中有效氯的测定。

2. 原理

含氯消毒剂中有效氯在酸性溶液中与碘化钾反应,释放出相当量的碘,用硫代硫酸钠标准溶液滴定,计算有效氯含量。

3. 试剂

(1)碘化钾晶体。

(2)冰乙酸($\rho_{20}=1.06$ g/mL)。

(3)硫酸溶液(1+8)。

(4)硫代硫酸钠标准溶液[$c(Na_2S_2O_3)=0.1$ mol/L]:称取 26 g 硫代硫酸钠($Na_2S_2O_3 \cdot 5H_2O$)及 0.2 g 无水碳酸钠(Na_2CO_3),溶于新煮沸放冷的纯水中,并稀释定容至 1 000 mL,摇匀。放置 1 周后过滤并标定浓度。

标定:准确称取 3 份 0.11~0.14 g 于 120 ℃干燥至恒重的基准级重铬酸钾($K_2Cr_2O_7$)置于 250 mL 碘量瓶中。于每瓶中加入 25 mL 纯水,溶解后加 2 g 碘化钾及 20 mL 硫酸溶液,混匀,暗处放置 10 min。加入 150 mL 纯水,用硫代硫酸钠标准溶液滴定,至溶液呈淡黄色时,加入 3 mL 淀粉溶液。继续滴定至溶液由蓝色变为亮绿色,记录用量为 V_1。同时做空白试验,记录用量为 V_0。按公式 6.58 计算硫代硫酸钠标准溶液的浓度。

$$c(Na_2S_2O_3)=\frac{m}{(V_1-V_0)\times 0.049\,03} \tag{公式 6.58}$$

式中:$c(Na_2S_2O_3)$——硫代硫酸钠标准溶液的浓度,mol/L;

$\quad$ m ——重铬酸钾的质量,g;

$\quad$ V_1——滴定重铬酸钾的硫代硫酸钠标准溶液的体积,mL;

$\quad$ V_0——滴定空白的硫代硫酸钠标准溶液的体积,mL;

$\quad$ 0.049 03——与 1.00 mL 硫代硫酸钠标准溶液[$c(Na_2S_2O_3)=1.000$ mol/L]相当的以 g 表示的重铬酸钾的质量。

(5)淀粉溶液(5 g/L):称取 0.5 g 可溶性淀粉,用少许纯水调成糊状,边搅拌边倾入 100 mL 沸水中,继续煮沸 2 min,冷却后取上清液备用。

4. 仪器

(1)滴定管,50 mL。

(2)碘量瓶,250 mL。

5. 分析步骤

(1)将具有代表性的固体样品于研钵中研匀,用减量法称取 1~2 g,置于 100 mL 烧杯中,加入少量纯水,将样品调成糊状。将样品全部转移至 250 mL 容量瓶中,加纯水稀释定容至刻度,混合均匀。

注:一般指常用的漂白粉(有效氯含量25%~35%)和漂粉精(有效氯含量60%~70%)的取样量,其他含氯消毒剂的取样量可据此计算。

(2)液体样品及可溶性样品可按产品标示的有效氯含量,吸取或称取适量,于250 mL容量瓶中稀释至刻度,混合均匀。

(3)于250 mL碘量瓶中加入1 g碘化钾晶体,75 mL纯水,使碘化钾溶解,加入2 mL冰乙酸。从容量瓶中吸取25.0 mL样品溶液,注入上述碘量瓶中,密塞,加水封口于暗处放置5 min。

(4)用硫代硫酸钠标准溶液滴定至溶液呈淡黄色时,加入1 mL淀粉溶液,继续滴定至溶液蓝色刚消失为止,记录用量为V。

6. 计算

按公式6.59计算含氯消毒剂中有效氯含量。

$$\omega(Cl_2) = \frac{V \times c \times 0.035\ 45 \times 250 \times 100}{m \times 25} \qquad (公式6.59)$$

式中:$\omega(Cl_2)$——含氯消毒剂中有效氯含量,%;

　　　V——硫代硫酸钠标准溶液的用量,mL;

　　　c——硫代硫酸钠标准溶液的浓度,mol/L;

　　　0.035 45——与1.00 mL硫代硫酸钠标准溶液[$c(Na_2S_2O_3) = 1.000$ mol/L]相当的以g表示的有效氯的质量;

　　　m——氯消毒剂的用量,g。

(二)含氯消毒剂的使用及注意事项

1. 含氯消毒剂的有效氯含量(Cl_2,mg/L或%)

《含氯消毒剂卫生要求》(GB/T 36758—2018)规定,含氯消毒剂产品应标示有效氯的含量。固体含氯消毒剂有效氯含量(Cl_2,%)的范围应在中值±10%以内,产品有效期不得少于12个月,且在有效期内产品的有效氯下降率不得超过10%;液体含氯消毒液有效氯含量(Cl_2,mg/L)的范围应在中值的±15%以内,产品有效期不得少于6个月,且在有效期内产品的有效氯含量不得低于标示值的下限。

2. 含氯消毒剂的使用注意事项

含氯消毒剂使用时应现用现配,具体使用方法按照产品说明书使用。GB/T 36758—2018规定了含氯消毒剂使用的注意事项:

(1)含氯消毒剂为外用品不得口服,应置于儿童不易触及处。

(2)在含氯消毒剂的配制、浓消毒液的分装时,应戴口罩和手套,避免接触皮肤;如果消毒液溅上眼睛,应立即用水冲洗,严重者应就医。

(3)含氯消毒剂对金属有腐蚀作用,对织物有漂白褪色作用,应慎用。

(4)含氯消毒剂为强氧化剂,不得与易燃物接触,应远离火源;不得与还原物质共储共运。

(5)含氯消毒剂应置于阴凉、干燥处密封保存,包装应标示相应的安全警示标志。

(6)按照具体产品说明书注明的使用范围、使用方法、有效期和安全性检测结果使用。

二、水中需氯量、余氯量的测定及加氯量的计算

依据《生活饮用水卫生标准》(GB 5749—2022),生活饮用水中消毒剂常规指标包括游离

氯、总氯、二氧化氯、臭氧。消毒剂指标的监测参照《生活饮用水标准检验方法消毒剂指标》(GB/T 5750.11—2006)实施。

(一)生活饮用水中游离余氯的监测

余氯是指水经加氯消毒一定时间后,余留在水中的氯。水中的余氯能保证持续抑菌、防止水受到再次污染。余氯有三种形式:总余氯、化合性余氯和游离性余氯。参照《生活饮用水标准检验方法 消毒剂指标》(GB/T 5750.11—2006)测定水中的游离余氯。《生活饮用水卫生标准》(GB 5749—2006)规定,集中式供水出厂水的游离余氯含量不得低于 0.3 mg/L,管网末梢水不得低于 0.05 mg/L。

方法 1:N,N-二乙基对苯二胺(DPD)分光光度法(GB/T 5750.11—2006)

1. 范围

本法适用于经氯化消毒后的生活饮用水及其水源水中游离余氯和各种形态的化合性余氯的测定。本法最低检测质量为 0.1 μg,若取 10 mL 水样测定,则最低检测质量浓度为 0.01 mg/L。高浓度的一氯胺对游离余氯的测定有干扰,可用亚砷酸盐或硫代乙酰胺控制反应以除去干扰。氧化锰的干扰可通过做水样空白扣除。铬酸盐的干扰可用硫代乙酰胺排除。

2. 原理

DPD 与水中游离余氯迅速反应而产生红色。在碘化物催化下,一氯胺也能与 DPD 反应显色。在加入 DPD 试剂前加入碘化物时,一部分三氯胺与游离余氯一起显色,通过变换试剂的加入顺序可测得三氯胺的浓度。本法可用高锰酸钾溶液配制永久性标准系列。

3. 试剂

(1)碘化钾晶体。

(2)碘化钾溶液(5 g/L):称取 0.50 g 碘化钾(KI),溶于新煮沸放冷的纯水,并稀释定容至 100 mL,储存于棕色瓶中,在冰箱中保存,溶液变黄应弃去重配。

(3)磷酸盐缓冲溶液(pH 6.5):称取 24 g 无水磷酸氢二钠(Na_2HPO_4)、46 g 无水磷酸二氢钾(KH_2PO_4)、0.8 g 乙二胺四乙酸二钠(Na_2-EDTA)和 0.02 g 氯化汞($HgCl_2$),依次溶解于纯水中,稀释定容至 1 000 mL。

注:$HgCl_2$ 可防止霉菌生长,并可消除试剂中微量碘化物对游离余氯测定造成的干扰。$HgCl_2$ 剧毒,使用时切勿入口或接触皮肤和手指。

(4)N,N-二乙基对苯二胺(DPD)溶液(1 g/L):称取 1.0 g 盐酸 N,N-二乙基对苯二胺 $[H_2N \cdot C_6H_4 \cdot N(C_2H_5)_2 \cdot 2HCl]$ 或 1.5 g 硫酸 N,N-二乙基对苯二胺 $[H_2N \cdot C_6H_4 \cdot N(C_2H_5)_2 \cdot H_2SO_4 \cdot 5H_2O]$,溶解于含 8 mL 硫酸溶液(1+3)和 0.2 g Na_2-EDTA 的无氯纯水中,并稀释定容至 1 000 mL。储存于棕色瓶中,在冷暗处保存。

注:DPD 溶液不稳定,一次配制不宜过多,储存中如溶液颜色变深或褪色,应重新配制。

(5)亚砷酸钾溶液(5.0 g/L):称取 5.0 g 亚砷酸钾($KAsO_2$)溶于纯水中,并稀释定容至 1 000 mL。

(6)硫代乙酰胺溶液(2.5 g/L):称取 0.25 g 硫代乙酰胺(CH_2CSNH_2),溶于 100 mL 纯水中。

注:硫代乙酰胺是可疑致癌物,切勿接触皮肤或吸入。

（7）无需氯水：在无氯纯水中加入少量氯水或漂粉精溶液，使水中总余氯浓度约为0.5 mg/L。加热煮沸除氯，冷却后备用。

注：使用前可加入碘化钾用本法准检验其总余氯。

（8）氯标准储备溶液［$\rho(Cl_2)=1\ 000\ \mu g/mL$］：称取 0.891 0 g 优级纯高锰酸钾（$KMnO_4$），用纯水溶解并稀释至 1 000 mL。

注：用含氯水配制标准溶液，步骤烦琐且不稳定。经试验，标准溶液中高锰酸钾量与DPD和所标示的余氯生成的红色相似。

（9）氯标准使用溶液［$\rho(Cl_2)=1\ \mu g/mL$］：吸取 10.0 mL 氯标准储备溶液，加纯水稀释至 100 mL。混匀后取 1.00 mL，再稀释至 100 mL。

4．仪器

（1）分光光度计。

（2）具塞比色管，10 mL。

5．分析步骤

（1）标准曲线绘制：吸取 0 mL、0.1 mL、0.5 mL、2.0 mL、4.0 mL、8.0 mL 氯标准使用溶液置于 6 支 10 mL 具塞比色管中，用无需氯水稀释至刻度。各加入 0.5 mL 磷酸盐缓冲溶液 0.5 mL DPD 溶液，混匀，于波长 515 nm，1 cm 比色皿，以纯水为参比，测定吸光度，绘制标准曲线。

（2）吸取 10 mL 水样置于 10 mL 比色管中，加入 0.5 mL 磷酸盐缓冲溶液和 0.5 mL DPD 溶液，混匀，立即于 515 nm 波长，1 cm 比色皿，以纯水为参比，测量吸光度，记录读数为 A，同时测量样品空白值，在读数中扣除。

注：如果样品中一氯胺含量过高，水样可用亚砷酸盐或硫代乙酰胺进行处理。

（3）继续向上述试管中加入一小粒碘化钾晶体（约 0.1 mg），混匀后，再测量吸光度，记录读数为 B。

注：如果样品中二氯胺含量过高，可加入 0.1 mL 新配制的碘化钾溶液（1 g/L）。

（4）再向上述试管加入碘化钾晶体（约 0.1 g），混匀，2 min 后，测量吸光度，记录读数为 C。

（5）另取两支 10 mL 比色管，取 10 mL 水样于其中一支比色管中，然后加入一小粒碘化钾晶体（约 0.1 mg），混匀。于第二支比色管中加入 0.5 mL 磷酸盐缓冲溶液和 0.5 mL DPD 溶液，然后将此混合液倒入第一管中，混匀。测量吸光度，记录读数为 N。

6．计算

游离余氯和各种氯胺，根据存在的情况计算，见表 6.21。

表 6.21　游离余氯和各种氯胺

读　数	不含三氯胺的水样	含三氯胺的水样
A	游离余氯	游离余氯
$B-A$	一氯胺	一氯胺
$C-B$	二氯胺	二氯胺＋50％三氯胺
N	—	游离余氯＋50％三氯胺
$2(N-A)$	—	三氯胺
$C-N$	—	二氯胺

根据表 6.21 中读数由标准曲线所建回归方程计算水样中游离余氯和各种化合余氯的含量,按公式 6.60 计算水样中余氯的含量。

$$\rho(Cl_2) = \frac{m}{V}$$ （公式 6.60）

式中:$\rho(Cl_2)$——水样中余氯的质量浓度,mg/L;

m——由标准曲线所建回归方程计算的余氯的质量,μg;

V——水样体积,mL。

7. 精密度和准确度

5 个实验室用本法测定 0.75 mg/L 及 3.0 mg/L 余氯样品,相对标准偏差范围分别为 2.5%～16.9% 及 1%～8.5%。以 0.05 mg/L 作加标试验,平均回收率为 97.0%～108%;加标质量浓度为 0.3～0.5 mg/L 时,平均回收率为 90.0%～103%;加标质量浓度为 1.0～3.0 mg/L 时,平均回收率为 94.0%～106%。

方法 2:3,3′,5,5′-四甲基联苯胺比色法(GB/T 5750.11—2006)

1. 范围

本法适用于经氯化消毒后的生活饮用水及其水源水中总余氯及游离余氯的测定。本法最低检测质量浓度为 0.005 mg/L。超过 0.12 mg/L 的铁和 0.05 mg/L 的亚硝酸盐对本法有干扰。

2. 原理

在 pH 值小于 2 的酸性溶液中,余氯与 3,3′,5,5′-四甲基联苯胺(以下简称四甲基联苯胺)反应,生成黄色的醌式化合物,用目视比色法定量。本法可用重铬酸钾溶液配制永久性余氯标准色列。

3. 试剂

(1)氯化钾-盐酸缓冲溶液(pH 2.2):称取 3.7 g 经 100～110 ℃ 干燥至恒重的氯化钾,用纯水溶解,再加 0.56 mL 盐酸(ρ_{20}＝1.19 g/mL),并用纯水稀释至 1 000 mL。

(2)盐酸溶液(1+4):吸取 20 mL 浓盐酸(36%),缓慢加入 80 mL 水中,混匀。

(3)四甲基联苯胺溶液(0.3 g/L):称取 0.03 g 四甲基联苯胺($C_{16}H_{20}N_2$)用 100 mL 盐酸溶液[$c(HCl) = 0.1$ mol/L]分批加入并搅拌使试剂溶解(必要时可加温助溶),混匀。此溶液应无色透明,储存于棕色瓶中,常温下可保存 6 个月。

(4)重铬酸钾-铬酸钾溶液:称取 0.155 0 g 经 120 ℃ 干燥至恒重的重铬酸钾($K_2Cr_2O_2$)及 0.465 0 g 经 120 ℃ 干燥至恒重的铬酸钾(K_2CrO_4),溶解于氯化钾-盐酸缓冲溶液中,并稀释定容至 1 000 mL。此溶液生成的颜色相当于 1 mg/L 余氯与四甲基联苯胺生成的颜色。

(5)Na_2-EDTA 溶液(20 g/L)。

4. 仪器

具塞比色管,50 mL。

5. 分析步骤

(1)永久性余氯标准比色管(0.005～1.0 mg/L)的配制。按表 6.22 所列用量分别吸取重铬酸钾-铬酸钾溶液注入 50 mL 具塞比色管中,用氯化钾-盐酸缓冲溶液稀释至 50 mL,在冷暗处保存可使用 6 个月。

表 6.22　0.005～1.0 mg/L 永久性余氯标准的配制

余氯/(mg/L)	重铬酸钾-铬酸钾溶液/mL	余氯/(mg/L)	重铬酸钾-铬酸钾溶液/mL
0.005	0.25	0.40	20.0
0.01	0.50	0.50	25.0
0.03	1.50	0.60	30.0
0.05	2.50	0.70	35.0
0.10	5.0	0.80	40.0
0.20	10.0	0.90	45.0
0.30	15.0	1.0	50.0

注:若水样余氯大于 1 mg/L 时,可将重铬酸钾-铬酸钾溶液的浓度提高 10 倍,配成相当于 10 mg/L 余氯的标准色,配制成 1.0～10 mg/L 的永久性余氯标准色列。

(2)于 50 mL 具塞比色管中,先加入 2.5 mL 四甲基联苯胺溶液,加入澄清水样至 50 mL 刻度,混合后立即比色,所得结果为游离余氯,放置 10 min,比色所得结果为总余氯;总余氯减去游离余氯即为化合余氯。

注 1:pH 值大于 7 的水样可先用盐酸溶液调节 pH 为 4 再行测定。

注 2:水样中铁离子大于 0.12 mg/L 时,可在每 50 mL 水样中加 1～2 滴 Na_2-EDTA 溶液,以消除干扰。

注 3:水温低于 20 ℃时,可先加热水样至 25～30 ℃,以加快反应速度。

注 4:测试时,如显浅蓝色,表明显色液酸度偏低,可多加 1 mL 试剂,即可出现正常颜色。又如加试剂后,出现橘色,表示余氯含量过高,可改用余氯 1～10 mg/L 的标准系列,并多加 1 mL 试剂。

(二)水中最低需氯量及最低加氯量的计算

1. 水中最低需氯量的测定

需氯量是指在一定条件(如温度、pH、接触时间等)下以杀灭细菌、氧化有机物以及某些氯化反应所消耗的氯量。

在水中加入不同量的氯,经一定接触时间后,用国家标准方法测定水中的余氯量。根据加氯量与余氯量之差,求出水中的最低需氯量。

(1)含氯消毒剂的加氯量(Cl_2,mg/L)=含氯消毒剂有效氯含量(Cl_2,mg/L 或%)×消毒剂的加入量(mL 或 mg)。

(2)需氯量(Cl_2,mg/L)=含氯消毒剂氯的加入量(Cl_2,mg/L)-余氯量(Cl_2,mg/L)。

2. 水中最低加氯量的计算

水中的余氯过量对人体健康无益,应根据水中需氯量的检测结果,严格控制水中的加氯量。

最低加氯量(Cl_2,mg/L)=最低需氯量(Cl_2,mg/L) + 游离余氯量标准值(Cl_2,mg/L)(GB 5749—2022)。

3. 生活饮用水中消毒剂常规指标及要求

《生活饮用水卫生标准》(GB 5749—2022)对消毒剂常规指标的卫生要求做出了规定,见

表 6.23。

表 6.23　饮用水中消毒剂常规指标及要求（GB 5749—2022）

消毒剂名称	与水接触时间/min	出厂水中限值/(mg/L)	出厂水中余量/(mg/L)	管网末梢水中余量/(mg/L)
氯气及游离氯制剂（游离氯）	≥30	4	≥0.3	≥0.05
一氯胺（总氯）	≥120	3	≥0.5	≥0.05
臭氧（O_3）	≥12	0.3	—	≥0.02 如加氯,总氯≥0.05
二氧化氯（ClO_2）	≥30	0.8	≥0.1	≥0.02

（三）小型集中式供水或分散式供水氯化消毒操作方法

《小型集中式供水消毒技术规范》（WS/T 528—2016）规定了小型集中式供水消毒基本原则、卫生要求、消毒方法和效果评价。

以人工投加次氯酸钙为例,介绍生活饮用水氯化消毒操作方法。

1. 氯化消毒的基本原则

（1）待消毒的水源水质应符合《生活饮用水卫生标准》（GB 5749—2022）第 5 章"生活饮用水水源水质卫生要求"。

（2）使用的消毒剂应符合国家相关标准、规范和规定,不应污染生活饮用水;使用时应有监测记录并保存备查。

（3）消毒剂原料不应含有洗涤、去污等成分。

（4）消毒方法应安全、有效,使用时对操作人员无毒、无刺激。

（5）消毒后出厂水的微生物指标、消毒剂余量、消毒副产物及其他水质指标应符合《生活饮用水卫生标准》（GB 5749—2006）中 4.1.7 的要求。

（6）消毒剂和原料的贮存间应严禁烟火,保持室内干燥、阴凉、通风;做好消毒剂和原料的保管工作,原料不能混放,搬运或移动时要小心轻放。

2. 直接从事消毒操作人员卫生要求

（1）操作人员应经饮用水和消毒相关法规知识培训,取得卫生知识培训合格证明,掌握消毒操作规程。

（2）操作人员应取得健康合格证明。

（3）患有活动性肺结核、甲型病毒性肝炎、戊型病毒性肝炎、肠道传染病、化脓性或慢性渗出性皮肤病、手部真菌感染性疾病的人员,治愈前不得从事消毒操作工作。

3. 人工投加次氯酸钙的氯化消毒方法

（1）次氯酸钙消毒:应符合《漂白粉、漂粉精类消毒剂卫生质量技术规范》（2010 年版,卫办监督发〔2010〕204 号）的要求,并有消毒剂余量检测设备。

（2）人工投加消毒操作方法:按照《小型集中式供水消毒技术规范》（WS/T 528—2016）的要求进行操作。消毒操作还应符合所用产品使用说明书的具体要求。

①根据清水池的水量,计算出所需次氯酸钙消毒剂的用量,称量后备用。

②将次氯酸钙消毒剂与待消毒的水按照使用说明书的比例混合溶解。若为非速溶片

剂,应先研磨成粉状。

③次氯酸钙消毒液应直接投加在清水池入口处,并混合均匀。应根据水质、水量变化进行变量投加,与水接触时间应≥30 min,消毒后的出厂水中游离性余氯限值应为 4 mg/L,余量应≥0.3 mg/L。

(3)次氯酸钙消毒剂宜采用自动投加装置进行消毒,如果采用人工投加进行,应注意下列事项:

①次氯酸钙消毒剂不应与其他消毒剂、碱或有机物混用。

②次氯酸钙消毒液应现用现配。

③进行消毒操作时,应戴手套;若不慎接触眼睛,应立即用水冲洗,严重者应及时就医。

4. 氯化消毒效果评价

(1)实验室效果评价:消毒剂、消毒器械消毒效果评价参照《消毒技术规范》(卫法监发〔2002〕282 号)的规定进行。次氯酸钙消毒剂卫生安全评价参照《生活饮用水卫生标准》(GB 5749—2022)和《生活饮用水消毒剂和消毒设备卫生安全评价规范(试行)》(卫监督发〔2005〕336 号)的规定进行。

(2)现场应用效果评价:参照国家标准方法(GB/T 5750.11—2006)或行业标准方法(WS/T 528—2016),检测水中的游离余氯,对现场应用的消毒效果进行评价。

三、生活饮用水氯化消毒副产物的监测与评价实训

请按下述步骤,开展水中氯化消毒副产物的监测,并撰写监测与评价报告。

1. 制定采样计划

确定采样目的、采样时间、采样频率、采样数量、监测指标等。

2. 采样容器的选择

监测氯化消毒副产物指标的采样容器如何选择?请准备必要的工具,如采样标签、采样记录单、记号笔、冷藏箱等。

3. 采样容器的洗涤

监测氯化消毒副产物指标的采样容器应如何洗涤?

4. 现场采样的方法

监测氯化消毒副产物的指标时,应如何采集水样?是否需要荡洗采样容器?采样量如何确定?

5. 水样的现场测定和水样的保存

送检的水样应如何保存?

6. 氯化消毒副产物指标的检测

需要检测哪些指标?如何选择检验方法?检测相关指标的注意事项有哪些?

7. 监测结果的报告及其判定

请对标判定水质状况,并做出综合评价。

8. 撰写水质监测评价报告

(1)概述:包括上述问题 1~6 项;

(2)水样氯化消毒副产物指标的监测结果;

(3)水质评价及结论;

(4)改善水质的建议。

生活饮用水中消毒副产物指标包括三氯甲烷、三溴甲烷、二氯一溴甲烷、一氯二溴甲烷、二氯甲烷、甲醛、乙醛、三氯乙醛、二氯乙酸、三氯乙酸、氯化氰、2,4,6-三氯酚、亚氯酸盐和溴酸盐共14项。参照《生活饮用水标准检验方法　消毒副产物指标》(GB/T 5750.10—2006),对 GB 5749—2022 中规定了标准值的三氯甲烷、溴酸盐、甲醛、亚氯酸盐等氯化消毒副产物实施监测。

(一)生活饮用水中三氯甲烷的监测

方法 1:填充柱气相色谱法(GB/T 5750.8)

1. 范围

本法适用于生活饮用水及其水源水中三氯甲烷、四氯化碳、三氯乙烯、二氯一溴甲烷、四氯乙烯、一氯二溴甲烷和三溴甲烷的测定。本法的最低检测质量浓度分别为三氯甲烷 $0.6~\mu g/L$、四氯化碳 $0.3~\mu g/L$、三氯乙烯 $3~\mu g/L$、二氯一溴甲烷 $1~\mu g/L$、四氯乙烯 $1.2~\mu g/L$、一氯二溴甲烷 $0.3~\mu g/L$、三溴甲烷 $6~\mu g/L$。

2. 原理

被测水样置于密封的顶空瓶中,在一定的温度下经一定时间的平衡,水中的卤代烃逸至上部空间,并在气液两相中达到动态的平衡,此时,卤代烃在气相中的浓度与它在液相中的浓度成正比。通过对气相中卤代烃浓度的测定,可计算出水样中卤代烃的浓度。

3. 试剂和材料

(1)载气:高纯氮(99.999%)。

(2)配制标准样品及试样预处理时使用的试剂和材料

①纯水:新鲜去离子水,色谱检验无被测组分。

②抗坏血酸。

③甲醇:优级纯,色谱检验无被测组分。

④色谱标准物:三氯甲烷(99.92%)、二氯一溴甲烷(97.3%)、一氯二溴甲烷(98.1%)、三溴甲烷(99.73%)、四氯化碳(99.92%)、四氯乙烯(99.73%)、三氯乙烯(99.53%),均为色谱纯。

(3)制备色谱柱时使用的试剂和材料

①色谱柱和填充物

a.色谱柱类型:U 形或螺旋形玻璃柱。长 2 m,内径 2 mm 或 3 mm。

b. 填充物

i)载体:Chromosorb W AW 或 DMCS 60~80 目或 80~100 目,用前筛分,然后于 120 ℃烘烤 2 h。

ii)固定液及含量:15% DC-550(含 25%苯基的聚甲基硅氧烷)。

c.涂渍固定液的方法:计算色谱柱体积,量取略多于所计算体积的载体并称其质量。根据载体的质量准确称取一定量的固定液,溶于丙酮溶剂中,待完全溶解后加入载体,此时液面应完全浸没载体。在室温下自然挥干溶剂(切勿用玻璃棒搅),待溶剂完全挥干且无丙酮气味可装柱。

d. 装柱方法：柱出口端接于真空泵（注意柱管内填堵好棉花），柱入口端接上小漏斗，固定相由此装入，采用边抽空边均匀敲柱的方法装柱。

e. 色谱柱的老化：柱入口端接到色谱系统上，柱出口端放空，以 30 mL/min 的流速通氮气。柱温从 60 ℃ 开始，以每 30 min 升 10 ℃ 的升温速度升至 150 ℃ 后老化 16 h。

②涂渍固定液所用的溶剂：丙酮。

4. 仪器

(1)气相色谱仪

①电子捕获检测器。

②记录仪或工作站。

③色谱柱。

a. 色谱柱类型：U 形或螺旋形玻璃柱。长 2 m，内径 2 或 3 mm。

b. 填充物

i)载体：Chromosorb W AW 或 DMCS 60～80 目或 80～100 目，用前筛分，然后于 120 ℃ 烘烤 2 h。

ii)固定液及含量：15％ DC-550(含 25％苯基的聚甲基硅氧烷)。

c. 涂渍固定液的方法：计算色谱柱体积，量取略多于所计算体积的载体并称其质量。根据载体的质量准确称取一定量的固定液，溶于丙酮溶剂中，待完全溶解后加入载体，此时液面应完全浸没载体。在室温下自然挥干溶剂（切勿用玻璃棒搅），待溶剂完全挥干且无丙酮气味可装柱。

d. 装柱方法：柱出口端接于真空泵（注意柱管内填堵好棉花），柱入口端接上小漏斗，固定相由此装入，采用边抽空边均匀敲柱的方法装柱。

e. 色谱柱的老化：柱入口端接到色谱系统上，柱出口端放空，以 30 mL/min 的流速通氮气。柱温从 60 ℃ 开始，以每 30 min 升 10 ℃ 的升温速度升至 150 ℃ 后老化 16 h。

(2)恒温水浴：精度为±2 ℃。

(3)微量注射器：50 μL。

(4)顶空瓶：血浆瓶，150 mL。使用前在 120 ℃ 烘烤 2 h。

5. 样品

(1)样品的稳定性：样品中被测组分易挥发。

(2)样品的采集和储存：采样时先加入 0.3～0.5 g 抗坏血酸于顶空瓶内，取水至满瓶，密封。采集后 24 h 内完成测定。

(3)样品的处理：在空气中不含有卤代烷烃等有机气体的实验室，将水样倾倒出至 100 mL 刻度处，放在 40 ℃ 恒温水浴中平衡 1 h。

(4)样品测定时，抽取顶空瓶内液上空间气体，可平行测定 3 次。

6. 分析步骤

(1)调整仪器

①汽化室温度：150 ℃。

②柱温：85 ℃。

③检测器温度：180 ℃。

④载气流量：40 mL/min。

（2）校准

①定量分析中的校准方法：外标法。

②标准样品与使用次数：标准样品封装于棕色安瓿中，每安瓿 2 mL 卤代烃甲醇溶液，浓度为 μg/mL。开封后只能使用 1 次。使用液在低温避光密封储存 1 周内不变。

a. 标准储备液的制备

i）三卤甲烷标准储备液制备

三氯甲烷：先称量 100 mL 容量瓶的质量，加入一定量三氯甲烷，立即盖上瓶塞再次称量，以增量法得到三氯甲烷质量为 3.839 1 g[$\omega(CHCl_3)$＝99.92%]，用甲醇溶解并定容。此溶液 $\rho(CHCl_3)$＝38.36 mg/mL。

二氯一溴甲烷：同上称量法，二氯一溴甲烷为 4.078 1 g[$\omega(CHBrCl_2)$＝97.3%]，同上配制。此溶液 $\rho(CHBrCl_2)$＝39.68 mg/mL。

一氯二溴甲烷：同上称量法，一氯二溴甲烷为 4.002 0 g[$\omega(CHBr_2Cl)$＝98.1%]，同上配制。此溶液 $\rho(CHBr_2Cl)$＝39.26 mg/mL。

三溴甲烷：同上称量法，三溴甲烷为 4.329 g[$\omega(CHBr_3)$＝99.73%]，同上配制。此溶液 $\rho(CHBr_3)$＝43.17 mg/mL。

ii）挥发性卤代烃标准储备液制备

三氯甲烷：与三卤甲烷各组分单标储备液相同的称量法，三氯甲烷为 5.866 7 g[$\omega(CHCl_3)$＝99.92%]，同上配制。此溶液 $\rho(CHCl_3)$＝58.62 mg/mL。

四氯化碳：同上称量法，四氯化碳为 0.414 3 g[$\omega(CCl_4)$＝99.92%]，同上配制。此溶液 $\rho(CCl_4)$＝4.14 mg/mL。

三氯乙烯：同上称量法，三氯乙烯为 4.019 3 g[$\omega(CHCl_3)$＝99.53%]，同上配制。此溶液 $\rho(CHCl_3)$＝40 mg/mL。

四氯乙烯：同上称量法，四氯乙烯为 1.640 4 g[$\omega(C_2Cl_4)$＝99.73%]，同上配制。此溶液 $\rho(C_2Cl_4)$＝16.36 mg/mL。

三溴甲烷：同上称量法，三溴甲烷为 4.104 1 g[$\omega(CHBr_3)$＝99.9%]，同上配制。此溶液为 $\rho(CHBr_3)$＝41 mg/mL。

b. 混合标准液的制备

i）三卤甲烷标准混合液：于 200 mL 容量瓶中加入 100 mL 甲醇，再分别加入 1.0 mL 三氯甲烷、二氯一溴甲烷、一氯二溴甲烷和三溴甲烷的各单标液，然后加入甲醇定容。混合标准液中各组分浓度：$\rho(CHCl_3)$＝191.8 μg/mL，$\rho(CHBrCl_2)$＝198.4 μg/mL，$\rho(CHBr_2Cl)$＝196.3 μg/mL，$\rho(CHBr_3)$＝201.1 μg/mL。

ii）挥发性卤代烃标准混合液：于 200 mL 容量瓶中加入 100 mL 甲醇，再分别加入 1.0 mL 三氯甲烷、四氯化碳、三氯乙烯、四氯乙烯和三溴甲烷的各单标液，然后加入甲醇定容。混合标准液中各组分浓度：$\rho(CHCl_3)$＝293.1 μg/mL，$\rho(CCl_4)$＝20.7 μg/mL，$\rho(C_2HCl_3)$＝200.0 μg/mL，$\rho(C_2Cl_4)$＝81.8 μg/mL，$\rho(CHBr_3)$＝205.2 μg/mL。

c. 标准使用液的制备：取 1.0 mL 三卤甲烷标准混合液和 1.0 mL 挥发性卤代烃标准混合液于 100 mL 容量瓶中，用纯水定容。

d. 气相色谱法中使用标准样品的条件：

i）标准样品为平行样，每个样品各做三次，相对标准偏差小于 10% 即为稳定。

ii)每批样品必须同时绘制工作曲线。

③工作曲线的制作:取 5 个 200 mL 容量瓶依次加入标准使用液 0 mL、0.50 mL、1.00 mL、2.00 mL 和 4.00 mL 并用纯水稀释至刻度,混匀。再倒入 5 个顶空瓶至 100 mL 刻度处。加盖密封,于 40 ℃恒温水浴中平衡 1 h,各取顶部空间气体 30 μL 注入色谱仪。标准使用液浓度配制见表 6.24。以峰高为纵坐标,浓度为横坐标绘制工作曲线。

表 6.24　标准使用液浓度配制

体积/mL	组分名称及浓度/(μg/L)						
	CHCl₃	CCl₄	C₂HCl₃	CHBrCl₂	C₂Cl₄	CHBr₂Cl	CHBr₃
0.50	12.2	0.5	5.0	5.0	2.0	4.9	10.2
1.00	24.7	1.0	10.0	10.0	4.1	9.8	20.4
2.00	48.5	2.0	20.0	20.0	8.2	19.6	40.8
4.00	97.0	4.0	40.0	40.0	16.4	39.2	81.6

表头中组分应为 $CHCl_3$、CCl_4、C_2HCl_3、$CHBrCl_2$、C_2Cl_4、$CHBr_2Cl$、$CHBr_3$。

(3)试验

①进样

a. 进样方式:直接进样。

b. 进样量:30 μL。

c. 操作:用干净的微量注射器抽取顶空瓶内液上空间相,反复几次得到均匀气样(动作不宜快),将 30 μL 气样快速注入色谱仪中。

②记录:用记录器或工作站绘图,记下标样和水样色谱峰的保留时间,基线应稳定。

③色谱图分析

a. 标准色谱图:见图 6.4。

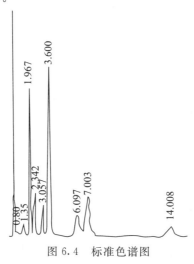

图 6.4　标准色谱图

b. 定性分析:

i)各组分的出峰顺序:三氯甲烷、四氯化碳、三氯乙烯、二氯一溴甲烷、四氯乙烯、一氯二溴甲烷、三溴甲烷。

ii)保留时间:三氯甲烷 1.967 min,四氯化碳 2.342 min,三氯乙烯 3.057 min,二氯一溴甲烷 3.600 min,四氯乙烯 6.097 min,一氯二溴甲烷 7.003 min,三溴甲烷 14.008 min。

c. 定量分析：

i) 色谱峰的测量：可量峰高或峰面积，用微处理机时可自动记录并测量。用记录器时需手工测量。

峰高的测量：组分峰的最高点与基线(峰底)的垂直距离为峰高。

ii) 计算：用样品的峰高通过工作曲线所建回归方程计算水样中卤代烃的质量浓度。

7. 结果的表示

(1)定性结果：利用保留时间定性法，即根据标准色谱图各组分的保留时间，确定样品中组分的数目和名称。

(2)定量结果

①含量的表示方法：以 $\mu g/L$ 表示。

②精密度和准确度：6个实验室测定两种浓度的人工合成水样，其相对标准偏差(RSD)见表 6.25，回收率见表 6.26。

表 6.25　测定结果相对标准偏差

组分	组分浓度/($\mu g/L$)	RSD/%	组分浓度/($\mu g/L$)	RSD/%
三氯甲烷	97.0	0.8～6.0	24.3	1.0～7.6
四氯化碳	4.0	2.7～9.1	1.0	1.5～13
三氯乙烯	40.0	1.1～9.2	10.0	2.2～12
二氯一溴甲烷	40.0	1.7～7.5	10.0	1.4～8.3
四氯乙烯	16.4	3.5～6.9	4.1	3.2～8.8
一氯二溴甲烷	39.2	2.2～8.3	9.8	2.7～9.6
三溴甲烷	81.6	5.7～13	20.4	0～11

表 6.26　各组分回收率

组分	组分浓度/($\mu g/L$)	回收率/%	组分浓度/$\mu g/L$	回收率/%
三氯甲烷	97.0	96.2	24.3	97.6
四氯化碳	4.0	100	1.0	96.4
三氯乙烯	40.0	98.9	10.0	97.7
二氯一溴甲烷	40.0	98.3	10.0	97.7
四氯乙烯	16.4	99.1	4.1	99.6
一氯二溴甲烷	39.2	101	9.8	97.8
三溴甲烷	81.6	101	20.4	107

方法 2：毛细管柱气相色谱法(GB/T 5750.8—2006)

1. 范围

本法适用于生活饮用水及其水源水中三氯甲烷、四氯化碳的测定。本法的最低检测质量浓度分别为三氯甲烷 0.2 $\mu g/L$，四氯化碳 0.1 $\mu g/L$。

2. 原理

被测水样置于密封的顶空瓶中，在一定的温度下经一定时间的平衡，水中的三氯甲烷、四氯化碳逸至上部空间，并在气液两相中达到动态的平衡，此时，三氯甲烷、四氯化碳在气相中的浓度与它在液相中的浓度成正比。通过对气相中三氯甲烷、四氯化碳浓度的测定，可计算出水样中三氯甲烷、四氯化碳的浓度。

3. 试剂和材料

(1)载气:高纯氮(99.999%)。

(2)配制标准样品和试样预处理时使用的试剂和材料

①纯水:色谱检验无待测组分。

②抗坏血酸。

③甲醇:优级纯,色谱检验无被测组分。

④色谱标准物:三氯甲烷(99.9%),四氯化碳(99.9%),均为色谱纯。

4. 仪器

(1)气相色谱仪

①电子捕获检测器。

②色谱柱:HP-5(30 m×0.32 mm×0.25 μm)高弹石英毛细管色谱柱,或者相同极性的毛细管色谱柱。

(2)恒温水浴箱:控温精度±2 ℃。

(3)顶空瓶:容积150 mL,带有100 mL刻度线(配带有聚四氟乙烯硅橡胶垫和塑料螺旋帽密封),使用前在120 ℃烘烤2 h。

(4)微量注射器:50 μL。

5. 样品

(1)样品的稳定性:样品待测组分易挥发,需低温保存,尽快测定。

(2)样品的采集:采样时先加0.3~0.5 g抗坏血酸于顶空瓶内,取水至满瓶,密封低温保存。采集后24 h内完成测定。

(3)样品的处理:在空气中不含有三氯甲烷、四氯化碳气体的实验室,将水样倒出至100 mL刻度处,放在40 ℃恒温水浴中平衡1 h。

(4)样品的测定:抽取顶空瓶内液上空间气体,可平行测定三次。

6. 分析步骤

(1)仪器的调整

①汽化室温度:200 ℃。

②柱温:60 ℃。

③检测器温度:200 ℃。

④载气流量:2 mL/min。

⑤分流比:10∶1。

⑥尾吹气流量:60 mL/min。

(2)校准

①定量分析中的校准方法:外标法。

②标准样品与使用次数:每次分析样品时用新标准使用溶液绘制工作曲线或用相应因子进行计算。

标准样品的制备:

a. 标准储备液的制备:

i) 三氯甲烷:准确称取0.800 8 g三氯甲烷(99.9%),放入装有少许甲醇的100 mL容量瓶中,定容至刻度,此溶液为 $\rho(CHCl_3) = 8.00$ mg/mL。

ⅱ) 四氯化碳:准确称取 0.400 4 g 四氯化碳(99.9%),放入装有少许甲醇的 100 mL 容量瓶中,定容至刻度,此溶液为 $\rho(CCl_4) = 4.00$ mg/mL。

b. 混合标准使用液的制备:于 200 mL 容量瓶中加入约 100 mL 甲醇,再分别加入 1.0 mL三氯甲烷、四氯化碳的各单标准溶液,然后加入甲醇定容。混合标准液中各组分质量浓度分别为 $\rho(CHCl_3) = 40.0$ μg/mL,$\rho(CCl_4) = 20.0$ μg/mL。

c. 标准使用液的制备:取 1.0 mL 混合液标准溶液于 100 mL 容量瓶中,纯水定容。标准使用液的质量浓度分别为 $\rho(CHCl_3) = 0.40$ μg/mL,$\rho(CCl_4) = 0.20$ μg/mL。

气相色谱中使用标准样品的条件:

a. 标准样品进样体积与试样进样体积相同,标准样品的响应值应接近试样的响应值。

b. 在工作范围内相对标准偏差小于 10% 即可认为处于稳定状态。

c. 每批样品必须同时制备工作曲线。

③工作曲线的制作:取 6 个 200 mL 容量瓶依次加入标准使用液 0 mL、0.10 mL、0.50 mL、1.00 mL、2.00 mL 和 5.00 mL 并用纯水稀释至刻度,混匀。配制后三氯甲烷的质量浓度为 0 μg/L、0.20 μg/L、1.0 μg/L、2.0 μg/L、4.0 μg/L、10 μg/L;四氯化碳的质量浓度为 0 μg/L、0.10 μg/L、0.50 μg/L、1.0 μg/L、2.0 μg/L、5.0 μg/L。再倒入 6 个顶空瓶至 100 mL 刻度处,加盖密封,于 40 ℃恒温水浴中平衡 1 h,各取顶部空间气体 30 μL 注入色谱仪。以峰高或峰面积为纵坐标,浓度为横坐标绘制工作曲线。

(3)试验

①进样

a. 进样方式:直接进样。

b. 进样量:30 μL。

c. 操作:用干净的微量注射器抽取顶空瓶内液上空间相,反复几次得到均匀气样,将 30 μL 气样快速注入色谱仪中。

②记录:以标样核对,记录色谱峰的保留时间及对应的化合物。

③色谱图分析

a. 标准色谱图:见图 6.5。

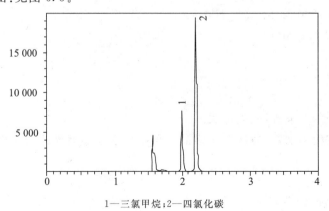

1—三氯甲烷;2—四氯化碳

图 6.5　三氯甲烷、四氯化碳标准色谱图

b. 定性分析：

i）各组分出峰顺序：三氯甲烷，四氯化碳。

ii）各组分保留时间：三氯甲烷 1.993 min，四氯化碳 2.198 min。

c. 定量分析：

i）色谱峰的测量：可量峰高或峰面积，用微机时自动测量并记录。用记录仪时需人工测量。

峰高的测量：组分峰的最高点与基线（峰底）的垂直距离为峰高。

ii）计算：根据色谱图的峰高或峰面积在工作曲线上查出相应的质量浓度。

7. 结果的表示

（1）定性结果：根据标准色谱图各组分的保留时间确定被测样品中组分的数目和名称。

（2）定量结果

①含量的表示方法：直接从标准曲线上查出水样中三氯甲烷、四氯化碳的质量浓度，以 $\mu g/L$ 表示。

②精密度和准确度：5 个实验室测定加四氯化碳标准的水样（四氯化碳质量浓度为 $0.1\sim 5\ \mu g/L$ 时），其相对标准偏差为 $1.7\%\sim 7.7\%$，其平均回收率为 $90.7\%\sim 98.7\%$。测定加三氯甲烷标准的水样（三氯甲烷质量浓度为 $0.2\sim 10\ \mu g/L$ 时），其相对标准偏差为 $2.2\%\sim 8.1\%$，其平均回收率为 $90.4\%\sim 98.8\%$。

（二）生活饮用水中溴酸盐的监测

方法 1：离子色谱法-氢氧根系统淋洗液（GB/T 5750.10—2006）

1. 范围

本法适用于生活饮用水及其水源水中溴酸盐的测定。本法最低检测质量为 2.5 ng，若采用直接进样，进样体积为 $500\ \mu L$，则最低检测质量浓度为 $5\ \mu g/L$。

2. 原理

水样中的溴酸盐和其他阴离子随氢氧化钾（或氢氧化钠）淋洗液进入阴离子交换分离系统（由保护柱和分析柱组成），根据分析柱对各离子的亲和力不同进行分离，已分离的阴离子流经阴离子抑制系统转化成具有高电导率的强酸，而淋洗液则转化成低电导率的水。由电导检测器测量各种阴离子组分的电导率，以保留时间定性，峰面积或峰高定量。

3. 试剂

（1）纯水：重蒸水或去离子水，电阻率 $>18.0\ M\Omega\cdot cm$。

（2）乙二胺（EDA）。

（3）溴酸钠：基准纯或优级纯。

（4）溴酸盐标准储备溶液 $[\rho(BrO_3^-)=1.0\ mg/mL]$：准确称取 0.118 0 g 溴酸钠（基准纯或优级纯），用纯水溶解，并定容到 100 mL 容量瓶中。置 4 ℃冰箱备用，可保存 6 个月。

（5）溴酸盐标准中间溶液 $[\rho(BrO_3^-)=10.0\ mg/L]$：吸取 5.00 mL 溴酸盐标准储备溶液，置于 500 mL 容量瓶中，用纯水稀释定容至刻度。置于 4 ℃冰箱下避光密封保存，可保存 2 周。

（6）溴酸盐标准使用溶液 $[\rho(BrO_3^-)=1.00\ mg/L]$：吸取 10.0 mL 溴酸盐标准中间溶

液,置于 100 mL 容量瓶中,用纯水稀释定容至刻度,此标准使用溶液需当天新配。

(7)乙二胺储备溶液[ρ(EDA)＝100 mg/mL]:吸取 2.8 mL 乙二胺,用纯水稀释定容至 25 mL,可保存一个月。

(8)氢氧化钾淋洗液:由 EG40 淋洗液自动电解发生器(或其他能自动产生淋洗液的设备)在线产生或手工配制氢氧化钾(或氢氧化钠)淋洗液。

4. 仪器

(1)离子色谱仪。

(2)电导检测器。

(3)色谱工作站。

(4)辅助气体:高纯氮气,纯度 99.99 ％。

(5)进样器:2.5～10 mL 注射器。

(6)0.45 μm 微孔滤膜过滤器。

(7)离子色谱仪器参数

阴离子保护柱:IonPac AG19(50 mm×4 mm)或相当的保护柱;阴离子分析柱:IonPac AS19(250 mm×4 mm)或相当的分析柱;阴离子抑制器:ASRS-ULTRA Ⅱ 型抑制器或相当的抑制器;抑制器电流:75 mA;淋洗液流速:1.0 mL/min。

淋洗液梯度淋洗参考程序见表 6.27。

表 6.27 淋洗液梯度淋洗参考程序

时间/min	氢氧化钾浓度/(mmol/L)
0.0	10.0
10.0	10.0
10.1	35.0
18.0	35.0
18.1	10.0
23.0	10.0

5. 分析步骤

(1)水样采集与预处理:用玻璃或塑料采样瓶采集水样,对于用二氧化氯和臭氧消毒的水样需通入惰性气体(如高纯氮气)5 min(1.0 L/min)以除去二氧化氯和臭氧等活性气体,加氯消毒的水样则可省略此步骤。

(2)样品保存:水样采集后密封,置 4 ℃冰箱保存,需在一周内完成分析。采集水样后加入乙二胺储备溶液至水样中浓度为 50 mg/L(相当于 1 L 水样加 0.5 mL 乙二胺储备溶液),密封,摇匀,置 4 ℃冰箱可保存 28 天。

(3)取 6 个 100 mL 容量瓶,分别加入溴酸盐标准使用溶液 0.50 mL、1.00 mL、2.50 mL、5.00 mL、7.50 mL、10.00 mL,用纯水稀释到刻度。此系列标准溶液浓度为 5.00 μg/L、10.0 μg/L、25.0 μg/L、50.0 μg/L、75.0 μg/L、100 μg/L,当天新配。将标准系列溶液分别进样,以峰高或峰面积(Y)对溶液的浓度(X)绘制校准曲线或计算回归方程。

（4）将水样经 0.45 μm 微孔滤膜过滤器过滤，对含有机物的水先经过 C_{18} 柱过滤。

（5）将预处理后的水样直接进样，进样体积 500 μL，记录保留时间、峰高或峰面积。

（6）离子色谱图见图 6.6。

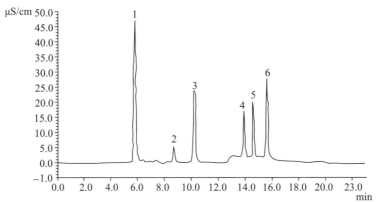

a 出峰顺序：1 氟化物；2 溴酸盐；3 氯化物；4 溴化物；5 硝酸盐；6 硫酸盐

b 保留时间：氟化物 5.87 min，溴酸盐 8.76 min，氯化物 10.25 min，溴化物 13.91min，硝酸盐 14.60 min，硫酸盐 15.63 min

图 6.6　用 IonPac AS19 分析柱分离的混合标准溶液的色谱图

6. 计算

溴酸盐的质量浓度（μg/L）可以直接在校准曲线上查得。

7. 精密度和准确度

两个实验室分别对含 5.0 μg/L、40 μg/L、80 μg/L 的溴酸盐标准溶液重复测定（$n=6$），其相对标准偏差为：0.4%～2.2%。两个实验室对市政自来水分别加标 5.0 μg/L、40 μg/L、80 μg/L，其平均回收率为：92.0%～105%；对纯净水分别加标 5.0 μg/L、40 μg/L、80 μg/L，其平均回收率为：99%～108%；对矿泉水分别加标 5.0 μg/L、40 μg/L、80 μg/L，其平均回收率为：90%～106%。

方法 2：离子色谱法-碳酸盐系统淋洗液（GB/T 5750.10—2006）

1. 范围

本法适用于生活饮用水及其水源水中溴酸盐的测定。

本法采用 IonPac AS9-HC 分析柱，溴酸盐最低检测质量为 0.5 ng，若采用直接进样，进样体积为 100 μL，则最低检测质量浓度 5.0 μg/L；采用 Metrosep A Supp 5-250 分析柱，溴酸盐最低检测质量为 0.2 ng，若采用直接进样，进样体积为 40 μL，则最低检测质量浓度 5.0 μg/L。

2. 原理

水样中的溴酸盐和其他阴离子随碳酸盐系统淋洗液进入阴离子交换分离系统（由保护柱和分析柱组成），根据分析柱对各离子的亲和力不同进行分离，已分离的阴离子流经阴离子抑制系统转化成具有高电导率的强酸，而淋洗液则转化成低电导率的弱酸或水，由电导检测器测量各种阴离子组分的电导率，以保留时间定性，峰面积或峰高定量。

3. 试剂

(1)纯水:重蒸水或去离子水,电阻率>18.0 MΩ·cm。

(2)乙二胺(EDA)。

(3)溴酸钠:基准纯或优级纯。

(4)溴酸盐标准储备溶液[$\rho(BrO_3^-)=1.0$ mg/mL]:准确称取 0.118 0 g 溴酸钠(基准纯或优级纯),用纯水溶解,并定容到 100 mL 容量瓶中。置 4 ℃冰箱备用,可保存 6 个月。

(5)溴酸盐标准中间溶液[$\rho(BrO_3^-)=10.0$ mg/L]:吸取 5.00 mL 溴酸盐标准储备溶液,置于 500 mL 容量瓶中,用纯水稀释至刻度。置 4 ℃冰箱下避光密封保存,可保存 2 周。

(6)溴酸盐标准使用溶液[$\rho(BrO_3^-)=1.00$ mg/L]:吸取 10.0 mL 溴酸盐标准中间溶液,置于 100 mL 容量瓶中,用纯水稀释至刻度,此标准使用溶液需当天新配。

(7)乙二胺储备溶液[$\rho(EDA)=100$ mg/mL]:吸取 2.8 mL 乙二胺,用纯水稀释至 25 mL,可保存一个月。

(8)碳酸钠储备液[$c(CO_3^{2-})=1.0$ mol/L]:准确称取 10.60 g 无水碳酸钠(优级纯),用纯水溶解,于 100 mL 容量瓶中定容。置 4 ℃冰箱备用,可保存 6 个月。

(9)氢氧化钠储备液[$c(NaOH)=1.0$ mol/L]:准确称取 4.00g 氢氧化钠(优级纯),用纯水溶解,于 100 mL 容量瓶中定容。置 4 ℃冰箱备用,可保存 6 个月。

(10)碳酸氢钠储备液[$c(HCO_3^-)=1.0$ mol/L]:准确称取 8.40 g 碳酸氢钠(优级纯),用纯水溶解,于 100 mL 容量瓶中定容。置 4 ℃冰箱备用,可保存 6 个月。

(11)淋洗液使用液:吸取适量的碳酸钠储备液和氢氧化钠储备液,或碳酸氢钠储备液,用纯水稀释,每日新配。

(12)再生液[$c(H_2SO_4)=50$ mmol/L]:吸取 6.80 mL 浓硫酸,移入装有 800 mL 纯水的 1 000 mL 容量瓶中,定容至刻度。(适用于化学抑制器)

4. 仪器

(1)离子色谱仪。

(2)电导检测器。

(3)色谱工作站。

(4)辅助气体:高纯氮气,纯度 99.99%。

(5)进样器:2.5~10 mL 注射器。

(6)0.45 μm 微孔滤膜过滤器。

(7)离子色谱仪器参数(示例)

分析系统 1 阴离子保护柱:IonPac AG9-HC 或相当的保护柱;阴离子分析柱:IonPac AS9-HC 或相当的分析柱;阴离子抑制器:AAES 抑制器或相当的抑制器;抑制器电流:53 mA;淋洗液:7.2 mmol/L Na_2CO_3+2.0 mmol/L NaOH;淋洗液流速:1.00 mL/min。

分析系统 2 阴离子保护柱:Metrosep A Supp 4/5 Guard 或相当的保护柱;阴离子分析柱:Metrosep A Supp 5-250 或相当的分析柱;阴离子抑制器:MSM Ⅱ+MCS 双抑制系统或相当的抑制器;淋洗液:3.2 mmol/L Na_2CO_3+ 1.0 mmol/L $NaHCO_3$;淋洗液流速:0.65 mL/min。

5. 分析步骤

(1)水样采集与预处理:用玻璃或塑料采样瓶采集水样,对于用二氧化氯和臭氧消毒的水样需通入惰性气体(如高纯氮气)5 min(1.0 L/min)以除去二氧化氯和臭氧等活性气体；加氯消毒的水样则可省略此步骤。

（2）样品保存：水样采集后密封，置 4 ℃冰箱保存，需在一周内完成分析。采集水样后加入乙二胺储备溶液至水样中浓度为 50 mg/L(相当于 1 L 水样加 0.5 mL 乙二胺储备溶液)，密封，摇匀，置 4 ℃冰箱可保存 28 天。

（3）校准曲线的绘制：取 6 个 100 mL 容量瓶，分别加入溴酸盐标准使用溶液 0.50 mL、1.00 mL、2.50 mL、5.00 mL、7.50 mL、10.00 mL，用纯水稀释到刻度。此系列标准溶液浓度为 5.00 μg/L、10.0 μg/L、25.0 μg/L、50.0 μg/L、75.0 μg/L、100 μg/L，临用现配。将标准系列溶液分别进样，以峰高或峰面积(Y)对溶液的浓度(X)绘制校准曲线或计算回归方程。

（4）将水样经 0.45 μm 微孔滤膜过滤器过滤，对含有机物的水先经过 C_{18} 柱过滤。

（5）将预处理后的水样直接进样，进样体积 40～100 μL，记录保留时间、峰高或峰面积。

（6）离子色谱图见图 6.7、图 6.8 和表 6.28、表 6.29。

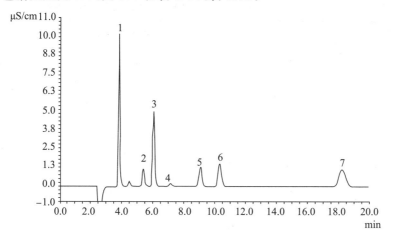

(7.2 mmol/L Na_2CO_3＋2.0 mmol/L NaOH 淋洗液，进样体积 100 μL)

图 6.7　用 IonPac AS9-HC 分析柱分离的混合标准溶液的色谱图

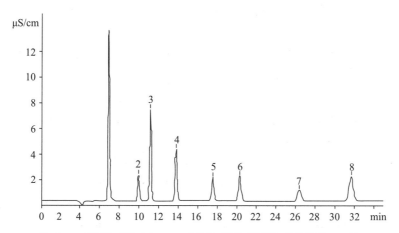

(3.2 mmol/L Na_2CO_3＋1.0 mmol/L $NaHCO_3$ 淋洗液，进样体积 40 μL)

图 6.8　用 Metrosep A Supp 5-250 分析柱分离的混合标准溶液的色谱图

表 6.28　IonPac AS9-HC 分析柱出峰顺序与保留时间

出峰顺序	名称	保留时间/min	浓度/(mg/L)
1	氟化物	3.817	1.00
2	溴酸盐	5.403	1.00
3	氯化物	6.053	1.00
4	亚硝酸盐	7.147	1.00
5	溴化物	9.083	1.00
6	硝酸盐	10.290	1.00
7	硫酸盐	18.233	1.00

表 6.29　Metrosep A Supp 5-250 分析柱出峰顺序与保留时间

出峰顺序	名称	保留时间/min	浓度/(mg/L)
1	氟化物	6.96	1.00
2	溴酸盐	9.98	1.00
3	氯化物	11.18	1.00
4	亚硝酸盐	13.79	1.00
5	溴化物	17.50	1.00
6	硝酸盐	20.29	1.00
7	磷酸盐	26.35	1.00
8	硫酸盐	31.65	1.00

6. 计算

溴酸盐的质量浓度(μg/L)可以直接在校准曲线上查得。

7. 精密度和准确度

(1)IonPac AG9-HC 分析柱,7.2 mmol/L Na_2CO_3 ＋2.0 mmol/L NaOH 淋洗液:单个实验室对含 5.0 μg/L、40 μg/L、80 μg/L 的溴酸盐标准溶液重复测定($n=6$),其相对标准偏差为 0.9%～2.0%。对自来水分别加标 5.0 μg/L、40 μg/L、80 μg/L,其平均回收率为 102%～105%;对纯净水分别加标 5.0 μg/L、40 μg/L、80 μg/L,其平均回收率为 97.0%～104%;对矿泉水分别加标 5.0 μg/L、40 μg/L、80 μg/L,其平均回收率为 97.0%～101%。

(2)Metrosep A Supp 5-250 分析柱,3.2 mmol/L Na_2CO_3 ＋1.0 mmol/L $NaHCO_3$ 淋洗液:单个实验室对含 5.0 μg/L、40 μg/L、80 μg/L 的溴酸盐标准溶液重复测定($n=6$),其相对标准偏差为:0.7%～3.2%。对自来水分别加标 5.0 μg/L、40 μg/L、80 μg/L,其平均回收率为 96.1%～104%;对纯净水分别加标 5.0 μg/L、40 μg/L、80 μg/L,其平均回收率为 98.0%～104%;对矿泉水分别加标 5.0 μg/L、40 μg/L、80 μg/L,其平均回收率为 100%～105%。

(三)生活饮用水中二氯乙酸的监测

方法:液液萃取衍生气相色谱法(GB/T 5750.10—2006)

1. 范围

本法适用于生活饮用水及其水源水中一氯乙酸、二氯乙酸、三氯乙酸的测定。本法最低检测质量:一氯乙酸(MCAA)、二氯乙酸(DCAA)、三氯乙酸(TCAA)分别为 0.062 ng、0.025 ng、0.012 ng。若取 25 mL 水样测定,则最低检测质量浓度分别为 5.0 $\mu g/L$、2.0 $\mu g/L$、1.0 $\mu g/L$。

2. 原理

在酸性条件下(pH<0.5),以含 1,2-二溴丙烷(1,2-DBP)内标的甲基叔丁基醚萃取水样,萃取液用硫酸酸化的甲醇溶液衍生,使水中卤乙酸形成卤代乙酸甲酯,用毛细管柱分离,电子捕获检测器(ECD)测定。以相对保留时间定性,内标法定量。

3. 试剂和材料

(1)载气:高纯氮(99.999%)。

(2)配制标准样品和试样预处理时使用的试剂和材料

①氯化铵晶体。

②无水硫酸铜。

③硫酸钠晶体。

④饱和碳酸氢钠溶液:取足量的碳酸氢钠用试剂级纯水溶解在 50 mL 试剂瓶中,在瓶底保持有碳酸氢钠粉末。

⑤ 1,2-二溴丙烷(1,2-DBP)。

⑥硫酸(ρ_{20}=1.84 g/mL)。

⑦硫酸-甲醇溶液(5+45):移取 5 mL 硫酸缓慢地滴入预先装有 45 mL 甲醇放在冰水浴中的 100 mL 容器中,待温度冷却至室温后使用,临用现配。

⑧无水硫酸钠。

⑨甲基叔丁基醚(MtBE),纯度>99%。

⑩一氯乙酸、二氯乙酸、三氯乙酸标准品,纯度>99%。

4. 仪器

(1)气相色谱仪

①电子捕获检测器。

②记录仪或工作站。

③HP-5 毛细管柱(30 m×0.25 mm×0.25 μm),或者相同极性的其他毛细管柱。

(2)具塞采样瓶,50 mL。

(3)具塞萃取瓶,50 mL。

(4)具塞衍生瓶,16 mL。

(5)加热块:孔径适合相应的衍生瓶。

(6)微量注射器:5 μL、10 μL、25 μL、100 μL、250 μL、1 000 μL。

(7)漩涡振荡器。

5. 样品

(1)样品的稳定性:二氯乙酸在水中不稳定。

323

（2）水样采集和保存方法：先将 5 mg 氯化铵晶体于 50 mL 采样瓶中（含量约为 100 mg/L，对于高氯化的水应该增加氯化铵的量），取满水样。自来水采集时，先打开水龙头，使水流中不含气泡，3~5 min 后开始采集（注意不要让水溢出），盖好塞子，上下翻转振摇使晶体溶解。于 24 h 内分析。4 ℃冰箱保存不超过 7 天，样品衍生液在－20 ℃冰箱保存不超过 7 天。

（3）水样预处理

①取 25 mL 水样倒入 50 mL 萃取瓶中。

②萃取衍生：向水样中加入 2 mL 浓硫酸，摇匀；迅速加入约 3 g 无水硫酸铜，摇匀；再加入约 10 g 无水硫酸钠，摇匀；然后加入 4.0 mL 含内标（1,2-DBP）300 μg/L 的甲基叔丁醚，振荡，静止 5 min。取上层清液 3.0 mL 至另一 16 mL 衍生瓶中，加入新鲜配制的硫酸-甲醇溶液 1.0 mL，在 50 ℃加热衍生 120 min±10 min。取出衍生瓶，冷至室温后逐滴加入 4 mL 饱和碳酸氢钠溶液，盖上塞子，振荡并注意不断放气；最后，取上清液 1~1.5 mL 至萃取瓶中，加入少量无水硫酸钠，取 2 mL 上清液进行气相色谱分析。

6. 分析步骤

（1）仪器调整

①进样口温度：200 ℃。

②柱温：程序升温 35 ℃保持 7 min，5 ℃/min 至 70 ℃，30 ℃/min 至 250 ℃，保持 5 min。

③检测器温度：250 ℃。

④载气（N_2）流量：1 mL/min。

（2）校准

①定量分析中校准方法：内标法。

②标准样品

a. 每次分析样品时，标准使用液需临时配制。标准样品和试样尽可能同时分析。

b. 标准样品的制备

i）标准储备溶液：单一标准储备液，取纯度不小于 99% 的单一标准物质一氯乙酸、二氯乙酸和三氯乙酸 6.4 μL、6.4 μL 和 6.2 μL，分别滴入预先盛有 5 mL 左右甲基叔丁基醚的 10 mL 容量瓶中，振摇，定容，各溶液质量浓度均为 1 mg/mL。

ii）标准使用溶液：分别取标准储备溶液 1 000 μL、500 μL、250 μL 滴入预先盛有 5 mL 左右甲基叔丁基醚的 10 mL 容量瓶中，振摇，定容；混合后一氯乙酸、二氯乙酸和三氯乙酸的质量浓度分别为 100 mg/L、50 mg/L、25 mg/L。

iii）内标萃取液：取内标物质 1,2-DBP 7.8 μL 滴入预先盛有约 20 mL 甲基叔丁基醚的 50 mL 容量瓶中，振摇，定容，内标储备溶液质量浓度为 300 mg/L；再取 50 μL 此储备溶液，滴入预先盛有约 20 mL 甲基叔丁基醚的 50 mL 容量瓶中，振摇，定容，内标萃取液浓度为 300 μg/L。

③工作曲线的制备

分别取标准使用溶液 0 μL、5 μL、10 μL、20 μL、40 μL 至装有 25 mL 纯水的萃取瓶中，配制后工作曲线的质量浓度 MCAA 为 0 μg/L、25 μg/L、50 μg/L、100 μg/L、200 μg/L，DCAA 为

0 $\mu g/L$、12.5 $\mu g/L$、25 $\mu g/L$、50 $\mu g/L$、100 $\mu g/L$，TCAA 为 0 $\mu g/L$、6.25 $\mu g/L$、12.5 $\mu g/L$、25 $\mu g/L$、50 $\mu g/L$。按"5. 样品（3）水样预处理②萃取衍生"方法进行萃取、衍生、分析。以标准物质峰面积与内标物质峰面积比值为纵坐标，质量浓度为横坐标，绘制工作曲线。

（3）试验

①进样：进样方式为直接进样；进样量为 2 μL。

②记录：用标样核对，记录色谱峰的保留时间及对应的化合物。

③色谱图考察

a. 标准色谱图：见图 6.9。

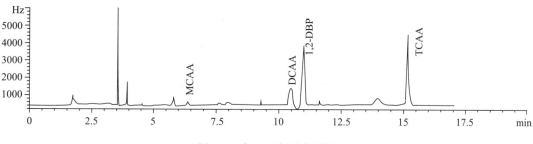

图 6.9　氯乙酸标准色谱图

b. 定性分析

i）各组分出峰顺序：MCAA、DCAA、1,2-DBP、TCAA。

ii）保留时间：MCAA 6.2 min，DCAA 10.4 min，1,2-DBP 11.0 min，TCAA 15.2 min。

c. 定量分析

$$\rho = \frac{R - R_0}{K} \qquad （公式6.61）$$

式中：ρ——被分析物的质量浓度，$\mu g/L$；

　　　K——工作曲线的斜率；

　　　R——被分析物质峰面积与内标峰面积比值；

　　　R_0——工作曲线的截距。

7. 结果表示

（1）定性结果

根据标准色谱图各组分的保留时间，确定水样中组分的名称和组分的数目。

（2）定量结果

①含量的表示：根据公式 6.61 计算各组分的质量浓度，以 $\mu g/L$ 计。

②精密度和准确度：5 个实验室测定相对标准偏差，MCAA、DCAA、TCAA 分别为 4.6%、5.4%、3.8%。5 个实验室对高中低三个浓度的加标回收率试验结果，二氯乙酸低浓度（4.0～20 $\mu g/L$）时，平均回收率为 93.0%；中浓度（40～90 $\mu g/L$）时，平均回收率为 96.0%；高浓度（100～200 $\mu g/L$）时，平均回收率为 92.0%。三氯乙酸低浓度（2.0～10 $\mu g/L$）时，平均回收率为 98%；中浓度（10～40 $\mu g/L$）时，平均回收率为 91.0%；高浓度（40～100 $\mu g/L$）时，平均回收率为 98.0%。

(四)生活饮用水中亚氯酸盐的监测

方法 1:碘量法(GB/T 5750.10—2006)

1. 范围

本法适用于生活饮用水中亚氯酸盐和氯酸盐含量的测定。本法最低检测质量:亚氯酸盐,0.004 mg;氯酸盐,0.004 mg。若取 100 mL 水样测定,则亚氯酸盐最低检测质量浓度为 0.04 mg/L;若取 15 mL 水样测定,则氯酸盐最低检测质量浓度为 0.27 mg/L。

2. 原理

经二氧化氯消毒后的水样,用纯氮吹去二氧化氯后,先在 pH 7 与碘反应测定不挥发余氯,再在 pH 2 测定亚氯酸盐。经氮气吹后的水样,加溴化钾处理,避免碘化钾被溶解氧氧化产生的干扰,处理后测定氯酸盐。

3. 试剂

本法配制试剂、稀释标准溶液及洗涤玻璃仪器所用纯水均为无需氯水。无需氯水制备方法:每升纯水加入 5 mg 游离氯,避光放置两天,游离余氯至少应>2 mg/L。将加氯放置后的纯水煮沸后在日光或紫外灯下照射,以分解余氯,检查无余氯后使用。

(1)磷酸盐缓冲溶液(pH 7);溶解 25.4 g 无水磷酸二氢钾和 33.1 g 无水磷酸氢二钠于 1 000 mL 无需氯的纯水中,如有沉淀,应过滤后使用。

(2)盐酸($\rho_{20}=1.19$ g/mL)。

(3)盐酸溶液[$c(HCl)=2.5$ mol/L]:小心将 200 mL 盐酸($\rho_{20}=1.19$ g/mL)用纯水稀释至 1 000 mL。

(4)饱和磷酸氢二钠溶液:将十二水磷酸氢二钠用纯水配制成饱和溶液。

(5)溴化钾溶液(50 g/L):称取 5 g 溴化钾,用纯水溶解,并稀释至 100 mL。储于棕色玻璃瓶中,每周新配。

(6)碘化钾:小颗粒晶体。

(7)硫代硫酸钠标准储备溶液[$c(Na_2S_2O_3)=0.100\ 0$ mol/L]。

(8)硫代硫酸钠标准使用溶液[$c(Na_2S_2O_3)=0.005\ 000$ mol/L]:取硫代硫酸钠标准储备溶液用新煮沸放冷的纯水稀释配制。当 ClO_2^- 含量高时,配制成 $c(Na_2S_2O_3)=0.010\ 00$ mol/L。

(9)淀粉溶液(5 g/L)。

(10)超纯氮:需通过碘化钾溶液(50 g/L)洗涤,当碘化钾溶液变色时应更换。

4. 仪器

所有的玻璃仪器应专用。直接接触样品的玻璃器,在第一次使用前应在二氧化氯浓溶液(200~500 mg/L)中浸泡 24 h,使二氧化氯与玻璃表面形成疏水层,洗净后备用。

(1)碘量瓶:250 mL、500 mL。

(2)洗气瓶:500 mL。

(3)微量滴定管:5 mL。

(4)比色管:25 mL。

5. 分析步骤

(1)采样:ClO_2^- 易从溶液中挥发,采集水样时应避免样品与空气接触,装满水样瓶,勿留空间,避光。取样时,吸管插入样品瓶底部,弃去最初吸出的数次溶液;放出样品时应将吸管尖置于试剂或稀释水的液面以下。

(2)量取 200 mL 水样(如需要时可吸取适量水样用纯水稀释)于 500 mL 洗气瓶中,加 2 mL pH 7 磷酸盐缓冲溶液,用 1.5 L/min 流量的超纯氮吹气 10 min 以除去水样中全部的 ClO_2^- 和 Cl_2。

(3)吸取 100 mL 吹气后的水样于 250 mL 碘量瓶中,加入 1 g 碘化钾,以淀粉溶液作指示剂,用硫代硫酸钠标准使用溶液滴定至终点,记录用量,计算不挥发性余氯的平均消耗量 A。A=硫代硫酸钠标准使用溶液用量(mL)/水样体积(mL)。

(4)在上述水样中加入 2.5 mol/L 盐酸溶液 2 mL,在暗处放置 5 min,继续用硫代硫酸钠标准使用溶液滴定至终点,记录用量,计算亚氯酸盐(ClO_2^-)平均消耗量 B。B=硫代硫酸钠标准使用溶液用量(mL)/水样体积(mL)。

(5)不挥发性余氯、亚氯酸盐(ClO_2^-)及氯酸盐(ClO_3^-):加 1 mL 溴化钾溶液及 10 mL 盐酸于 25 mL 比色管中,小心加入 15 mL 吹气后的水样,尽量不接触空气,立即盖紧、混合,于暗处放置 20 min。加入 1 g 碘化钾轻微摇动使碘化钾溶解,迅速倾入已加有 25 mL 饱和磷酸氢二钠溶液的 500 mL 碘量瓶中,以 25 mL 纯水洗涤比色管,洗涤液合并于碘量瓶中,再加 200 mL 纯水稀释,摇匀。用硫代硫酸钠标准使用液滴定至终点,记录用量(mL)。同时用纯水代替水样,测定试剂空白,记录用量(mL)。计算不挥发性余氯、亚氯酸盐及氯酸盐的平均消耗量 C。

C=(水样中硫代硫酸钠标准使用溶液用量-空白中硫代硫酸钠标准使用溶液用量) mL/15 mL。

6. 计算

按公式 6.62 计算亚氯酸盐的质量浓度:

$$\rho(ClO_2^-) = B \times c \times 16.863 \times 1\,000 \qquad (公式\ 6.62)$$

按公式 6.63 计算氯酸盐的质量浓度:

$$\rho(ClO_3^-) = [C-(A+B)] \times c \times 13.908 \times 1\,000 \qquad (公式\ 6.63)$$

式中:ρ——亚氯酸盐和氯酸盐的质量浓度,mg/L;

　　A——滴定不挥发性余氯时,硫代硫酸钠标准使用溶液平均消耗量;

　　B——滴定亚氯酸盐时,硫代硫酸钠标准使用溶液平均消耗量;

　　C——滴定不挥发性余氯、亚氯酸盐及氯酸盐时,硫代硫酸钠标准使用溶液平均消耗量;

　　c——硫代硫酸钠标准使用溶液浓度,mol/L;

　　16.863——在 pH=2 时,与 1.00 mL 硫代硫酸钠标准使用液[$c(Na_2S_2O_3)$=1.000 mol/L]相当的以毫克表示的 ClO_2^- 的质量;

　　13.908——在 pH 0.1 时,与 1.00 mL 硫代硫酸钠标准使用液[$c(Na_2S_2O_3)$=1.000 mol/L]相当的以毫克表示的 ClO_3^- 的质量。

7. 精密度和准确度

4 个实验室在纯水中加入 0.12 mg/L、0.50 mg/L、0.80 mg/L、2.00 mg/L 亚氯酸盐,各测定 6 份,回收率为 96.3%～101%,平均为 99.5%,相对标准偏差为 0.7%～8.0%。4 个实验室在纯水中加入 0.50 mg/L、1.00 mg/L、3.00 mg/L 氯酸盐,各测定 6 份,回收率为 91.6%～110%,平均为 99.5%,相对标准偏差为 0%～9.8%。

方法 2：离子色谱法（GB/T 5750.10—2006）

1. 范围

本法适用于生活饮用水及水源水中亚氯酸盐、氯酸盐、溴离子的测定。本法的最低检测质量浓度分别是：ClO_2^-，2.4 $\mu g/L$；ClO_3^-，5.0 $\mu g/L$；Br^-，4.4 $\mu g/L$。

水样中存在高浓度的 ClO_2^- 对分析有影响，可以通过吹入氮气和加入乙二胺作保护剂消除 ClO_2^- 对分析的影响。水样中存在较高浓度的低分子量有机酸时，可能因保留时间相近造成干扰。用加标后测量以帮助鉴别此类干扰。水中 NO_3^- 浓度太大，对 ClO_3^- 测定有严重干扰，可以通过稀释水样及改变淋洗条件来减少此类干扰。

由于进样量很小，操作中应严格防止纯水和器皿在水样预处理过程中的污染，以确保分析的准确性。为了防止保护柱和分离柱系统堵塞，样品应先经过 0.20 μm 滤膜过滤。为防高硬度水在碳酸盐淋洗液中沉淀，必要时要将水样先经过强酸性阳离子交换柱。不同浓度离子同时分析时的相互干扰，或存在其他组分干扰时可采取水样预浓缩、梯度淋洗或将流出部分收集后再进样的方法消除，但应对所采取的方法的精密度及偏性进行确认。

2. 原理

水样中待测的阴离子随碳酸盐淋洗液进入离子交换系统中（由保护柱和分离柱组成），根据分离柱对不同离子的亲和力不同进行分离，已分离的阴离子流经抑制器系统转化成具有高电导度的强酸，而淋洗液则转化成弱电导度的碳酸，由电导检测器测量各种离子组分的电导率，以相对保留时间定性，峰面积或峰高定量。

3. 试剂和材料

（1）试剂

①亚氯酸盐标准储备溶液 [$\rho(ClO_2^-)=1.0$ mg/mL]：使用工业品试剂作标准品，含量约为 82%。置于干燥器中备用。经计算后，称取适量工业品亚氯酸钠，用纯水溶解，并定容到 100 mL。置 4 ℃冰箱备用，可保存一个月。

②氯酸盐标准储备溶液 [$\rho(ClO_3^-)=1.0$ mg/mL]：使用基准纯试剂，置于干燥器中备用。称取适量氯酸钠，用纯水溶解，并定容到 100 mL。置 4 ℃冰箱备用，可保存一个月。

③溴离子标准储备溶液 [$\rho(Br^-)=1.0$ mg/mL]：称取 0.128 8g 溴化钠（基准纯），用纯水溶解，并定容到 100 mL。置 4 ℃冰箱备用，可保存一个月。

④混合标准储备溶液：分别吸取 1.0 mL 亚氯酸盐标准储备溶液、氯酸盐标准储备溶液、溴离子标准储备溶液，用纯水定容到 100 mL。此混合标准储备溶液含亚氯酸盐（ClO_2^-）、氯酸盐（ClO_3^-）、溴离子（Br^-）10.0 mg/L。临用现配。

⑤无水碳酸钠：分析纯试剂。置于干燥器中备用。

⑥样品保存液（乙二胺溶液）：取 2.8 mL 乙二胺稀释定容至 25 mL，置 4 ℃冰箱备用，可用一个月。

⑦纯水：重蒸水或去离子水，电导率 < 1 $\mu S/cm$，不含目标离子，经 0.2 μm 的滤膜过滤。

⑧辅助气体：压缩空气，高纯氮气（小瓶装方便携带）。

4. 仪器

（1）离子色谱仪

①电导检测器。

②工作站或记录仪。

③色谱柱：AS9＋AG9-HC(内径：4 mm)。

(2)采样瓶：500 mL 棕色玻璃或塑料瓶，洗涤干净，并用纯水冲洗，晾干备用。

(3)滤器及滤膜：0.2 μm。

5. 分析步骤

(1)样品采集与储存方法：用采样瓶采集水样，往水中通入高纯氮气(或其他惰性气体，如氩气)10 min(1.0 L/min)(对于用二氧化氯消毒的水样通氮气是必须的，对于加氯消毒的水样可省略此步骤)，然后加入 0.25 mL 乙二胺溶液，密封，摇匀，置 4 ℃冰箱。采集后当天测定。

(2)仪器条件的设定

①电导检测池温度：25 ℃。

②进样器加压：0.5 MPa。

③流动相瓶加压：40 kPa。

④流动相：8.0 mmol/L Na_2CO_3 溶液。

⑤流动相流速：1.3 mL/min。

⑥进样体积：200 μL。

⑦抑制器抑制模式：外接纯水模式(循环模式的基线噪声较大)。

⑧抑制器电流：50 mA。

(3)校准：取 100 mL 容量瓶 7 个，分别加入混合标准储备溶液 0.00 mL、0.50 mL、1.00 mL、2.00 mL、3.00 mL、4.00 mL、5.00 mL，用纯水定容到 100 mL。此系列标准溶液浓度为 0.0 μg/L、50.0 μg/L、100.0 μg/L、200.0 μg/L、300.0 μg/L、400.0 μg/L、500.0 μg/L。当天新配。将配好的系列标准溶液分别进样。以峰高或峰面积(Y)对溶液的浓度(X)绘制标准曲线，或计算回归曲线。

(4)样品分析

①样品预处理，将水样经 0.2 μm 滤膜过滤，对硬度高的水必要时先过阳离子交换树脂柱，然后经 0.2 μm 滤膜过滤。对含有机物的水先经过 C_{18} 柱过滤。

②将预处理后的水样注入进样系统，记录峰高和峰面积。

③离子色谱图见图 6.10。

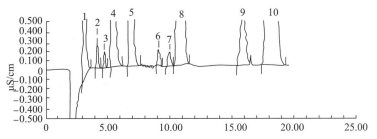

a 出峰顺序：1—氟离子；2—亚氯酸盐；3—溴酸盐；4—氯离子；5—亚硝酸盐；6—溴离子；7—氯酸盐；8—硝酸盐；9—磷酸盐；10—硫酸盐

b 保留时间：氟离子 3.06 min，亚氯酸盐 4.14 min，溴酸盐 4.74 min，氯离子 5.43 min，亚硝酸盐 6.84 min，溴离子 9.07 min，氯酸盐 9.91 min，硝酸盐 10.69 mim，磷酸盐 15.86 min，硫酸盐 18.17 min

图 6.10　亚氯酸盐、氯酸盐、溴离子及常见阴离子标准色谱图

6. 计算

各种分析离子的质量浓度(μg/L)可以直接在标准曲线上查得。

7. 精密度和准确度

亚氯酸盐(ClO_2^-):经 3 个实验室测定分别含 50 $\mu g/L$、200 $\mu g/L$、400 $\mu g/L$ 亚氯酸根离子(ClO_2^-)标准溶液,其相对标准偏差(RSD,$n=6$)分别为 6.1%、3.2%、1.7%、6.2%、1.7%、1.1%、5.8%、6.9%、4.4%。对生活饮用水分别加标 50 $\mu g/L$、200 $\mu g/L$、400 $\mu g/L$,其回收率分别为 109%、94.6%、101%、95.5%、99.1%、102%、93.2%、107%、107%。

氯酸盐(ClO_3^-):经 3 个实验室测定分别含 50 $\mu g/L$、200 $\mu g/L$、400 $\mu g/L$ 的氯酸根离子(ClO_3^-)标准溶液,其相对标准偏差(RSD,$n=6$)分别为 5.1%、2.7%、1.2%、2.8%、3.3%、1.7%、5.8%、5.4%、3.9%。对生活饮用水分别加标 50 $\mu g/L$、200 $\mu g/L$、400 $\mu g/L$,其回收率分别为 83.9%、85.5%、92.1%、97.7%、95.6%、95.3%、109%、106%、106%。

溴离子(Br^-):经 3 个实验室测定分别含 50 $\mu g/L$、200 $\mu g/L$、400 $\mu g/L$ 的溴离子(Br^-)标准溶液,其相对标准偏差(RSD,$n=6$)分别为 6.7%、2.1%、0.8%、5.6%、3.4%、0.9%、8.4%、6.6%、2.4%。对生活饮用水分别加标 50 $\mu g/L$、200 $\mu g/L$、400 $\mu g/L$,其回收率分别为 105%、95.0%、98.5%、113%、102%、105%、101%、105%、106%。

注:高纯度的亚氯酸钠是极易爆炸的,只能用工业亚氯酸钠作为标准品。工业品中 $NaClO_2$ 含量只有 80% 左右,而且总是含有少量 ClO_3^-(3%~4%)。因此亚氯酸钠要经过准确标定 $NaClO_2$ 含量和杂质 $NaClO_3$ 含量后才能使用。其中含有的 ClO_3^- 还将影响混合标准液中 ClO_3^- 的浓度。

8. 亚氯酸钠含量和亚氯酸钠中氯酸钠含量的测定

(1)亚氯酸钠含量的测定

①试剂与溶液

a. 硫酸溶液(1+8):吸取 20 mL 硫酸,缓缓加入 160 mL 水中,不断搅拌。

b. 碘化钾溶液(100 g/L):称取 20 g 碘化钾,溶入 200 mL 水中,临用前配制。

c. 淀粉指示液(5 g/L):称取淀粉 0.5 g,溶入 100 mL 沸水中,临用前配制。

d. 硫代硫酸钠标准溶液[$c(Na_2S_2O_3)=0.1000$ mol/L]:称取 26 g 硫代硫酸钠及 0.2 g 碳酸钠,加入适量的新煮沸的冷水使之溶解,并稀释到 1 000 mL,混匀,转入棕色试剂瓶中放置一个月后过滤,经准确标定后备用。

i)硫代硫酸钠标准溶液的标定:精密称取约 0.15 g 在 120 ℃干燥至恒重的重铬酸钾(国家标准物质 GBW 06105c)置于 500 mL 碘量瓶中,加入 50 mL 水使之溶解。加入 2 g 碘化钾,轻轻振摇使之溶解,再加入 20 mL 硫酸溶液,密闭,摇匀。放于暗处 10 min 后用 250 mL 水稀释。用硫代硫酸钠标准滴定液滴到溶液呈淡黄色,再加入 3 mL 淀粉指示液,继续滴定到蓝色消失而显亮绿色。反应液及稀释用水的温度不应高于 20 ℃,同时做试剂空白试验。

ii)硫代硫酸钠标准溶液浓度按公式 6.64 计算。

$$c(Na_2S_2O_3 \cdot 5H_2O) = \frac{m}{(V - V_{空白}) \times 0.049\ 03} \qquad (公式\ 6.64)$$

式中:$c(Na_2S_2O_3 \cdot 5H_2O)$——硫代硫酸钠标准溶液的实际浓度,mol/L;

m——重铬酸钾的质量,g;

V——硫代硫酸钠标准溶液的用量,mL;

$V_{空白}$——试剂空白试验中硫代硫酸钠标准溶液的用量,mL;

0.049 03——与 1.00 mL 硫代硫酸钠标准溶液[$c(Na_2S_2O_3 \cdot 5H_2O)=1.000$ mol/L]相当的以克表示的重铬酸钾的质量。

②测定步骤

称量约 3 g 亚氯酸钠,精确到 0.000 2 g,置于 100 mL 烧杯中,加水溶解后,全部移入 500 mL 容量瓶中,用水稀释至刻度,摇匀。

量取 10 mL 试液,置于预先加有 20 mL 碘化钾溶液的 250 mL 碘量瓶中,加入 20 mL 硫酸溶液,摇匀。于暗处放置 10 min。加 100 mL 水,用硫代硫酸钠标准溶液滴定至溶液呈浅黄色时,加入约 3 mL 淀粉指示液,继续滴定至蓝色消失即为终点。同时做空白试验。

③结果的表示和计算

以质量分数表示的亚氯酸钠(NaClO$_2$)含量(X$_1$)按公式 6.65 计算:

$$X_1 = \frac{(V_1 - V_{空白1}) \times c_1 \times 0.022\ 61}{m \times 10/500} \times 100$$

$$= \frac{113.05 \times (V_1 - V_{空白1}) \times c_1}{m}$$

(公式 6.65)

式中:X_1——NaClO$_2$ 的质量分数,%;

V_1——测定试样时所消耗的硫代硫酸钠标准溶液的体积,mL;

$V_{空白1}$——空白试验所消耗的硫代硫酸钠标准溶液的体积,mL;

c_1——硫代硫酸钠标准溶液的浓度,mol/L;

0.022 61——与 1.00 mL 硫代硫酸钠溶液[$c(Na_2S_2O_3) = 1.000$ mol/L]相当的以 g 表示的亚氯酸钠的质量;

m——亚氯酸钠的质量,g。

两次平行测定结果之差不大于 0.2%,取其算术平均值为测定结果。

(2)亚氯酸钠中氯酸钠含量的测定

①原理:在酸性介质中,在加热条件下,硫酸亚铁铵被亚氯酸盐和氯酸盐氧化成硫酸铁铵,过量的硫酸亚铁铵用重铬酸钾溶液反滴定,以测定氯酸钠含量。

②试剂和溶液

a. 硫酸亚铁铵溶液[$c(Fe(NH_4)_2(SO_4)_2 \cdot 6H_2O)$ 约 0.1 mol/L]:称取 40 g 硫酸亚铁铵,溶于 1 000 mL 水中,摇匀备用。

b. 重铬酸钾标准溶液[$c(1/6K_2Cr_2O_7) = 0.100\ 0$ mol/L]:精确称取 4.903 g 在 120 ℃ 干燥至恒重的重铬酸钾(国家标准物质 GBW 06105c),置于小烧杯中,用纯水溶解后转入 1 000 mL 容量瓶,定容。

c. 硫酸溶液(1+35)。

d. 硫酸-磷酸混合酸:150 mL 磷酸注入 100 mL 水中混合后,再慢慢地注入 150 mL 浓硫酸。

e. 二苯胺磺酸钠(5 g/L):称取 0.5 g 二苯胺磺酸钠,溶于 100 mL 水中。

③测定步骤:量取 50 mL 硫酸亚铁铵标准溶液,置于 500 mL 锥形瓶中。量取 10 mL 试液,从液下加入锥形瓶中,加入 10 mL 硫酸溶液,置于电炉上加热至沸,维持 1 min,然后取下,用水迅速冷却,再加入 20 mL 硫酸-磷酸混合酸及 5 滴二苯胺磺酸钠指示液,以重铬酸钾标准溶液滴定至紫蓝色即为终点。

空白试验:量取 50 mL 硫酸亚铁铵标准溶液置于 500 mL 锥形瓶中,加入 10 mL 硫酸溶液,置于电炉上加热至沸,维持 1 min,然后取下,用水迅速冷却,再加入 20 mL 硫酸-磷酸混合酸及 5 滴二苯胺磺酸钠指示液,以重铬酸钾标准溶液滴定至紫蓝色即为终点。

④结果的表示和计算:以质量分数表示的氯酸钠(NaClO$_3$)含量(X$_2$)按公式 6.66 计算

$$X_2 = \frac{[(V_{空白2} - V_3) \times c_2 - (V_1 - V_{空白1}) \times c_1] \times 0.017\,74}{m \times 10/500} \times 100 \qquad \text{(公式 6.66)}$$

$$= \frac{88.7 \times [(V_{空白2} - V_3) \times c_2 - (V_1 - V_{空白1}) \times c_1]}{m}$$

式中：X_2——NaClO$_3$ 的质量分数，%；

V_3——测定时所消耗的重铬酸钾标准溶液的体积，mL；

$V_{空白2}$——空白试验所消耗的重铬酸钾标准溶液的体积，mL；

c_2——重铬酸钾标准溶液的浓度，mol/L；

V_1——先前测定亚氯酸钠含量时所消耗的硫代硫酸钠标准溶液的体积，mL；

$V_{空白1}$——先前测定亚氯酸钠含量时所做空白试验所消耗的硫代硫酸钠标准溶液的体积，mL；

c_1——先前测定试样中亚氯酸钠含量时所用的硫代硫酸钠标准溶液的浓度，mol/L；

0.017 74——与 1.00 mL 重铬酸钾溶液[$c(1/6K_2Cr_2O_7) = 1.000$ mol/L]相当的以 g 表示的氯酸钠的质量；

m——亚氯酸钠的质量，g。

两次平行测定结果之差不大于 0.1%，取其算术平均值为测定结果。

(五)生活饮用水氯化消毒副产物指标的评价标准

《生活饮用水卫生标准》(GB 5749—2022)对氯化消毒副产物指标的卫生标准限值做出了规定，见表 6.30。

表 6.30　生活饮用水卫生标准限值——消毒副产物指标

序号	指标/(mg/L)	限值
1	三氯甲烷	0.06
2	一氯二溴甲烷	0.1
3	二氯一溴甲烷	0.06
4	三溴甲烷	0.1
5	三卤甲烷(三氯甲烷、一氯二溴甲烷、二氯一溴甲烷、三溴甲烷的总和)	该类化合物中各种化合物的实测浓度与其各自限值的比值之和不超过 1
6	二氯乙酸	0.05
7	三氯乙酸	0.1
8	溴酸盐	0.01
9	氯酸盐	0.7
10	亚氯酸盐	0.7

* 说明：水处理工艺流程中预氧化或消毒方式采用液氯、次氯酸钠、次氯酸钙及氯胺时应测定三氯甲烷、一氯二溴甲烷、二氯一溴甲烷、三溴甲烷、三卤甲烷、二氯乙酸、三氯乙酸，采用次氯酸钠时还应加测氯酸盐；采用臭氧时应测定溴酸盐；采用二氧化氯时应测定亚氯酸盐；采用二氧化氯与氯混合消毒剂发生器时还应测定氯酸盐、三氯甲烷、一氯二溴甲烷、二氯一溴甲烷、三溴甲烷、三卤甲烷、二氯乙酸、三氯乙酸。当原水中含有上述污染物，可能导致出厂水和末梢水的超标风险时，无论采用何种预氧化或消毒方式，都应对其进行测定。

（六）生活饮用水氯化消毒副产物指标的综合指数

1. 各消毒副产物指标的分指数

计算各消毒副产物指标的分指数。

2. 消毒副产物指标的综合指数

分别按照下述两种方法，计算消毒副产物指标的综合指数。

（1）最差因子判别法：根据计算得到的各消毒副产物指标的分指数，选择数值最大的分指数，作为消毒副产物指标的综合指数。

（2）比值算术均数型水质指数法：根据上述计算得到的各消毒副产物指标的分指数，按公式 6.67 计算比值算术均数型水质指数，作为消毒副产物指标的综合指数。

$$I_{消毒} = \frac{1}{n} \sum_{i=1}^{n} I_i \qquad\text{（公式 6.67）}$$

计算方法同"实训 6.2 四、（一）金属毒理指标的综合指数"。

注意：应根据实际的消毒方法（氯消毒、二氧化氯消毒、臭氧消毒），合理选择评价指标计算综合指数。